PLASTIC AND RECONSTRUCTIVE SURGERY
ADVANCE SERIES

形成外科 ADVANCEシリーズ　II-6

各種局所皮弁による顔面の再建
最近の進歩
第2版

監修

杏林大学教授／東京大学名誉教授
波利井 清紀

編著

神戸大学教授
田原 真也

克誠堂出版

執筆者一覧

朝戸　裕貴	獨協医科大学形成外科
今西　宣晶	慶應義塾大学医学部解剖学教室
梅本　泰孝	愛知医科大学形成外科
王丸　陽光	久留米大学医学部形成外科・顎顔面外科
大慈弥裕之	福岡大学医学部形成外科
大西　　清	東邦大学医学部形成外科
岡　　博昭	笠岡第一病院形成外科
岡田　恵美	東邦大学医学部形成外科
垣淵　正男	兵庫医科大学形成外科
柏　　克彦	岩手医科大学形成外科
河合　勝也	京都大学大学院医学研究科形成外科学
清川　兼輔	久留米大学医学部形成外科・顎顔面外科
楠本　健司	関西医科大学形成外科
久保　盾貴	大阪労災病院形成外科
倉田荘太郎	別府ガーデンヒルクリニック　くらた医院
小林誠一郎	岩手医科大学形成外科
鈴木　茂彦	京都大学大学院医学研究科形成外科学
鈴木　康俊	獨協医科大学形成外科
瀬渡　洋道	徳島県立中央病院形成外科
高田　温行	独立行政法人国立病院機構岡山医療センター形成外科
多久嶋亮彦	杏林大学医学部形成外科
竹内　正樹	日本大学医学部形成外科
田中　克己	長崎大学医学部形成外科
田原　真也	神戸大学大学院医学研究科形成外科学
寺師　浩人	神戸大学大学院医学研究科形成外科学
鳥居　修平	名古屋大学医学部形成外科
中嶋　英雄	慶應義塾大学医学部形成外科学教室
中島　龍夫	慶應義塾大学医学部形成外科
中西　秀樹	徳島大学医学部形成外科
野﨑　幹弘	東京女子医科大学形成外科
橋川　和信	神戸大学大学院医学研究科形成外科学
橋本　裕之	アルメイダ病院形成外科
原田　輝一	大阪市立大学大学院医学研究科形成外科
波利井清紀	杏林大学医学部形成外科
百束　比古	日本医科大学形成外科
平野　明喜	長崎大学医学部形成外科
細川　　亙	大阪大学医学部形成外科
丸山　　優	東邦大学医学部形成外科
水野　博司	日本医科大学形成外科
宮本　純平	慶應義塾大学医学部形成外科
村上　隆一	山口県立総合医療センター形成外科
元村　尚嗣	大阪市立大学大学院医学研究科形成外科
森口　隆彦	川崎医療福祉大学医療技術学部感覚矯正学科
山内　　誠	札幌医科大学形成外科
山本　有平	北海道大学大学院医学研究科形成外科学
吉村　陽子	藤田保健衛生大学医学部形成外科
四ッ柳高敏	札幌医科大学形成外科

（50音順・敬称略）

PLASTIC AND RECONSTRUCTIVE SURGERY
ADVANCE SERIES II-6
各種局所皮弁による顔面の再建：最近の進歩

第2版　序

　東京大学名誉教授，杏林大学教授，波利井清紀先生の監修のもと，前関西医科大学教授，小川豊先生の編集で編纂された本書も，刊行されてから早や8年が過ぎ，本分野においてもさまざまな進歩，新展開が見られます。そこでこのたび，版を改める運びとなり，編集の仕事を担当させて頂きました。

　改訂版ということですので，旧版の特色，構成は尊重したつもりです。一方，ADVANCE，最近の進歩，と銘打つ以上，その名に恥じない内容にすることを念頭に編集を進めました。新しい時代にマッチしたこの分野のトップランナーの先生方に執筆をお願い致しました。

　まず大きく総論と各論の2章に分けました。総論の前半として，局所皮弁による顔面再建のための概念，解剖，血行動態などを取り上げ，総論後半には，顔面再建の方法論を部位別に著述して頂きました。それを踏まえた各論として，各種皮弁がそれぞれ臨床症例にいかに生かされるか，具体的な内容になるよう著して頂きました。総論を横軸に，各論を縦軸にみたてれば，臨床上必要な座標が即座に得られる仕組みです。内容的にも現在考えうる最先端の知識を余すところなく網羅できたと自負しております。

　この改訂第2版が読者の皆様の日々の診療に役立つことを願ってやみません。

2009年10月16日

神戸大学大学院医学研究科形成外科学
田原真也

PLASTIC AND RECONSTRUCTIVE SURGERY
ADVANCE SERIES II-6
各種局所皮弁による顔面の再建：最近の進歩

初版　序

　遊離皮弁や筋皮弁の出現によって形成外科的再建は飛躍的な発展を遂げたが，顔面再建において必ずしもこれらの方法が最高でも第一選択でもないことがきわめて多い。質を最重要視する顔面は，単に欠損を修復するだけのものではないからである。良質のQOLを指向する最近の人々は眼瞼，外鼻，耳介，口唇，頬部，その他顔面皮膚それぞれの「その存在の自然さ」を強く要望する。再建材質において欠損部近接の組織は最良であり，顔面での局所皮弁の有用性と存在理由がある。

　本書では古典的なZ形成やLimberg flapからその後に発表された種々の局所皮弁についてその皮弁の理論と臨床を取り上げた。図表を多用し，分かりやすく記述することによって，皮弁の概要を理解しやすくしたつもりである。上眼瞼，下眼瞼，眼角，口角，口唇，外鼻，頬部，耳介など部位別での局所皮弁による再建方法や，step, flap, oblique sigmoid flap, 皮下茎皮弁, Rintala flap, secondary flapなど皮弁の種類別再建について取り上げた。

　たとえば眼瞼では内外眼角部の微妙な形態とニュアンスを再現することは非常に難しく，その部位の形態解剖と実際の状況を子細に分析統合して初めて再建できる。口角周辺についてもしかりである。その再建の思想において美容外科的思惟は重要である。

　担当執筆者はそれぞれのエキスパートであり，あるいはその皮弁の開発者である。実際に自分の症状に応用できることが本書の目的であり，読者各位の臨床に役立てば編者の本懐である。

2000年4月

関西医科大学形成外科
小川　豊

もくじ

I 総論

1 顔面における局所皮弁の特徴 河合勝也, 鈴木茂彦 ……… 3
はじめに 3 ／ 概念 3 ／ 術前の評価 5 ／ 手技 5 ／ 術後管理 5 ／ 症例 6 ／ 考察 15

2 局所皮弁の基礎となる顔面の血行 今西宣晶, 中嶋英雄 ……… 16
はじめに 16 ／ 顔面の皮膚皮下組織構造 16 ／ 顔面の血管解剖 17

3 顔面のunitに関する新しい考え方 丸山 優, 岡田恵美 ……… 27
はじめに 27 ／ 概念 27 ／ 術前の評価 27 ／ 症例 30 ／ 考察 31

4 前額部の再建 清川兼輔, 王丸陽光 ……… 36
はじめに 36 ／ 概念 36 ／ 解剖 37 ／ 手技・術後管理 39 ／ 症例・考察 40

5 眼瞼の再建 多久嶋亮彦, 波利井清紀 ……… 44
はじめに 44 ／ 概念 44 ／ 術式の選択 45 ／ 手技 47 ／ 術後管理 47 ／ 症例 47 ／ 考察 49

6 外鼻の再建 寺師浩人, 橋川和信 ……… 52
はじめに 52 ／ 解剖と機能 52 ／ 概念 58

7 耳介の再建 四ッ柳高敏, 山内 誠 ……… 66
はじめに 66 ／ 概念 66 ／ 治療方針と手技 67 ／ 症例 70 ／ 考察 73

8 口唇の再建 中西秀樹, 瀬渡洋道 ……… 76
はじめに 76 ／ 解剖 76 ／ 概念 77 ／ 手技 78 ／ 上口唇再建 78 ／ 下口唇再建 80 ／ 考察 84

II 各論 87

9 顔面における幾何学的局所皮弁　久保盾貴，細川 亙 …… 89

はじめに 89 ／ W形成術 89 ／ Z形成術 91 ／ 進展（前進）皮弁 93 ／ VY皮弁とYV皮弁 93 ／ 横転皮弁 95 ／ 双葉皮弁 96 ／ Limberg flap 97 ／ Double-Z rhomboid flap 97 ／ Rhomboid-to-W flap 99 ／ 回転皮弁 99 ／ 考察 100

10 顔面における皮下茎皮弁　山本有平 …… 101

はじめに 101 ／ 概念 101 ／ 術前の評価 101 ／ 手技 102 ／ 術後管理 102 ／ 症例 102 ／ 考察 106

11 遊離皮弁と局所皮弁による顔面の再建
—Step-surgery conceptに基づく顔面全層欠損の再建—　橋川和信，寺師浩人，田原真也 …… 108

はじめに 108 ／ Step-surgery conceptの概念 109 ／ 術前の評価と計画 109 ／ 手技 109 ／ 症例 111 ／ 考察 116

12 顔面におけるexpanded flapの応用　竹内正樹，野﨑幹弘 …… 118

はじめに 118 ／ 概念 118 ／ 術前の評価 118 ／ 手技 120 ／ 術後管理 122 ／ 症例 123 ／ 考察 125

13 顔面におけるsecondary vascularized flapの応用
—遊離血管束移植による有毛部の再建—　百束比古，水野博司 …… 127

はじめに 127 ／ 概念 127 ／ 適応および術前の評価 128 ／ 手技 129 ／ 術後管理 129 ／ 症例 129 ／ 考察 131

14 Mustardéの交叉皮弁　元村尚嗣，原田輝一 …… 135

はじめに 135 ／ 概念 136 ／ 解剖 136 ／ 術前の評価 138 ／ 手技 138 ／ 術後管理 142 ／ 症例 142 ／ 考察 145

15 眼輪筋付き皮下茎皮弁による眼瞼の再建　宮本純平，中島龍夫 …… 148

はじめに 148 ／ 概念 148 ／ 術前の評価 149 ／ 手技 149 ／ 術後管理 150 ／ 症例 152 ／ 考察 152

16 浅側頭動脈系を用いた耳後部よりの皮弁　小林誠一郎，柏 克彦 …… 156

はじめに 156 ／ 概念 157 ／ 耳介後面の血管解剖 157 ／ 術前の評価 158 ／ 手技 158 ／ 術後管理 160 ／ 症例 160 ／ 考察 163

17 Cervicofacial flapを用いた頬部の再建　田中克己，村上隆一，平野明喜 …… 167

はじめに 167 ／ 概念 167 ／ 術前の評価 168 ／ 手技 168 ／ 術後管理 170 ／ 症例 171 ／ 考察 175

18 Plytysma flap による頬部の再建 　楠本健司 ･･･178
はじめに 178 ／ 概念 178 ／ 解剖 179 ／ 術前の評価 181 ／ 手技 181 ／ 術後管理 181 ／ 症例 182 ／ 考察 182

19 正中前額皮弁 　梅本泰孝，鳥居修平 ･･･186
はじめに 186 ／ 概念 186 ／ 解剖 187 ／ 術前の評価 187 ／ 手技 190 ／ 術後管理 191 ／ 症例 192 ／ 考察 195

20 Rintala flap 　大慈弥裕之，大西 清 ･･･198
はじめに 198 ／ 概念 198 ／ 術前の評価 199 ／ 手技 199 ／ 術後管理 199 ／ 症例 200 ／ 考察 200

21 Axial frontonasal flap 　倉田荘太郎，橋本裕之 ･････････････････････････････････203
はじめに 203 ／ 概念 204 ／ 解剖 205 ／ 術前の評価 206 ／ 手技 207 ／ 症例 208 ／ 考察 211

22 頭皮額皮弁（scalping forehead flap）　垣淵正男 ･･････････････････････････････213
はじめに 213 ／ 概念 213 ／ 解剖 214 ／ 術前の評価 215 ／ 手技 217 ／ 術後管理 218 ／ 症例 218 ／ 考察 218

23 鼻唇溝皮弁 　鈴木康俊，朝戸裕貴 ･･･222
はじめに 222 ／ 概念 222 ／ 解剖 223 ／ 手技 225 ／ 術後管理 227 ／ 症例 227 ／ 考察 232

24 交叉唇弁（Abbe's flap）　高田温行，岡 博昭，森口隆彦 ････････････････････････233
はじめに 233 ／ 概念 233 ／ 解剖 235 ／ 術前の評価と適応 235 ／ 手技 236 ／ 術後管理 237 ／ 症例 238 ／ 考察 241

25 Fan-shaped flap による下口唇の再建 　吉村陽子，中島龍夫 ･･･････････････････243
はじめに 243 ／ 概念 243 ／ 術前の評価 244 ／ 手技 247 ／ 術後管理 247 ／ 症例 247 ／ 考察 249

I 総論

1 顔面における局所皮弁の特徴
2 局所皮弁の基礎となる顔面の血行
3 顔面のunitに関する新しい考え方
4 前額部の再建
5 眼瞼の再建
6 外鼻の再建
7 耳介の再建
8 口唇の再建

PLASTIC AND RECONSTRUCTIVE SURGERY
ADVANCE SERIES
各種局所皮弁による顔面の再建：最近の進歩

1 顔面における局所皮弁の特徴

河合 勝也, 鈴木 茂彦

Summary

　顔面における皮膚欠損の修復として, 比較的大きな欠損となる場合, あるいは縫縮などでは眼瞼や口唇といった解剖学的 land mark の位置異常を来すような部位に対して局所皮弁が用いられる。その特徴として, 単純縫縮に比べて正常皮膚切除量が少なくてすむこと, 一連の長い瘢痕を残さないこと, 顔面の凹凸を考慮した再建が可能であることなどが挙げられる。また植皮術に比べて, 近傍の組織を用いることからカラーマッチ, テクスチャーマッチに優れている。欠点としては術式, 部位により被覆できる欠損部の大きさに限界があること, 術後 trapdoor 変形, dog ear 形成, wrinkle line に直交する線状瘢痕を生じることなどが挙げられる。

　局所皮弁を用いるにあたって留意するポイントとしては, (1) relaxed skin tension line (RSTL) に沿った縫合線になるよう皮弁のデザインを行う, (2) aesthetic unit を考慮したプランを立てる, (3) 皮弁の移動には皮膚の余裕をもたせる, (4) 皮弁移動後の皮膚の歪みや緊張を予測して皮弁作製を行う, (5) 顔面の凹凸や解剖学的 land mark を認識しておく, などが挙げられる。十分に術前の評価を行ったうえで手術を実施しなければならない。

はじめに

　外傷, 熱傷, あるいは腫瘍摘出や瘢痕切除などの手術により皮膚欠損創が生じた場合, 再建法として単純縫縮, 植皮, 局所皮弁, 遊離皮弁など種々の方法が考えられ, 創の大きさや部位により再建術式は選択される。特に, 顔面は露出部位であり複雑な構造と機能を有しているため, 皮膚欠損が生じた場合, 機能面はもちろん, 術後の QOL を考えると整容面を十分に配慮した再建を行うことが必要となる。そのためカラーマッチ, テクスチャーマッチを考慮した再建法の選択が必要であり, 皮膚の連続性を得るという点から隣接した皮膚組織を利用した局所皮弁が多く用いられる。

概　念

　皮弁は移動方法の違いにより, 局所皮弁と遠隔皮弁, あるいは有茎皮弁と遊離皮弁のように大別される。また, 皮弁の血行動態からは, 主要動静脈を有する axial pattern flap と, 栄養血管を含まない random pattern flap に分類する方法が一般的であった。しかし近年では, 穿通枝皮弁[1]や真皮下血管網皮弁[2]などの出現により, 解剖学的観点から血行形態に基づいた axial section という概念で, axial な血行を含めた regional flap という新たな分類も提唱されている[3]。そのため, 従来 random pattern と呼ばれていた皮弁が axial pattern と捉えられることもあり, 血行動態からの明確な分類は難しくなってきている。

　どちらにしても顔面は豊富な皮下血管網を有して

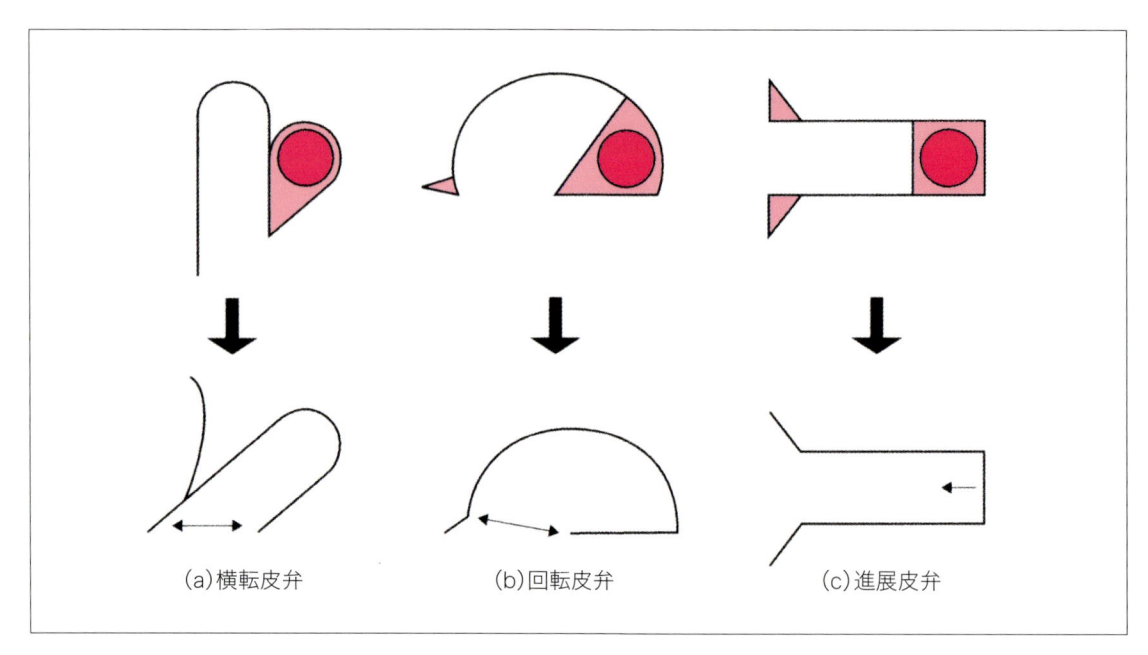

図1　移動方法による局所皮弁の分類
矢印は縫合後にかかる緊張の方向を示す。

いることに変わりなく，顔面における局所皮弁は血行障害を起こす危険性は少なく，安心して用いることができる。特に median forehead flap（滑車上動静脈）や Abbe's flap（下口唇動静脈）など，太い栄養血管を有する皮弁ではさらに安定した血流が得られることは言うまでもない。

よく用いられる局所皮弁はその移動方法の違いから，横転皮弁（transposition flap），回転皮弁（rotation flap），進展皮弁（advancement flap）に分類され，組み合わせにより多くのバリエーションが可能となる（図1）。また，これらの皮弁を応用した島状皮弁や皮下茎皮弁などは顔面の再建に有用である[4]。

横転皮弁（Limberg flap, Dufourmental flap など）

皮膚欠損部周囲に皮弁を作製し，欠損部との間にピボットポイントを置き移動させる方法。

利　点

欠損部周囲の皮膚に余裕のある部位から皮弁の移動が可能であり，術後縫合線を wrinkle line に一致させることができる。鼻部のように皮下組織と密に結合している場合などに有用である。

欠　点

皮弁の捻れや周囲組織の歪みが生じやすく，転位する角度が大きくなれば茎部に dog ear を生じる。

回転皮弁（cheek flap など）

皮弁を回転させて隣接する欠損部に移動させる方法。

利　点

比較的大きな皮膚欠損に対して被覆可能である。

欠　点

術後瘢痕が欠損部の面積よりもかなり大きくなる。他の皮弁に比べて皮膚の捻れが大きい。

進展皮弁（V-Y advancement flap など）

隣接する皮弁を進展させて欠損部に移動する方法。

利　点

茎部の捻れが少ないため皮膚の歪みがほとんど生じず，natural contour を出しやすい。

欠　点

移動性が少ないため，後戻りの傾向がある。皮膚と下部組織の結合が密な部位では使用しにくい。

それぞれの皮弁は使用される部位や形状により種々の名称が付けられており（median forehead flap, malar flap, nasolabial flap など），それぞれに特徴をもっている。術者の好みにも左右される

が，皮膚の性状，凹凸などに注意したうえで，部位に応じた皮弁を選択する必要がある。

術前の評価

顔面における局所皮弁作製のポイントとして，顔面の unit や wrinkle line に基づいた皮弁の作製が要求される。そのためには，まず relaxed skin tension line（RSTL）を理解する必要がある[5]。RSTL は皮膚にかかる緊張を緩めた時に最も張力がかかる方向であり，RSTL と wrinkle line はほぼ一致している。術後の瘢痕を目立ちにくくするには，この方向に縫合線を一致させることが重要となる。

次に手術部位と眼瞼・口唇など，遊離縁や解剖学的 land mark との位置関係を把握したうえで皮弁の選択を行う。Land mark の位置異常を来たし術後変形を生じてしまわないよう慎重に術前評価を行うべきである。

手　技

局所皮弁は従来皮膚欠損部を隣接する組織で被覆するものであるため，縫合後に皮弁にかかる緊張は避けられない（図1）。そのため術後の縫合線が，皮弁にかかる緊張や皮膚の歪みにより，幾何学的に術前予測された縫合線とは異なったラインになることもしばしば経験する。

各種皮弁により手術手技が異なるため留意するポイントは各項目に委ねるとして，一般的な注意事項としては，皮膚欠損部に皮弁の先端部が十分に届く長さをもせること，余裕をもって皮弁の移動ができるよう皮下剥離を行うことなどである。これを怠ると移動に無理が生じ，過度の緊張を伴い，血流障害を来たす恐れがある。しかし，最初のデザインが間違っていれば，いくら手技的に問題なくとも満足いく結果には結びつかない。そのため，手術創および周辺皮膚の解剖や性質，ならびに選択した皮弁の特性を十分考慮に入れてデザインを行うことが一番のポイントと言えよう。

術後管理

顔面の血流は豊富であるため，局所皮弁の血流は良好であり，通常皮弁の血行状態に大きな問題は見られない。しかし，術後皮弁に過度な緊張が加われば，血流障害を引き起こすことは言うまでもない。また，皮弁の茎部を圧迫しないよう術後ドレッシングにも注意が必要であり，特に栄養血管を有する皮弁ではなおさらである。術後合併症として考えられる trapdoor 変形や dog ear に対しては，術後療法としてスポンジ圧迫などにより予防策を講じたり，修正術が必要となる場合もある。術後二次修正を行う必要のないよう，術前の評価と皮弁のデザインに細心の注意を払うべきである。

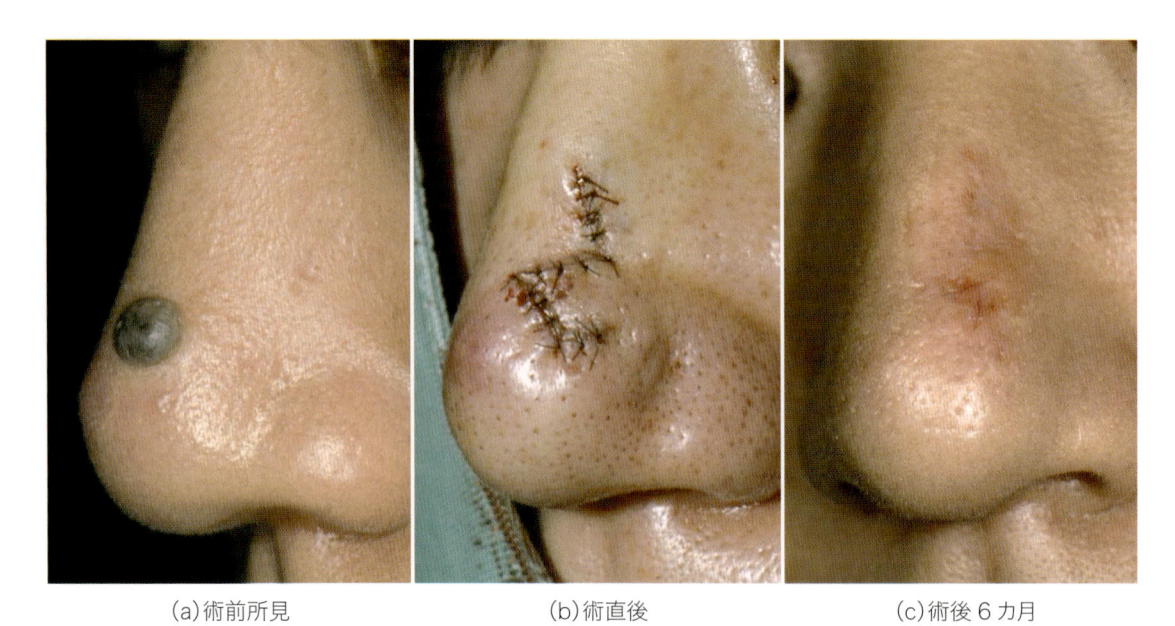

(a)術前所見　　　(b)術直後　　　(c)術後6カ月

図2　症例1：18歳，女性，鼻部色素性母斑
Limberg flap による再建。

症　例

症例1　18歳，女性，鼻部色素性母斑

鼻部という特殊な皮膚の性状から，母斑切除後の皮膚欠損の大きさが縫縮不可なため，外鼻自体からの局所皮弁（Limberg flap）を用いて再建を行った。鼻背，鼻尖部皮膚の小欠損には有用な皮弁である（**図2**）。

症例2　36歳，男性，右外鼻孔狭小

イヌ咬傷により右外鼻孔縁皮膚欠損を生じた。瘢痕治癒後の外鼻孔狭小に対し，nasolabial flap による再建を行った。皮弁先端部は薄くして折り返し，外鼻孔の裏打ちとした。2週間後，皮弁切離術を施行した。採皮部は鼻唇溝に一致するため術後瘢痕は目立ちにくいが，皮弁は trapdoor 変形を起こしやすく，術後スポンジ圧迫固定を施行した（**図3**）。

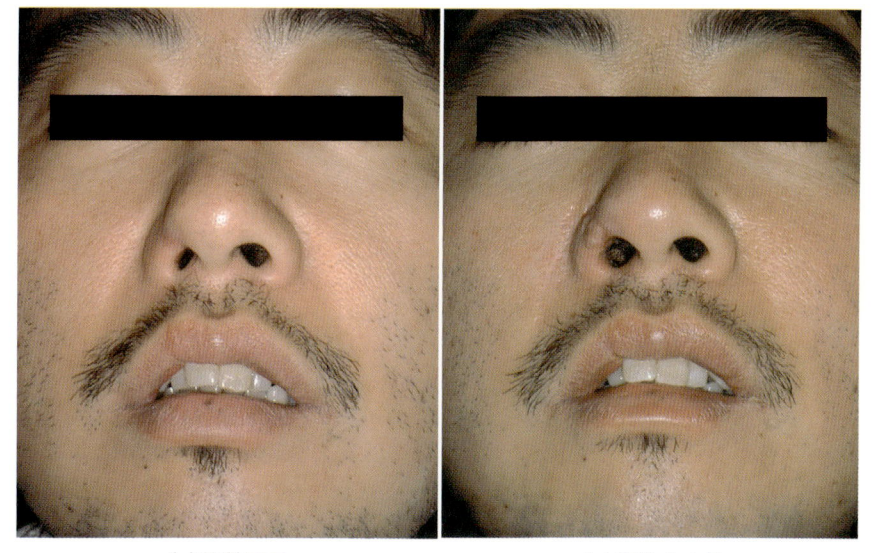

(a) 術前所見

(e) 術後6カ月

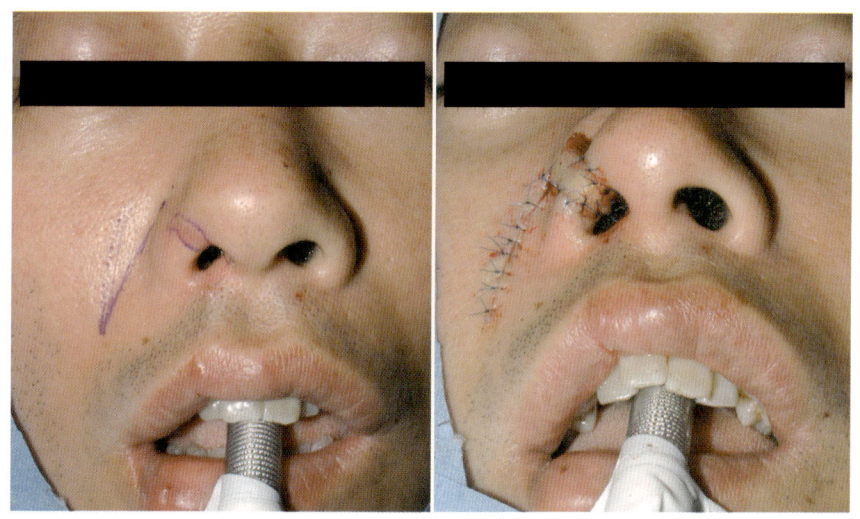

(b) Nasolabial flap のデザイン

(c) 術直後

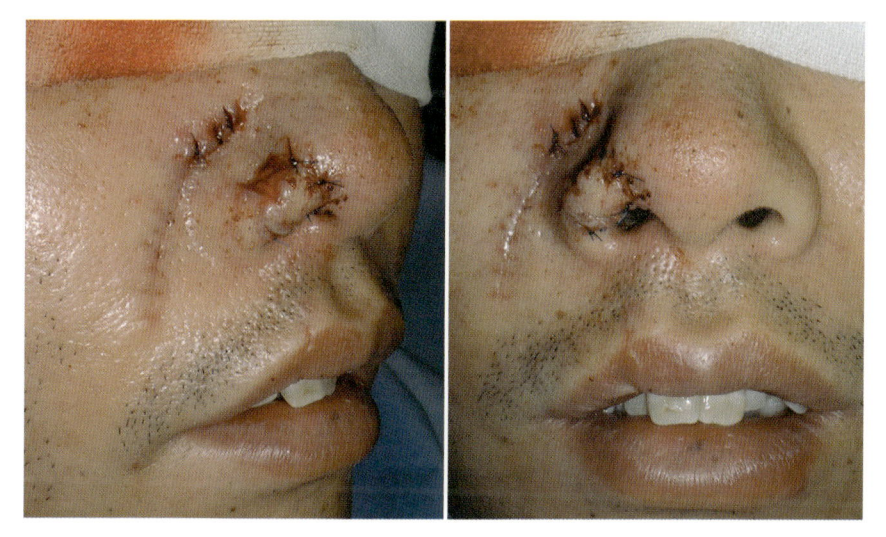

(d) 皮弁切離術直後

図3 症例2：36歳，男性，右外鼻孔狭小
Nasolabial flap による再建。

1．顔面における局所皮弁の特徴

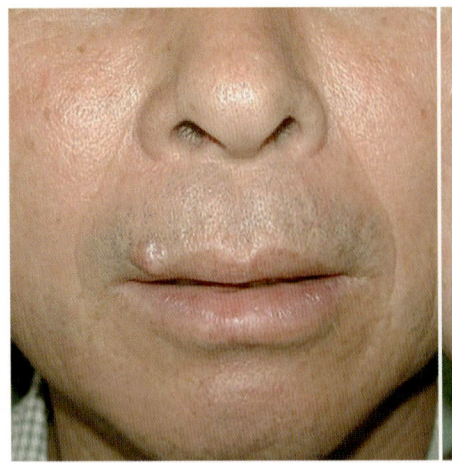

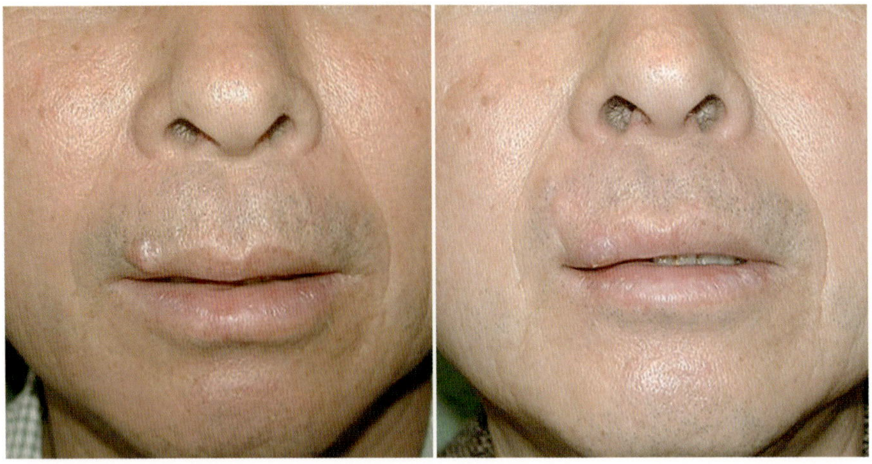

(a)術前所見　　　　　　　　　　　　　　　(e)皮弁切離術後 1 年

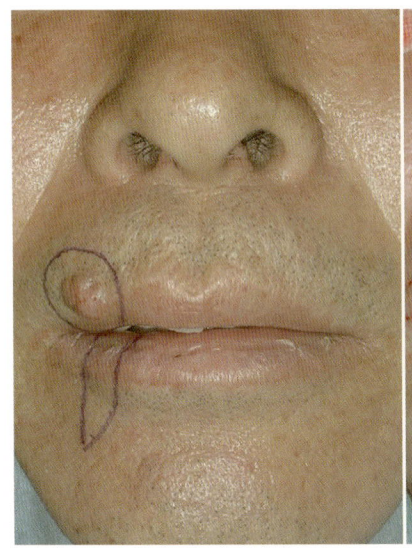

(b)腫瘍切除と下口唇翻転皮弁の　　(c)下口唇動静脈を pedicle とした　　(d)術直後
　　デザイン　　　　　　　　　　　　　皮弁の移動

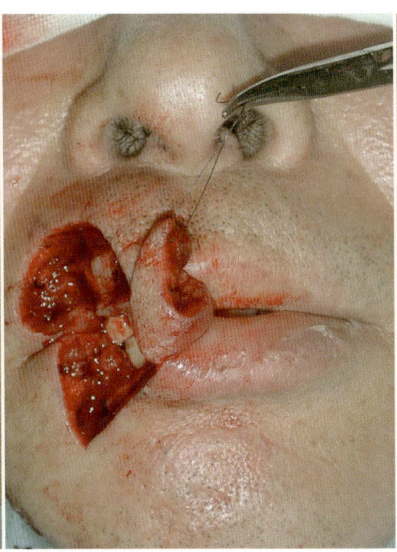

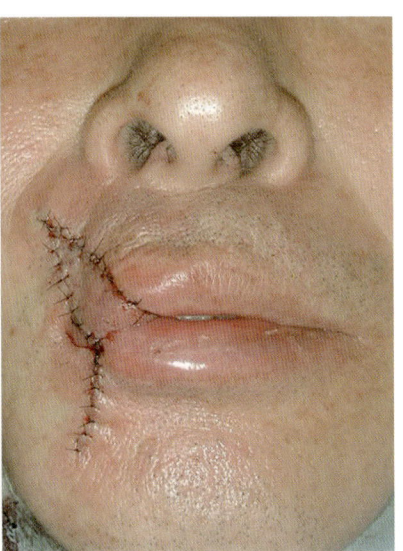

図 4　症例 3：57 歳，男性，上口唇基底細胞癌
下口唇翻転皮弁による再建。

症例 3　57 歳，男性，上口唇基底細胞癌

　上口唇 BCC に対して腫瘍辺縁から 8 mm 離して切除した。赤唇部の欠損が生じるため下口唇翻転皮弁による再建術を行った。2 週間後，皮弁切離術を施行した。口唇は free margin であるため，大きな組織欠損に対する単純縫縮は landmark の変形を来たす。このような場合，交叉唇弁を用いた再建が有用となる（図 4）。

症例 4　78 歳，男性，鼻頬移行部基底細胞癌

　腫瘍切除後の皮膚欠損に対して，進展皮弁による頬部再建と同時に移動により生じる dog ear 部を皮下茎皮弁として鼻部再建に利用した。欠損部が 2 つのエステティックユニットに及ぶ場合，2 つの unit にまたがる皮弁は避け，欠損を 2 つと考えてそれぞれの unit の再建を行うべきである（図 5）。

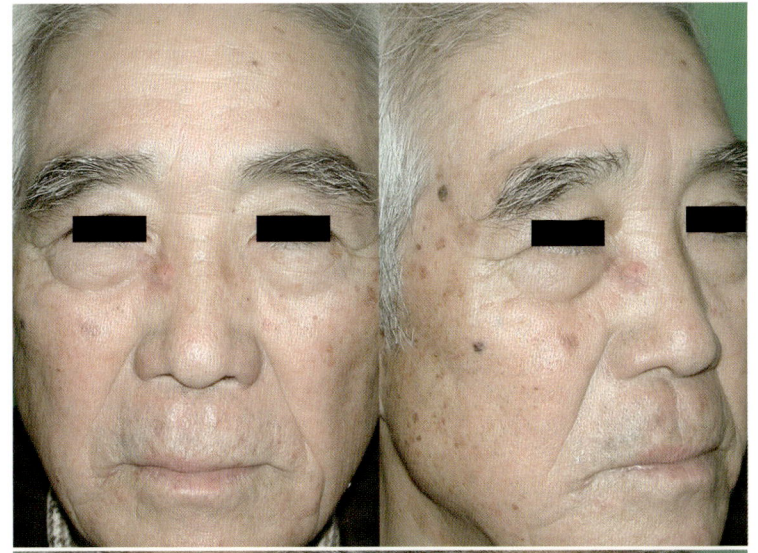

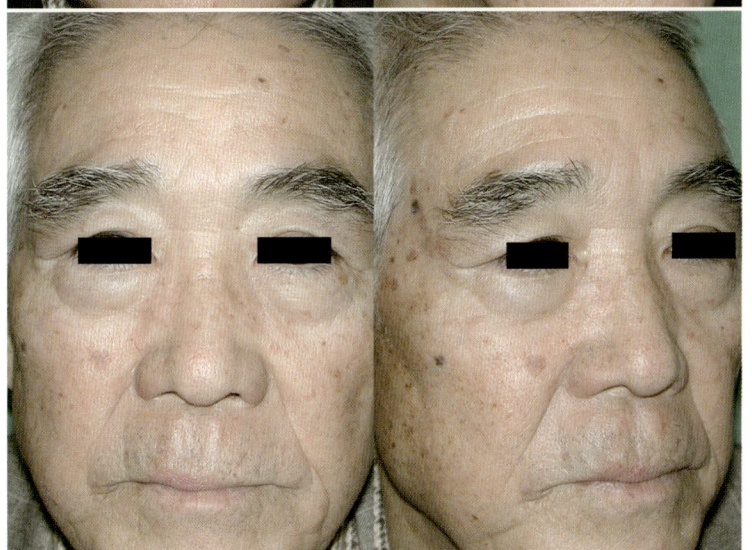

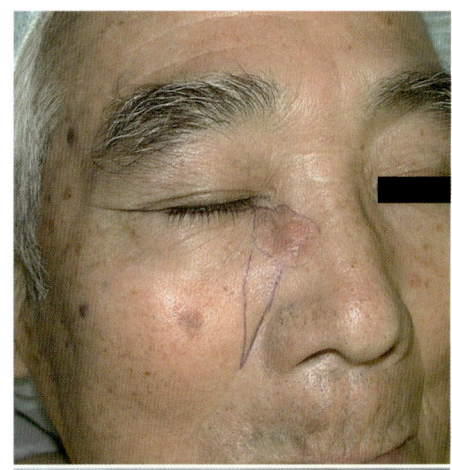

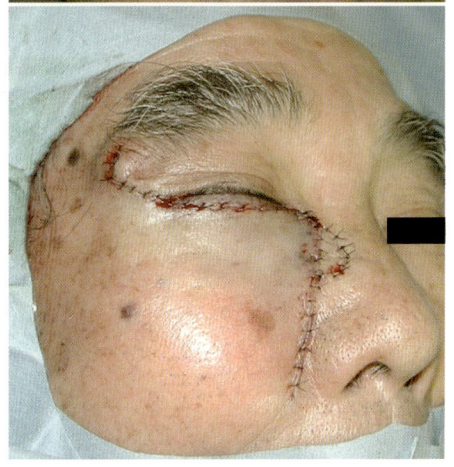

(b)回転皮弁のデザイン
(c)術直後。頬部は rotation flap で再建し，鼻部は通常 dog ear として切除する皮膚を翻転させ，島状皮弁として再建した。

(a)術前所見
(d)術後1年

図5 症例4：78歳，男性，鼻頬移行部基底細胞癌
Rotation cheek flap + subcutaneous island flap による再建。

症例5　5歳，男児，右顔面巨大色素性母斑

頬部の巨大色素性母斑に対して，ティッシュエキスパンダーを用いて切除する母斑に隣接した頬部皮膚を伸展させた後，母斑切除後 rotation cheek flap により再建を行った。一期的な局所皮弁による再建が不可能な場合，前もって採取部となる皮膚を伸展させてから皮弁を用いることで，植皮に置き換えるよりも術後のカラーマッチ，テクスチャーマッチは良好である。また，頬部の rotation flap は術後縫合線がエステティックユニット境界線に一致するため，瘢痕が目立ちにくい（図6）。

症例6　76歳，女性，右下眼瞼基底細胞癌

腫瘍辺縁から5mm離して腫瘍切除後，頬部からのVY進展皮弁で再建を行った。皮弁の後戻りにより下眼瞼に緊張が加わると兎眼を生じるため，十分皮弁の伸展性に余裕をもたせる必要がある（図7）。

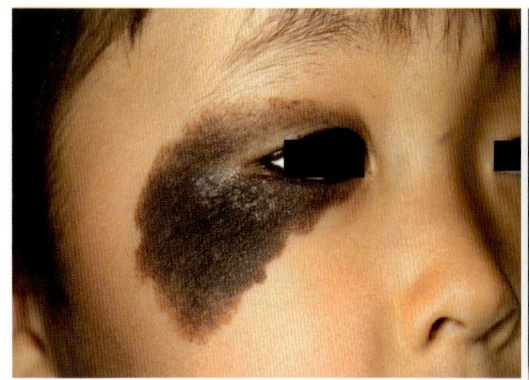

(a)術前所見

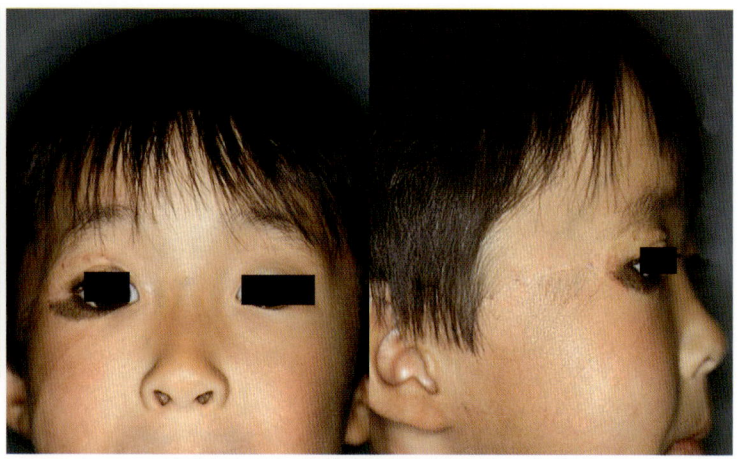

(d)術後1年。外眼角部にはまだ母斑が残っている。

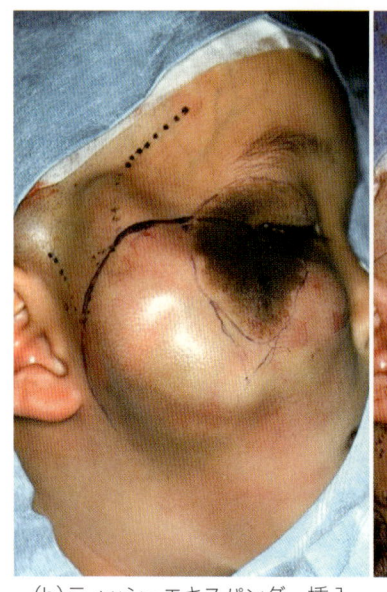

(b)ティッシュエキスパンダー挿入術後2カ月。色素性母斑切除術前。

(c)術直後。上眼瞼は耳後部より植皮術を施行した。

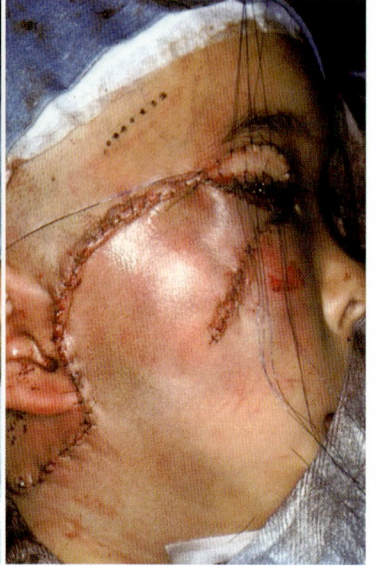

図6 症例5：5歳，男児，右顔面巨大色素性母斑
植皮術＋ティッシュエキスパンダーによる伸展後 rotation cheek flap による再建。

症例7　54歳，男性，右眉毛内色素性母斑

母斑切除後，眉毛形態を維持するため眉毛外側部を皮弁とするVY進展皮弁による再建を行った。母斑が眉毛の上下幅全長に及んでいるため，くり抜きや切除縫縮では眉毛形態が崩れてしまう。Landmarkとしての眉毛形態の温存が必要である（図8）。

症例8　67歳，男性，右頬部 mucinous carcinoma

腫瘍辺縁から10 mm離して切除後，頬部の bilateral VY進展皮弁で再建を行った。両側からの皮弁により，皮弁移動後に生じる緊張は相殺されるため，後戻りによる下眼瞼の変形は来たしにくい。Wrinkle lineに直交する瘢痕が残ることが欠点ではあるが，あまり目立っていない（図9）。

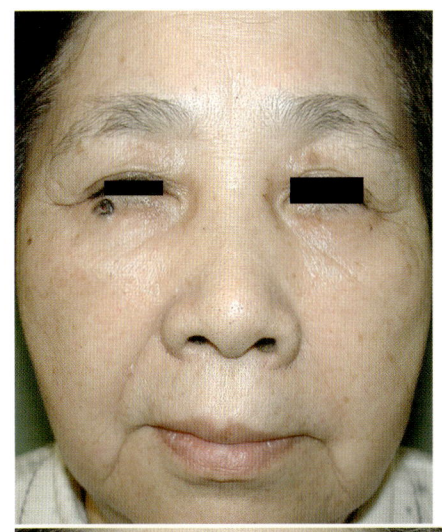

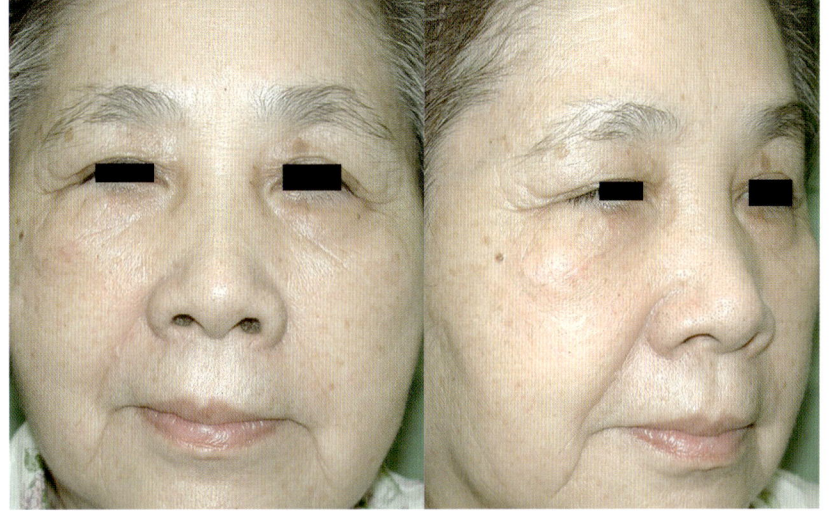

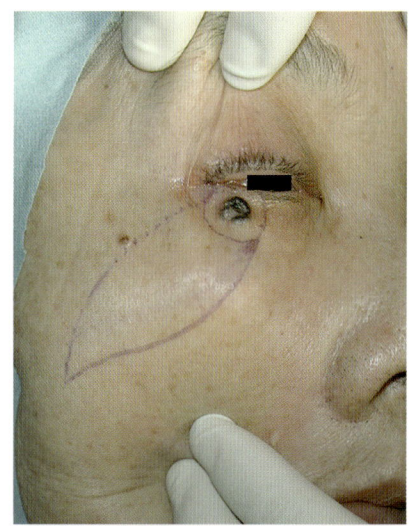

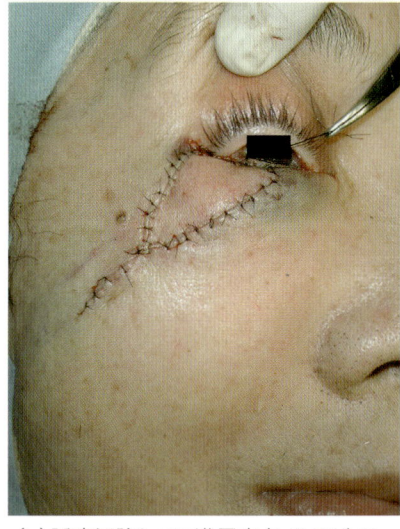

(a)術前所見　　　　　　　　　　　　(b)腫瘍切除と VY 進展皮弁 のデザイン

(d)術後 1 年　　　　　　　　　　　　(c)術直後

図 7　症例 6：76 歳，女性，右下眼瞼基底細胞癌
　　　VY 進展皮弁による再建。

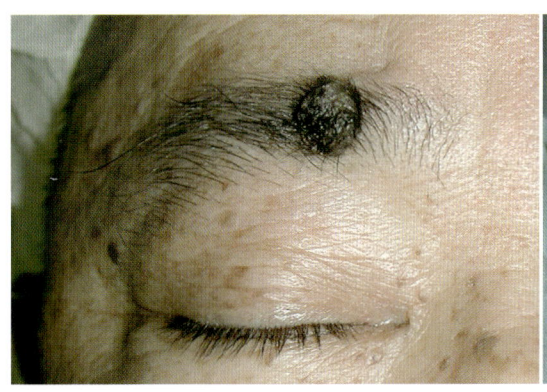

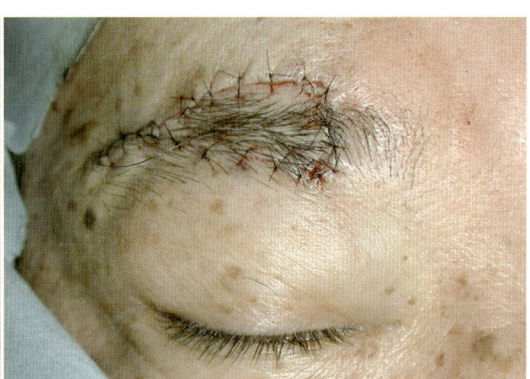

(a)術前所見　　　　　　　　　　　　(b)術直後

図 8　症例 7：54 歳，男性，右眉毛内色素性母斑

1．顔面における局所皮弁の特徴　11

(a)術前所見 (d)術後5年

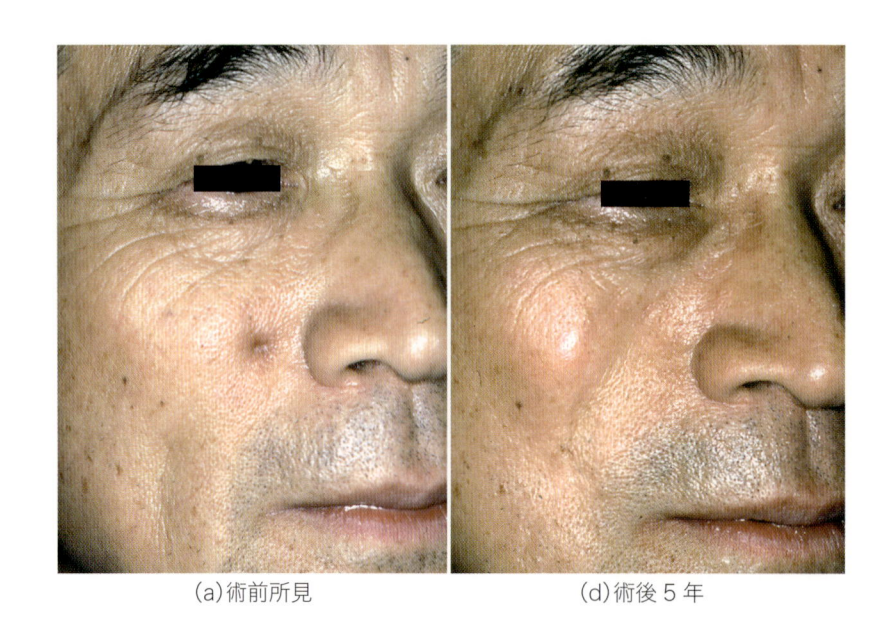

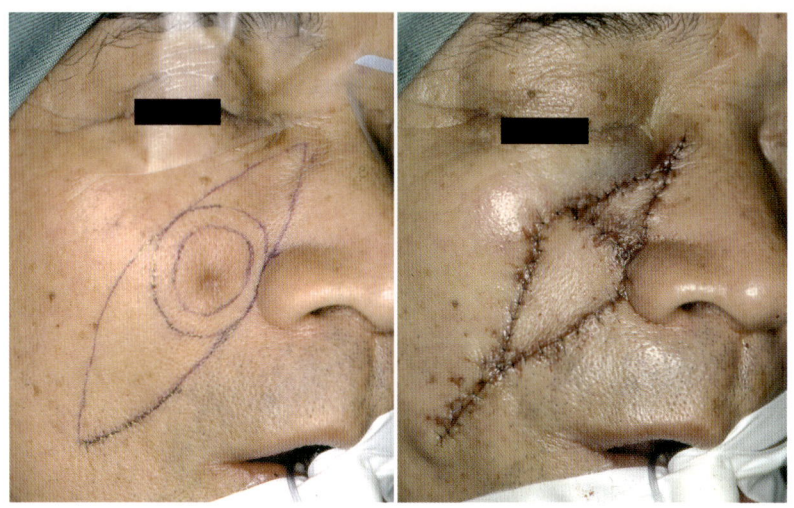

(b)両側 VY 進展皮弁のデザイン (c)術直後

図9 症例8:67歳,男性,右頬部 mucinous carcinoma
両側 VY 進展皮弁による再建。

(a)術前所見 (b)術後3カ月 (c)術後6カ月

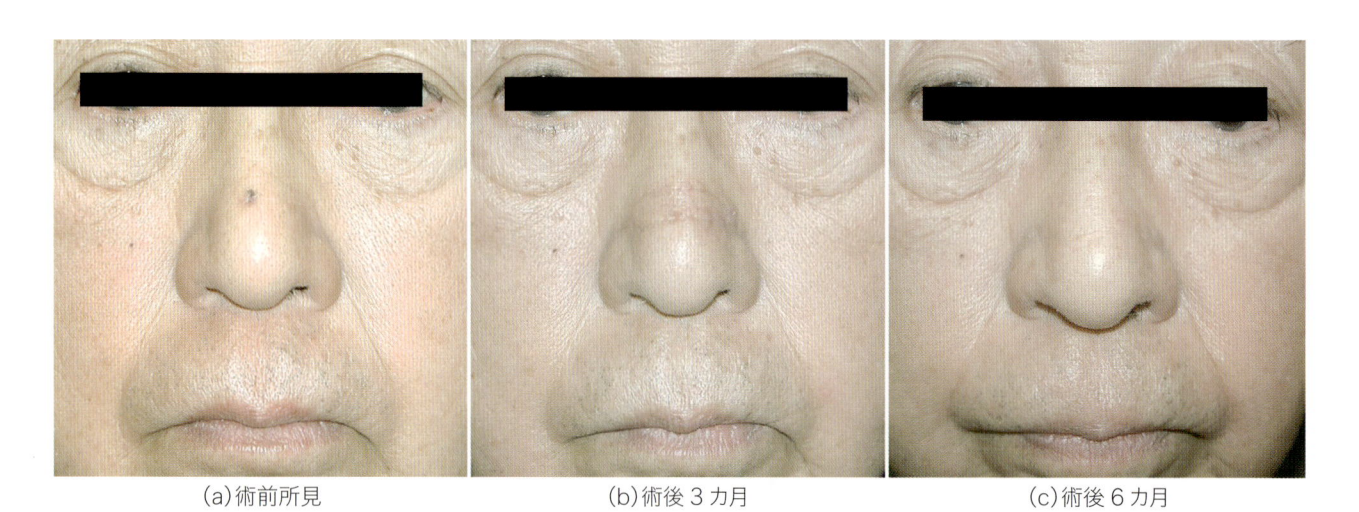

図10 症例9:77歳,男性,鼻部基底細胞癌
両側 VY 進展皮弁による再建。

12 | I. 総 論

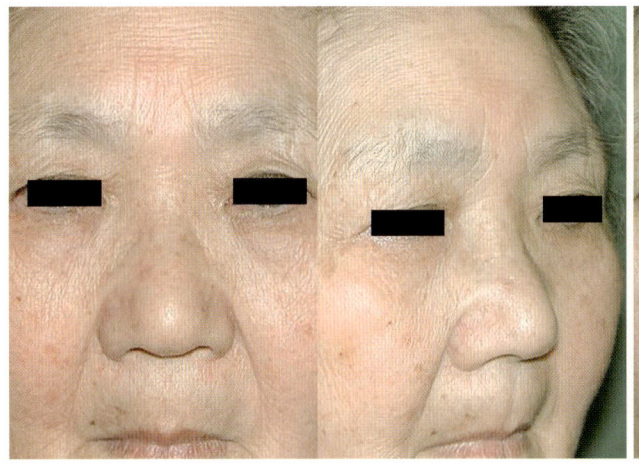

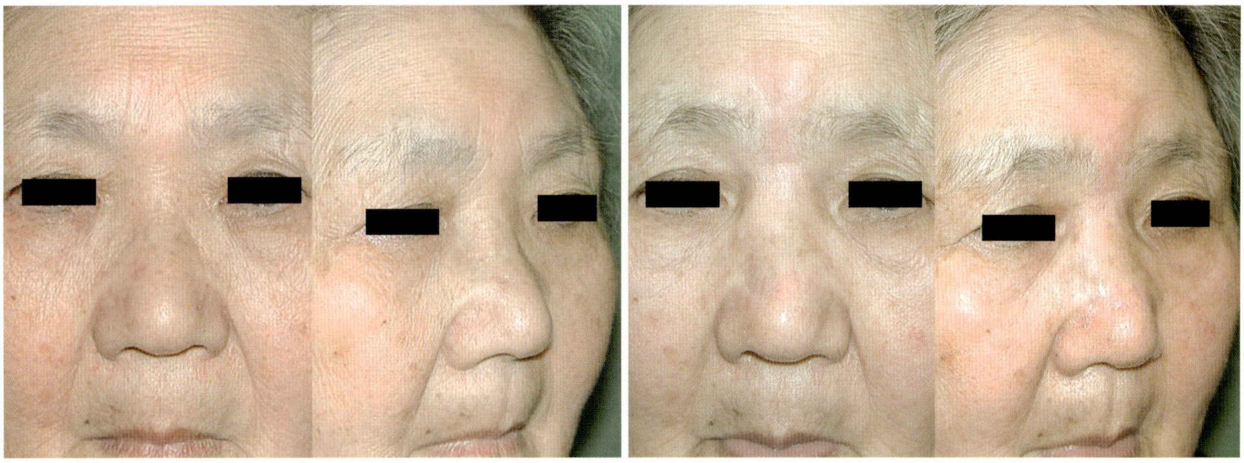

(a)術前所見　　　(d)術後1年

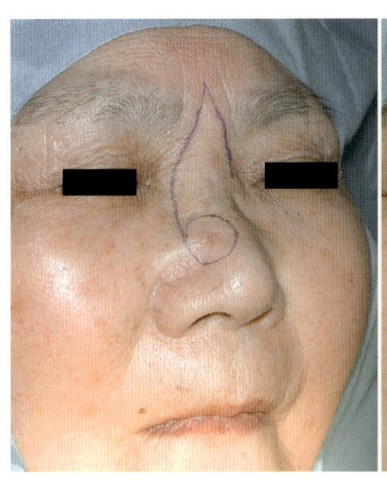

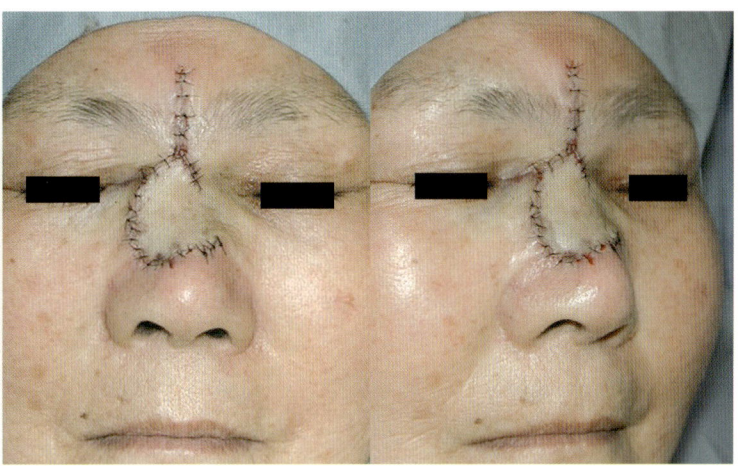

(b)Frontonasal flap のデザイン　　　(c)術直後

図11　症例10：74歳，女性，鼻部基底細胞癌
Frontonasal flap による再建。

症例9　77歳，男性，鼻部基底細胞癌

腫瘍辺縁から3 mm離して切除後，外鼻内での両側VY進展皮弁で再建を行った．外鼻皮膚は伸展性の悪い部位であるため進展皮弁は通常用いにくく，症例1のように横転皮弁が選択される場合が多い．しかし，小欠損で皮弁の進展性にある程度の余裕があれば，皮膚の捻れがないため良好な形態を維持することができる（図10）．

症例10　74歳，女性，鼻部基底細胞癌

腫瘍切除後，frontonasal flap で再建を行った．鼻背側方部からの回転および眉間部からの伸展により，隣接する外鼻皮膚で欠損部を被覆した．内眼角からの鼻背動脈を含んでいるため血流は安定しており，鼻尖部や鼻翼部の中等度の皮膚欠損にも適応がある（図11）．

症例11　66歳，男性，鼻部基底細胞癌

腫瘍切除後，glabeller flap で再建を行った．眉間部からの皮弁を rotation advancement flap として鼻背部や内眼角部の再建が可能である．採取部は縫縮するため，眉間が狭くなり過ぎないよう術後の眉毛の位置に注意が必要である（図12）．

1．顔面における局所皮弁の特徴　13

(a)術前所見　　(d)術後1年　　(b)Glabeller flap のデザイン　　(c)術直後

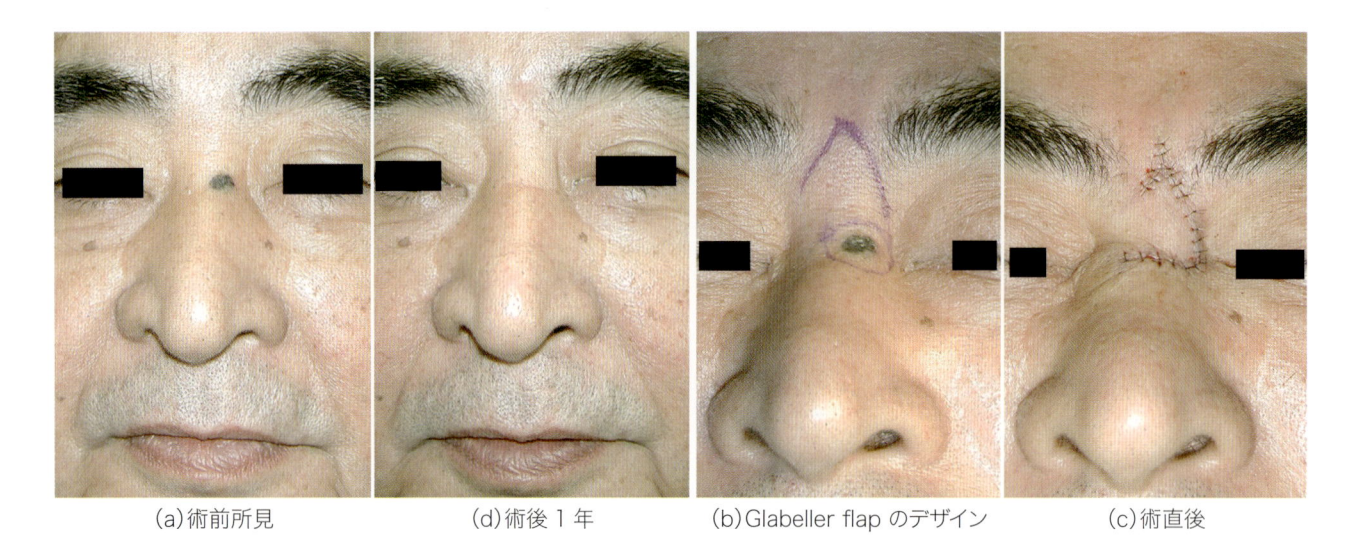

図12　症例11：66歳, 男性, 鼻部基底細胞癌
Glabeller flap による再建。

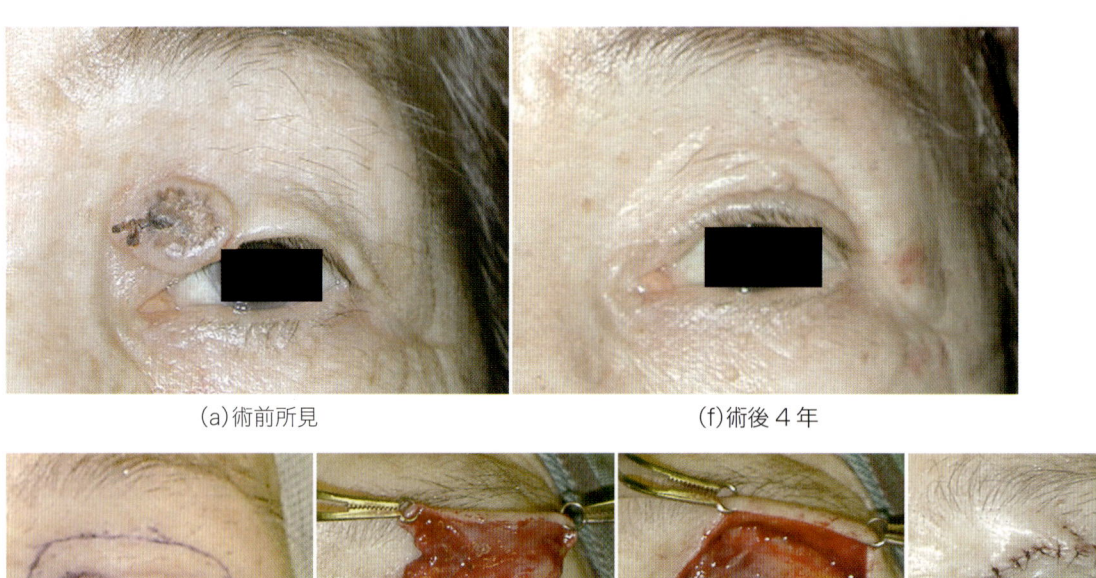

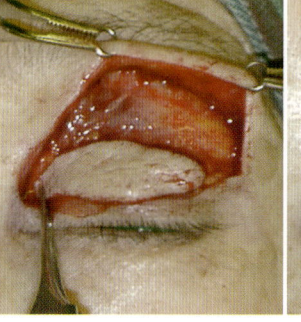

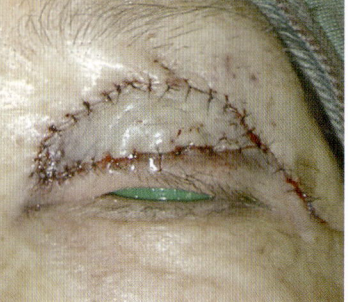

(a)術前所見　　(f)術後4年

(b)OOMC flap のデザイン　　(c)眼輪筋を茎として皮弁を挙上した。　　(d)皮弁の移動　　(e)術直後

図13　症例12：78歳, 女性, 左上眼瞼基底細胞癌
OOMC flap による再建。

症例12　78歳, 女性, 左上眼瞼基底細胞癌

腫瘍切除後, 上眼瞼外側から眼輪筋MC皮弁で再建を行った。眼輪筋を茎としたVY進展皮弁は重瞼線の乱れを生じやすいが, 上眼瞼内での再建であるためカラーマッチ, テクスチャーマッチの点で優れている（図13）。

考 察

 小腫瘍切除の場合のように,術後縫合線がwrinkle lineに一致した小さな瘢痕に収まるものであるなら単純縫縮が優れている。しかし,縫縮不可能な場合はもちろん,縫縮可能な部位であっても長い瘢痕になったり,縫合線がunitを超える場合は,局所皮弁を用いるべきである。

 大きな欠損が生じた場合には,植皮を行わざるを得ない場合もある。しかし,局所皮弁を組み合わせたり,ティッシュエキスパンダーを用いて隣接した皮膚を伸展させた後に局所皮弁を用いるといった方法(症例5)の方が,植皮に比べて色調,質感が良好であるため,整容的に満足いく結果となる。

 転位皮弁や回転皮弁のように皮弁下を剥離して移動する場合,移動後の皮弁の底面に瘢痕が存在することになる。そのためシート状瘢痕の皮膚垂直方向への拘縮力の作用によりtrapdoor変形を生じやすい[6]。また,拘縮予防として皮弁の辺縁にジグザグ切開を加えたり[7],皮弁の移行軸をwrinkle lineに対して斜め方向にする[8]といった工夫がなされた報告もみられる。

 われわれは,可能な範囲で進展型皮下茎皮弁を用いている[9,10]。皮下茎皮弁は血管茎を皮下組織に置くため,血行豊富な顔面ではほとんどの部位で作製可能である。また,紡錘形切除でdog earとして切除される正常皮膚を利用するため,遊離縁や解剖学的land markに変形を来たしにくい。皮下茎皮弁の中でも進展皮弁は横転皮弁に比べ術後の皮膚の歪みが少なく,trapdoor変形も来たしにくいことから,V-Y進展皮弁が有用と考えている[11〜13]。また,両側から皮弁を進展させることにより,縫合後皮弁の後戻りによって生じる緊張が相殺されるため,可能な限り皮膚欠損部の両側にV-Y皮弁を作製している(症例8)。

 症例によっては1つの欠損創に対して,複数個の皮弁をデザインすることが可能である。どの皮弁を選択するかは術者の好みや施設の方針などで決めても問題はないが,1つの方法に固執することなく,術後最も満足のいく結果となる皮弁を用いるべきである。そのためには術前の評価をしっかりと行い,用いる皮弁の特性を十分に理解したうえで正しく皮弁をデザインすることこそが最も重要なポイントである。

文 献

1) Koshima I, Soeda S : Inferior epigastric skin flaps without rectus abdominis muscle. Br J Plast Surg 42 : 645-648, 1989
2) Hyakusoku H, Gao J-H : The "super thin" flap. Br J Plast Surg 47 : 457-464, 1994
3) 丸山優,澤泉雅之:新しい皮弁の概念と分類(1).皮弁移植法 最近の進歩,鳥居修平編,pp3-11,克誠堂出版,東京,1993
4) Spira M, Gerow FJ, Hardy SB : Subcutaneous pedicle flaps on the face. Br J Plast Surg 27 : 258-263, 1974
5) Borgers A : Relaxed skin tension line (RSTL) versus other skin lines. Plast Reconstr Surg 73 : 144-150, 1984
6) Hosokawa K, Suzuki T, Kikui T, et al : Sheet of scar causes trapdoor deformity ; A hypothesis. Ann Plast Surg 25 : 134-135, 1990
7) 中山凱夫,添田周吾,坂井重信ほか:Subcutaneous pedicle flapの経験.形成外科 27 : 198-208, 1984
8) Ono I, Gunji H, Sato M, et al : Effects of oblique sigmoid subcutaneous island flaps in the excision of small facial tumors. Plast Reconstr Surg 91 : 1245-1251, 1993
9) 鈴木茂彦,一色信彦,金 黙:皮下茎皮弁の多岐にわたる応用.形成外科 35 : 981-988, 1992
10) 河合勝也,西村喜彦:母斑細胞母斑;顔.形成外科 44 : S143-S151, 2001
11) Zook EG, Van Beek AL, Russel RC, et al : V-Y advancement flap for facial defects. Plast Reconstr Surg 65 : 786-797, 1980
12) Chan STS : A technique of undermining a V-Y subcutaneous island flap to maximize advancement. Br J Plast Surg 41 : 62-67, 1988
13) Kalus R : Aesthetic considerations in facial reconstructive surgery ; The V-Y flap revisited. Aesthetic Plast Surg 20 : 83-86, 1996

2 局所皮弁の基礎となる顔面の血行

今西 宣晶, 中嶋 英雄

Summary

顔面においては，皮膚欠損を修復する手段として，さまざまなデザインの局所皮弁が使用され，その臨床成績も良好である。この生着率の高さは，手術時の皮膚断端からの豊富な出血で経験されるように，体幹，四肢に比し，顔面の皮膚血管密度の高さによるものと考えられている。局所皮弁の血行にとって重要な真皮下血管網の形態や有名動脈の三次元的分岐形態など，詳細な血管解剖に習熟すれば，皮弁の挙上も理論的に行え，また皮弁の拡大やthinningに発展する。これまでわれわれが全身動脈造影を施した解剖体の研究から得られた結果をまとめて解説する。

はじめに

局所皮弁の定義も議論があり，その分類もさまざまである。たとえば皮弁移動の方法をもとにすると，前進皮弁，横転皮弁，回転皮弁などと分類される。皮弁の外観の形態はどうであれ，皮弁分類は皮弁に流入する血管形態をもとに行われるのがより実際的であり，理解もしやすい。この観点から局所皮弁を考えるとLimberg flapなどのように皮島への血液流入がおもにsubdermal plexus（真皮下血管網，以後sd plexusとする）に依存するものと，VY前進皮弁のように皮膚の連続性が途絶え，fasciocutaneous plexus（皮下筋膜血管網，以後fc plexusとする）に依存するもの（いわゆる皮下茎皮弁），前額皮弁のようにfc plexus内に有名動脈を含むものの3つに分類すると理解しやすい。これら局所皮弁作製のため，顔面におけるsd plexus, fc plexusの血管構築および各部位の有名動脈の三次元的血管解剖について解説する。

顔面の皮膚皮下組織構造

顔面の血管構築を理解し，実際に皮弁を挙上するには，血管を容れている皮膚皮下の組織構造を理解しておくことが重要である。ヒトの皮下組織は基本的には浅筋膜（superficial fascia）を境に浅層と深層の2層構造となっている。われわれはこの浅層を防御脂肪筋膜系（protective adipofascial system：PAFS），深層を潤滑性脂肪筋膜系（lubricant adipofascial system：LAFS）と呼んでいる[1]。顔面においては，表情筋が浅筋膜に相当し，PAFSは外界からの防御だけでなく，表情筋と皮膚を緊密に結びつけ，筋肉の動きを皮膚に直接伝える役割をし，LAFSは表情筋が滑らかに動くような役割をしている。このように表情筋は皮下組織の間の膜様構造物として存在しているため，皮膚血行に関するかかわりも体幹，四肢の筋肉とは異なってくることになる。

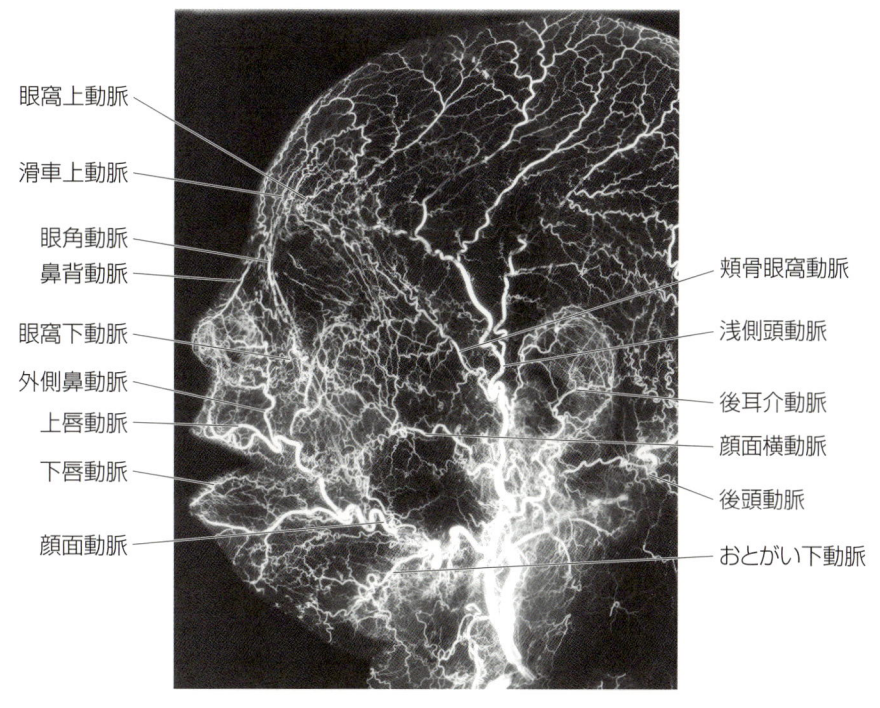

図1　頭頸部側面の皮膚皮下組織全層標本の血管造影像

顔面の血管解剖

顔面皮膚皮下組織の支配血管

　顔面の皮膚皮下組織は外頸動脈と内頸動脈の枝によって栄養され，外頸動脈からは浅側頭動脈，顔面動脈が，内頸動脈からは滑車上動脈が主要な血管として存在する。さらに，顔面各部位はそれら血管の枝によって支配されている。各血管の分布には個人差があるが，基本的な分布を示す（図1）。

顔面皮膚皮下組織の血管網

　皮膚皮下組織全層標本を真皮直下で2枚に分割すると，組織構造的には皮膚の標本とPASF＋表情筋＋LAFSの層の標本となり，おのおのに見られる血管網がsd plexus（図2）とfc plexus（図3）である。真皮を栄養する血管は皮下組織内で分岐し，fc plexusを形成しながら真皮直下に到達し，隣接血管と吻合しsd plexusを形成する。

Subdermal plexus

　sd plexusは実際には，真皮直下だけでなく，真皮内にも連続的に広がっているので，厳密にはdermal and subdermal plexusと呼ぶべきであろう[2]。真皮直下の血管だけを取り出してもそれは連続性が乏しい。このsd plexusを作る血管の最終的分岐形態は3つの形（Type Ⅰ～Ⅲ，図4）に分けられる[3]。

　Type Ⅰは頬部，下口唇，下顎部，後頸部において見られ，比較的太い3，4本の血管に分岐し，車輪のスポーク状に楕円形の皮膚栄養領域が配置する。Type Ⅱは頭頂部，前額部，鼻背部，上口唇部に見られ，血管は比較的長く，柱状の皮膚栄養領域が平行に配置する。Type Ⅲは，後頭部，側頭部，赤唇部，鼻尖部，眉毛部に見られ，血管は細く，皮膚栄養領域も小さく円形である。各Typeは個人によりその分布はある程度異なる。典型的な分布を示す（図5）。また，これらの血管は隣接する血管と吻合するが，その吻合が太いところは血管の連続性が良く，それをトレースすると顔面上にラインが描ける。このラインは（relaxing skin tension line：RSTL）と一致している。

　顔面に作製される局所皮弁のうち，有名動脈を含まない皮弁の血行形態は一括され，random patternと言われている。しかし，sd plexusを作る血管にType Ⅰ，Ⅱが存在することは，sd plexusがrandom patternでないことを示している。従来の血管解剖の研究が不十分な時代において提唱されたrandom,

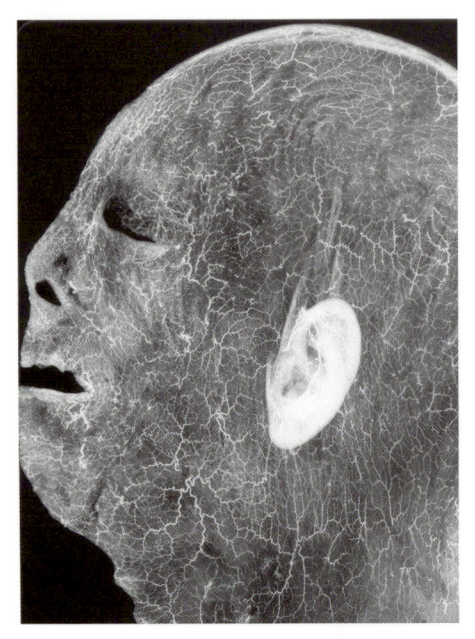

図2　顔面の subdermal plexus
各部位によって血管網には相違が見られる。

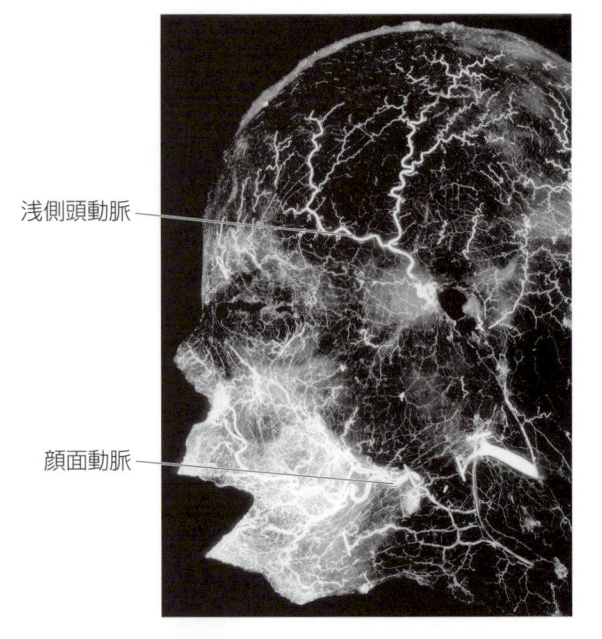

図3　顔面の fasciocutaneous plexus
浅側頭動脈，顔面動脈などの主軸血管が含まれる。

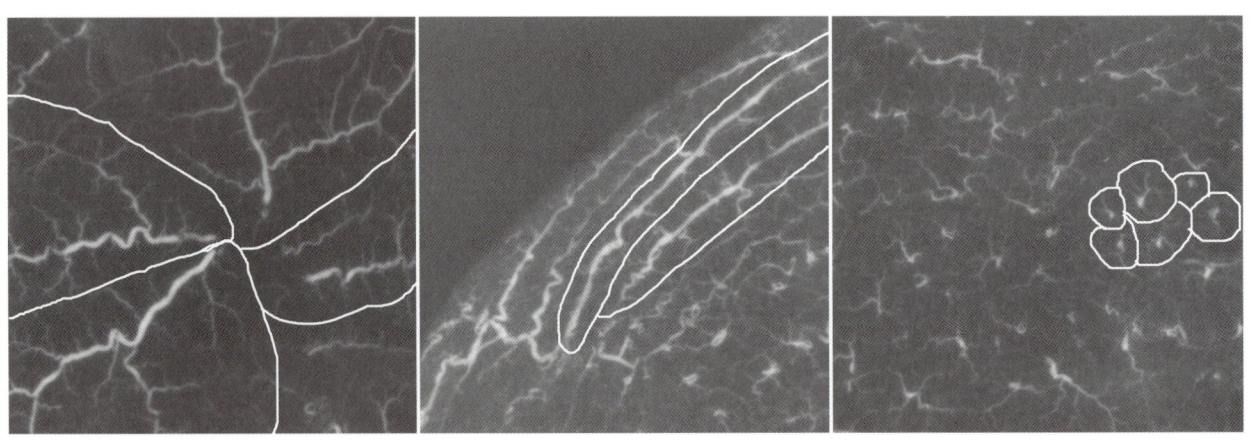

(a) Type I
自転車のスポークのように皮膚支配領域が放射状に配列する。

(b) Type II
皮膚支配領域が平行に配列する。

(c) Type III
皮膚支配領域が小さい円形を示す。

図4　Subdermal plexus の3タイプ
(Chang H : Arterial anatomy of subdermal plexus of the face. Keio J Med 50 31-34, 2001 より改変引用)

axial という概念はあてはまらなくなってきている。
　横転皮弁や転移皮弁など皮膚の連続性が保たれている局所皮弁は，通常表情筋より浅い層で挙上されるため，fc plexus の一部である PAFS の血管網も皮弁の血行に関与するが，おもに sd plexus に血行を依存する。顔面の sd plexus の血管密度は高い（**図6**）ので，いずれの部位においても比較的自由に皮弁作製は可能と考える。隣接血管との連続性を考えると，RSTL に沿えば連続性のよい血管が含まれる可能性が高い。これは整容的にも良好な結果となる。また，特に Type I の血管が存在するところで

は，その走行方向が予測できるので幅に比べて長い皮弁が挙上可能であり，thin flap としてもデザイン可能である。

Fasciocutaneous plexus

　皮膚の連続性が保たれない皮下茎皮弁の血行は fc plexus に依存する。顔面においては，fc plexus も体幹，四肢に比べて血管密度が高い（**図7**）ため，基本的には顔面のどこに作製しても生着するであろう。血管解剖からみると sd plexus が Type III を示す領域は単位面積あたり皮下から立ち上がる血管数が多く，また深部には比較的太い血管が存在するの

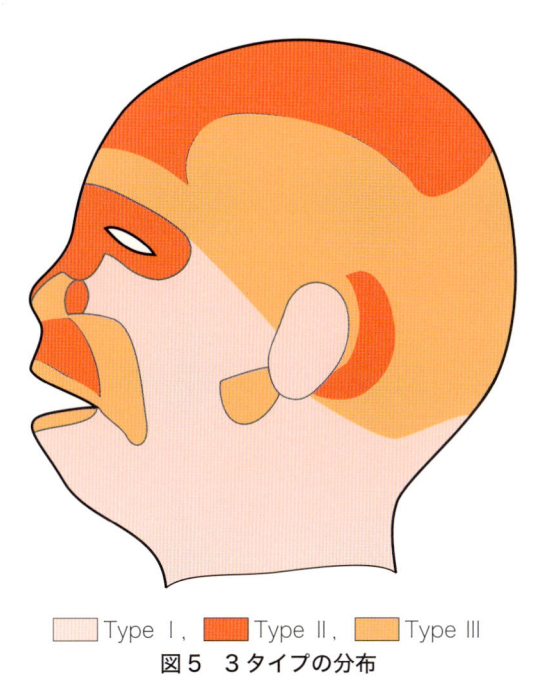

図5 3タイプの分布
(Chang H : Arterial anatomy of subdermal plexus of the face. Keio J Med 50 31-34, 2001 より改変引用)

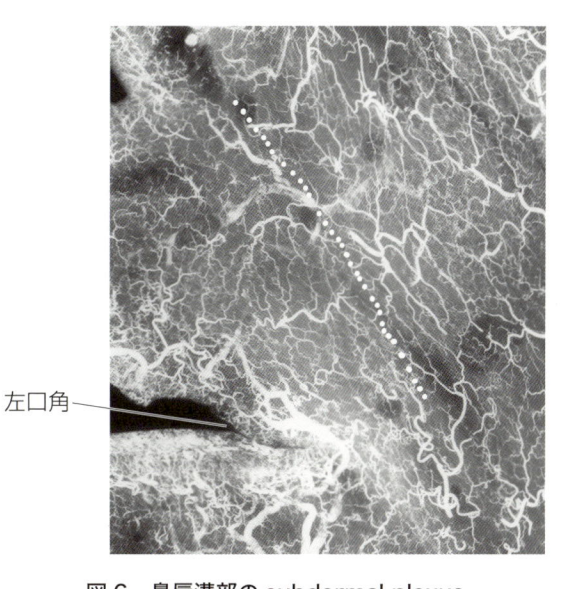

図6 鼻唇溝部の subdermal plexus
図2の拡大像。密な血管網が観察される。点線：鼻唇溝。

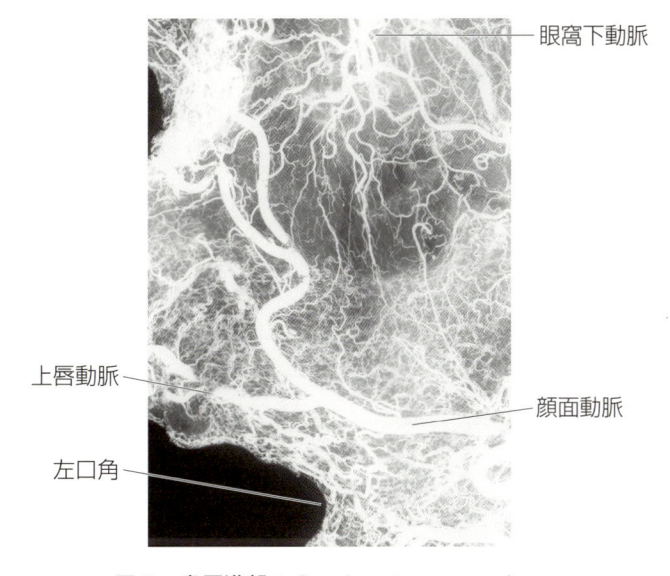

図7 鼻唇溝部の fasciocutaneous plexus
図3の拡大像。密な血管網が観察される。

で，VY皮弁などには有利であり，また小さい皮下茎皮弁をデザインしても問題はないと考える。Type I，IIの領域では逆に小さい皮弁であると血管解剖学的には不利であり，皮弁はなるべく大きくデザインした方が皮下に含まれる血管が増え，血行が安定すると考える。皮弁が小さいと血行がより安定するとは必ずしも言えない。

fc plexusはさらにPAFSの血管網，表情筋の血管網，LAFSの血管網の3層から構成されるが，この中でLAFSの血管網が一番血管の連続性が良い。

顔面各部位の血管解剖

顔面において作製される局所皮弁には有名動脈を含めて挙上する場合もある。三次元的血管解剖を理解しておいた方がよい領域について説明する。

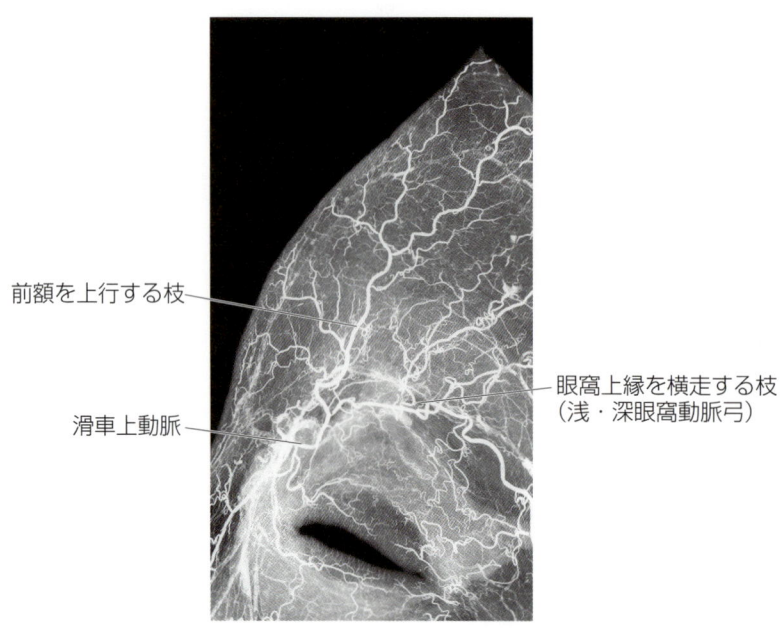

図8　左前額部側面の皮膚皮下組織全層標本の血管造影像

前額部正中（図8, 9）

　前額部では前頭筋を挟み皮下組織は，明瞭なPAFS，LAFSの2層構造を示している．前頭筋下のLAFSはloose areolar tissueあるいはsubgaleal fasciaと呼ばれている層である．前額部の栄養血管は滑車上動脈，眼窩上動脈，浅側頭動脈前頭枝であり，これらは極めて密な血管網を形成している．その中でも前額部正中においては滑車上動脈が主要な血管となる[4]．滑車上動脈本幹は内眼角靱帯上部で眼窩隔膜を穿通後，皺眉筋と眼輪筋，前頭筋の間を上行する．皺眉筋の後面のLAFSへの枝を出した後，眉毛の上縁部1cmの間（眼窩上縁から1～2cm）で前頭筋を貫いて筋上に至り，そのまま筋直上を数cm（0～4cm, 通常2～3cm）走行し，徐々に浅層に向かいsd plexusに合流する．この間，滑車上動脈は前頭筋へ小枝を送っているが，前頭筋の主軸血管とはなっていない．また，皮膚へはsd plexusに合流するまで密な小枝を送っている．

　したがって，組織構造的には皮膚と浅筋膜（前頭筋）までのPAFSで成り立っている前額皮弁は筋皮弁ではなく，滑車上動脈とその枝が形成するsd plexusとPAFS血管網を有する筋膜皮弁であると考えた方がよい．また，滑車上動脈の末梢はTypeⅡの血管形態をしているため，拡大およびthinningには有利である．

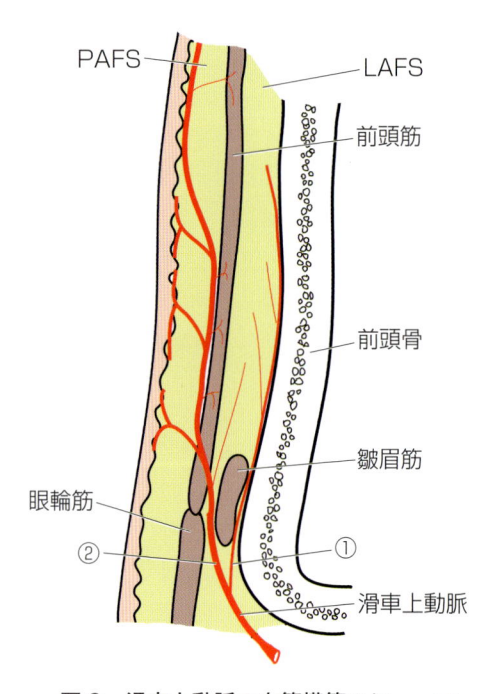

図9　滑車上動脈の血管構築のシェーマ

滑車上動脈は，LAFSおよび骨膜へ向かう枝（①）を出し上行し（②），前頭筋を貫き，筋直上を数cm走行した後，真皮直下へ向かう．
（中嶋英雄ほか：正中前額皮弁（median forehead flap）による外鼻再建．各種局所皮弁による顔面の再建最近の進歩（第1版），小川豊編，pp93-101，克誠堂出版，東京，2000より改変引用）

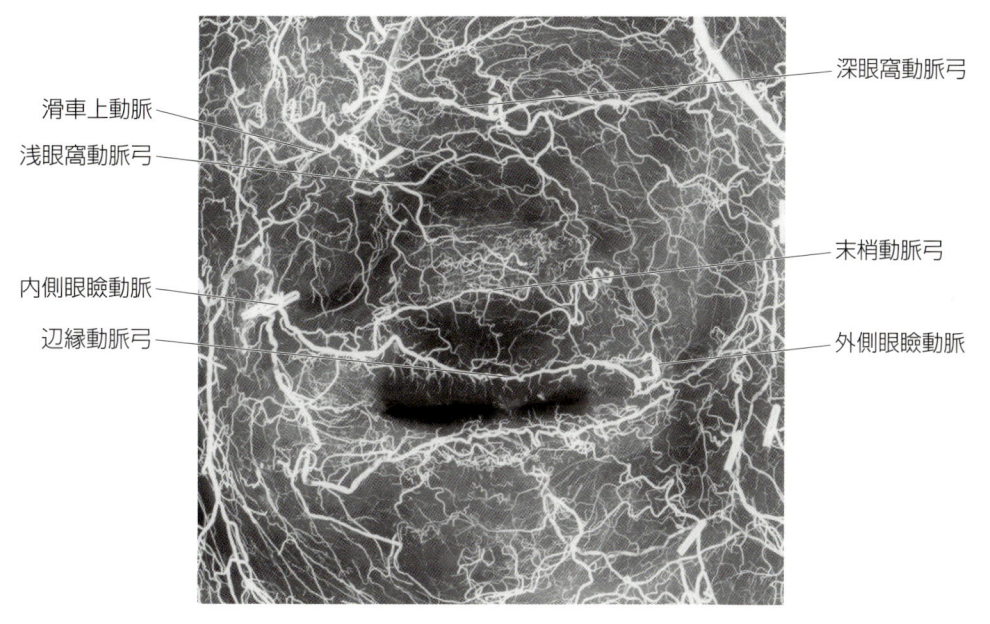

図10　左眼瞼部正面の皮膚皮下組織全層標本の血管造影像

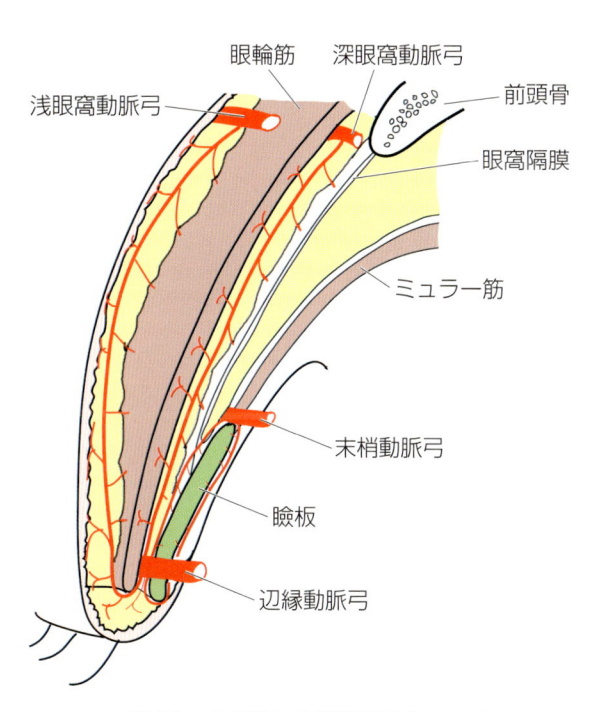

図11　上眼瞼の血管構築のシェーマ
　上眼瞼は辺縁動脈弓，末梢動脈弓，浅・深眼窩動脈弓で栄養されている．互いの動脈弓はそれより立ち上がる枝によって瞼板と眼輪筋の前，後面で吻合している．
(Kawai K, et al : Arterial anatomical features of the upper palpebra. Plast Reconstr Surg 113 : 479-484, 2004 より改変引用)

上眼瞼（図10, 11）

　上眼瞼には辺縁動脈弓，末梢動脈弓，浅眼窩動脈弓，深眼窩動脈弓の4本の動脈弓が存在する[5]．このうち眼瞼縁を走行する辺縁動脈弓と瞼板上縁を走行する末梢動脈弓は，眼動脈，涙腺動脈の枝である内側・外側眼瞼動脈の吻合によって形成されている．辺縁動脈弓は，瞼板の前方下縁を走行し，眼輪筋および瞼板の前・後面に上行する枝を出す．このうち，眼輪筋前面，瞼板後面への上行枝は，眼輪筋，瞼板の下縁をくぐり上行する．上行枝からは皮膚，眼輪筋，瞼板へ向かう小枝が出ている．瞼板縁へは，動脈弓から直接出る小枝によっても栄養されている．末梢動脈弓は，ミュラー筋の瞼板への付着部を横走し，瞼板の前面，後面を下行する枝を出している．これら下行枝は辺縁動脈弓からの上行枝と吻合している．浅・深眼窩動脈弓は眼窩上縁で眼輪筋の前・後面を走行する．この動脈弓を構成している主要な血管は滑車上動脈であるが，内側では眼窩上動脈，内側眼瞼動脈から，外側では頬骨眼窩動脈，顔面横動脈，浅側頭動脈前頭枝からの枝も動脈弓形成に参加している．この動脈弓からは眼輪筋の前・後面に下行する枝が出ており，辺縁動脈弓からの上行枝と吻合している．
　皮膚への血行は，基本的には浅眼窩動脈弓と辺縁動脈弓および両者間をつなぐ血管に依存しているの

で，上眼瞼で局所皮弁を作製するならこれら血管を温存するよう努める．臨床的に眼輪筋の筋皮弁が存在する．しかし，眼輪筋内には主要な血管が走行しておらず，眼輪筋は筋の前後面を上行，下行する枝から栄養されている．したがって，筋皮弁の血液供給経路は深眼窩動脈弓と辺縁動脈弓から眼輪筋裏面を上行，下行する血管→眼輪筋内の血管網→眼輪筋前面にある浅眼窩動脈弓と辺縁動脈弓をつなぐ血管→皮膚への小枝となり，一部逆行性に血液が流れている．皮弁としては生着するものも，通常の筋皮弁の概念とは異なる．

鼻部，上口唇部（図12，13）

顔面動脈は口角をすぎると上唇動脈を分岐し，そのあと内眼角に向かい，眼角動脈となるとされている．しかし，顔面動脈の末梢が径を減じず明瞭な眼角動脈として認識できるのは12％にしかすぎず，残りは顔面動脈は鼻翼外側で外側鼻動脈となり，眼角動脈はその外側鼻動脈からの末梢の細い枝，もしくは認識できないくらいの太さとなる[6]．

外側鼻動脈は鼻翼に到達すると鼻翼を囲むように大きく二分する．1本は下鼻翼枝と呼ばれ，鼻翼基部や鼻孔底に小枝を出しながら鼻孔下縁を鼻柱に向かう．この血管からは上口唇皮膚には枝を出していない．もう1本は上鼻翼枝と呼ばれ，鼻翼外側を上行し，鼻翼外側，鼻尖，鼻背に枝を出している．

上唇動脈は赤唇と白唇の境界の高さで，粘膜と口輪筋の間を，粘膜側と皮膚側に上行する枝を出しながら，正中に向かって蛇行し対側同名動脈と吻合する．皮膚側を上行する枝は，赤唇上縁の高さで口輪筋を貫き，赤唇，皮膚および口輪筋に小枝を出しながら上行する．粘膜側の枝は口輪筋，粘膜に小枝を出しながら上行する．人中の皮膚側の上行枝は比較的太く，しばしば中隔動脈と呼ばれている．鼻柱基部においては，上唇動脈からの皮膚側，粘膜側の上行枝と外側鼻動脈の下鼻翼枝が吻合している．この吻合からは鼻柱皮膚を上行し，鼻尖の血管網に合流する血管と鼻中隔に侵入し鼻中隔軟骨前縁に沿って上行し，鼻翼軟骨，外側鼻軟骨に囲まれた小隙を通り，鼻尖部の血管網に合流している血管が見られる．後者の血管は上行する間に鼻中隔軟骨や鼻翼軟骨内側脚に小枝を出している．内側脚への小枝は内側脚間から鼻柱の皮膚血管に合流している．上唇動脈は必ずしも1本とは限らず，2本存在するものが35％に見られる．

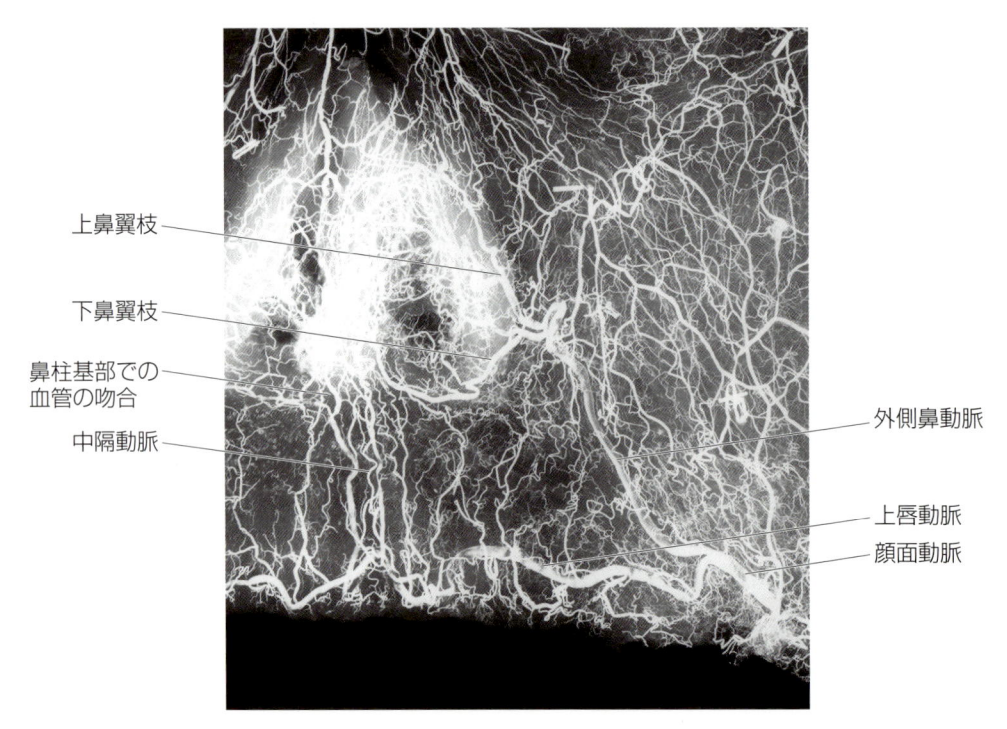

図12 左上唇，鼻部正面の皮膚皮下組織全層標本の血管造影像
(Nakajima H, et al : Facial artery in the upper lip and nose ; Anatomy and a clinical application. Plast Reconstr Surg 109 : 855–861, 2002 より引用)

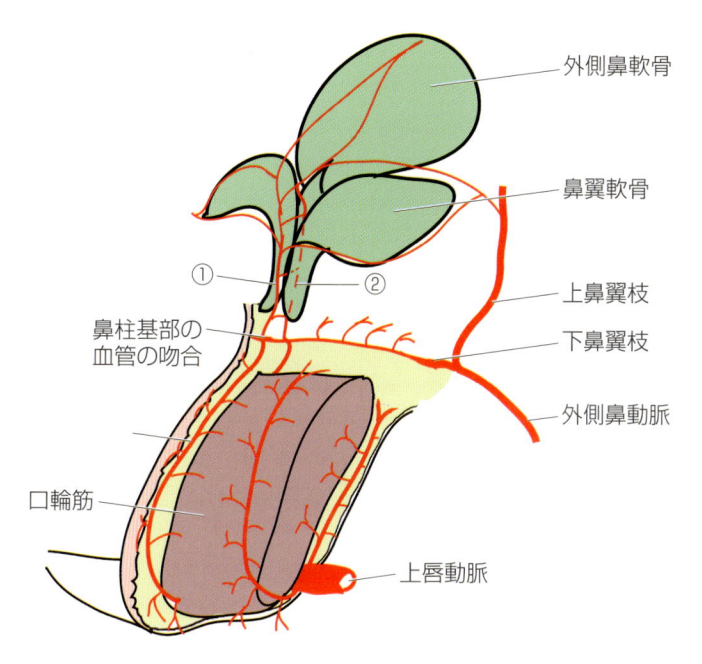

図 13 上口唇および鼻部の血管構築のシェーマ
上口唇および鼻部は上唇動脈, 外側鼻動脈からの上・下鼻翼枝によって栄養される。鼻柱基部の血管の吻合およびここから鼻柱皮膚および鼻中隔軟骨前縁を上行する枝（①, ②）があり, 鼻尖部血管網に流入する。

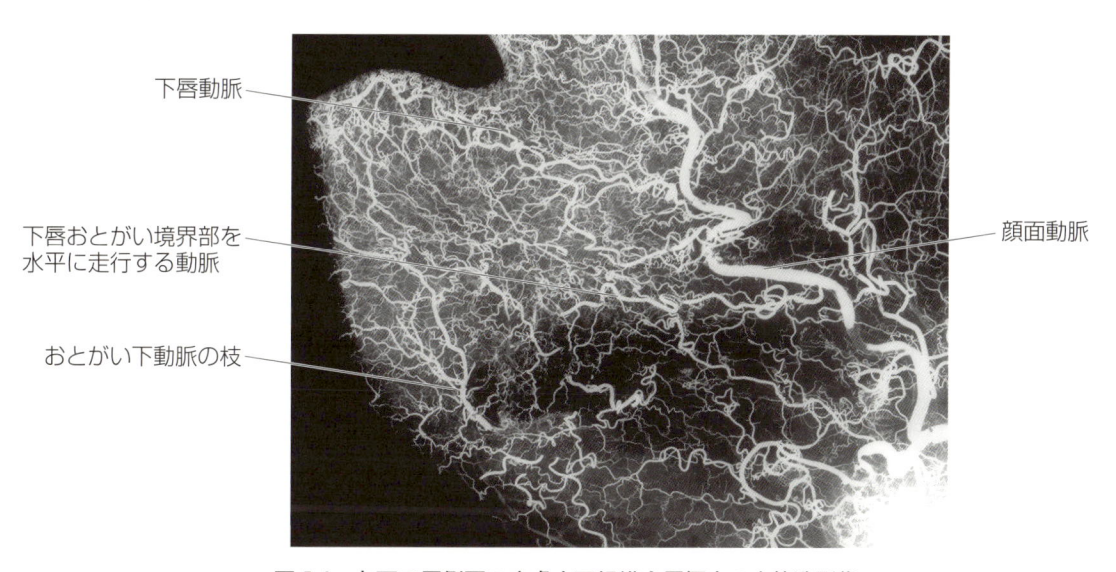

図 14 左下口唇側面の皮膚皮下組織全層標本の血管造影像
下口唇外側では顔面動脈からの直接の枝もある。

下口唇（図 14, 15）

下口唇は下唇動脈, 下口唇とおとがいの境界を水平に走行する動脈, おとがい下動脈から上行する枝によっておもに栄養されている[7]。

下唇動脈は 67％が下顎下縁で, 25％が口角の高さで顔面動脈から分岐し, 8％が上唇動脈から分岐している。下唇動脈はまず口輪筋と頬筋の間を走行し, 口唇に到達すると, ほぼ赤唇と白唇の境界の高さで口輪筋と粘膜の間を横走するようになる。横走しながら, 皮膚側, 粘膜側に下行する枝を出している。皮膚側を下行する枝は口輪筋の上縁を乗り越えたり, あるいは口輪筋を貫通して皮膚側に出る。この間, 赤唇縁に向かい小枝が出る。さらに口輪筋および皮膚に小枝を出しながら下行していく。粘膜側の枝も口輪筋および粘膜に小枝を出しながら下行する。

下口唇おとがい境界部を水平に走る動脈は, 下顎下縁部で下唇動脈が分岐する前に顔面動脈から起始

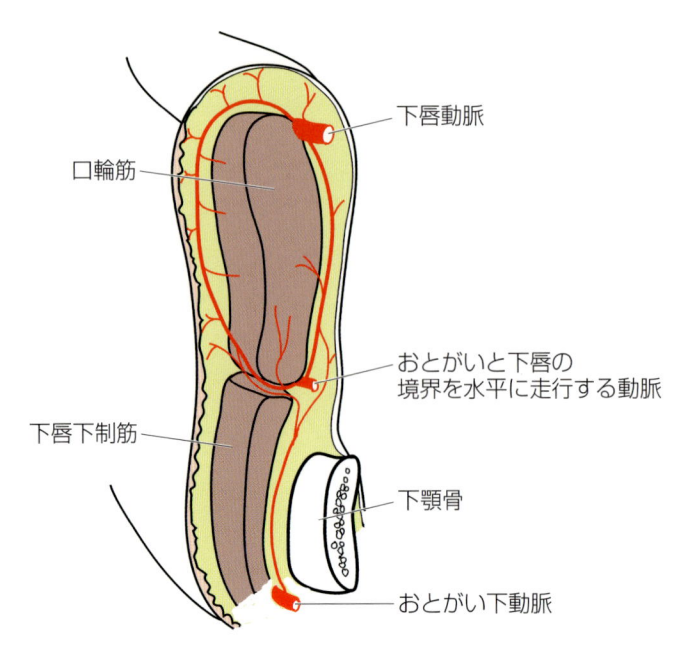

図15 下口唇の血管構築のシェーマ
　下口唇には下唇動脈，おとがいと下唇の境界を水平に走行する動脈，おとがい下動脈からの枝によって栄養され，皮膚側，粘膜側で互いに繋ぐ血管が存在する。
(Kawai K, et al : Arterial anatomy of the lower lip. Scand J Plast Reconstr Surg Hand Surg 38 : 136-139, 2003 より改変引用)

する。この動脈は下唇下制筋と口輪筋の間で粘膜側を走行し，50％は径を減じず対側の同じ動脈と吻合している。33％において徐々に径を減じ，下唇中央では同定不能となる。17％では走行方向が水平から垂直に変化していき，下唇動脈からの枝と吻合する。50％ではこの動脈の方が下唇動脈よりも太い。この血管からは口輪筋の下縁後方で皮膚側および粘膜側を上行する枝が出て，下唇動脈からの下行枝と吻合している。

　おとがいから下口唇に向け上行する血管はおとがい下動脈から起始する。はじめは下唇下制筋の深側を上行するが，口輪筋近くになると二分し，皮膚側と粘膜側へ向かう。皮膚側を上行する枝は皮下組織を走行し，皮下の血管網の形成に参加する。粘膜側へ向かう枝は粘膜下を上行し，下唇動脈からの下行枝と吻合する。前述の下口唇とおとがいの境界を水平に走行する動脈とこの動脈はお互いに補完しあっており，一方が細いと他方が太いという関係にある。前述した3本の優位な血管のみならず，顔面動脈からは直接下唇およびおとがい領域に直接向かう小血管が複数ある。

　下口唇において代表的な局所皮弁は Abbe flap であるが，解剖結果から，下唇おとがい境界部を横走する血管が太い場合（図1参照）があるので，これを下唇動脈と間違わないことである。下唇動脈は赤唇と白唇の境界くらいの高さで口輪筋と粘膜の間を横走するので，皮弁茎部をこの高さより切り上げないようにすることが重要である。

耳　介（図16, 17）

　浅側頭動脈からは，耳輪と耳垂に向かう比較的太い枝と耳珠に向かう小枝がある[8]。耳輪に向かう枝は耳前切痕近傍で，浅側頭動脈から起始し，耳輪脚に枝を出しながら耳輪に沿って走行し，後耳介動脈からの枝と吻合し，耳輪に沿う辺縁動脈が形成される。耳垂に向かう枝は耳珠板の下縁で浅側頭動脈から起始し，耳垂に枝を出しながら対珠の下縁に沿って走行する。これは対珠耳輪裂を通り，後耳介動脈の枝と吻合する。後耳介動脈は枝を出しながら耳介軟骨と乳様突起の間を上行する。この枝は2種類に大別される。耳介後面で耳輪に向かう枝は耳介後面の血液供給源であり，耳輪の辺縁動脈形成に参加する。もう1つは耳介と乳様突起間の溝で耳介軟骨を貫通し，耳介前面に出てきて，対珠，耳甲介，対輪を栄養する血管である。浅側頭動脈と後耳介動脈は対珠耳輪裂と舟状窩上2/3あたりで比較的太い吻合が見られる。

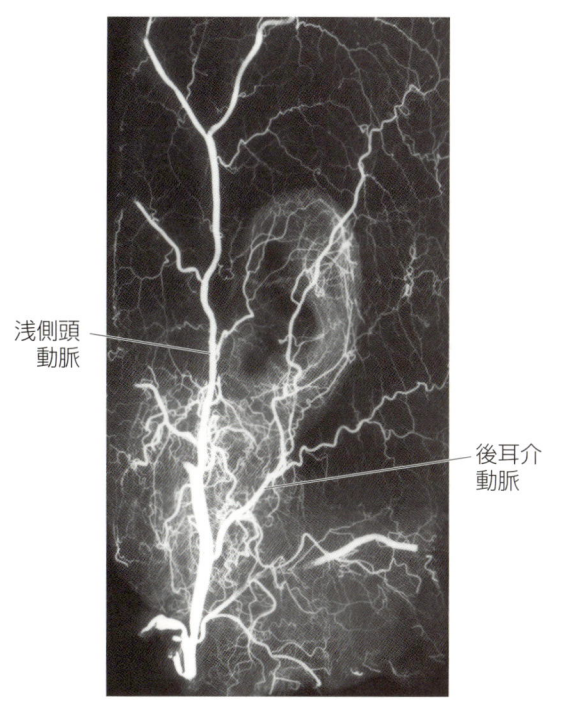

図16　左耳介および耳介周囲側面の皮膚皮下組織全層標本の血管造影像

耳介前方には浅側頭動脈があり，後面には後耳介動脈が存在する。
（Imanishi N, et al : Arteria anatomy of the ear. Okajimas Folia Anat Jpn 73 : 313-324, 1997 より引用）

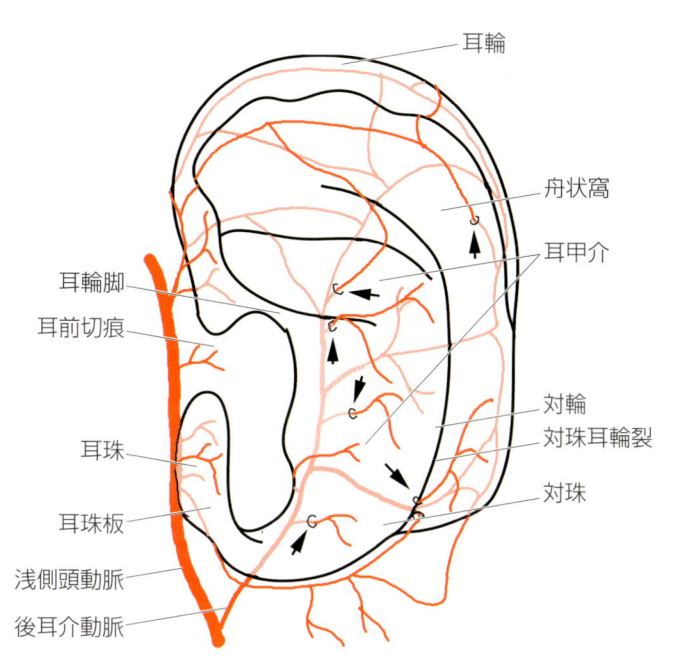

図17　耳介の血管構築のシェーマ

耳介は浅側頭動脈および後耳介動脈の枝で栄養されているが，後耳介動脈からの枝は耳介軟骨を貫き（矢印），耳介の前面に現れ耳介前面を栄養する。耳介においては後耳介動脈が優位である。耳介前面の動脈は赤，後面の動脈はピンク色で示す。耳輪の辺縁動脈があることにも注意が必要である。
（Imanishi N, et al : Arteria anatomy of the ear. Okajimas Folia Anat Jpn 73 : 313-324, 1997 より引用）

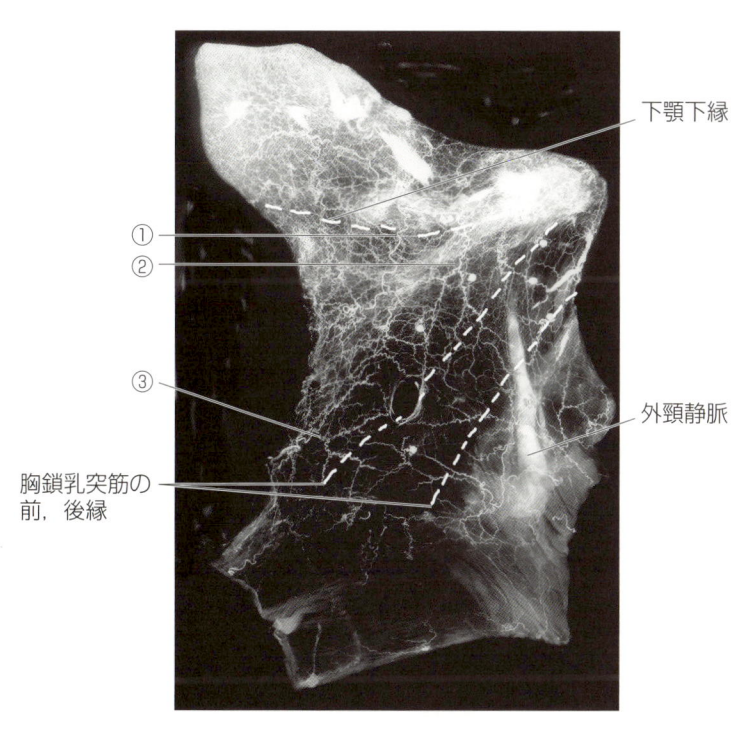

①広頸筋上 PAFS で大きく分岐するもの
②広頸筋下 LAFS で大きく分岐するもの
③真皮直下まで上行し小さく分岐するもの

図18　左頸部側面の皮膚皮下組織全層標本の血管造影像

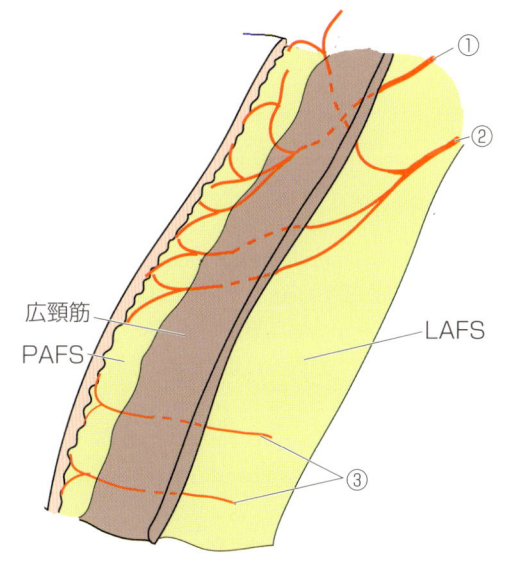

図19　頸部に見られる皮膚栄養血管のタイプ

頸部を栄養する血管には，広頸筋を貫き PAFS で大きく分岐する血管（①），LAFS で大きく分岐する血管（②），真皮直下で小さく分岐する血管（③）がある。広頸筋は血管の通過点にすぎない。

2．局所皮弁の基礎となる顔面の血行

頸部（図18, 19）

頸部はおとがい下動脈，顔面動脈，上甲状腺動脈，頸横動脈，後頭動脈などの枝によって栄養されている[9]。頸部は広頸筋によって皮下組織が明瞭にPAFS，LAFSの2層に分かれ，この組織構造を反映して，頸部を栄養する血管形態には3種ある。広頸筋下LAFSで大きく分岐し，各枝がその後広頸筋を貫通し皮膚へ向かうもの，広頸筋を貫いた後でPAFSで大きく分岐するもの，広頸筋を貫いた後そのまま皮膚に向かい真皮直下で小さく分岐するものがある。前2者は顔面動脈からの枝であり，1本の血管の皮膚支配領域は大きく，頸部前上方に分布している。

頸部においても広頸筋に主軸血管は存在しないので，作製される皮弁は広頸筋の筋皮弁とは考えず，筋膜皮弁と考えた方がよい。したがって，皮弁は広頸筋下のLAFSを含めて挙上する必要がある。

顔面の動脈はその分布が密であるため，さまざまな局所皮弁が作製可能であり，またその臨床成績もよい。しかしながら，今回提示した血管解剖を考慮することにより，皮弁のデザインがさらに発展させることができると考える。

文 献

1) Nakajima H, Imanishi N, Minabe T, et al : Anatomical study of subcutaneous adipofascial tissue ; A concept of the protective adipofascial system(PAFS) and lubricant adipofascial system (LAFS). Scand J Plast Reconstr Surg Hand Surg 38 : 261-266, 2004
2) Imanishi N, Nakajima H, Minabe T, et al : Angiographic study of the subdermal plexus ; A preliminary report. Scand J Plast Reconstr Surg Hand Surg 34 : 113-116, 2000
3) Chang H : Arterial antomy of subdermal plexus of the face. Keio J Med 50 : 31-34, 2001
4) 中嶋英雄，今西宣晶：正中全額皮弁(median forehead flap)による外鼻再建．各種局所皮弁による顔面の再建 最近の進歩(第1版), 小川　豊編, pp93-101, 克誠堂出版, 東京, 2000
5) Kawai K, Imanishi N, Nakajima H, et al : Arterial anatomical features of the upper palpebra. Plast Reconstr Surg 113 : 479-484, 2004
6) Nakajima H, Imanishi N, Aiso S : Facial artery in the upper lip and nose ; Anatomy and a clinical application. Plast Reconstr Surg 109 : 855-861, 2002
7) Kawai K, Imanishi N, Nakajima H, et al : Arterial anatomy of the lower lip. Scand J Plast Reconstr Surg Hand Surg 38 : 136-139, 2003
8) Imanishi N, Nakajima H, Aiso S : Arteria anatomy of the ear. Okajimas Folia Anat Jpn 73 : 313-324, 1997
9) Imanishi N, Nakajima H, Kishi K, et al : Is the platysma flap musculocutaneous? Angiographic study of the platysma. Plast Reconstr Surg 115 : 1018-1024, 2005

3 顔面のunitに関する新しい考え方

丸山　優，岡田　恵美

Summary

　顔面組織欠損の再建では，単なる欠損の被覆のみでなく色調・質感の連続性を有する形態の再現，すなわちesthetic mindをふまえたunit原理下での近隣皮弁を用いた修復の有用性は高い。
　近年，顔面形態は，レーザー照射によるハイライト（highlight）と陰影（shadow）の動態的解析や，三次元コンピュータグラフィックスのlighting技法を応用したシミュレーションなどでの計測結果に基づき，さらに明確化，必要に応じた細分化が考案されるに至った。これにより隆起，陰影，皺線などで，顔面形態をより明確に区分化できることが明らかにされた。これらは欠損部の状況に応じたsubunit，miniunitの概念の導入に至り，現在では個々の形態に応じたindividual unitへと展開している。
　著者らは顔面各unitとそれぞれの隣接形態について検討を行い，unit原理下再建に応用し良好な結果を得ている。

はじめに

　露出部である顔面の再建にあたっては，色調，質感，機能，形態を本来の組織と同様に再現することが理想的と言える。esthetic mindをふまえた自然な形態の再建，特にunit原理下での近隣皮弁を用いた修復の有用性は高い。ここでは，顔面unit形態の概要，再建と，特に外鼻ではminiunit，subunitの組み合わせの概略を示し，このcombined unitによる新しい修復法の有用性について述べる。

概　念

　顔面unitについては諸家らの報告をみる。当初，Gonzales-Ulloa[1]によりaesthetic unitとして報告された顔面unitも，研究，解析法の向上とともに明確化，細分化され，隆起，陰影，皺線などにより区分されたsubunit，miniunitの概念導入へと至り，現在では個々による差異をも加味したindividual unitの概念も導入され発展を遂げている[1〜9]。これら概念の総称がunit原理である。
　欠損形状そのままの皮弁による修復では，円形もしくはパッチ様外観を生じ，再建後の形態が不自然な外観を示すことも少なくない。適宜前進固定やトリミングにより欠損をunit形態とし，色調・質感の近似した皮弁や植皮を形成した欠損形態に適合させ移行する。さらに，皮弁採取部の変化にも留意したうえで本法を用いるのが，unit原理の基本原則となる。

術前の評価

　術前のプランニングでは，individual unitの設定のみならず，欠損部が単一unit内におさまっているのか，隣接する複数unitにまたがっているのかなど，欠損状況の正確な評価と，欠損部皮膚性状に

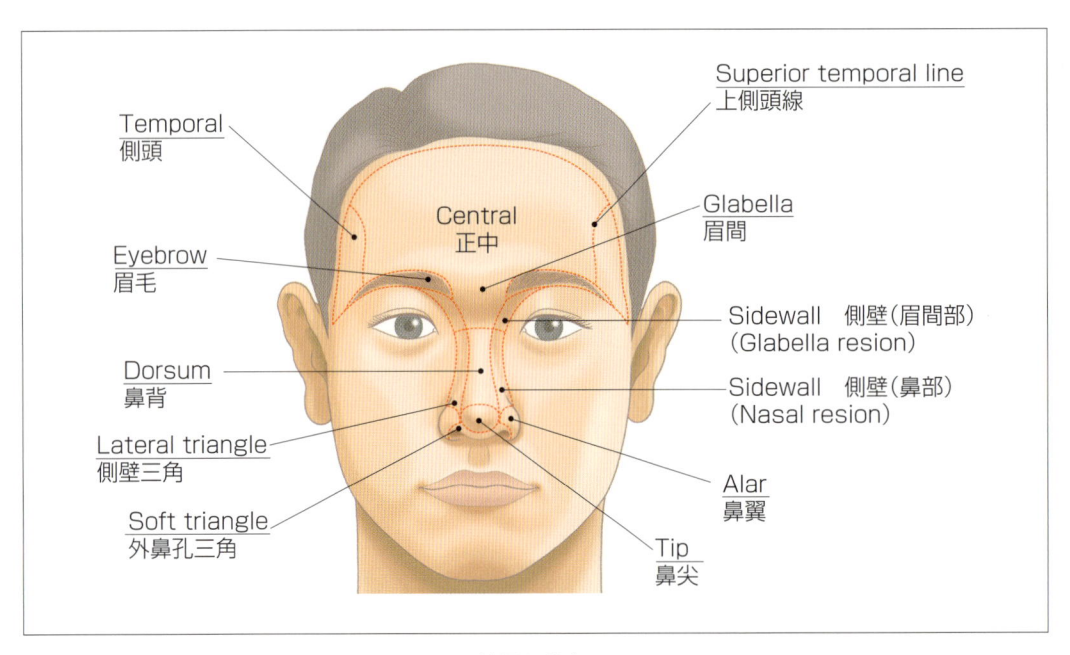

図1 前額と外鼻のunit

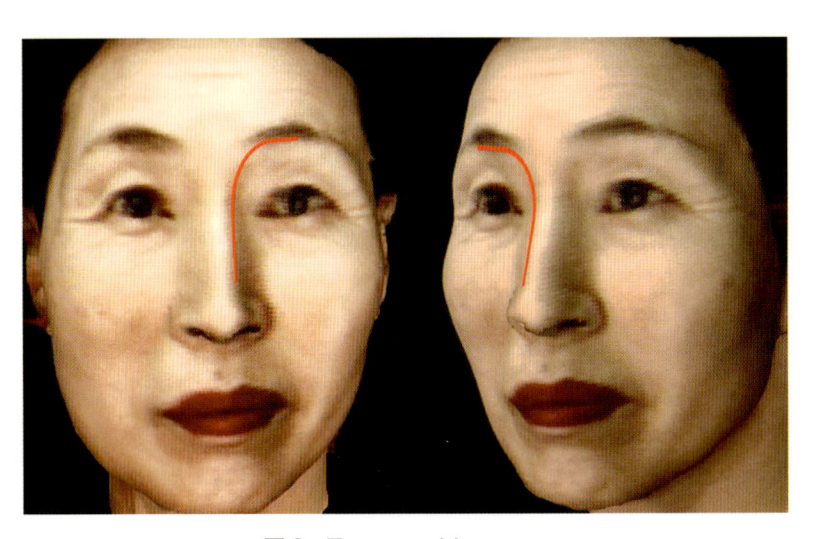

図2 Topographic curve
眉毛から鼻背にかけてのなだらかな継続する曲線。

基づく採取部（術後変化の予測を含めた）の選定，再建法の選択，すなわちshape and materialの検討が重要となる。

前額 unit

前額部は眼窩上縁より上方へ伸び，anterior hairlineにより境界される頭皮の無毛領域としてとらえられる。TerKondaら[10]は前額部を左右の上側頭線で境界し，正中，外側または側頭，眉毛の5つのsubunitに分割している。一方，眉間部については詳細な記載はなく，眉間を単一化する区分は明確ではないが，表示された図によると正中subunitに付随して描写されており，前額に属する1つのsubunitととらえられる（図1）。

さらに，Sheen[11]は眉毛から鼻背にかけてのなだらかな継続する曲線をtopographic curveと呼称し，形態的再現における重要性を強調している（図2）。したがって，眉間は前額の一部で独立したsubunitとしてすでに報告[12)13)]がなされる一方で，隣接する鼻背subunitへ自然に移行しており，それぞれの連続性の保持も再建においては重要なポイントとなる。

外鼻 unit

外鼻は鼻背，鼻尖，鼻翼，側壁の各subunitで構

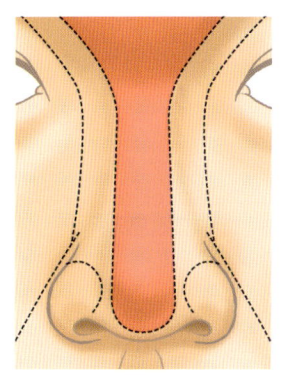

(Glabella)	(Glabella)	Sidewall(Glabella resion)	Sidewall(Glabella resion)
Dorsum	Dorsum	Sidewall(Nasal resion)	Sidewall(Nasal resion)
Tip	Tip	Lateral triangle	Lateral triangle
	Alar	Soft triangle	Soft triangle
	Soft triangle		Alar

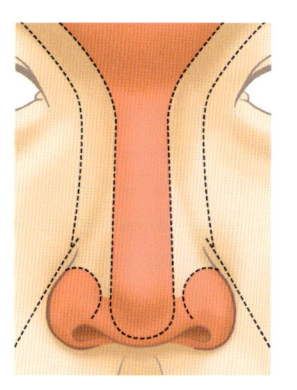

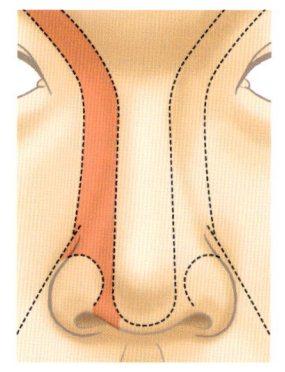

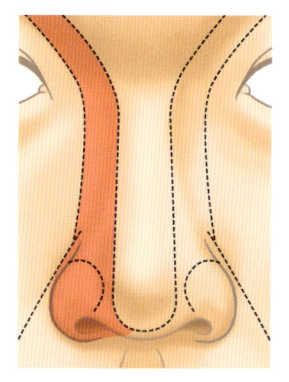

図3　外鼻 unit の combination

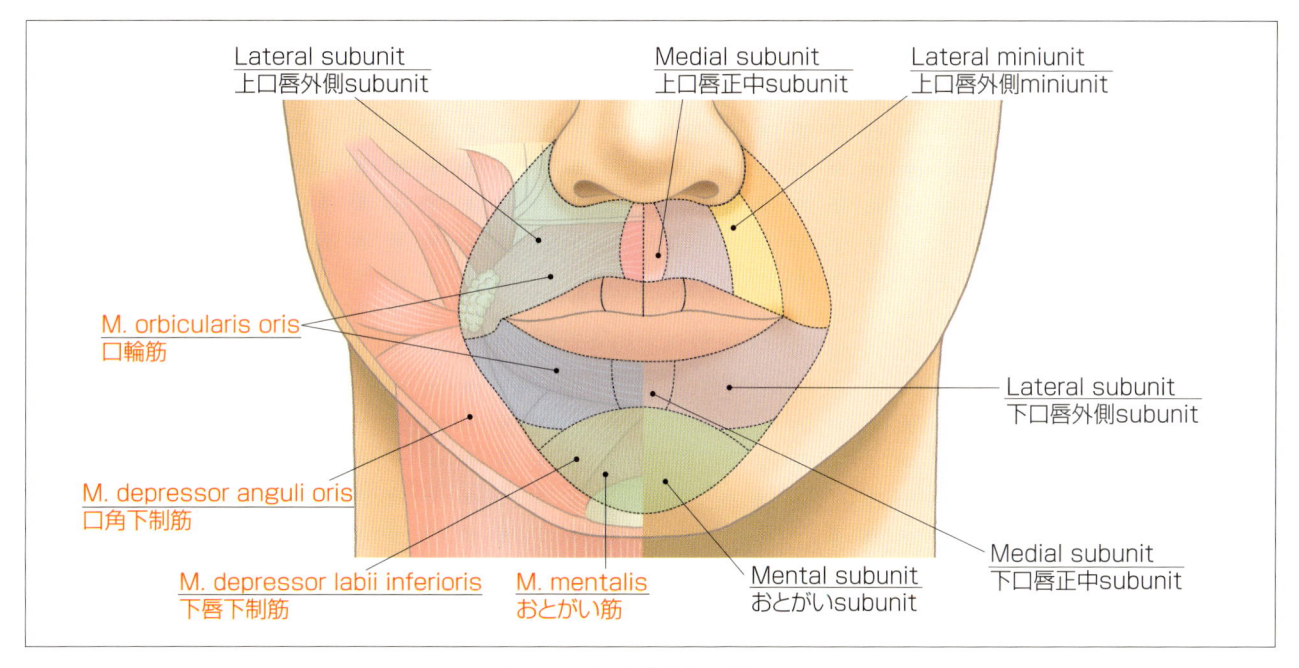

図4　口唇表情筋と口唇 unit

成され，眉間，眼瞼，頬部，口唇 unit に隣接する特有の三次元的形態を形成している（図1）。

また，複数 subunit の組み合わせによる 多彩な combination も想定可能である（図3）。
(1) 鼻背-鼻尖の複合
(2) (1) に両側鼻翼-soft triangle を加えた組み合せ
(3) side wall-lateral triangle-soft triangle の複合
(4) (3) に鼻翼を加えた複合

これらの combination は，ハイライトと陰影の観点からも連続した自然な組み合わせであり，個々の miniunit, subunit ごとの再建のみでなく，複数 unit にわたる組織欠損の再建において，バランスの良い修復が可能となり自然な形態の再現に有用である[14]。

口唇 unit

口唇 subunit は，鼻柱，鼻腔底，鼻翼基部，鼻唇溝，口角下制筋内側縁で境界され，顎部，赤唇の各 subunit に隣接した形態としてとらえられる。さらに，個々の皺線，表情により生じる potential wrinkle line により境界された miniunit に細分割することができる（図4）。

人中形態は狭い，広い，浅い，深い，など各個に多彩なバリエーションを認める。Burget ら[4] は medial subunit として人中を正中で2分割しているが，前述のごとく個々の人中幅は異なり，比較的人

中幅の広く深い症例では，medial subunit ごとの再建が可能となる。一方，幅が狭く浅い症例では人中を分割せず，1つの subunit として再建に応用する方が自然な形態が獲得されることが多い。

　成書に記載されている赤唇の形態は，上口唇は左右内側鼻隆起の癒合した赤唇中央の上唇結節とその左右外側に3分割され，下口唇は正中から左右に2分割されている。しかし，赤唇正中すなわち上唇結節中央には，内側鼻隆起癒合の残存である上唇小帯の延長ともとらえられるラインが存在し，上口唇赤唇部は各発生母体をもとに4つの subunit に分割される。著者らは，この赤唇中央部に明らかなラインが存在することより，赤唇正中縫合による唇裂初回手術を行い，良好な術後形態を経験している[15]。

　下口唇 lateral subunit の設定では，外側辺縁を誤って口角からおとがいへ向かう線に合わせてしまうと，術後マリオネットラインを強調しすぎるきらいがある。したがって，subunit 外側縁を口角下制筋により作製される wrinkle line に一致させるよう設定する方が自然な結果が得られる。

　Mental subunit も表情筋の動きにより，おとがい唇溝から上外側へ延長し，口角下制筋内側縁に囲まれた形態としてとらえられる。

頬部 unit

　頬部は顔面の中央に向かい，なだらかに隆起し外鼻側壁へ連続している。一方，下方では鼻唇溝により口唇と明確に区分されている。

　一般的に，喜びや嫌悪を示す表情では，外鼻側壁外側～頬部の皮下脂肪組織や上唇鼻翼挙筋などの表情筋の収縮により，上唇皮膚および鼻翼が上方に引き上げられ，頬から側壁にかけて特有の連続性の隆起と potential wrinkle line が明瞭となる。したがって，外鼻側壁 subunit と頬部 unit は区分される一方で，それぞれは隣接連続した形態としてとらえることもできる。しかし，その程度は個々により異なることも明らかで，再建法の選択は個々の形態に応じて決定する必要がある。

症　例

症例1　88歳，男性，右側頭部有棘細胞癌

　腫瘍切除後，約8 cm 径の欠損を生じた。前額残存部より，前額 unit 形態の forehead flap を挙上し欠損部へ移行した。術後瘢痕は目立たず，良好な前額形態が得られている（図5）。

症例2　63歳，男性，左鼻翼・外鼻側壁，頬部基底細胞癌

　生検後の瘢痕より約1.5 cm 離して腫瘍を切除し，鼻翼，側壁 subunit から頬部，鼻背にかけての欠損を生じた。残存頬部および鼻背皮膚を前進させ，欠損を側壁，鼻翼の combined unit 形態に適合させた後，同形態の前額皮弁を挙上し欠損部へ移行した。術後軽度の色素沈着を認めるものの，鼻翼，側壁の連続性は保たれ，自然な形態の再現が得られている（図6）。

症例3　40歳，男性，左外鼻側壁，頬部基底細胞癌

　生検後の瘢痕より約1.5 cm 離して腫瘍を切除し，側壁中1/3から頬部にかけての欠損を生じた。側壁から頬部にかけての隆起が著明な症例であり，頬部から連続する potential wrinkle line で側壁 miniunit 形態を設定した。欠損から鼻唇溝に沿った皮弁を作製し，VY法に準じて側壁へ移行した。術後瘢痕も目立たず，頬部から側壁にかけての連続した隆起が再現されている（図7）。

症例4　68歳，女性，上口唇，人中部基底細胞癌

　本例は人中幅の比較的広い症例であったため，medial subunit 形態での再建を選択した。腫瘍切除後生じた欠損の外側辺縁を前進させ，さらに人中窩皮膚のトリミングを行い，欠損を medial subunit 形態に適合さた。下口唇に同形態の皮弁をデザイン

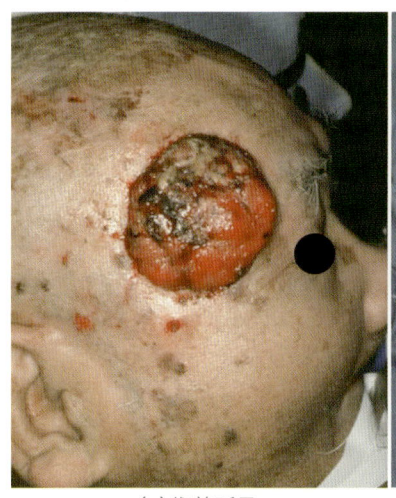

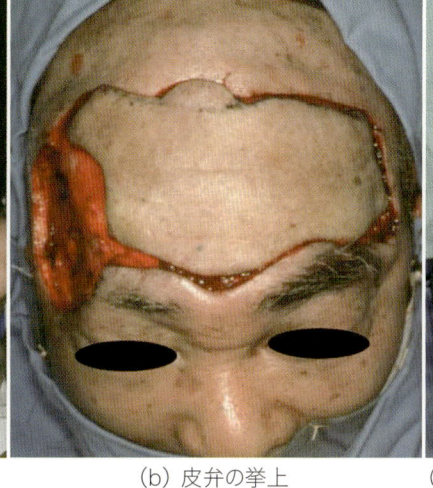

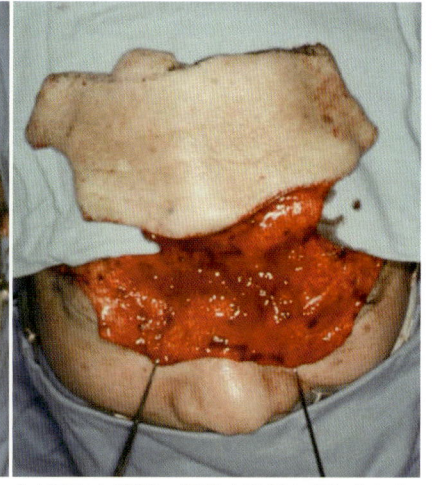

(a) 術前所見　　(b) 皮弁の挙上　　(c) 滑車上動脈，眼窩上動脈を茎に含むよう皮弁を挙上した。

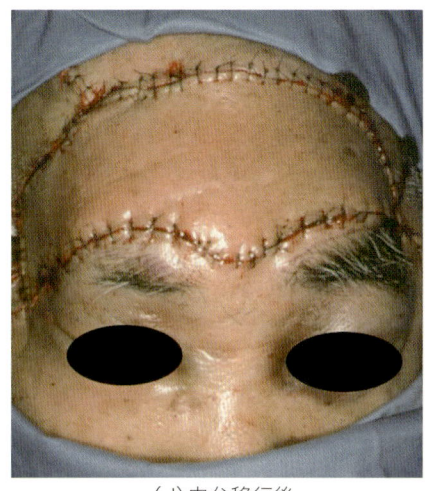

(d) 皮弁移行後

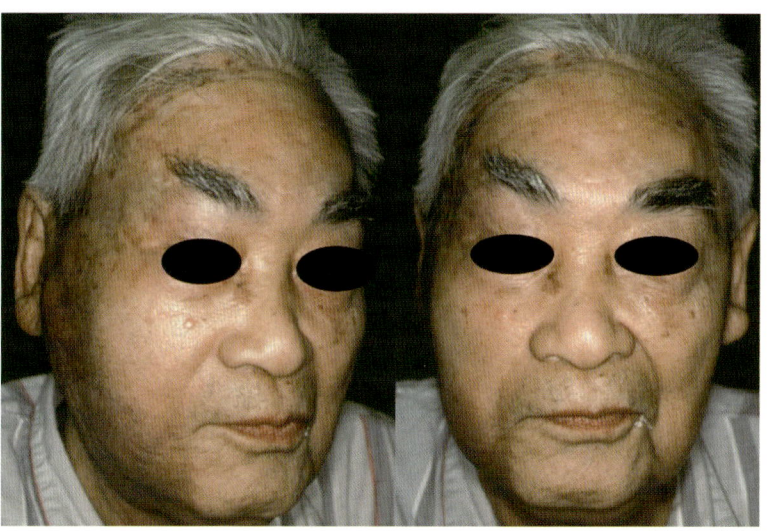

(e) 術後1年の状態

図5　症例1：88歳，男性，右側頭部有棘細胞癌
(Okada E, et al：A simple method for forehead unit reconstruction. Plast Reconstr Surg 106：111-114, 2000 より一部引用)

し，下唇動脈を茎として皮弁を挙上反転させ人中欠損部へ移行した。術後瘢痕は目立たず，人中稜，人中陥凹の形態も保たれ，良好な結果が得られている（**図8**）。

考　察

欠損部の追加切除について

Burget ら[3]は病変が subunit の 1/2～2/3 以下を占める場合のトリミングを容認している。近年 Rohrich ら[16]は，追加切除による組織犠牲が subunit の 1/2 近くに及ぶ症例も少なくないことをとりあげている。その際には，追加切除を加えず，欠損をそのままの形状としたまま皮弁で修復している。その後の変形に対しては削皮術やレーザーリサーフェイシングを数回行うことにより，瘢痕のカモフラージュが可能であるとし，この方法によりunit 原理と同様の効果が得られると述べている。しかし，皮膚の色調・質感は人種間で異なることより，ダウンタイムで悩む例も少なくない。

著者らは subunit の 1/2 に及ぶ追加切除は容認できないとしている。状況に応じてトリミングを最小限とし，miniunit 法を応用している。すなわち，欠

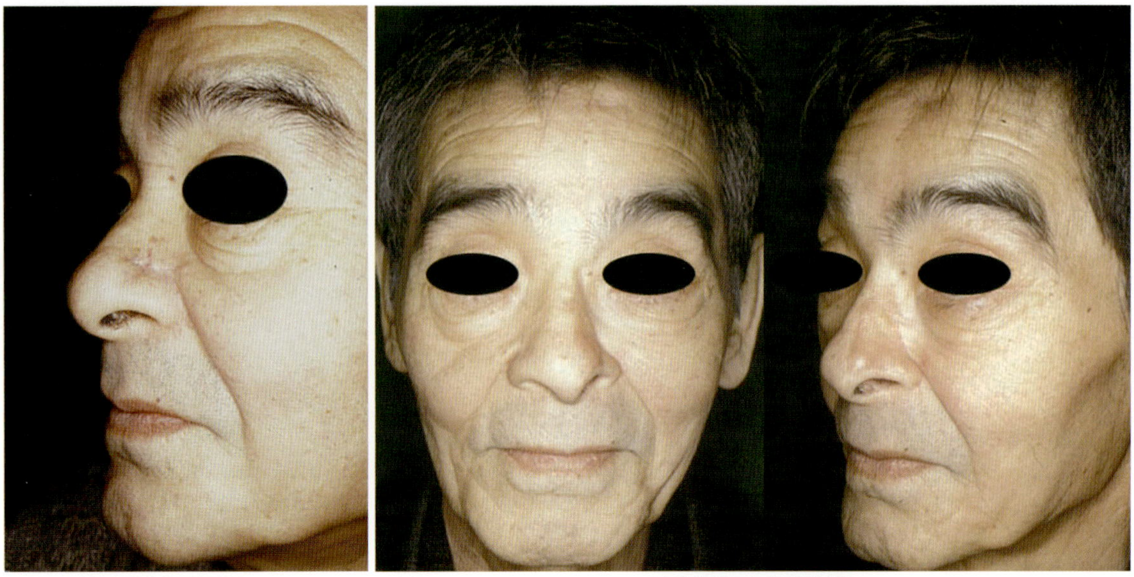

(a)術前所見　　　　　　　　　　　　(e)術後2年の状態

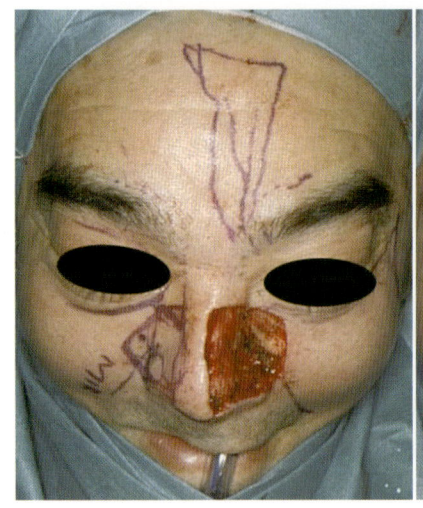

(b)腫瘍切除後欠損と皮弁のデザイン。　(c)外鼻側壁・鼻翼 subunit 形態に適合させた欠損。　(d)側壁，鼻翼の combined unit 形態の前額皮弁を挙上し欠損部へ移行した。

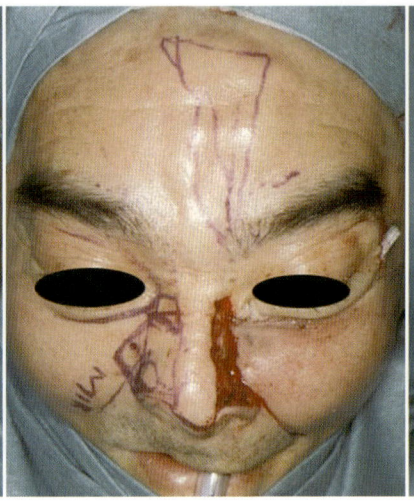

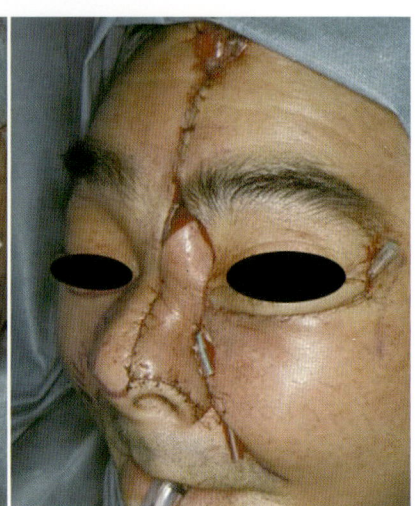

図6　症例2：63歳，男性，左鼻翼・外鼻側壁，頬部基底細胞癌

損が2/3～3/4以上に及ぶ状況下ではsubunit原理による再建の適応と考え，一方，それ未満ではpotential wrinkle lineなどでさらに細分化したminiunit原理を応用している[6)～9)]（図9）。これにより，切除，トリミング量のみでなく，術後頻回な修正術を要する瘢痕や不自然な形態を生じることを最小限にとどめられる。

また，Burget[5)]は皮膚の厚さや性状別に外鼻を3つのZoneに分類し，Zone別再建法の重要性について言及している（図10）。外鼻上1/2を占めるZone 1では，比較的皮膚は薄く可動性を有し，皮脂腺はなく，光沢がある。Zone 2は鼻尖subunitより約1.5 cm上方から始まり，鼻尖，鼻翼を被覆するエリアで，徐々に皮膚も厚さを増し，多くの皮脂腺を認める。Zone 3は鼻翼縁に沿い，soft triangle，鼻柱まで広がるエリアであり，皮膚は再び薄く皮脂腺も存在しないが，Zone 1とは異なり，軟骨に癒着し可動性は乏しい。したがって，それぞれの特性に適した修復がよいと述べた。さらに，unit形態のみに執着し，再建部皮膚の特徴を無視した採取部の選択や，厚さ調節に対する配慮を欠く再建では，良好な結果は得られないことを強調している。

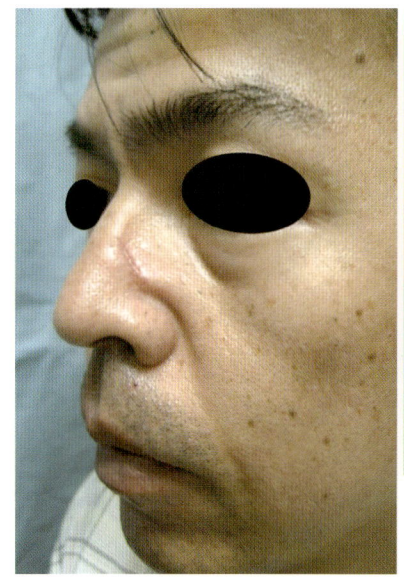

(a) 術前所見

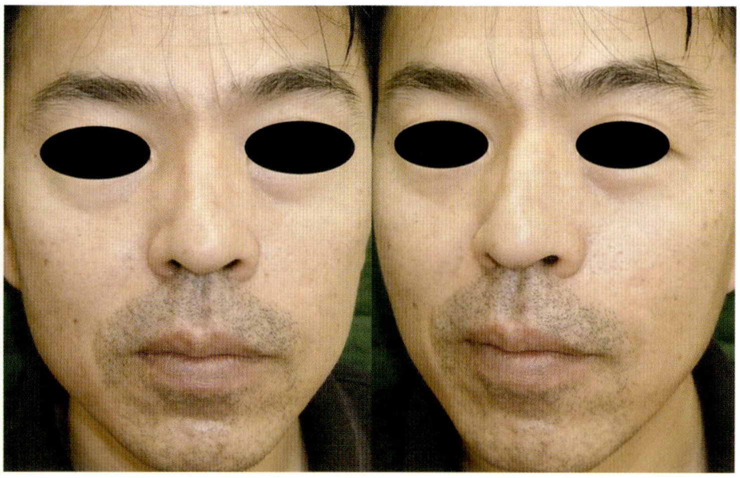

(e) 術後1年6カ月の状態。瘢痕も目立たず、頬部から側壁にかけての連続した隆起が再現されている。

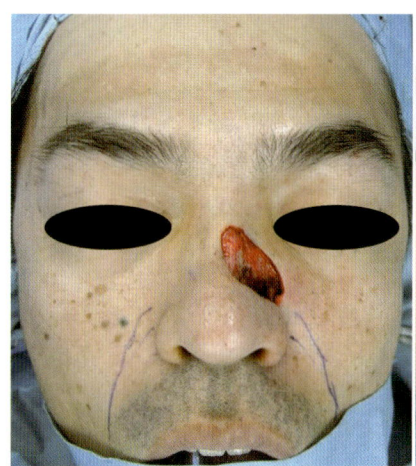

(b) 腫瘍切除後欠損 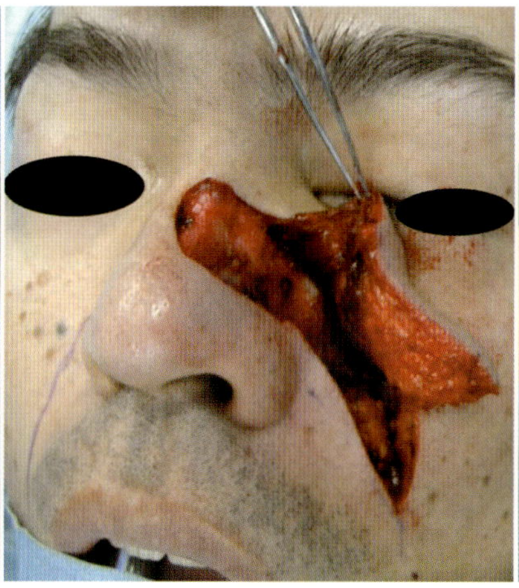　　(c) 皮弁の挙上 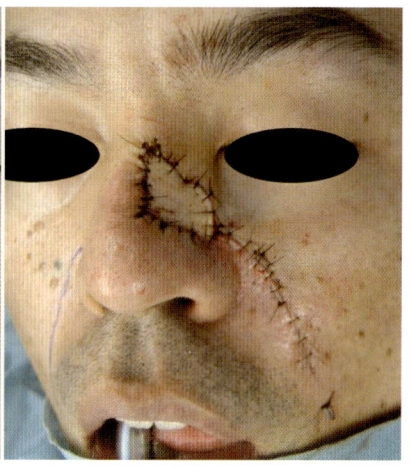　　(d) 皮弁移行後

図7　症例3：40歳, 男性, 左外鼻側壁, 頬部基底細胞癌
（丸山　優, 岡田恵美：頭部・顔面の形成外科　11. 外鼻欠損の再建法. 形成外科 52：S87S97, 2009 より引用）

著者らの考える unit 原理下再建のステップ

欠損状況の評価
(1) 年齢, 性別, 骨格, 皮下組織, 表情筋の動きなどを加味した unit の設定。
(2) 単一 unit 内に欠損が存在するのか, 複数 unit にまたがっているのか。周囲組織の前進などで単一の unit とすることが可能であるか。
(3) 欠損をどの unit 形態として対応するのか。すなわち subunit, miniunit, combined unit のうちどれを選択するのか。

採取部, material の選択・調整
(1) 欠損部皮膚に適合した採取部, 移植法の選択。採取部に術後変形を来たすような再建はさけ, 他法やエキスパンダー併用なども考慮する。
(2) 複数 unit にまたがる欠損の場合, miniunit, subunit ごとの再建とするのか, combined unit での修復とするのか。単一皮弁を用いるのか, 複数皮弁を用いるのか。
(3) 欠損部皮膚の性状に合わせた thinning など material の調整。

再建においてはこれらをふまえ, 総合的にアプローチすべきであることは言うまでもない。esthetic mind を加味した unit 原理下顔面再建における成功への鍵は, 手技はもちろんであるが, 総合的なプランニングにあると言えよう。

(a) 術前所見

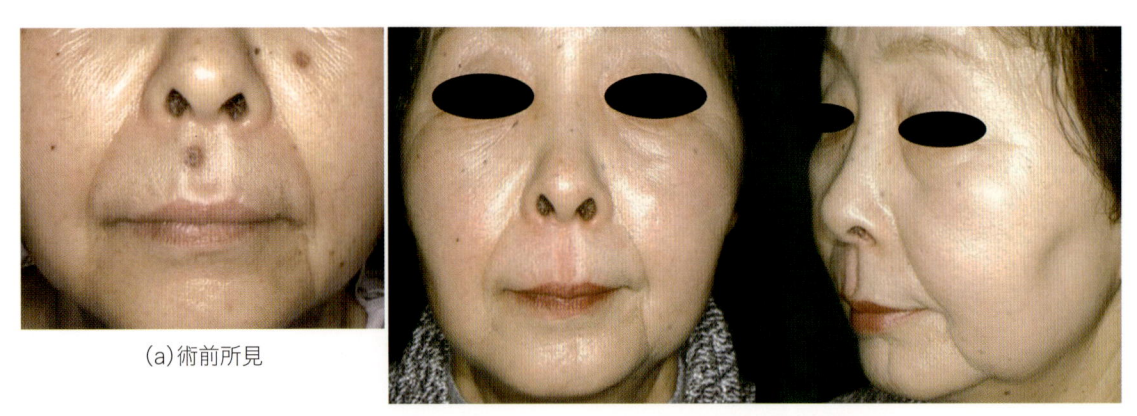

(d) 術後1年の状態

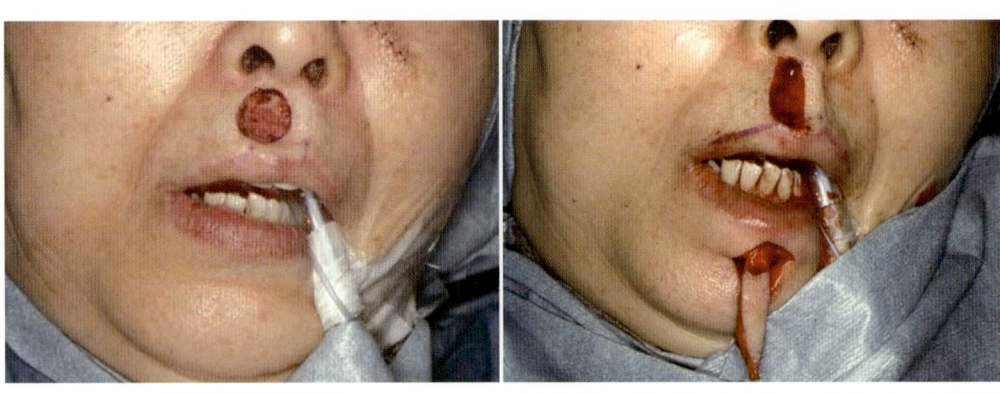

(b) 腫瘍切除後欠損

(c) トリミングの後，欠損を medial subunit 形態に適合させた．ついで下唇動脈茎の皮弁を挙上反転させ，人中欠損部へ移行した．

図8　症例4：68歳，女性，上口唇，人中部基底細胞癌

鼻背・鼻尖 subunit　　　　　　　　　　　　　　　　鼻背・鼻尖 miniunit

以上
2/3～3/4 of subunit
未満

側壁 subunit　　　　　　　　　　　　　　　　　　側壁 miniunit

以上
2/3～3/4 of subunit
未満

鼻翼 subunit　　　　　　　　　　　　　　　　　　鼻翼 miniunit

以上
2/3～3/4 of subunit
未満

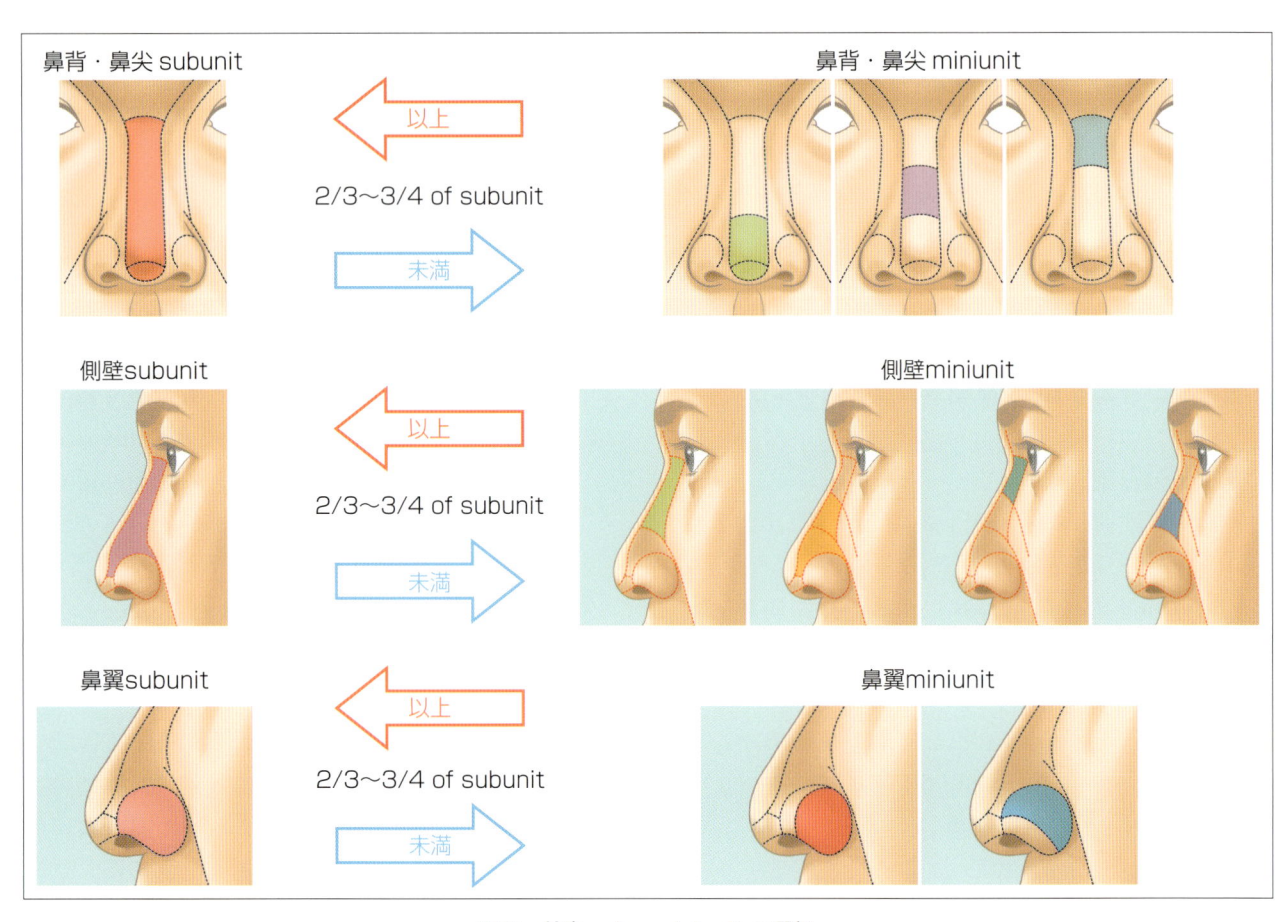

図9　外鼻 sub, miniunit の選択

34　Ⅰ．総論

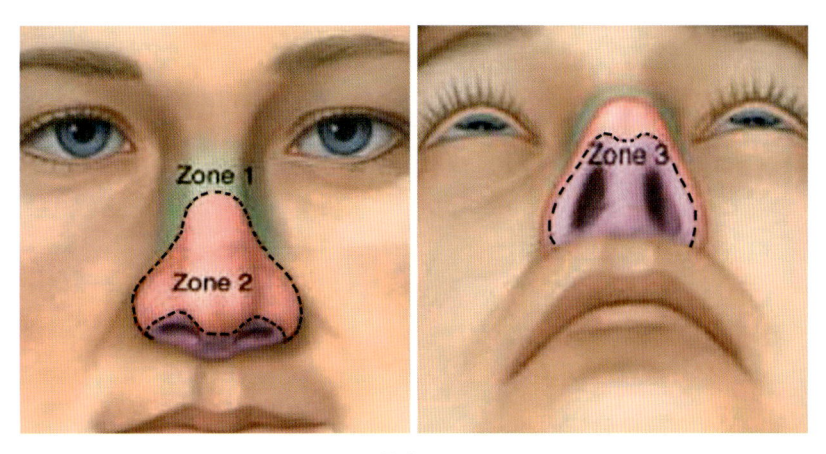

図 10　外鼻 zone 分類
(Burget GC : Aesthetic reconstruction of the nose. Plastic Surgery (2nd ed), edited by Mathes SJ, Vol Ⅱ : Head and Neck, Part1, p581, Elsevier, Philadelphia, 2006 より引用)

文　献

1) Gonzalez-Ulloa M, Gastillo A, Stevens E, et al : Preliminary study of the total restoraction of the facial skin. Plast Reconstr Surg 13 : 151-161, 1954
2) Millard DR Jr : Aesthetic reconstructive rhinoplasty. Clin Plast Surg 8 : 169-173, 1981
3) Burget GC, Menick FJ : The subunit principle in nasal reconstruction. Plast Reconstr Surg 76 : 239-247, 1985
4) Burget GC, Menick FJ : Aesthetic restoration of one-half the upper lip. Plast Reconstr Surg 78 : 583-593, 1986
5) Burget GC : Aesthetic reconstruction of the nose. Plastic Surgery(2nd ed), edited by Mathes SJ, Vol Ⅱ : Head and Neck, Part1, pp573-648, Elsevier Inc, Philadelphia, 2006
6) 蛯原啓文, 丸山優, 岩平佳子ほか：顔面悪性腫瘍切除後再建におけるUnit Principleの応用. Skin Cancer 8 : 70-75, 1993
7) Iwahira Y, Maruyama Y, Yoshitake M : A miniunit approach to lip reconstruction. Plast Reconstr Surg 93 : 1282-1285, 1994
8) 岩平佳子, 丸山優, 吉武道朗ほか：上口唇悪性腫瘍切除後再建におけるsubunit, miniunit flapを用いた再建. Skin cancer 10 : 163-166, 1995
9) 岡田恵美, 丸山優：特集/整容面に配慮した皮弁；外鼻の再建. PEPARS 6 : 27-34, 2005
10) TerKonda RP, Sykes JM : Concepts in scalp and forehead reconstruction. Otolaryngol Clin North Am 30 : 519-539, 1997
11) Sheen JH : Aesthetic Rhinoplasty. p13, Mosby Co., St. Louis, 1978
12) 岡田恵美, 丸山優：Rintala皮弁による眉間～鼻背部の修復；区分, 分節原理の併用. 日形会誌 17 : 248-255, 1997
13) Okada E, Maruyama Y : Unit approach to glabella reconstruction. Eur J Plast Surg 22 : 270-272, 1999
14) Maruyama Y, Iwahira Y : The axial nasodorsum flap. Plast Reconstr Surg 99 : 1873-1877, 1997
15) Onishi K, Maruyama Y : Unit approach for vermilion repair in unilateral cleft surgery. Eur J Plast Surg 25 : 267-270, 2002
16) Rohrich RJ, Griffin JR, Ansari M, et al : Nasal reconstruction-beyond aesthetic subunits ; A 15-year review of 1334 cases. Plast Reconstr Surg 114 : 1405-1416, 2004

I 総論

4 前額部の再建

清川 兼輔, 王丸 陽光

Summary

前額部の再建においては，前額部の解剖を三次元的に理解することが重要である．前額部の栄養血管は，滑車上動脈，眼窩上動脈，浅側頭動脈があり，それらの血管網は密に吻合発達している．また，(1) 真皮下血管網，(2) 前頭筋上の皮下脂肪筋膜層の血管網，(3) 帽状腱膜下疎性筋膜層と骨膜の血管網の3層の血管網を構築し，穿通枝で互いに吻合している．顔面神経側頭枝は，耳珠の約 0.5 cm 尾側で本幹から分岐し，頬骨弓の約 1 cm 尾側で SMAS を貫通し皮下に至る．その後，本幹分岐点と眉毛外側端直上約 1.5 cm を結んだ線上を進み，前頭筋に達する．滑車上神経は前額部中央を，眼窩上神経はその外側から頭頂部をそれぞれ知覚支配している．

前額部皮膚欠損に対する局所皮弁は，進展皮弁，回転皮弁，転位皮弁の3つが基本形となる．前額部瘢痕に対する局所皮弁として，線状瘢痕は自然皺襞に合わせて W-plasty, Z-plasty を用いる．弁状瘢痕は，面状拘縮の解除と凹凸変形の改善および創縁の長さを調節する目的で Z-plasty が有用である．面状瘢痕は局所皮弁や全層植皮による再建が適応である．眉毛にかかる瘢痕や欠損は，(1) 眉毛内の瘢痕，(2) 眉毛から前頭部にかけての自然皺襞と直行する瘢痕，(3) 眉毛のずれの3つがある．(1) は毛流を考慮して皮切を行う．(2) は自然皺襞と眉毛の輪郭と毛流を考慮し，W-plasty を行う．(3) は Z-plasty を用いて位置の修正を行う．前額部陥凹・凹凸変形は，真皮脂肪移植，自家骨移植，人工骨が良い適応である．両側冠状切開が必要な症例では，側頭筋骨膜弁を用いた再建が有用となる．なお，骨欠損による陥凹・凹凸変形の修正は人工骨（ハイドロキシアパタイト）が簡便である．

はじめに

前額部は，毛髪の生え際，頬骨弓，眉，鼻根部に囲まれた領域を示す．類似した組織が得られにくく，整容的に目立ちやすいため再建が困難な部位である．それゆえに，術者には基本的な手術手技や適切な再建法の選択が求められる．本稿では，前額部の解剖および局所皮弁を用いた皮膚や眉毛の欠損の再建法と，陥凹・凹凸変形の修正法を中心に述べる．

概 念

局所皮弁による前額部再建において，第1に皮膚軟部組織，骨，血管，神経および眉毛の位置といった解剖を三次元的に理解すること，第2に自然皺襞や採取部の犠牲を考慮し各部位に即した局所皮弁を作製することが重要である．この2つの重要なポイントを念頭に置き，適切な再建法を選択することが必要である．

解　剖

　前額部は，皮膚軟部組織，骨はもちろんのこと，重要な栄養血管や運動神経・知覚神経が存在している。また，眉毛や自然皺襞が存在するため，整容的に目立ちやすい部位でもある。そのため，前額部のどの部位が，どのような状態であるかを，術前に十分評価する必要がある。

　術前の評価をするうえで，最も理解や熟知が必要となる前額部の解剖について述べる。

皮膚軟部組織，骨

　前額部の皮膚組織構造は，皮膚，皮下脂肪筋膜浅層（protective adipofascial system），前頭筋および帽状腱膜（superficial fascia），帽状腱膜下疎性筋膜層（subgaleal fascia または lubricant adipofascial system：LAFS），骨膜からなる[1]。また骨は，前頭骨および側頭骨の一部より構成される（図1）。

栄養血管

　前額部の栄養血管は，滑車上動脈，眼窩上動脈，浅側頭動脈前頭枝である。それらの血管網は極めて密に吻合発達しており，(1) 真皮下血管網，(2) 前頭筋上の皮下脂肪筋膜層の血管網，(3) 帽状腱膜下疎性筋膜層と骨膜の血管網の3層の血管網を構築している。さらに，これら3層の血管網は，豊富な穿通枝で互いに緊密に吻合しており，正中部では左右の間にも密な吻合が存在する[1〜4]（図2，3）。

神　経

　前額部の運動は，前頭筋によって生じ，顔面神経側頭枝に支配されている。側頭枝は耳珠の約0.5 cm尾側で本幹から分岐し，頬骨弓の約1 cm尾側でSMASを貫通し皮下に至る。その後，本幹分岐点と眉毛外側端直上約1.5 cmを結んだ線上を進み，前頭筋に達する（図4，5）。

　前額部の知覚は，三叉神経第Ⅰ枝（眼神経）が支配している。その分枝として，滑車の上を走行して現れる滑車上神経，眼窩上孔および前頭切痕を通って現れる眼窩上神経がある。滑車上神経は前額部中央を支配し，眼窩上神経は前額部外側（内側浅枝）から頭頂部（外側深枝）にかけて支配している。Knize[5]によると，眼窩上神経において内側浅枝は前頭筋を貫き皮下を走行し，ヘアラインの後方約35 mmまでの知覚を支配している。外側深枝は，帽状腱膜直下を走行し，頭頂部の知覚を支配している（図6）。

眉　毛

　眉毛は前頭骨眼窩縁に位置し，眉毛部皮膚は頭皮よりも薄い。形態は人によりさまざまであるが，眼窩縁の外側方でやや吊り上がった形態が理想である。毛流は，内側では下内方より上外方に，斜め方向あるいは真上に向かって流れる。外側に向かうにつれて上半分が下向性に，下半分が上向性に流れ，それら2方向の毛流が中央に集まる形で存在する（図7）[6]。

自然皺襞

　前額部の自然皺襞は，前頭筋の走行と垂直方向，すなわちほぼ横方向に走っている。ただし，正中の眉間部では，皺眉筋の存在により縦方向である（図8）。

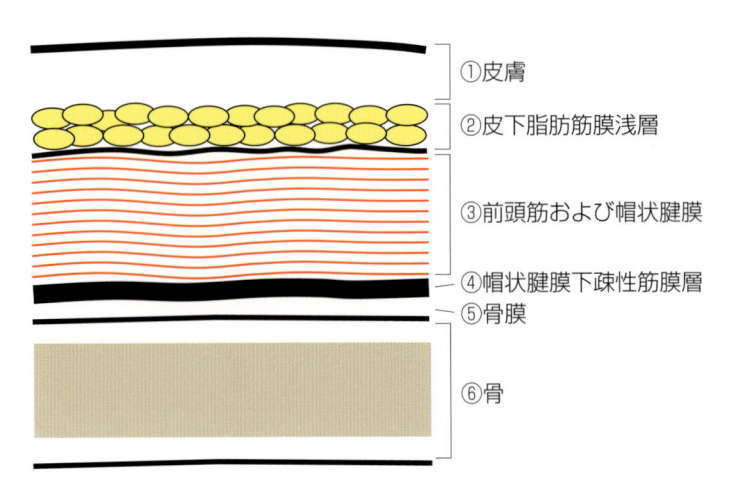

図1　前額部の皮膚軟部組織，骨の解剖

① 皮膚
② 皮下脂肪筋膜浅層
③ 前頭筋および帽状腱膜
④ 帽状腱膜下疎性筋膜層
⑤ 骨膜
⑥ 骨

図2　前額部の血行形態

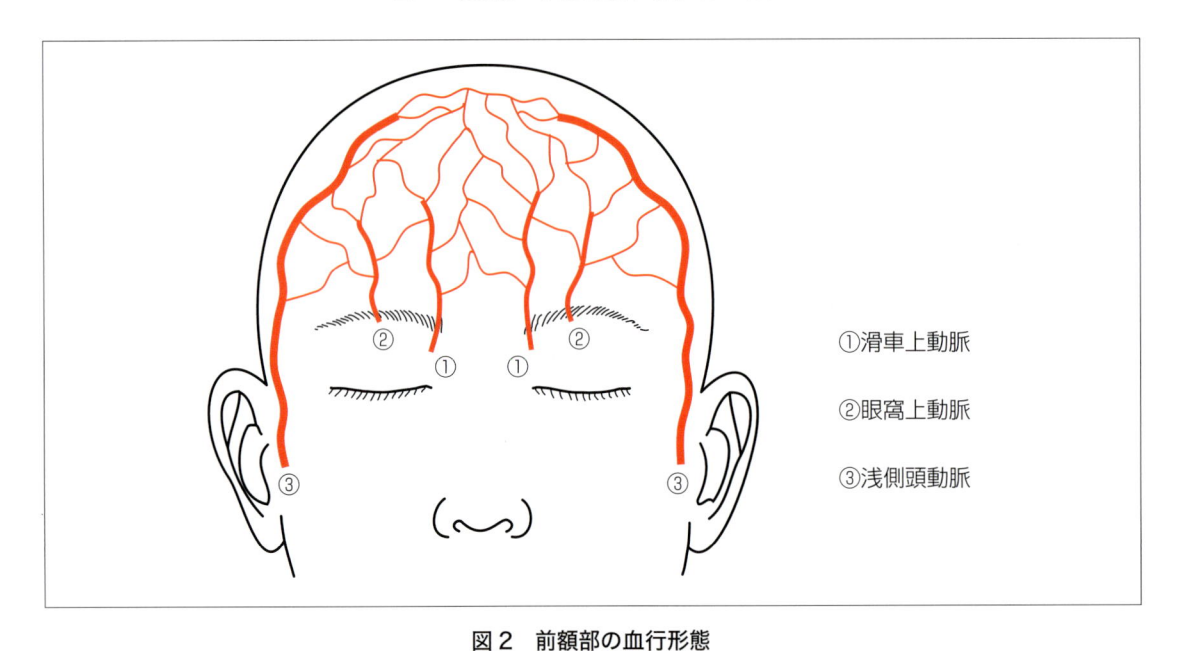

① 滑車上動脈
② 眼窩上動脈
③ 浅側頭動脈

前額部の栄養血管は滑車上動脈，眼窩上動脈，浅側頭動脈であり，互いに吻合している。

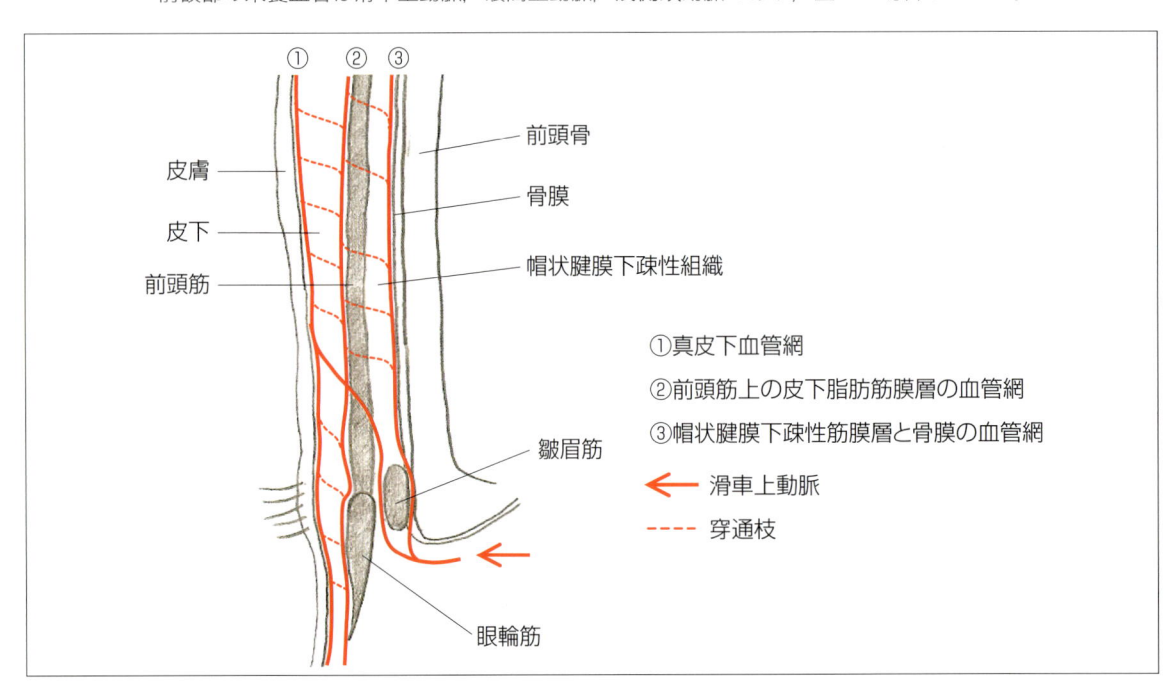

図3　前額部の血行形態（矢状断）

前頭骨
骨膜
帽状腱膜下疎性組織
皮膚
皮下
前頭筋
皺眉筋
眼輪筋

① 真皮下血管網
② 前頭筋上の皮下脂肪筋膜層の血管網
③ 帽状腱膜下疎性筋膜層と骨膜の血管網
→ 滑車上動脈
--- 穿通枝

3層の血管網を構築し，穿通枝で互いに吻合している。

38　I．総論

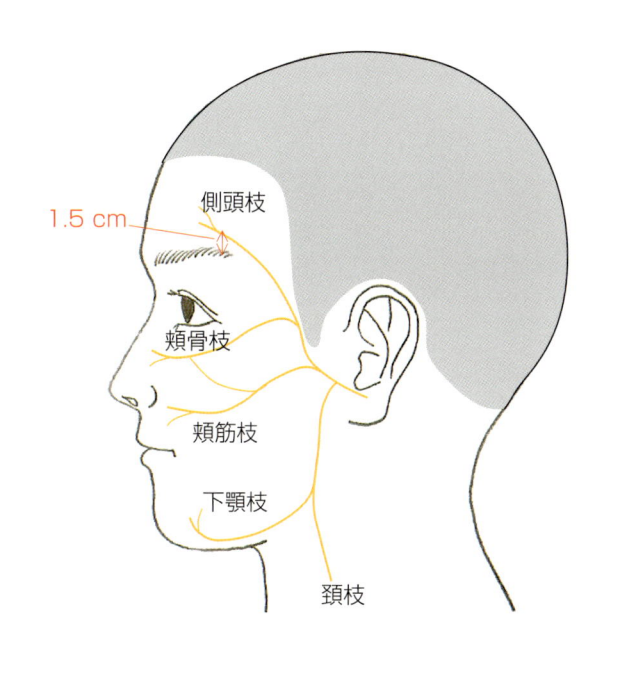

図4 顔面神経の走行

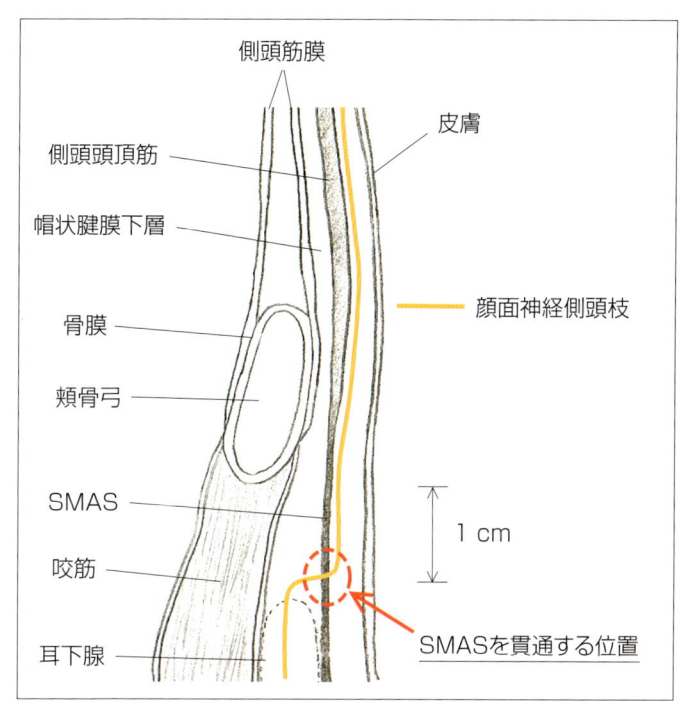

図5 顔面神経側頭枝の走行（冠状断）
頬骨弓の約1 cm尾側でSMASを貫通し，皮下に至る．

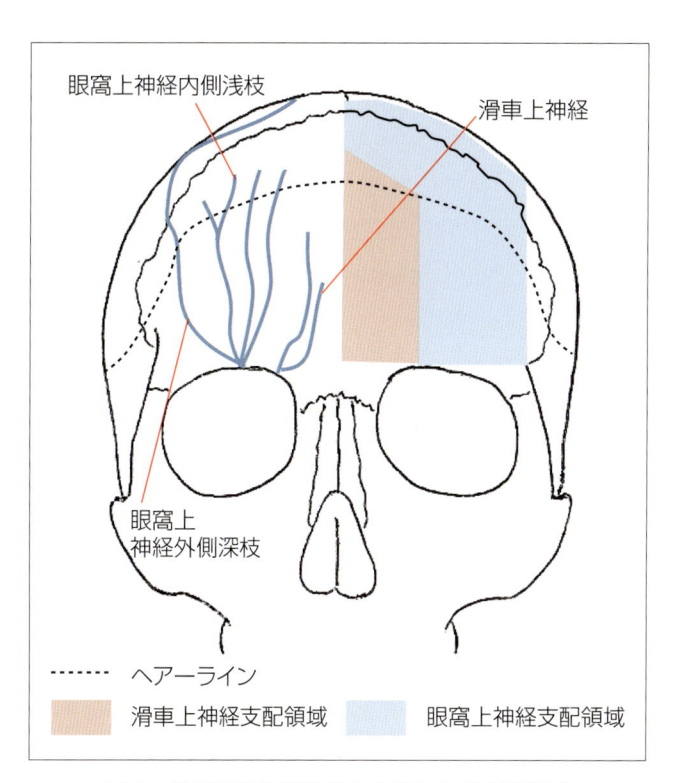

図6 前額部の知覚神経の走行および支配領域
滑車上神経および眼窩上神経が支配している．

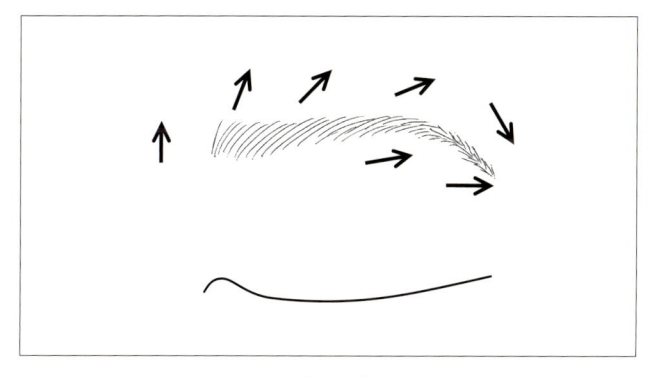

図7 眉毛の形態と毛流

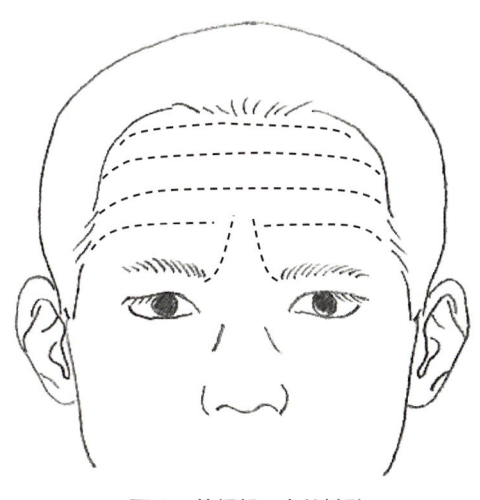

図8 前額部の自然皺襞
横方向であるが，眉間部は縦方向である．

手技・術後管理

　前額部の解剖学的特徴として，栄養血管や顔面神経や知覚神経の走行している層が前額部の部位によって異なる．そのため，前額部の解剖を三次元的に理解したうえで，局所麻酔や皮膚切開および剥離を行うことが重要である．

　また術後管理においては，術後出血や感染の予防といった創管理はもちろんのこと，神経損傷の有無のチェックを行う必要がある．

4. 前額部の再建　39

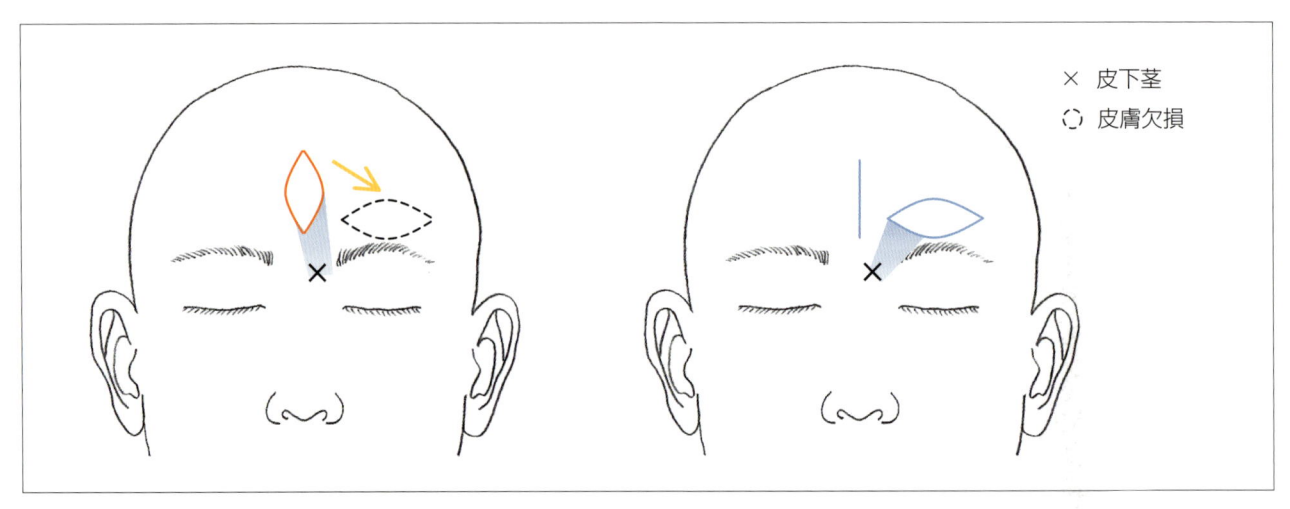

図9　皮膚欠損に対して局所皮弁（皮下茎皮弁）を用いた再建

症例・考察

　この項では，前額部の皮膚欠損や瘢痕から，眉毛にかかる欠損・瘢痕や前額部陥凹・凹凸変形に至るまでの各再建法を，図や症例を呈示しながら考察も含めて解説していく。

皮膚欠損に対する局所皮弁

　局所皮弁には，進展皮弁（advancement flap），回転皮弁（rotation flap），転位皮弁（transposed flap）の3つの基本形がある。そのほか，これらの基本形を応用した皮下茎皮弁や双茎皮弁があるが，これらを用いるためには血管と神経の三次元的走行を理解し，さらに自然皺襞の方向を考慮したうえでこれらの局所皮弁を使用することが重要である（図9）[7]。

瘢痕に対する局所皮弁

線状瘢痕

　前額部瘢痕において，自然皺襞に一致した短い瘢痕は目立ちにくいが，自然皺襞を横切る瘢痕，または長い瘢痕は整容的に非常に目立つ。この場合はW-plasty や Z-plasty を用いることで，直線が分断され三角弁の1辺が自然皺襞に合うことにより，陰影の分散，視覚効果および瘢痕方向の分散が得られ，整容的に改善する（図10）。ただし，Z-plasty は瘢痕に短縮が生じている症例が適応であり，短縮のない症例に用いると延長効果により両端に皮膚のたるみを認めるので逆に整容的に好ましくない場合もあるため，その適応には注意を要する。

弁状瘢痕（trap door deformity）

　弁状瘢痕の場合，自然皺襞を横切ると同時に面での拘縮を来たしている。このような場合はZ-plastyを用いることで面状拘縮の解除および凹凸変形の改善の効果を得ることができる。また，内側と外側の創縁の長さが異なるため，創縁の長さを調節するうえでも Z-plasty が有用である（図11）。

面状瘢痕

　縫縮や前述した方法が困難な面状瘢痕では，局所皮弁または全層植皮による再建が適応となる。局所皮弁を用いる場合，前述した皮膚欠損に対する再建法に準じて再建を行う（図10）。瘢痕が広く，採取部が不足する場合には，組織拡張器を用いて皮膚を伸展させたのち，局所皮弁を用いる方法が有用である[8]。

眉毛にかかる瘢痕や欠損

　眉毛にかかる瘢痕の特徴としては，(1) 眉毛内の瘢痕（脱毛），(2) 眉毛から前頭部にかけて自然皺襞と直行する瘢痕，(3) 眉毛のずれ（段差）の3つがある。(1) では，眉毛の内側および外側で毛流の流れが異なるため，メスで皮切を行う際，毛流を考慮してメスの刃の方向に注意する必要がある。(2) では，前額部の自然皺襞と眉毛の輪郭および毛流の両方を考慮しつつ，前額部の皮膚についてはW-plasty などの局所皮弁を用いて再建する（図12）。(3) の眉毛のずれ（段差）に対しては，Z-plastyを用いて位置の修正を行う（図13）。また，縫縮できない広範囲の眉毛の瘢痕や欠損に対しては，遊離植毛や頭髪部よりの有茎皮弁といった再建を行う[9]。

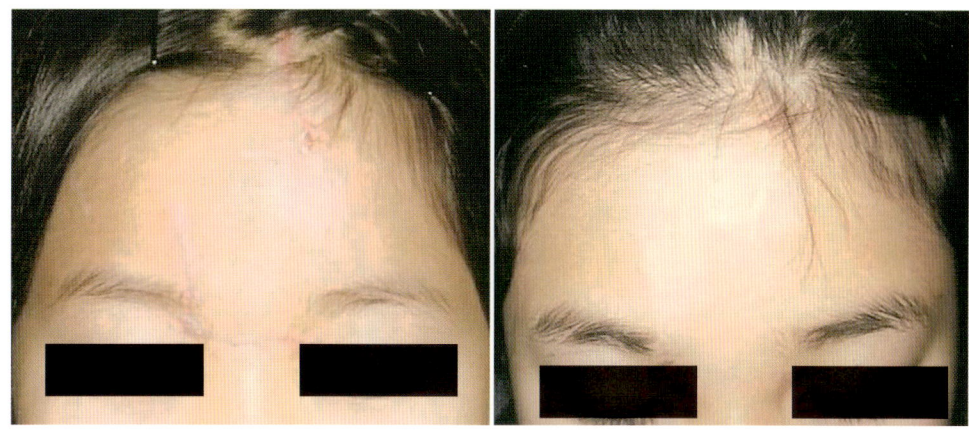

(a)術前所見

(d)術後 2 年。整容的に満足する結果が得られている。

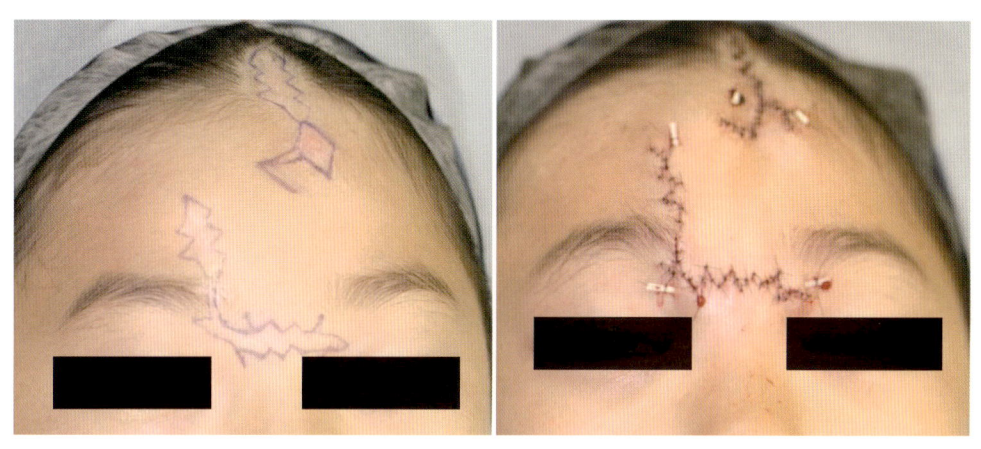

(b)線状瘢痕に対して Z-plasty および W-plasty,面状瘢痕に対して rhomboid flap をそれぞれデザインした。

(c)術直後

図 10　7 歳，女児，前額部線状瘢痕および面状瘢痕

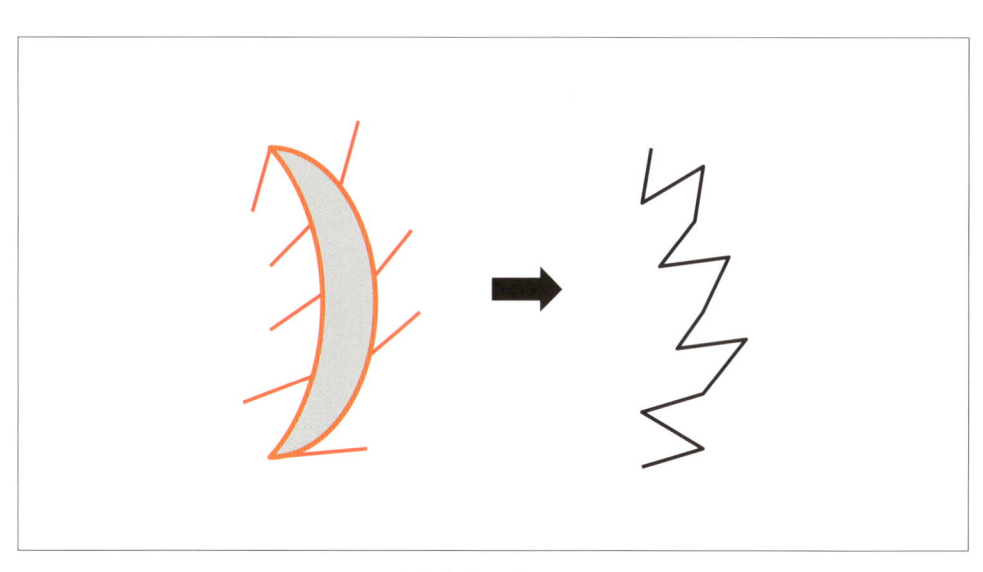

図 11　弁状瘢痕に対する Z-plasty

(a) 術前所見
(b) W-plasty のデザイン
(c) 術後1年。眉毛の形態は改善し，整容的に満足する結果が得られている。

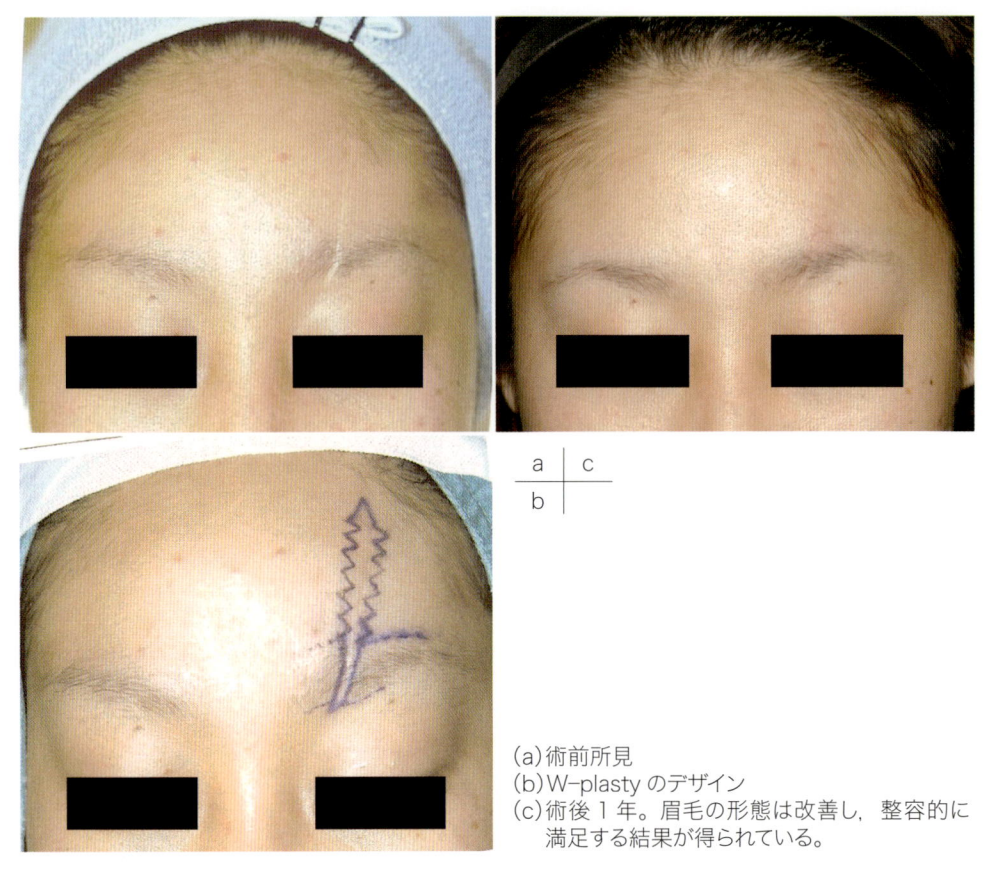

図12 23歳，女性，眉毛にかかる前額部線状瘢痕

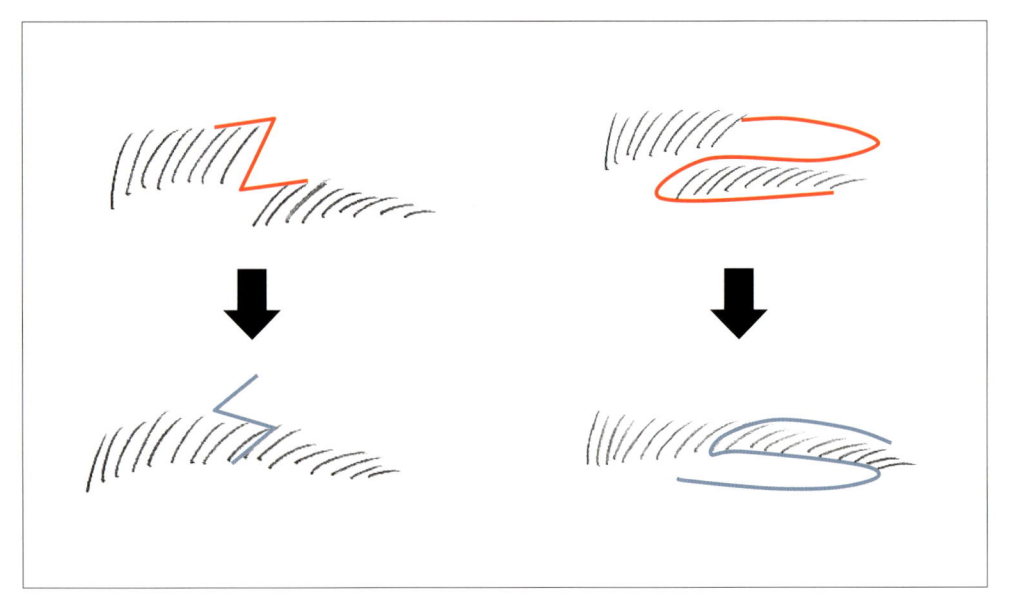

図13 眉毛のずれ（段差）に対してZ-plastyを用いた修正術

前額部陥凹・凹凸変形

前額部陥凹・凹凸変形は，外傷による前頭骨の陥没骨折や腫瘍切除後の皮下軟部組織および骨欠損によって生じる。陥凹部の修正には，真皮脂肪移植，自家骨移植，人工骨が良い適応である。両側冠状切開が必要な症例では，側方を茎とした側頭筋骨膜弁が，同一術野内で採取でき採取部の犠牲も少ないことから有用な方法である。骨膜弁は血行を有しているため，移植床の血行が不良な場合や頭皮そのものが欠損している場合でも使用可能である。また，顔面に瘢痕を作らないため整容的にも良い結果が得られる[10]。なお，骨欠損によって陥凹・凹凸変形が生じている場合は，人工骨（ハイドロキシアパタイト）が有用であり，特に骨の凹凸変形の修正にはペースト状人工骨を onlay graft する方法が簡便で有効な方法である[11]。

文献

1) 中嶋英雄, 今西宣晶：正中前額皮弁(median forehead flap)による外鼻再建. 各種局所皮弁による顔面の再建 最近の進歩, 小川　豊編, pp93-101, 克誠堂出版, 東京, 2000
2) Shumrick KA, Smith TL：The anatomic basis for the design of forehead flaps in nasal reconstruction. Arch Otolaryngol Head Neck Surg 118：373-379, 1992
3) Potparic Z, Jackson IT, Colen LB, et al：The galeo-pericranial flaps in the forehead；A study of blood supply. Plast Surg Forum 17：292-294, 1994
4) 梅本泰孝, 福田慶三, 小泉正樹：滑車上動脈の3次元的血管解剖に基づく前額皮弁の挙上法. 形成外科 41：259-264, 1998
5) Knize DM：A study of the supraorbital nerve. Plast Reconstr Surg 96：564-569, 1995
6) 藤井　徹：眉毛, 睫毛の再建(植毛を中心に)美容形成外科学. pp325-326, 南江堂, 東京, 1987
7) Gevorgyan A, Yaghjyan GV, Shamakhyan HV, et al：Supraorbital artery myocutaneous island flap for forehead defect reconstruction. J Crano maxillaofac Surg 19：513-516, 2008
8) Bauer BS, Few JW, Chavez CD, et al：The role of tissue expansion in the management of large congenital pigmented nevi of the forehead in the pediatric patient. Plast Reconstr Surg 107：668-675, 2001
9) 小川　豊：眉毛・睫毛の再建. PEPARS 19：45-55, 2008
10) 王丸陽光, 清川兼輔, 福島淳一ほか：Pericranial Flapを用いて再建を行ったまれなInfantile Myofibromatosis(IM)の治療経験. 日形会誌 25：360-364, 2005
11) 清川兼輔, 力丸英明, 福島淳一ほか：ペースト状人工骨(Biopex-R)を用いた頭蓋顎顔面領域の広範囲陥凹・凹凸変形の修復法. 日形会誌 25：383-392, 2005

I 総論

5 眼瞼の再建

多久嶋 亮彦, 波利井 清紀

Summary

　眼瞼の再建には，眼球保護を目的とした開閉眼機能の獲得だけでなく，より自然な美しい形態の再現が要求される．このためには，眼瞼欠損の部位，範囲に応じて適した方法を選択する必要がある．

　上眼瞼の再建は運動性の維持を重視すべきであるため，前葉欠損に対しては眼輪筋皮弁や植皮が適応され，直接縫合できない中等度以上の幅をもつ全層欠損に対しては，下眼瞼からのスイッチ皮弁が再建の中心となる．

　下眼瞼の再建は支持性を重視すべきであるため，上眼瞼からの眼輪筋皮弁や頬部回転進展皮弁を用いることが多く，必要に応じて後葉の再建を複合組織などを用いて行う．

　内・外眼角部の再建は鼻唇溝皮弁，前額皮弁，lateral orbital flapなどが用いられるが，皮弁の選択より内・外眼角靱帯の再建が重要となる．いずれにしても，眼瞼の構造上，局所皮弁が再建の第1選択となることが多い．

はじめに

　眼瞼は視覚という機能に大きくかかわっていると同時に，容貌や表情形成の中心をなしており，整容的にも重要な器官である．したがって，眼瞼の再建には，眼球保護を目的とした開閉眼機能の獲得だけでなく，より自然な美しい形態の再現が要求される．外傷や腫瘍切除後の組織欠損に対しては，一般的には遊離植皮術，有茎あるいは遊離皮弁術などが用いられるが，機能的・整容的に優れた眼瞼の再建を行うためには，近傍からの局所皮弁を用いる方法が最もよい結果を得ることができることが多い．本稿では眼瞼の再建方法に関して，局所皮弁を中心に述べる．

概　念

　眼瞼再建の特殊性や難しさは，眼瞼の解剖学的な特長に由来することが多い．以下に再建を行う際に重要となる眼瞼解剖の特徴を述べる．

・皮膚が薄く，皮下脂肪組織が欠如しており，皮膚が直接眼輪筋に疎に結合している．
・瞼裂は断端に睫毛をもつ遊離縁であり，支持組織として瞼板が存在する．
・眼瞼の結膜側は眼球表面と密接しており，乾燥を防いでいる．
・上眼瞼は眼輪筋と眼瞼挙筋が併存するため，下眼瞼よりもより大きな運動性をもっている．
・下眼瞼は重力に逆らって強い支持性をもっている．
・内・外眼角は靱帯で強固に骨に固定されている．
　以上のような眼瞼の特徴を認識したうえで再建方法を考慮する．

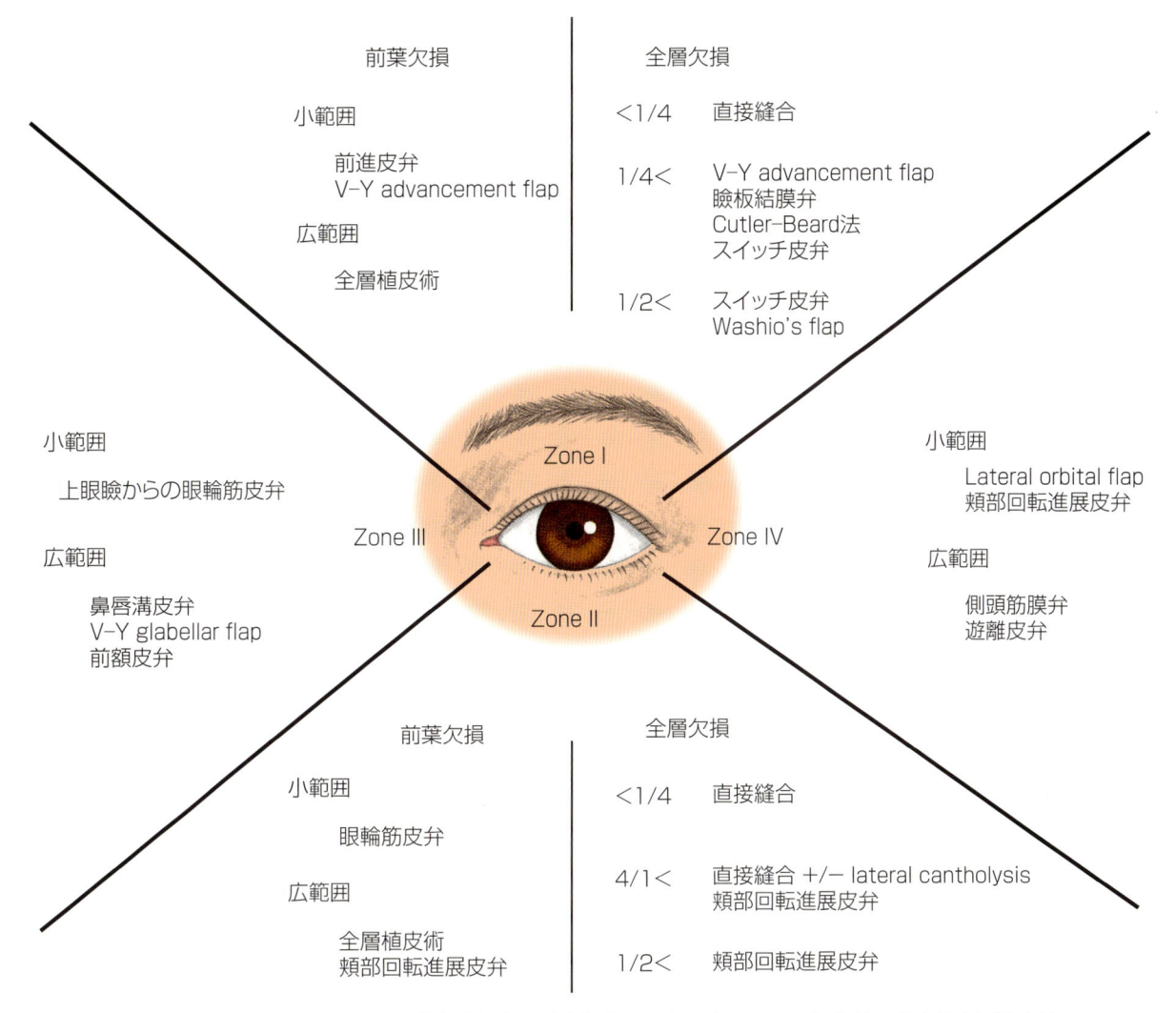

図1 Zone I〜IVの4つに分類された眼瞼欠損と，それぞれのzoneにおける代表的な再建方法

術式の選択

眼瞼の再建は，欠損部位，欠損範囲に応じて適した方法を選択する必要がある．1993年，Spinelliら[1]は，眼瞼組織および周囲組織を5つのゾーンに分け，それぞれのゾーンの再建方法に関して報告している．この方法は非常に理にかなったものであるので，ここでも眼瞼を4つのゾーンに分類し，さらに上・下眼瞼においては，前葉欠損と全層欠損に分けて再建方法を述べる（図1）．

上眼瞼（Zone I）

前葉欠損

上眼瞼前葉の小範囲の欠損に対しては，欠損部の内あるいは外側に隣接して作製した前進皮弁が適している[2)3)]．前進皮弁の移動距離に問題があるようであれば，眼輪筋を茎とする皮下茎皮弁をV-Y advancement flapとして用いるが[4)5)]，その欠点はtrapdoor様に皮弁が盛り上がって目立つ結果となることである．

上眼瞼前葉の広範囲の欠損に対しては，lateral orbital flapを利用するのがよいとする意見がある[6)7)]．一方，上眼瞼の運動性を重視し，薄い上眼瞼を再建するために全層植皮術を第1選択とする意見もある[1)3)]．このような欠損範囲は広範囲な熱傷後瘢痕，色素性母斑，単純性血管腫の切除後など，周囲の局所皮弁を用いることができないことが多く，現実的には全層植皮術が適応されることが多いと思われる．

全層欠損

上眼瞼における全層欠損の場合，眼瞼横径の1/4以下，高齢者では1/3以下の欠損範囲であれば直接

縫合が可能である。もし，緊張が強いようであれば外側眼瞼靱帯の離断を行うことによって，緊張なく縫合を行うことができる。

眼瞼横径の1/4以上で1/2以下の欠損の場合，眼輪筋を茎として[8]，あるいはもう少し大きく移動させたいときは上眼瞼挙筋より後葉の組織を茎として[9]，欠損部の外側に作製したV-Y advancement flapをスライドさせる方法が報告されている。また，欠損部に隣接して作製した瞼板結膜弁を転位させ，前葉に植皮を行う方法もある[10]。しかし，これらの方法は術後の拘縮や，上眼瞼の後退といった問題点が指摘されている[3]。欠損範囲が眼瞼横径の1/4以上で直接縫合できない場合は，結局以下に述べるような下瞼からのスイッチ皮弁を利用した方がよい結果が得られることが多いと思われる。

眼瞼横径の1/2以上の欠損の場合，あるいは1/2以下でも上眼瞼内の局所皮弁では術後拘縮を生じる可能性が高いと判断された場合には，上眼瞼以外の部位に作製した局所皮弁を利用する。Lateral orbital flap[6]や，前額皮弁などを用いた方法もあるが，皮弁が厚くスムーズな開閉眼運動の妨げになるほか，整容的にも問題点が多い。これに対して，下眼瞼からのスイッチ皮弁[11]は質感に優れており，整容的な瞼縁の再建を行うこともできるため，第1選択とされることが多い。また，耳介後部の皮弁を用いるWashio's flapは，術式として煩雑ではあるものの，カラーマッチは比較的良好で，上眼瞼以外の顔面に瘢痕を残さないといった利点もある。下眼瞼からのスイッチ皮弁やWashio's flapの欠点は，二期的手術が必要な点である。

下眼瞼（Zone II）

前葉欠損

下眼瞼は運動性よりも支持性が重要である。このため，前葉のみの再建であっても植皮術では術後に外反を生じる可能性があり，できるだけ局所皮弁を用いて再建を行った方がよいことが多い。

下眼瞼前葉の小範囲の欠損に対しては，上眼瞼と同様に前進皮弁やV-Y advancement flapを用いる方法もあるが，上眼瞼の皮膚は余剰であることが多いので，上眼瞼に作製した眼輪筋皮弁をわれわれは好んで用いている。高齢者であれば幅1 cm以上の皮弁を，内・外眼角の両側に茎を作製することによって，下眼瞼のほぼ全幅にわたる欠損まで再建が可能である。この方法は上方から下眼瞼を吊り上げる方向に力が働くので外反予防にもよい。

下眼瞼前葉の幅1/2を超える欠損で，上眼瞼からの眼輪筋皮弁では不足する欠損の高さ（垂直方向の幅）をもつ場合は，遊離植皮術，あるいは頬部回転進展皮弁を考慮する[12]。瞼板および眼輪筋が残存しており，下眼瞼の支持性があれば遊離植皮術でも整容的にも十分に満足できる結果を得ることができる。しかし，瞼板の露出，部分的な欠損があるようであれば頬部からの皮弁が必要である。

全層欠損

下眼瞼における全層欠損は，上眼瞼と同様に，眼瞼横径の1/4以下，高齢者では1/3以下の欠損範囲であれば直接縫合が可能である。幅1/4～1/2程度までの欠損であれば，外眼角部での横切開（lateral canthotomy），さらに外眼角靱帯の下脚を切断（lateral cantholysis）することにより直接縫合が可能であるが，外眼角の皮切をそのまま外側へ延長し，小さな頬部皮弁が必要となることも多い。

下眼瞼全層の幅1/2を超える欠損の場合，後葉の再建も必要となる。上眼瞼の瞼板結膜弁を下眼瞼に移動するHughes変法[13]や，下眼瞼の全層を用いて上眼瞼再建を行うCutler-Beard法を逆に行うHecht法[14]などは過去に多く施行されてきた方法である。しかし，二期的手術になること，上眼瞼の閉瞼機能を阻害する危険性があることなどより，現在では，欠損部に鼻中隔より採取した軟骨粘膜複合組織，硬口蓋粘膜，あるいは耳介軟骨を移植して後葉の再建を行い，前葉は頬部回転進展皮弁[15]を用いる方法などが一般的である。

内眼角（Zone III）

内眼角において内眼角靱帯が露出しないような浅い欠損であれば，遊離植皮術は整容的にも良い結果を得ることができる。遊離縁を含む，あるいは靱帯組織が露出するような深い欠損の場合，小範囲の欠損であれば上眼瞼からの眼輪筋皮弁が適している。中等度の大きさ，直径15 mm以下の欠損であれば眉間部からのV-Y glabellar flapがよいとされているが[11]，瘢痕が目立つことが問題であるため[3]，われわれは鼻唇溝皮弁を用いている。さらに欠損範囲が大きければ前額皮弁が考えられるが，Zone Iや

Ⅱの再建を行う皮弁と組み合わせることも考慮する。また，この部位で広範囲な眼瞼欠損が生じるのは，浸潤性の基底細胞癌や副鼻腔由来の悪性腫瘍切除後などであることが多く，その場合は遊離皮弁を必要とすることも多い。この部位での欠損に対する再建においては，皮弁の選択よりも涙道の再建および内眼角靱帯の固定を含めた再建が一番重要な課題となる。

外眼角（Zone Ⅳ）

外眼角に限局する欠損範囲であれば，lateral orbital flap や頬部回転進展皮弁が適している。外眼角における欠損が広範囲であっても，眼輪筋が残存しているような浅い欠損であれば植皮術が適応される。しかし，内眼角と同様に外眼角靱帯が欠損する場合はその再建が重要であり，そのために筋膜移植などを必要とすることが多く，結果的に後葉の再建も血行のある組織が必要となる。このような場合は Zone ⅠやⅡにまたがる広い欠損であることが多く，皮膚に余裕のある年配者では lateral orbital flap なども可能であるが[4]，近隣からの局所皮弁では不足であるため，側頭筋膜弁[16]や遊離皮弁[17]を利用した再建が必要になる。

手　技

個別の皮弁に関する挙上法などの手術手技に関しては他稿に譲り，ここでは眼瞼を再建する際に目標とすべき事項を述べる。
・閉瞼時に上・下眼瞼が接して完全閉眼ができるようにすべきであり，少なくとも角膜部分は被覆されるようにする。
・開瞼時に少なくとも中心視野が確保できるようにする。
・後葉は眼球表面に接するように，しかも眼球刺激がないように粘膜で再建する。
・遊離縁に段差がないようにする。
・上眼瞼は開閉瞼運動がしやすいように薄く再建する。
・上眼瞼は重瞼ライン，睫毛の配列にも配慮する。
・下眼瞼は外反による流涙などが生じないように支持性を確保して再建する。
・内・外眼角は左右対称になるようにポイントを確保して固定する。

術後管理

眼周囲の血管走行はネットワークを形成しているため，各種の局所皮弁は血行に問題なく挙上できることが多い。しかし，血行不全による瘢痕拘縮や皮膚壊死がわずかにでも生じた場合は，部分的な修正は難しく，再建を一からやり直すことが必要となることもある。したがって，術後は感染などに注意して創傷治癒が遷延しないように創部の管理をする必要がある。また，術後数カ月した後に下眼瞼の外反が生じたり，内・外眼角のずれが生じて修正術を要すこともまれではない。腫瘍切除後の経過観察を含め，長期にわたる創部の管理が必要である。

症　例

症例1　74歳，女性

上眼瞼の腫瘍に対して生検を行ったところ，マイボーム腺癌の診断であったため，拡大切除を行った。欠損に対して，下眼瞼内側に茎をもつスイッチ皮弁を用いて再建を行った。新たに生じた下眼瞼の欠損に対しては，後葉を耳介軟骨で再建し，前葉を頬部回転前進皮弁を用いて再建した。術後1年では開閉眼に問題なく，整容的にも良好な対称性のある眼瞼が再建されている（図2）。

症例2　75歳，女性

外傷後の瘢痕拘縮による強度の下眼瞼外反に対して当科を受診した。上眼瞼の余剰皮膚を利用して，内・外眼角両側の眼輪筋を双茎とする皮弁をデザインした。健側の眼瞼形成も同時に行った。術後1年で，外反は消失しており，整容的にも良好な結果が得られた。茎となる眼輪筋がハンモック状に下眼瞼を支持する効果があったと思われる（図3）。

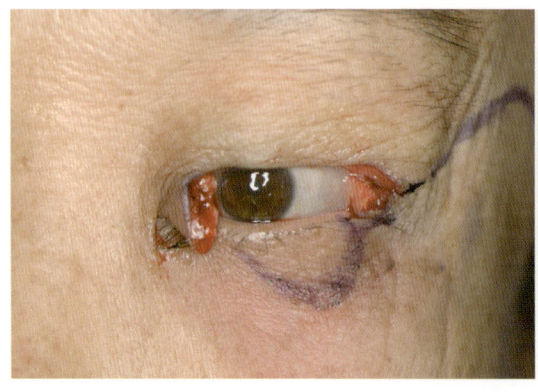

(a)マイボーム腺癌に対する拡大切除後の欠損とスイッチ皮弁のデザイン。

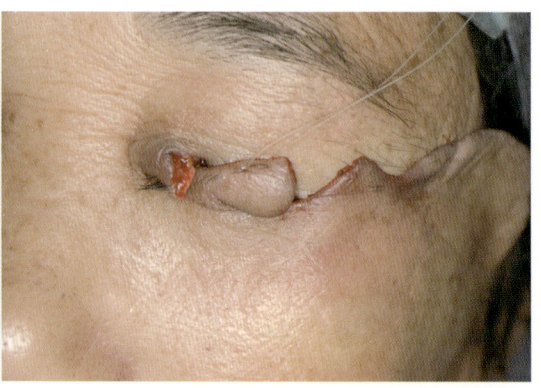

(b)スイッチ皮弁を挙上したところ。

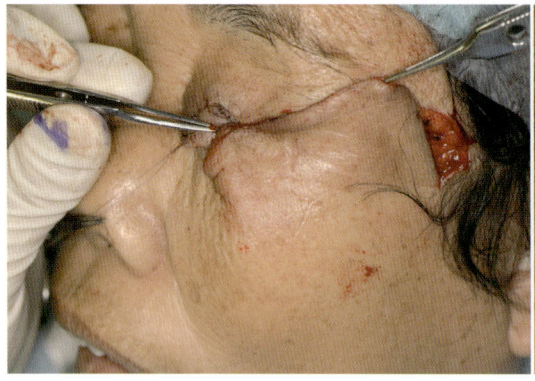

(c)頬部回転前進皮弁を挙上したところ。

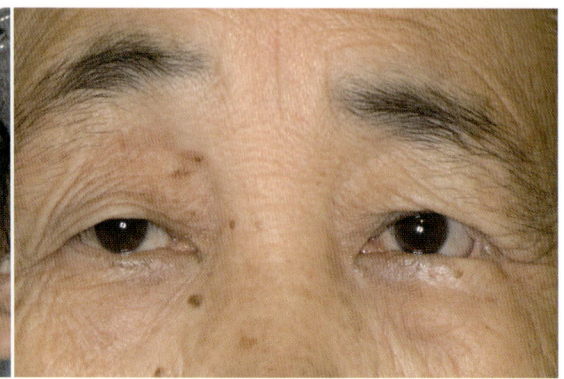

(d)術後1年の状態

図2　症例1：74歳，女性

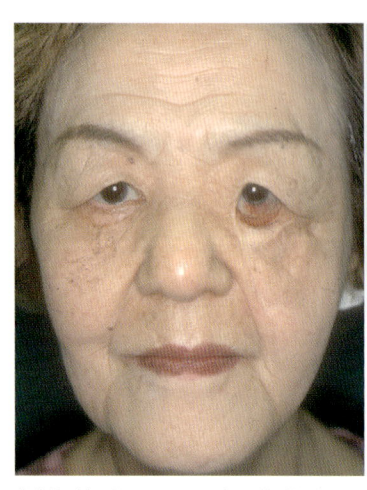

(a)術前所見。下眼瞼の拘縮による強い外反が見られる。

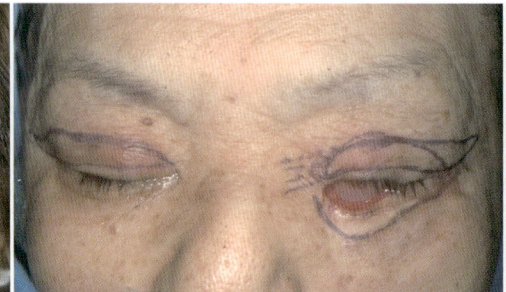

(b)上眼瞼に眼輪筋を皮下茎とする双茎皮弁を作製した。

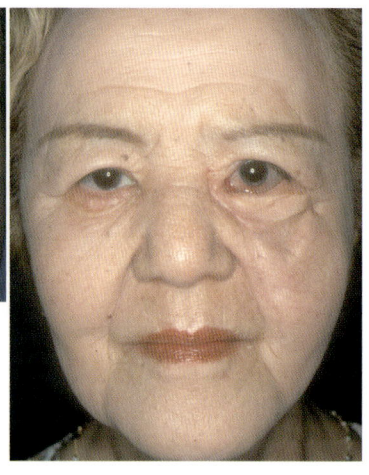

(c)術後1年の状態

図3　症例2：75歳，女性

(a) 内眼角の基底細胞癌切除後の欠損。

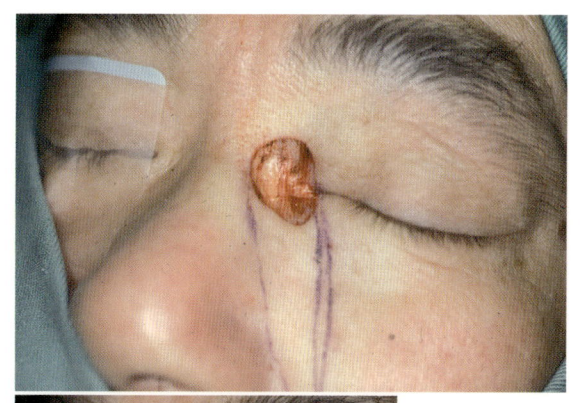

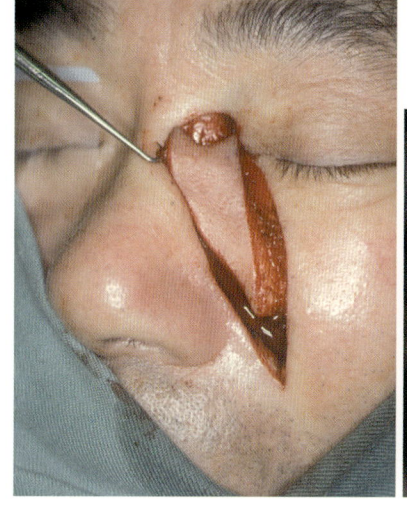

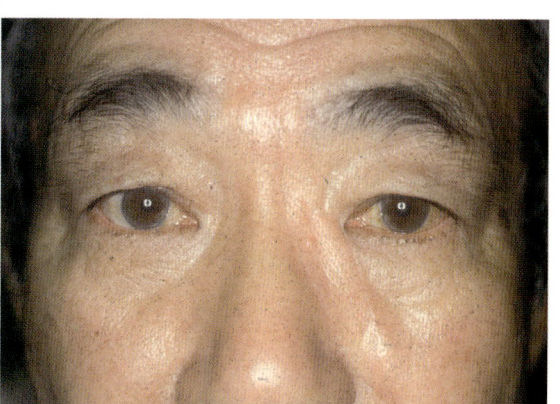

(b) 鼻唇溝皮弁を挙上したところ。

(c) 術後1年6カ月の状態

図4　症例3：58歳，男性

症例3　58歳，男性

　内眼角に生じた黒色病変を主訴に来院した。生検による基底細胞癌の診断のもと，切除を行った。欠損に対して鼻唇溝皮弁による再建を行った。術後1年6カ月，内眼角の位置は確保されており，対称性が得られている（図4）。

症例4　46歳，男性

　外眼角の瞼結膜に生じたマイボーム腺癌に対して，外眼角を含めて上・下眼瞼の広範囲切除を施行した。まず，再建材として浅側頭動静脈を茎とする浅側頭筋膜弁を挙上した。次に，深層の深側頭筋膜を用いて残存する上・下眼瞼の瞼板と外眼角を連結させ，外眼角および上・下眼瞼縁の再建を行った。浅側頭筋膜弁をこれに巻き付け，口腔内粘膜と皮膚移植を筋膜弁上に行った。術後1年6カ月，外眼角の位置は確保されており，十分な閉瞼機能が得られている（図5）。

考　察

　眼瞼の再建に関しては，あらゆる種類の手術法が古くより報告されてきた。上眼瞼の欠損に対する再建方法としては，文中に述べたようなKazanjianら[8]やHughes[10]が報告した方法のほかにも，Cutler-Beard法[18]や，Smithの変法[19]など下眼瞼の全層を上眼瞼に移動する方法がよく行われていた。しかし，下眼瞼の外反を生じたり，瘢痕が目立つことなどから，今日ではあまり用いられていない

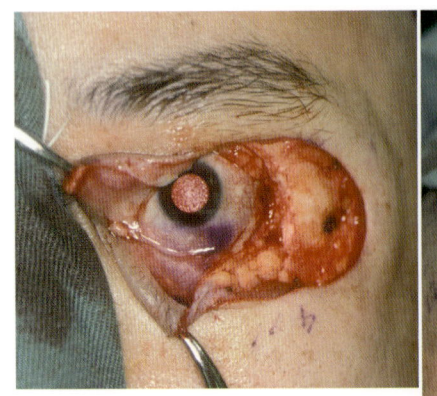

(a) マイボーム腺癌に対する拡大切除後の欠損。

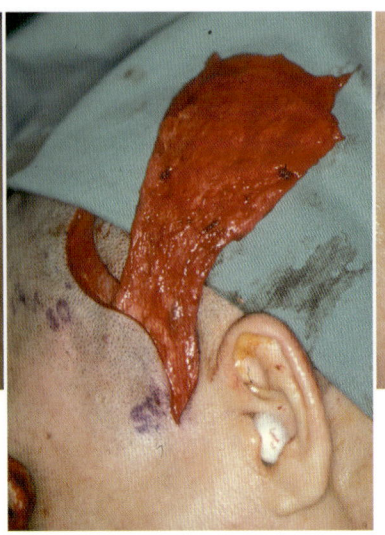

(b) 浅側頭筋膜弁を挙上したところ。

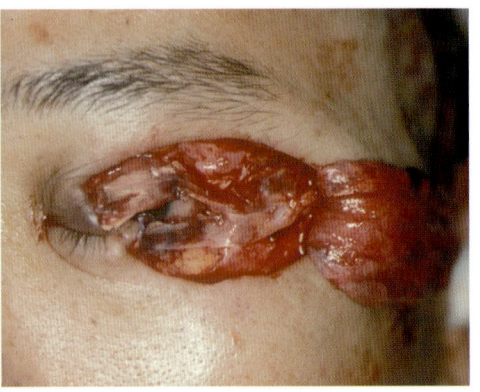

(c) 深側頭筋膜を用いて外眼角靱帯を再建した。

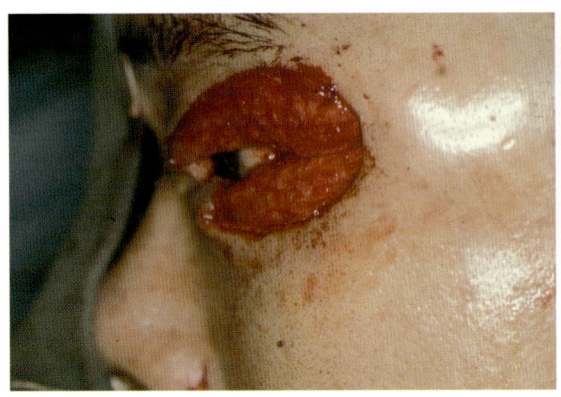

(d) 浅筋膜弁により深筋膜を被覆した。

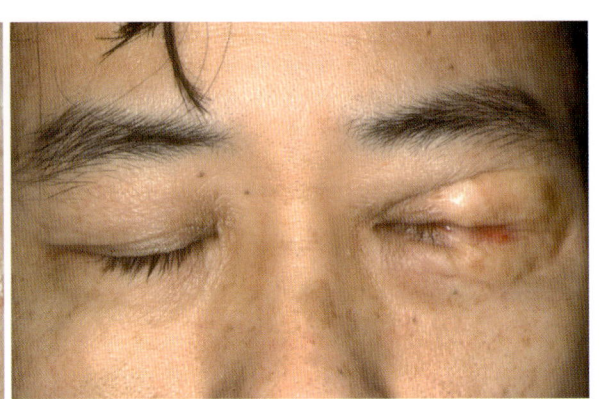

(e) 術後1年6カ月の状態。閉瞼が可能である。

図5　症例4：46歳，男性

方法である。これに対してMustardéの報告した下眼瞼からのスイッチ皮弁は整容的にも優れた結果を得ることができるため，中等度以上の上眼瞼全層欠損に対しても広く適応されている。一方，Washio's flapは手術侵襲が大きいことや，手技が複雑であり，皮弁血行に問題が生じる場合があるため，知名度のわりにはあまり用いられていない。しかし，この方法は下眼瞼を損なうことなく，しかも耳後部の薄い皮膚を用いて上眼瞼の前葉を再建することができるため，もっと広く使用されても良い皮弁であると思われる。

本稿では内・外眼角の欠損をSpinelliらと同様にZone ⅢおよびⅣとして，上・下眼瞼の再建と分けて分類した。内・外眼角に限局した欠損では後葉の再建を必要とすることはあまりなく，前葉欠損，全層欠損といった上下眼瞼での欠損範囲の分類が適応しにくいことがその理由である。また，これらの部位の再建において重要なことは，内・外眼角靱帯の再建であり，その必要性によって再建方法が変化するためである。Zoneを4つに分類することにより，それぞれのZoneにおける再建方法が整理されたため，再建方法を考慮するうえで利便性が非常に高くなったと考えている。

文　献

1) Spinelli H, Jelks G : Periocular reconstruction ; A systematic approach. Plast Reconstr Surg 91 : 1017-1024, 1993
2) Guerrissi J, Cabouli J : Upper lid musculocutaneous flap. Ann Plast Surg 21 : 108-115, 1988
3) 一色信彦：眼瞼の修復・再建．アトラス眼の形成外科手術書，p31，金原出版，東京，1988
4) 小川　豊：眼瞼・義眼床の再建；臨床例のアトラス，p23，克誠堂出版，東京，2006
5) 稲川喜一，森口隆彦，岡　博昭：腫瘍切除後の眼瞼再建術．形成外科 48：515-525, 2005
6) Yoshimura Y, Nakajima T, Yoneda K : Reconstruction of the entire upper eyelid area with a subcutaneous pedicle flap based on the orbicularis oculi muscle. Plast Reconstr Surg 88 : 136-139, 1991
7) 小川　豊：眼瞼の基底細胞癌の手術．形成外科 40：3-13, 1997
8) Kazanjian V, Roopenian A : The repair of full thickness eyelid defects with special reference to malignant lesions. Plast Reconstr Surg 24 : 262-270, 1959
9) 田邊吉彦：先天性眼瞼異常の形成術．形成外科 27：275-285, 1984
10) Hughes W : Reconstruction of the lids. Am J Ophthalmol 28 : 1203-1211, 1945
11) Mustarde J : The use of flaps in the orbital region. Plast Reconstr Surg 45 : 146-150, 1970
12) 百澤　明，尾崎　峰，波利井清紀：局所皮弁による下眼瞼の再建．形成外科 49：755-762, 2006
13) Hughes W : Total lower lid reconstruction ; Technical details. Trans Am Ophthalmol Soc 124 : 321-329, 1976
14) Hecht S : An upside-down Cutler-Beard bridge flap. Arch Ophthalmol 84 : 760-764, 1970
15) Mustardé J : Major reconstruction of the eyelids ; Functional and aesthetic considerations. Clin Plast Surg 8 : 227-236, 1981
16) Jones I, Cooper W : Lateral canthal reconstruction. Trans Am Ophthalmol Soc 71 : 296-302, 1973
17) Yap L, Earley M : The free 'V' ; A bipennate free flap for double eyelid resurfacing based on the second dorsal metacarpal artery. Br J Plast Surg 50 : 280-283, 1997
18) Cutler N, Beard C : A method for partial and total upper lid reconstruction. Am J Ophthalmol 39 : 1-7, 1955
19) Smith B, Obear M : Bridge flap technique for large upper lid defects. Plast Reconstr Surg 38 : 45-48, 1966

I 総論

6 外鼻の再建

寺師 浩人, 橋川 和信

Summary

外鼻は複雑な構造をもつ組織である。呼吸機能をもつほかに，最も外見上目立つ部位である。したがって，外鼻の皮膚の性状，その三次元構造，機能を踏まえて再建術に臨みたい。そのような視点に立ったうえで，外鼻再建の原則として，

1. Support（支持組織）
2. Lining（鼻粘膜と前庭部皮膚で構成される裏打ち）
3. Cover（表面の再建）

の3つを考慮に入れて手術計画を立てていく必要がある。上記原則が1つでも不十分であれば，満足のいく外鼻を再建することは困難である。さらに，subunitを考慮しながら外鼻のもつ独特なcontourを抽出させなければならない。

また，小児への手術の場合には，外鼻が年齢によって変化することを念頭に置き，外鼻の成長を妨げない配慮が必要となる。そして，患者と術者との間の容貌に対する認識の乖離が最もみられるのも外鼻の特徴であるので，術前に十分なインフォームドコンセントを要する。

はじめに

外鼻は顔面の中央に位置し突出しているために外傷を受けやすい。また，母斑細胞性母斑を代表とする皮膚病変の発生頻度が高く，目立つ部位であることからも手術をする機会が多い。さらに，皮膚悪性腫瘍では基底細胞癌の発生頻度が最も高い[1)2)]。このような理由から，外鼻は小欠損からはじまりバリエーションに富んだ多くの再建術を必要とする。したがって，外鼻の皮膚の性状，三次元構造，機能を十分に理解して手術に臨まなければならない。さらに，外鼻自身の形態にとらわれず，周囲の前額部，眼瞼部，頬部，上口唇部とのバランスが重要視され，いわゆる"とってつけた鼻"と見られないように再建することを心がけたい。外鼻再建の成功は，瘢痕の有無によって決められるのではなく，様相，輪郭，左右の釣り合い，ランドマークの位置などの三次元contourによるところが大きい。また，術者は重力や創収縮に抗う再建外鼻を想定しなければならない。一方で，外鼻形態を捉える患者本人と他者（医師を含む）との見解が乖離していることが多いことも常に念頭に置く必要がある。そしてnasal valve機能を含めた外鼻呼吸機能にも考慮したい。

解剖と機能

外鼻の皮膚の性状

外鼻皮膚の性状は部位により異なる[3)]。鼻骨上の皮膚は薄く，下床との可動性がよくしわがよりやすい。しわの方向はさまざまで縫合ラインに迷うこと

も多い（図1）。尾側へ移るにつれて皮膚は厚くなり下床との可動性が悪く皮脂腺の開口部が目立つようになる。隣接する頬部の皮膚は皮丘，皮溝が比較的わかりやすいが鼻背側面でははっきりせず，鼻部と頬部の境界となる（図2）。そして，鼻柱や鼻翼縁では皮膚は再び薄くなり下床とは鼻翼軟骨と癒着している。また，一般に，前額部の皮膚のカラーマッチとテクスチャーマッチが外鼻皮膚再建の最良のドナーと言われている[4)5)]が，実際には組織学的に大きく異なる[3)]（図3）。事実，外鼻皮膚は顔面の他の部位の皮膚よりも赤みが目立つ傾向にある。このため，前額部や頬部の皮膚による再建においてカラーマッチが優れないこともある[3)]。

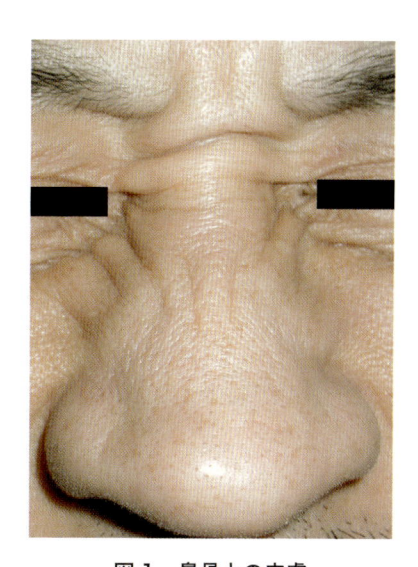

図1　鼻骨上の皮膚
薄く，下床との可動性がよくしわがよりやすい。したがって，しわの方向はさまざまで縫合ラインに迷うことも多い。

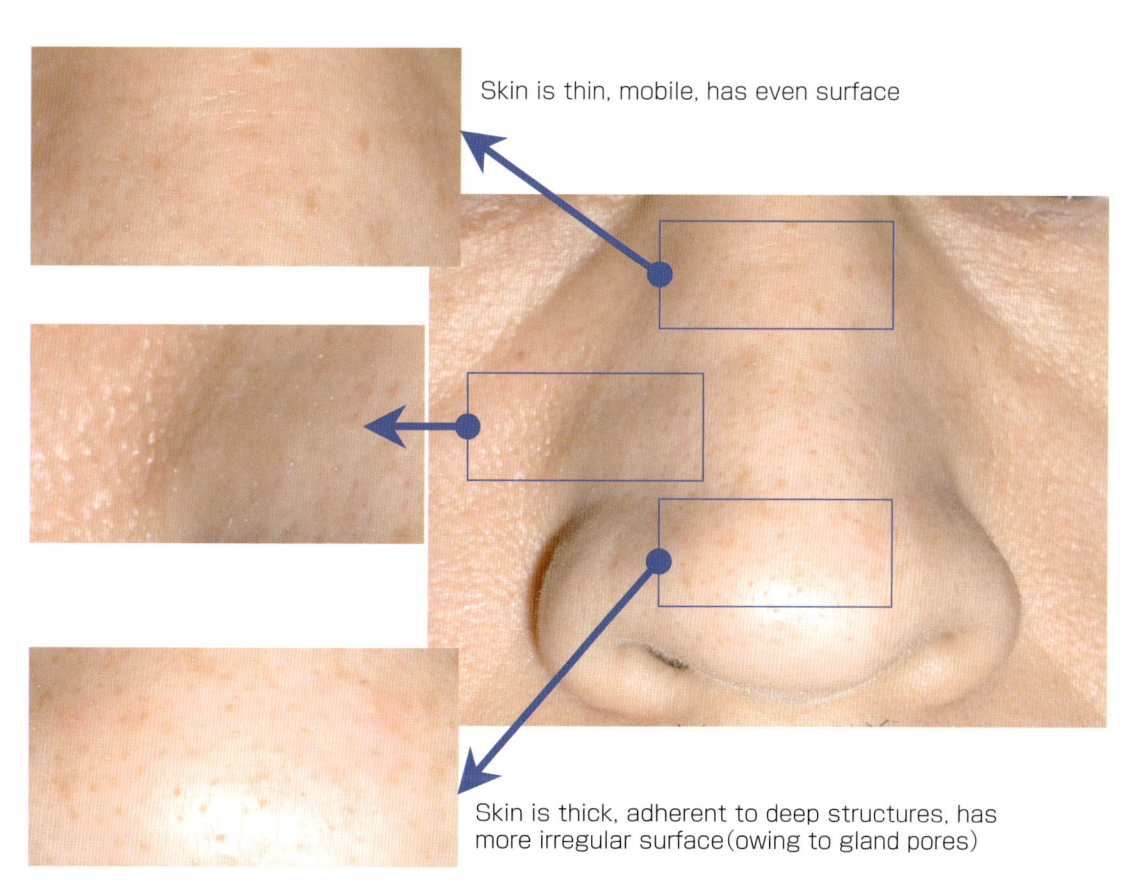

Skin is thin, mobile, has even surface

Skin is thick, adherent to deep structures, has more irregular surface (owing to gland pores)

図2　尾側へ向けての皮膚の性状
尾側へ移るにつれて下床との可動性が悪く皮脂腺の開口部が目立つようになる。隣接する頬部の皮膚は皮丘，皮溝が比較的わかりやすい。

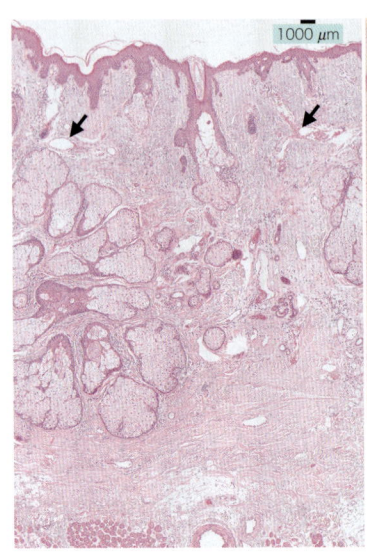

(a) 70歳代男性の鼻背部皮膚組織像を示す。皮膚表面は凹凸があり，真皮浅層には血管が目立つ（矢印）。皮脂腺の発達が著しい。

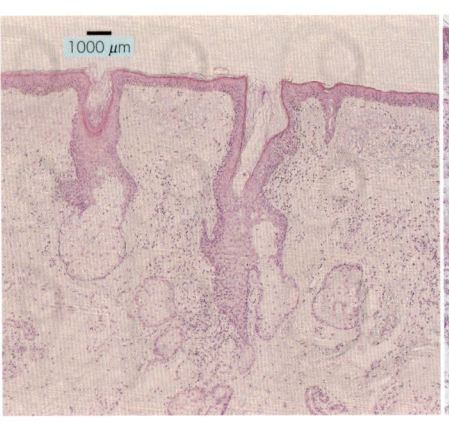

(b) 60歳代男性の前額部皮膚組織像を示す。皮膚表面は平滑で，血管は目立たない。皮脂腺は鼻背部ほどではないが，見られる。

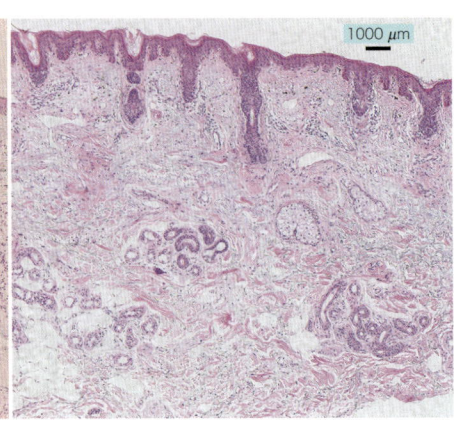

(c) 60歳代女性の鼻背部側面横の頬部皮膚組織像を示す。皮膚表面は凹凸があり，真皮浅層には血管は目立たない。また，皮脂腺は未発達である。

図3　各部位の皮膚組織像

外鼻の三次元構造

　外鼻表面解剖は外鼻の骨と軟骨を含めた三次元構造によって醸し出され形成されるため，各部位における形態表示のための指標（ランドマーク）を認識しておく必要がある。正常外鼻の正面像（図4-a）と下方からの正面像（図4-c）の理解は極めて重要である。三次元構築を理解することによって変形像を把握することが可能となる（図4-b）。特に，鼻尖/鼻翼構造は皮膚が下床の鼻翼軟骨と癒着しているため軟骨の形態を表しやすい（図4-c）。鼻孔形態[6]は，平均日本人ではほとんどがタイプⅢ，Ⅳ，Ⅴである（図5）。

　皮膚の下床には脂肪層と筋肉層が一体となった層が骨と軟骨で形成される外鼻骨格を保護し，外鼻におけるSMASと呼ばれている[7]（図6）。この層を厳密な意味でのSMASと称しない意見もある[8]が，臨床的には皮膚のみの剥離よりもSMAS下の剥離の方が容易で出血も少ない。腫瘍の欠損を被覆する際に，皮膚のみの欠損の場合には鼻唇溝部，耳前部，耳後部などからの全層植皮で問題のないことも多い（図7）が，SMASを含めての欠損の場合には皮弁による被覆の方がよい[9]。SMASを含めて切除した欠損創へ植皮をする場合には創収縮を念頭に置かなければならない。特に，外鼻下半分は遊離縁であるため収縮が著しく（図8），皮弁による被覆の適応となる。

　また，外鼻は年齢によって変化する（図9）。幼児では鼻根～鼻背部は低く鼻唇角が広いため正面から鼻孔が観察できる。また，軟骨の発達も未熟で表面からは柔らかく触れる。しだいに鼻根～鼻背部が発達し尾側へ伸長するに従い鼻唇角が狭くなり正面から鼻孔が見えにくくなる（図10）。その後，軟骨の発達に伴い鼻尖/鼻翼部の支持性が高まり弾力性が増す。高齢になってくると，線維組織の脆弱性が増すとともに重力も加わり鼻唇角が逆に鋭角となりがちである。また，長年の皺眉筋，鼻根筋の作用により鼻根部のしわが目立つようになることもある。

外鼻の機能

　外鼻の正しい三次元構造と形態は鼻呼吸機能にとって重要であるが，形態の優れた外鼻が必ずしも正常な鼻呼吸機能を有しているとは限らない。呼吸の第1段階を担う鼻腔内では，顔面神経によって働

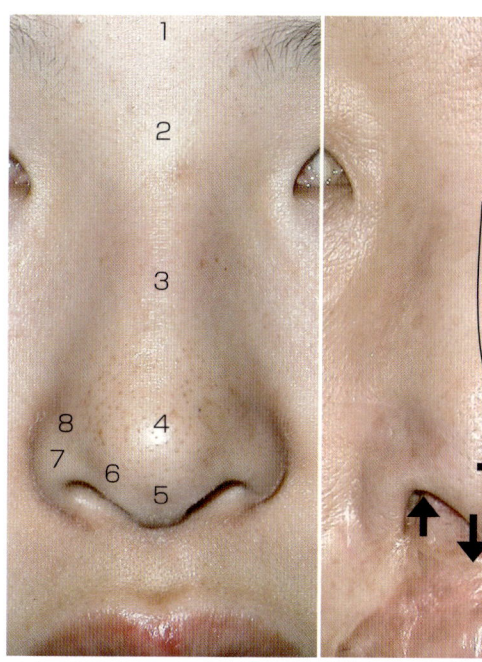

(a) 正常外鼻の正面像と表面ランドマーク

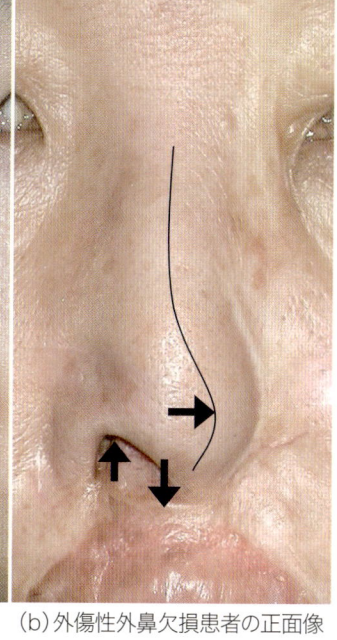

(b) 外傷性外鼻欠損患者の正面像 ランドマークを把握していれば，三次元構造の乱れがわかりやすい。

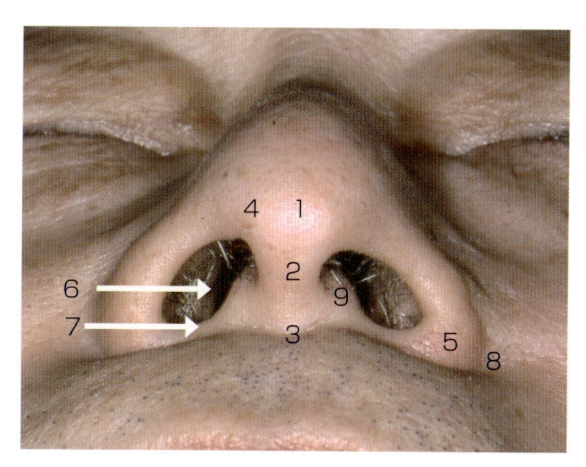

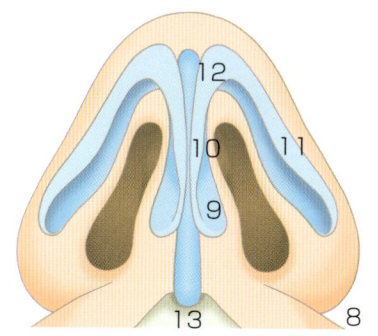

(c) 正常外鼻下方からの正面像と，軟骨との関係

1：Glabella　眉間
2：Nasion；Nasofrontal angle　鼻根点；前頭鼻根角
3：Rhinion；Osseocartilaginous junction　鼻孔点；骨軟骨移行部
4：Tip-definiting point　鼻尖
5：Infratip lobule
6：Soft triangle（one of the facets）
7：Alar lobule
8：Supra-alar crease　上鼻翼線

1：Infratip lobule
2：Columella　鼻柱
3：Columella-labial junction　鼻柱口唇移行部
4：Soft triangle（one of the facets）
5：Alar base　鼻翼基部
6：Internal naris　内鼻孔
7：Nostril sill　鼻孔底隆起
8：Alar-facial junction　鼻翼顔面移行部
9：Medial crural footplate　内脚踏み板
10：Medial crus alar cartilage　鼻翼軟骨内側脚
11：Lateral crus alar cartilage　鼻翼軟骨外側脚
12：Intermediate crus alar cartilage　鼻翼軟骨中間脚
13：Nasal spine　鼻棘

図4　外鼻の臨床正面像

く鼻筋と軟骨の移動がnasal valveを機能させ気流が変化する。Nasal valveはinternal narisと呼ばれる鼻翼軟骨と外側鼻軟骨間（図4-c），外表面では鼻翼溝の部分に位置する（図4-a）。吸気時には鼻翼周囲の筋肉が収縮しnasal valveを狭小化させ，呼気時には筋肉が弛緩しnasal valveを拡大させる。したがって，筋肉を含めた軟骨露出以上の欠損では，再建外鼻の鼻呼吸機能は障害されやすくなる[10]。Nasal valveが機能すれば，吸気時にinternal naris以降は気流速度を増し，下鼻甲介頭側の中鼻道が主な通路となる。外鼻形態そのものも鼻呼吸，特に鼻腔内気流に影響する。鼻尖が垂れ鼻唇角が鋭角となれば中鼻道内で乱気流が生じて鼻閉塞感を訴え，逆に鼻尖部が上向きで鼻唇角が鈍角となれば下鼻道に沿い直接咽頭へ空気が流れることで加湿が不十分となる[11]。また，後述する再建にあたっての3つの原則の1つであるLining（鼻粘膜と前庭部皮膚で構成される裏打ち）が厚いだけでも鼻腔の狭小化を来たし鼻閉感が増す。

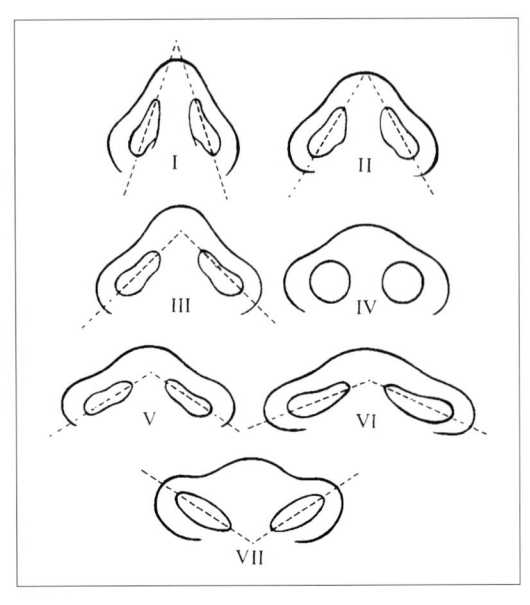

図5 Farkasによる鼻孔形態のタイプ分類
平均日本人ではほとんどがタイプⅢ, Ⅳ, Ⅴである。
(Farkas LG, et al : Geography of the nose ; A morphometric study. Aesth Plast Surg 10 : 191-223, 1986 より引用)

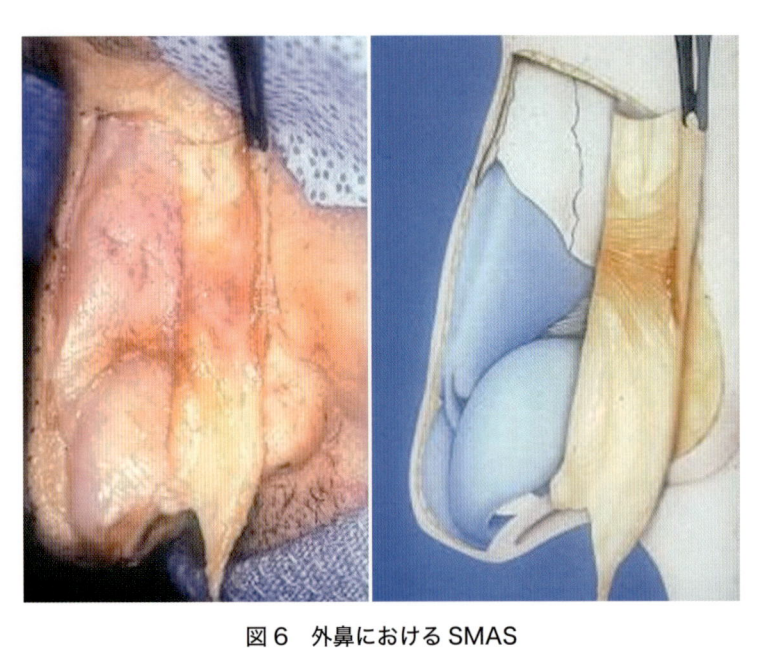

図6 外鼻におけるSMAS
(Tardy ME : Topographic anatomy and landmarks. Surgical Anatomy of the Nose, pp1-23, Raven Press, New York, 1990 より引用)

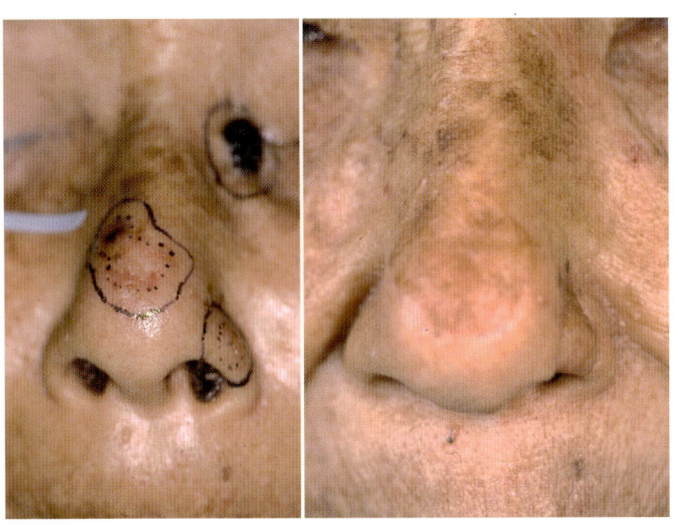

(a)皮膚のみの切除で, SMASを残した。
(b)耳前部からの全層植皮術後4カ月の臨床像を示す。

図7 全層植皮で欠損を被覆した症例
鼻背部のsuperficial typeのBCC症例（82歳, 女性）を示す。

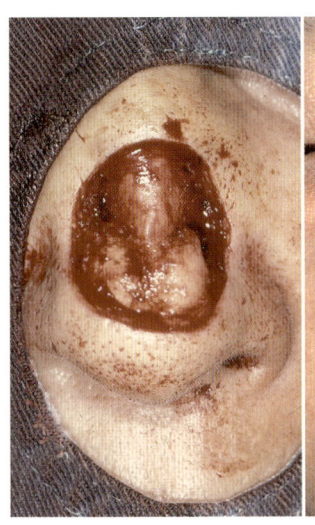

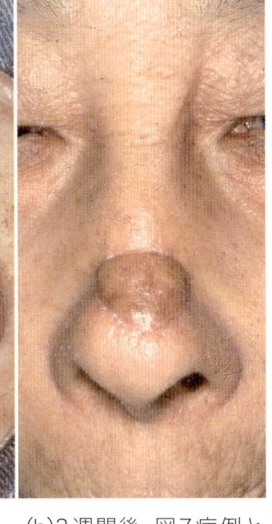

(a)SMASを含めて切除した。その後, 軟骨膜上に人工真皮を貼付した。
(b)3週間後, 図7症例と同様に全層植皮術を施行した。その後4カ月の臨床像を示す。創の収縮が著しく, かつ色素沈着もありカラーマッチ, テクスチャーマッチ, contourすべてが損なわれている。

図8 SMASを含めて切除し, 創収縮があった症例
鼻背部のSCC症例（78歳, 女性）を示す。

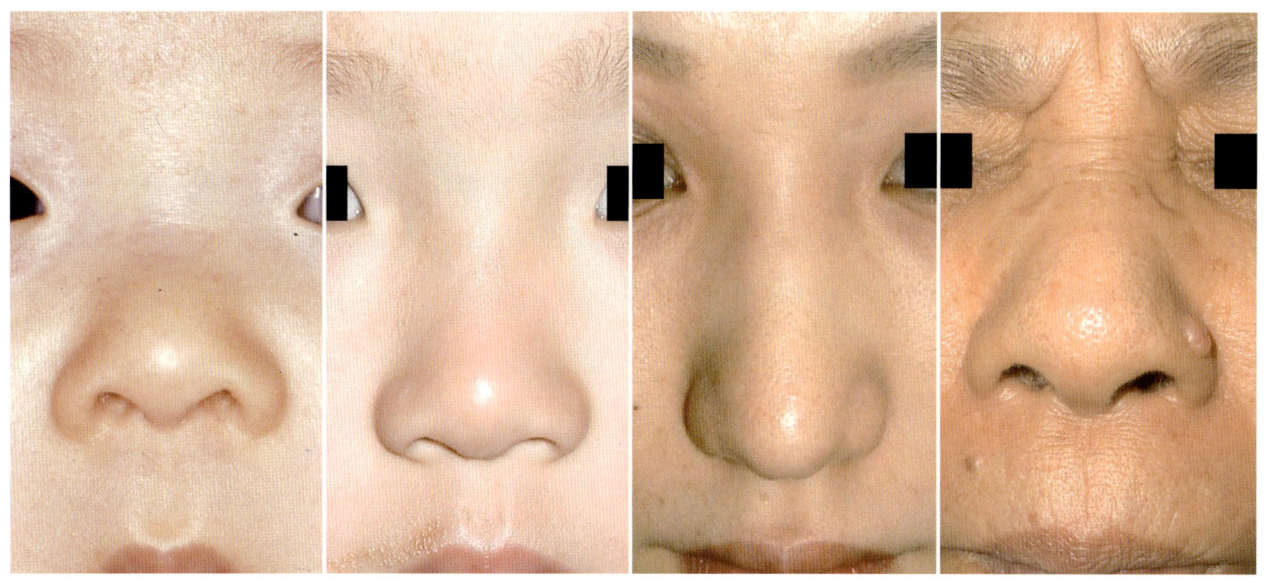

3カ月，男児
鼻根部がほぼ平坦で，鼻唇角が大きいため正面から鼻孔が観察される。

5歳，男児
すでに鼻根部が凸に形成されつつある。

25歳，女性
正面から鼻孔を観察できない。

78歳，女性
鼻根部の皺が目立つ。

図9 外鼻の年齢による外観の変化

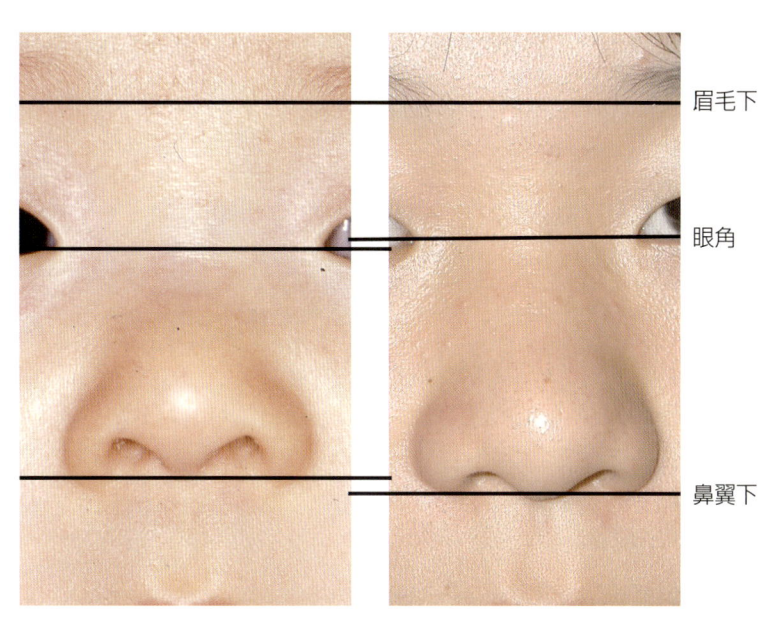

眉毛下

眼角

鼻翼下

図10 同一例の18年間の外鼻の成長
鼻背部～鼻尖部の発達が顕著である。

6．外鼻の再建　57

概 念

外鼻再建の原則

上記の観点から外鼻再建にあたってsubunitが提唱されている。外鼻内でのsubunitを最初に提唱したのはMillardである[4]。その後，Burgetらによって再分類された[3)12)]（図11）。詳細は「Ⅰ．総論 3．顔面のunitに関する新しい考え方」を参照されたい。しかし，実際に外鼻を再建するにあたりsubunitにとらわれる必要はないとの見解もある[13]（図12）。いずれにしても，外鼻再建の3つの原則を無視してはならない。それは，
(1) Support（支持組織）
(2) Lining（鼻粘膜と前庭部皮膚で構成される裏打ち）
(3) Cover（表面の再建）
である。外鼻欠損はさまざまな程度のSupportとLiningの欠損を含んでいる。これら三層構造がどの程度欠損しているのか正しく評価することが第一である。この原則を最初に提示したのはMillardである[4]。その後，Barton[9]やBurgetら[14]によってその認識が広まった。最近の外鼻再建の論文においてもその基本原則を踏襲している[13)15)16)]。

Support（支持組織）

Millardは，下半分の外鼻再建に対して特殊なL型の鼻中隔粘膜軟骨弁を前方に引き出し鼻尖と鼻柱の骨格を整えている[4]。鼻中隔組織が不足の場合にはcantileverなどの骨移植を要する。一般に，鼻中隔粘膜軟骨弁による移動では，両側の鼻腔が連続される結果となる。この際，発声や呼吸には障害はないと考えられているが，鼻腔内が乾燥し痂皮が付着しやすい[15]（図13）。基本的Supportには正中のみでは不十分で，主として鼻腔通気のために鼻背側面と鼻翼への軟骨移植を要する。特に鼻翼縁へのそれは必須である[9]（図14，15）。通常，移植材料としては耳介軟骨が最も利用される[17]。また，すべてのSupportの移植は二期的にするのではなく，できればCoverする皮弁との同時再建が望ましい[5)9)]。創収縮や線維化のため，よりよいcontour描出が困難となるからである（図16）。

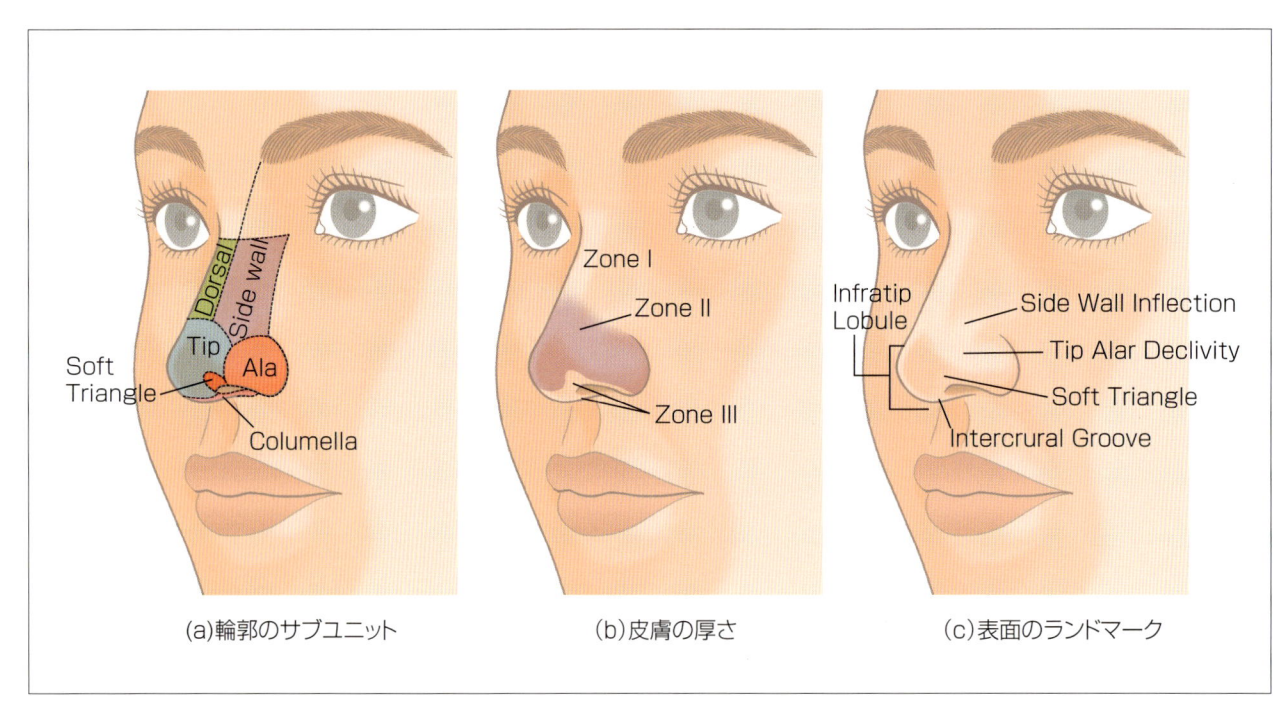

図11 Subunits of contour, Skin thickness, Surface landmark

(a) 輪郭のサブユニット
(b) 皮膚の厚さ
(c) 表面のランドマーク

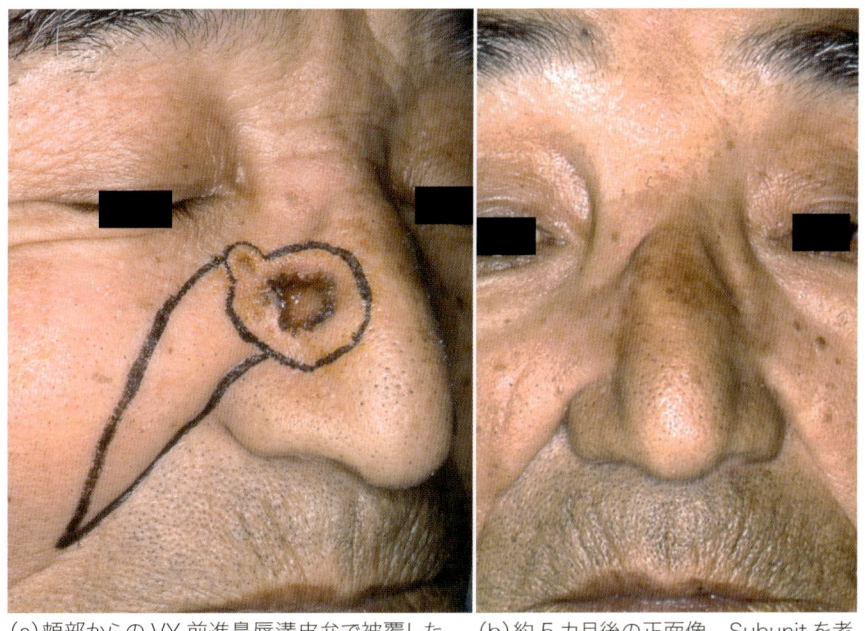

(a) 頬部からの VY 前進鼻唇溝皮弁で被覆した。　(b) 約 5 カ月後の正面像。Subunit を考慮していないが，目立たない。

図12　特に subunit を考慮せずに再建した症例
鼻背側面の BCC 症例（73 歳，男性）を示す。

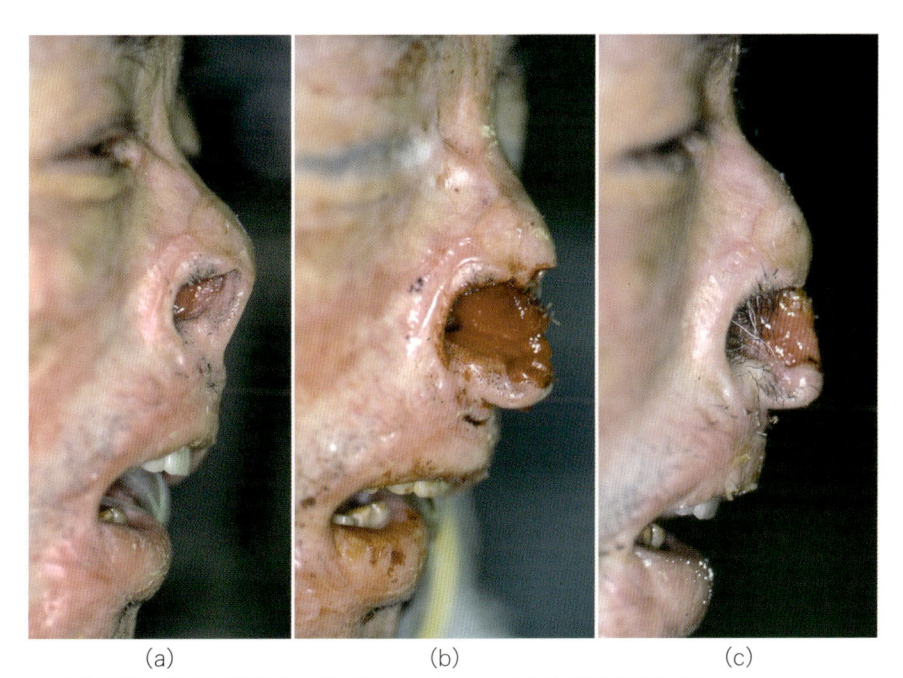

(a) 側面像で外鼻下半分の欠損が示されている。鼻唇角が約 170°である。
(b) Support（支持組織）と Lining（鼻粘膜裏打ち）に Millard の鼻中隔粘膜軟骨弁を使用した。鼻唇角が正常である。
(c) 鼻腔内が乾燥し痂皮が多く形成される。

図13　症例 1：56 歳，男性，熱傷による外鼻欠損症例

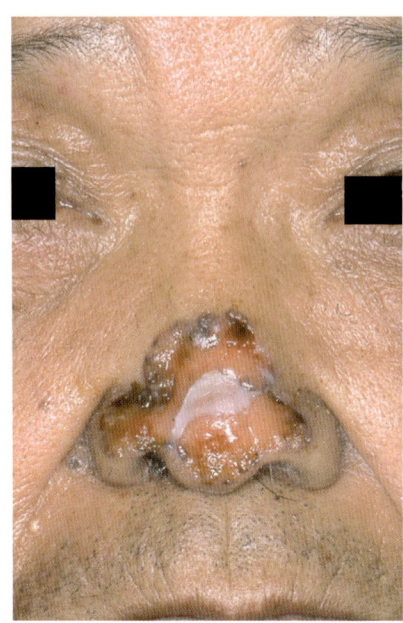

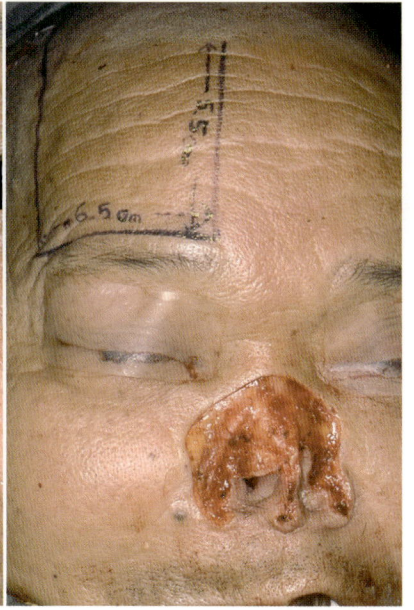

(a) 鼻背部，鼻尖部，両側鼻翼部に腫瘍が存在する。1 cm 離して外鼻を全層で切除した。

(b) Scalping flap による再建を行った。鼻柱基部，両側鼻翼基部は残っている。

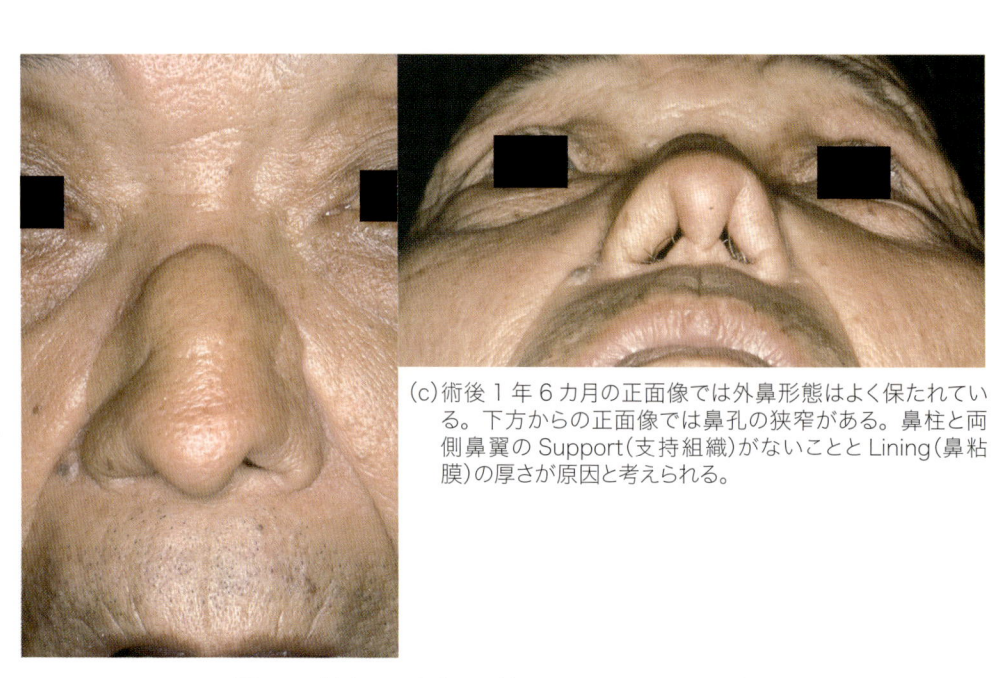

(c) 術後1年6カ月の正面像では外鼻形態はよく保たれている。下方からの正面像では鼻孔の狭窄がある。鼻柱と両側鼻翼の Support（支持組織）がないことと Lining（鼻粘膜）の厚さが原因と考えられる。

図14 症例2：78歳，男性，aggressive BCC 症例

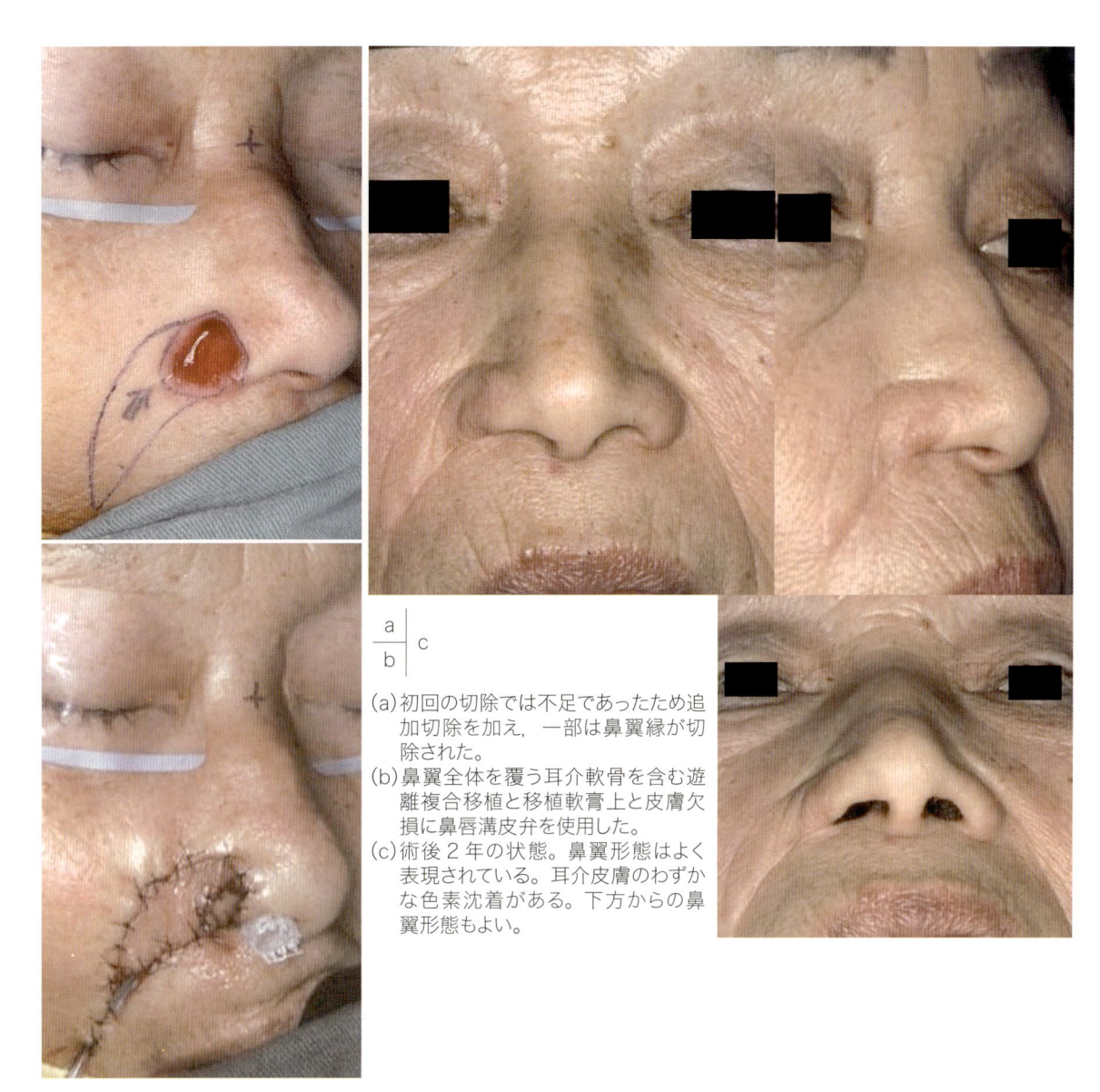

図15 症例3：71歳，女性，右鼻翼部BCC症例

(a) 初回の切除では不足であったため追加切除を加え，一部は鼻翼縁が切除された。
(b) 鼻翼全体を覆う耳介軟骨を含む遊離複合移植と移植軟骨上と皮膚欠損に鼻唇溝皮弁を使用した。
(c) 術後2年の状態。鼻翼形態はよく表現されている。耳介皮膚のわずかな色素沈着がある。下方からの鼻翼形態もよい。

Lining
（鼻粘膜と前庭部皮膚で構成される裏打ち）

鼻粘膜の欠損のLiningには，鼻中隔粘膜軟骨弁を用いるか外鼻皮膚からのturn-in flapが利用される。前者は主に上口唇動脈からの枝によって栄養され[14]，鼻中隔前方へ移動させるか，鼻背をピボットポイントとしたhinge flapが鼻背側面のSupportとLiningに利用可能であるが，鼻翼縁へは届かない[9]ため，その際は耳介からの遊離複合移植が有用である（図15）。鼻孔の形態と耳輪の形態が似ていることと，軟骨と薄い皮膚で構成されているため鼻孔が狭小化しない利点がある。また，この形態の酷似性を利用したfree auricular ascending helical flapは，鼻翼subunitの三層構造を有した移植材料として注目されている[16]。一方，皮弁によるLiningとして鼻唇溝皮弁も利用される（図17）が，厚く乾燥した組織であることが欠点である[16]。周囲組織が利用不可能であったり組織欠損が大きい際には遊離前腕皮弁が有用である[16)18]が，鼻唇溝皮弁と同様にLiningとしては厚いため二次的なdefattingなどが必要となる。これらの欠点を補うために植皮も利用可能である。薄くてdefattingを要しないかわりに，血行のよい皮弁の裏打ちとしてのみ可能である[9)16]。

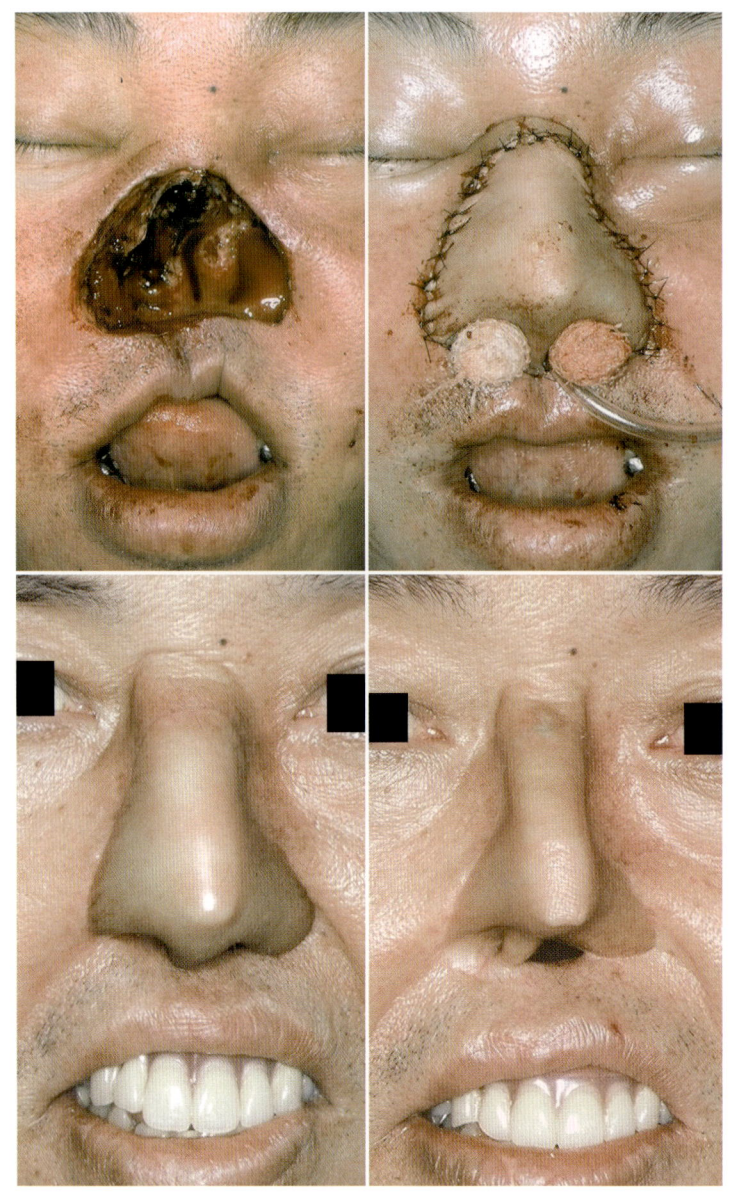

|a|b|
|c|d|

(a) 外鼻全切除が施行された。鼻腔底もない。
(b) 腸骨の cantilever 移植と遊離前腕皮弁による外鼻同時再建を施行した。
(c) 術後約 2 カ月。萎縮が始まっている。
(d) 術後約 10 カ月。鼻背背面と鼻翼の Support 不足が原因と考えられる。重力と創収縮による再建外鼻萎縮である。

図 16 症例 4:57 歳,男性,上顎癌外鼻浸潤症例

Cover（表面の再建）

　原則として皮弁による修復がよりよい。「外鼻の三次元構造」の項で述べたように,欠損の深さは重要である。その点で,皮膚のみの欠損の場合には顔面を採取部とする植皮も一選択となる[9]（図 8）。カラーマッチとテクスチャーマッチがよくてもcontour が優れないならば,再建鼻は目立つ結果となる（図 12）。皮弁の選択は欠損部位と大きさによって決められる。小欠損では subunit 内の局所皮弁が有用である（図 18）。2 cm 以内の欠損の場合では,鼻背部では頭側が Rintala flap,尾側が axial frontonasal flap,鼻背側面では鼻唇溝皮弁がそれぞれ適応性の高い皮弁である。そして 2 cm を超える欠損の場合では,前額部の皮弁（正中前額皮弁,頭皮額皮弁）の適応となる。それぞれの皮弁についての詳細は各論を参照されたい。一方,鼻翼や鼻柱の欠損では,一般には鼻唇溝皮弁が選択されることが多いが,遊離複合移植を上手に利用できればその有

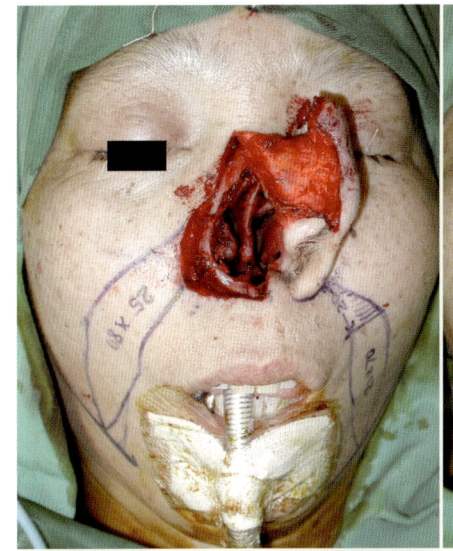

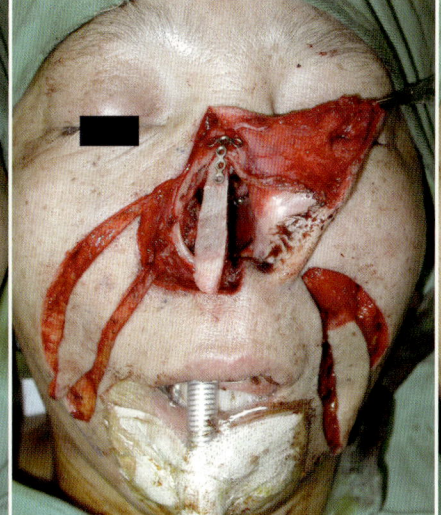

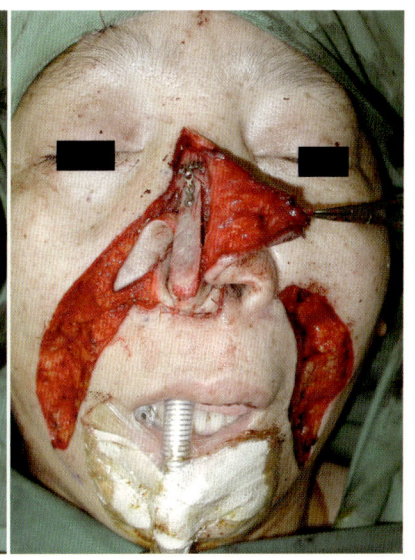

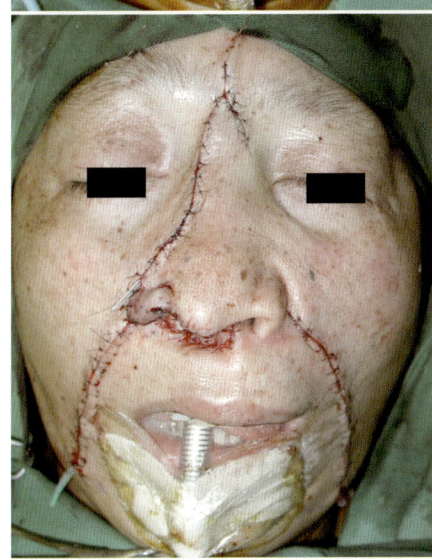

a	b	c
d		

(a) 右鼻翼は皮膚のみ部分的残存，鼻中隔切除，左鼻翼は半分が鼻翼全層が残っている。
(b) 支持組織としてL字型の腸骨移植を行った。
(c) 両側鼻唇溝皮弁で両側鼻翼と鼻中隔のLining（鼻粘膜）を施行した。
(d) 右鼻翼の一部鼻翼欠損に対してaxial frontonasal flapで被覆し，残存外鼻皮膚を元に戻した直後の状態を示す。

図17　症例5：53歳，女性，鼻腔内MM症例

用性は高い[16)17)]。比較的大きい欠損に対して，前額部からの皮弁と鼻唇溝皮弁の間で客観的な評価の比較論文は少ない[15)]。一般に，前額部皮膚の有用性が強調されている[4)5)]が，人種によって異なることも予想される。日本人の場合には鼻唇溝皮弁の方に満足度が高かったとの報告が見られる[19)]。また，正中前額部皮弁の皮弁採取部の欠損に対して皮膚が不足していても瘢痕治癒させた方がよいとされている[5)]が，これは日本人には不適当と考える。

小児における外鼻再建では成長を考慮しなければならない。個々の症例によって異なるが，瘢痕組織が外鼻の発達を妨げることがあってはならない。小児における外鼻再建で最も多い部位は鼻柱である。そのほとんどが新生児期の鼻腔カニューレによる鼻柱障害であるが，その再建に耳介軟骨移植や耳介からの遊離複合移植が適応となる。鼻尖部と鼻翼軟骨の発達（成長）が妨げられないように修復しなければならない（**図19**）。

インフォームドコンセントに関する注意点

「はじめに」でも述べたが，外鼻再建においては患者と術者との間に乖離が見られることがある。また，患者側の意識として，欠損の原因が悪性腫瘍の場合は容貌の改善意識に対する動機づけが外傷の場合よりも低い傾向にある[10)]。したがって，後から少しずつ改善を望む傾向にある外傷患者の場合には，その点まで留意して手術計画を立てる必要がある。さらに，過去に受傷歴のない患者は受傷歴のある患者に比較してより人目を気にし，女性患者よりも男性患者に抑うつとなりやすいことが知られている[20)]。加えて，鼻呼吸障害は，下気道に影響を与えるとともに，不眠や眼精疲労を来たすなどの鼻呼吸以外の症状を伴うことも留意したい[21)]。

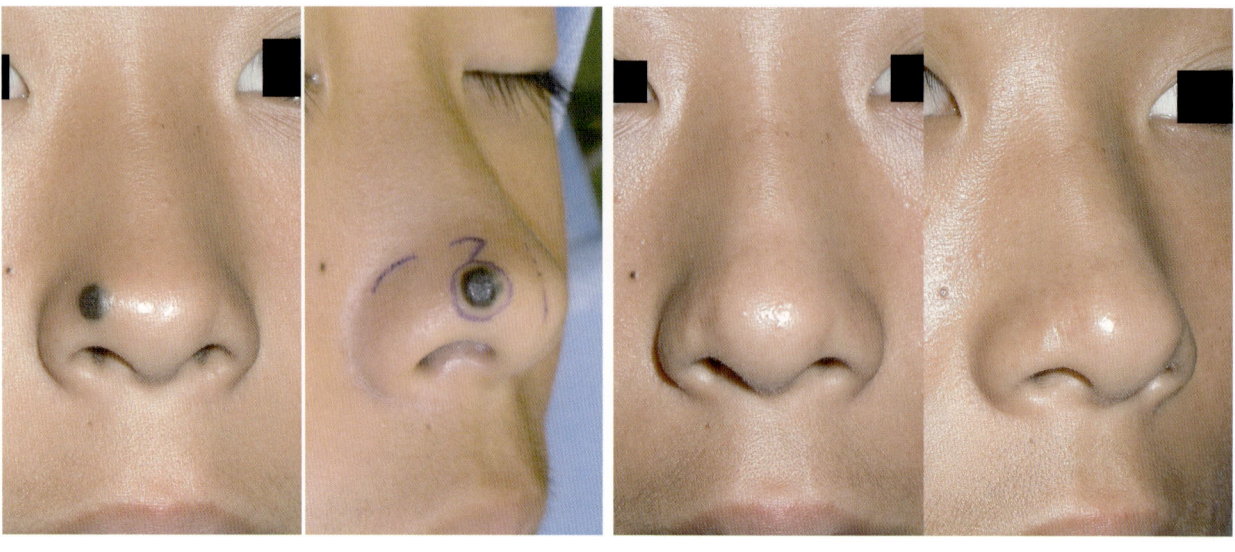

(a)術前の状態を示す。　(b)デザイン。1 mm 離して鼻翼軟骨上で切除し，頭側からの菱形皮弁で被覆した。　(c)約8カ月後の正面像と右斜め像。瘢痕は目立たず，contour も問題ない。

図18　症例6：13歳，男性，毛芽腫症例

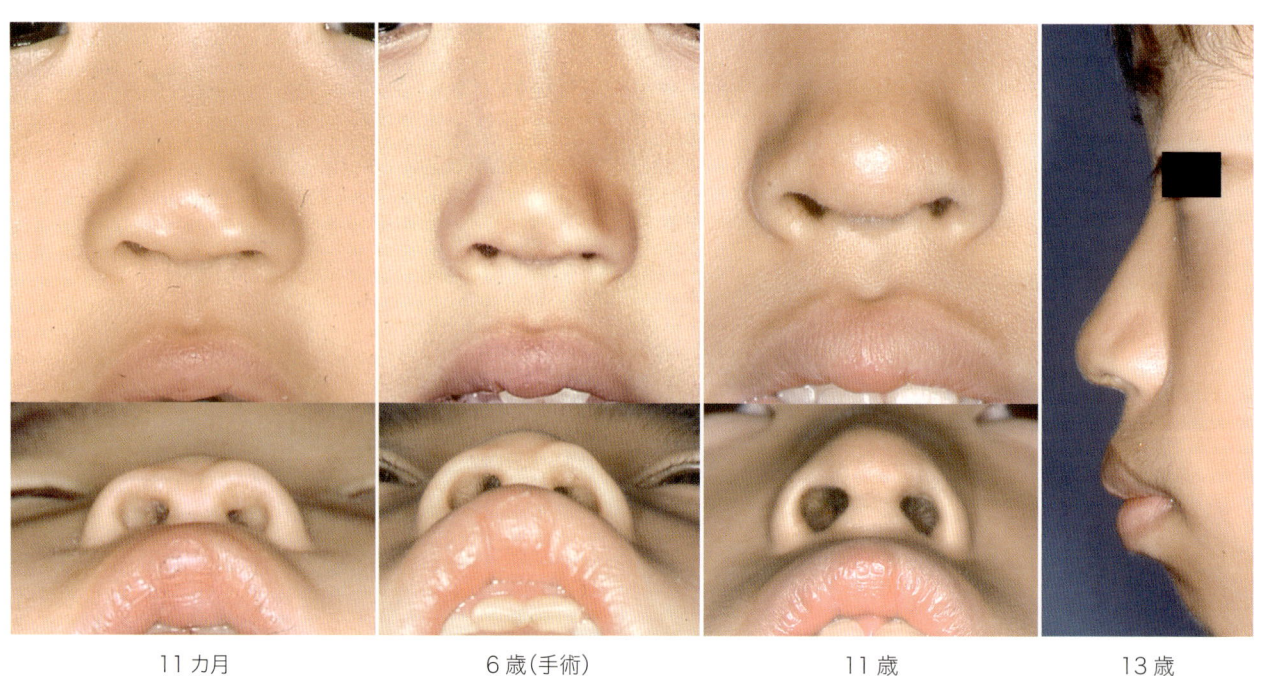

11カ月　　　　6歳（手術）　　　　11歳　　　　13歳

図19　症例7：新生児期の鼻腔カニューレによる鼻尖部，鼻柱部発育不全症例

6歳時に耳甲介軟骨（20×8 mm）を鼻尖部に移植し両側残存鼻翼軟骨と固定した。術後の外鼻形態は比較的よく維持され，外鼻発達は問題ない。鼻唇角も正常である。

文 献

1) Netscher DT, Spira M : Basala cell carcinoma: an overview of tumor biology and treatment. Plast Reconstr Surg 113 : 74e-94e, 2004
2) 寺師浩人, 橋川和信, 野村正ほか：外鼻基底細胞癌100症例の必要切除深度に応じた部位別再建術式の選択. 日頭顎顔会誌 21 : 203-212, 2005
3) Shumrick KA, Campbell A, Becker FF, et al : Modification of the subunit principle for reconstruction of nasal tip and dorsum defects. Arch Facial Plast Surg 1 : 9-15, 1999
4) Millard DR Jr : Aesthetic reconstruction rhinoplasty. Clin Plast Surg 8 : 169-175, 1981
5) Menick FJ : Nasal reconstruction ; Forehead flap. Plast Reconstr Surg 113 : 100e-111e, 2004
6) Farkas LG, Kolar JC, Munro IR : Geography of the nose ; A morphometric study. Aesth Plast Surg 10 : 191-223, 1986
7) Tardy ME : Topographic anatomy and landmarks. Surgical Anatomy of the Nose, pp1-23, Raven Press, New York, 1990
8) Gardetto A, Dabernig J, Rainer C, et al : Does a superficial musculoaponeurotic system exist in the face and neck? An anatomical study by the tissue. Plast Reconstr Surg 111 : 664-672, 2003
9) Barton FE Jr : Aesthetic aspects of nasal reconstruction. Clin Plast Surg 15 : 155-166, 1988
10) 橋本裕之, 寺師浩人, 渋谷博美ほか：鼻翼周囲の再建術式の検討；アンケートによる再建鼻の外観, 鼻閉感調査. 形成外科 12 : 1345-1353, 1993
11) McCarthy JG, Wood-Smith D : Rhinoplasty. Plastic Surgery, edited by McCarthy JG, Vol.3, pp1785-1894, WB Saunders Co, Philadelphia, 1990
12) Burget GC, Menick FJ : The subunit principle in nasal reconstruction. Plast Reconstr Surg 76 : 239-247, 1985
13) Rohrich RJ, Griffin JR, Ansari M, et al : Nasal reconstruction-beyond aesthetic subuits ; A 15-year review of 1334 cases, 114 : 1405-1416, 2004
14) Burget GC, Menick FJ : Nasal support and lining ; The marriage of beauty and blood supply. Plast Reconstr Surg 84 : 189-203, 1989
15) Mureau MAM, Moolenburgh SE, Levendag PC, et al : Aesthetic and functional outcome following nasal reconstruction. Plast Reconstr Surg 120 : 1217-1227, 2007
16) Taghinia AH, Pribaz JJ : Complex nasal reconstruction. Plast Reconstr Surg 121 : 15e-27e, 2008
17) Singh DJ, Bartlett SP : Aesthetic management of the ear as a donor site. Plast Reconstr Surg 120 : 899-908, 2007
18) Burget GC, Walton RL : Opitimal use of microvascular free flaps, cartilage grafts, and a paramedian forehead flap for aesthetic reconstruction of the nose and adjacent facial units. Plast Reconstr Surg 120 : 1171-1207, 2007
19) Uchinuma E, Matsui K, Shimakura Y, et al : Evaluation of the median forehead flap and the nasolabial flap in nasal reconstruction. Aesthetic Plast Surg 21 : 86-89, 1997
20) Slator R, Harris DL : Are rhinoplasty patients potentially mad? Br J Plast Surg 45 : 307-310, 1992
21) 戸川 清：鼻呼吸障害；その病態生理と臨床. 日耳鼻会誌, 85 : 1425-1436, 1982

I-7 耳介の再建

四ッ柳 高敏, 山内 誠

Summary

耳介は，複雑な形態に加え，薄く弾性を有する構造の特殊性から，再建においては原則として耳介の組織を最大限利用することが望ましい。本稿では耳介後面や耳甲介部の局所皮弁や軟骨皮膚弁を利用して一期的に行うことができる再建法の方針と手技につき述べた。

耳介前面の皮膚性欠損においては，小範囲であっても，耳介の構造上直接縫合することが困難であるが，後耳介皮下茎皮弁の利用により，種々の再建が可能となる。本皮弁は血行が安全で手技も容易であり，大きな皮島が得られるため，耳甲介部，対輪，舟状窩に至る広い範囲で再建が行える。また小範囲の欠損であっても，後耳介動脈の分枝を含む皮弁を使えば安全に無理なく被覆が可能である。耳輪部の欠損に対しては，耳介後面からの局所皮弁が有用であり，デザインとしては双葉皮弁とすることで，緊張なく自然な耳輪が再現できる。

全層欠損では，耳介頭側の欠損に対しては，浅側頭動脈上耳介枝を含む耳輪脚皮膚を茎とした，耳甲介前面の軟骨皮膚弁が有用である。本軟骨皮膚弁移動後の耳甲介部の欠損は後耳介皮弁により閉鎖する。耳介中央部の欠損に対しては，後耳介動脈を含む皮下茎とし，耳甲介軟骨と耳介前面の皮膚を利用した，または耳介後面皮膚も含めた全層での軟骨皮膚弁が有用である。耳垂などに対しては，後耳介動脈を含む皮下茎とした，耳甲介後面の軟骨皮膚弁を用いて再建するのがよい。耳垂は本来軟骨を有さない組織であるが，再建時には，軟骨を利用して再建を行うことで自然な形態が得られやすい。これらの再建は，耳介の1/3以下の欠損であれば良好な結果が期待できる。一方，耳介の1/3を超える欠損に対しては，これらの方法では十分な強度や大きさを獲得することが困難であり，肋軟骨移植，temporoparietal fascia flap，植皮術の併用による再建を行うのがよい。

はじめに

耳介の再建は，複雑な形態や構造の再現の難しさに加え，外力の影響を受けやすい部位であるため，強度の維持が図れることも考慮する必要がある。一方，耳介は，豊富に発達した血管網を有していることから，多彩な皮弁の挙上が可能であり，症例に応じて適切な術式を選択すれば，良好な再建が行える。本稿では，主に耳介部分欠損に対する局所皮弁を利用した再建の方針と手技を中心に述べる。

概念

耳介の再建にはこれまで多種多様な手技が報告されてきているが，部位と範囲で分類して適応を考えると理解しやすい。まず第1に皮膚性の欠損か，全層性の欠損かにより治療方針が異なる。全層欠損においては，欠損の範囲が1/3以下程度であれば，部

位に応じて耳介内の各種皮弁を利用した再建を考慮する。皮弁の挙上の際は，血管解剖に対する十分な理解が必要である（**図1**）[1)～3)]。一方，耳介の1/3以上の大きな欠損では肋軟骨移植などの，他部位からの組織移植を考慮する。

治療方針と手技

皮膚欠損，および全層欠損のおのおのに対する治療方針，手技につき以下に順に述べる（**表**）。

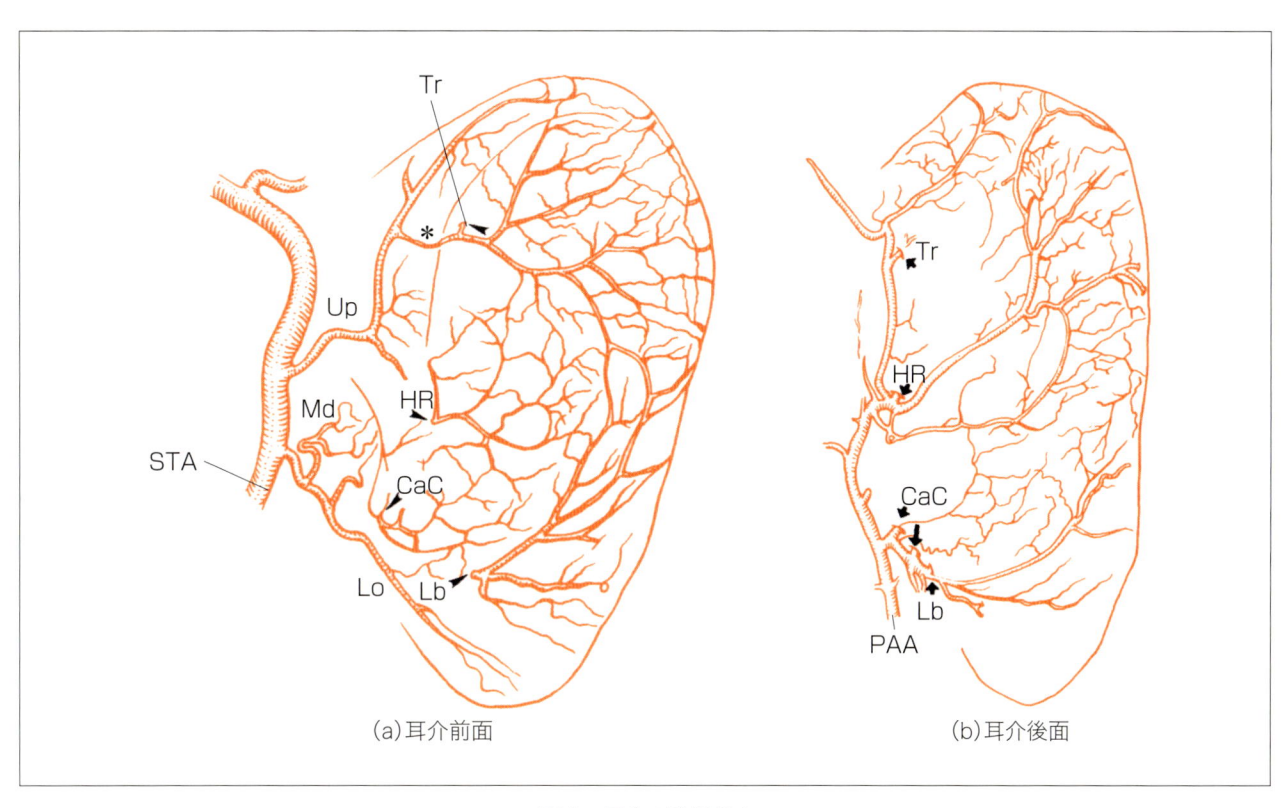

図1 耳介の動脈分布
（Park C, et al : Arteial supply of the anterior ear. Plast Reconstr Surg 90 : 38-44, 1992より引用）

表 耳介再建の方針

A 耳介前面の皮膚欠損
　1）耳甲介，対輪
　　　後耳介皮下茎皮弁
　2）耳輪
　　　耳後部からの局所皮弁

B 全層欠損
　1）部分欠損（耳介の1/3以下）以下の軟骨皮膚弁と局所皮弁の併用
　　a. 耳介頭側
　　　　耳甲介前面の軟骨皮膚弁（浅側頭動脈上耳介枝を含む皮膚茎）
　　b. 耳介中央
　　　　耳甲介前面（または全層）の軟骨皮膚弁（後耳介動静脈を含む皮下茎）
　　c. 耳垂側
　　　　耳甲介後面の軟骨皮膚弁（後耳介動静脈を含む皮下茎）
　2）広範欠損（耳介の1/3以上）
　　　肋軟骨移植＋temporoparietal fascia flap＋皮膚移植

皮膚欠損

軟骨膜が残存するものであれば，植皮術も可能である。しかし，外傷などでは軟骨膜の血行が障害されていることもあり，また，陥凹部である耳甲介や舟状窩などでは，術後拘縮や肥厚性瘢痕による変形が生じる場合もあるため，基本的には，皮弁による被覆が望ましい。以下，代表的な皮弁を挙げる。

後耳介皮下茎皮弁

後耳介皮下茎皮弁は，耳甲介部，対輪，舟状窩に至る広い範囲の再建に利用でき，欠損に合わせて自由にデザインが行えることから，耳介前面の被覆には最も有用な皮弁である[4)〜6)]。耳甲介部の再建に利用する場合は，耳介側頭溝をまたぐ位置にデザインし，耳介側頭溝直下にある後耳介動静脈を茎として挙上する。基本的に後耳介動脈を直視下に確認しなくとも皮弁の血行は安全であり，茎を通すために軟骨に最小限の孔を作製すれば，皮弁を前方に90°回転するだけで，容易に耳介前面に移動することができる。また，皮弁を耳介後方から牽引するため，耳甲介に軟骨欠損を伴っていても陥凹の自然な再現が可能となる（症例1）。対輪，舟状窩などの再建に利用する場合は，後耳介動脈の分枝を利用した皮弁を用いて再建を行う[7)]。分枝は灯りを当てると容易に透見できるので，小皮弁でも安全に挙上，移動が可能である。

その他の局所皮弁

耳輪の皮膚欠損に対しても耳介後面皮膚を利用して再建するのが第1選択となる。この場合，皮下茎としなくとも，回転皮弁，横転皮弁などの基本的な皮弁で被覆可能であるが，緊張なくゆとりをもたせて耳輪を被覆することが重要である[8)]。われわれは，双葉皮弁のデザインで移動することが多い。双葉皮弁は皮弁の移動を容易にし，耳介側頭溝の再現も容易である（症例2）。また，範囲が小さければ，耳介後面皮膚を剥離し，単純に進展皮弁として移動する方法も有用である[9)]。欠損の範囲や疾患，軟骨の状態を判断して適切に選択を行う。

全層欠損：部分欠損

耳介の全層欠損においては，比較的小範囲であれば，各種軟骨皮膚弁に局所皮弁を組み合わせることにより，同一耳介内での一期的再建が可能となる。すなわち，概念としては，残存耳介を，耳介前面，後面ともに血行を考慮して分割し，いくつかの皮弁として挙上する。それらを良好な形態と強度が得られるよう組み合わせて耳介前面の再建を行う。欠損は目立たない耳介後面に集中させ，直接縫合するか，植皮術などで被覆するという考え方である。この方法は，耳介の組織をそのまま利用したものであり，耳介本来の形態や構造を再現できる。しかしながら，耳介の大きさと強度の維持を図るには，これらの方法では再建範囲には限界があり，通常耳介の1/3以下の欠損に対しての適応となる。軟骨皮膚弁としては，特に耳甲介軟骨を利用したものが有用である。以下に代表的な耳甲介部軟骨皮膚弁につき述べる。

耳輪脚部（浅側頭動脈上耳介枝）を茎とした耳甲介前面の軟骨皮膚弁（図2）

浅側頭動脈上耳介枝を含む耳輪脚部を茎とし，耳甲介前面を軟骨皮膚弁として挙上する方法である[10) 11)]。皮膚茎のため，移動距離に限界があるが，経験上血行は安全であり，耳介頭側の再建に用いることができる。耳甲介のカーブを利用し，耳輪形態を形成することも可能である。耳輪脚部に変形を生じるため，整容的には二次的な修正を必要とすることもあり，先天異常などに対しては積極的に利用しにくいものの，外傷や腫瘍の再建においては有用である（症例3）。皮弁採取部位の耳甲介部は，軟骨欠損を生じるため後耳介皮弁で被覆し，また移植した軟骨皮膚弁の後面も，耳介後面に残存する局所皮弁などで被覆する必要があるため，皮膚が最大限有効に利用できるよう術前に十分デザインを検討しておく[11) 12)]。

後耳介動静脈を茎とした耳甲介前面の軟骨皮膚弁（図3）

後耳介動脈を含めた皮下茎として，耳甲介前面を一塊にして移動する方法である。耳甲介前面と軟骨のみ挙上することも，耳介後面皮膚も含めて全層で挙上することも可能である。耳介後方に容易に移動できるため，耳介中央部の再建に有用である（症例4）[13)]。皮弁採取部位の耳甲介部は耳介後面の局所皮弁などを用いて被覆する。採取した軟骨は，耳輪の再建には有用であるが，対輪の形態の再現は難しく，また，強度の点からも，対側耳後部からの軟骨移植の併用などを考慮してもよい。

I．総論

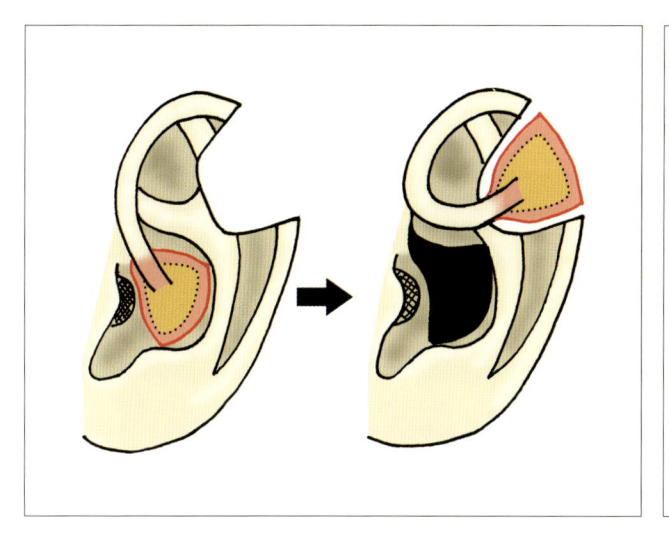

図2　耳甲介前面の軟骨皮膚弁
（浅側頭動脈上耳介枝を含む皮膚茎）

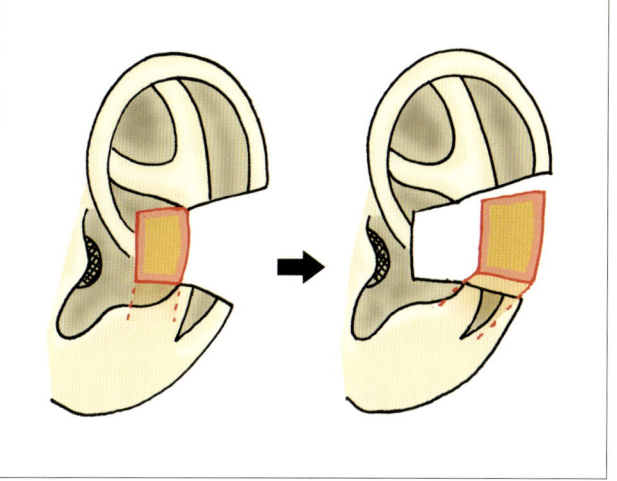

図3　耳甲介前面の軟骨皮膚弁
（後耳介動静脈を含む皮下茎）

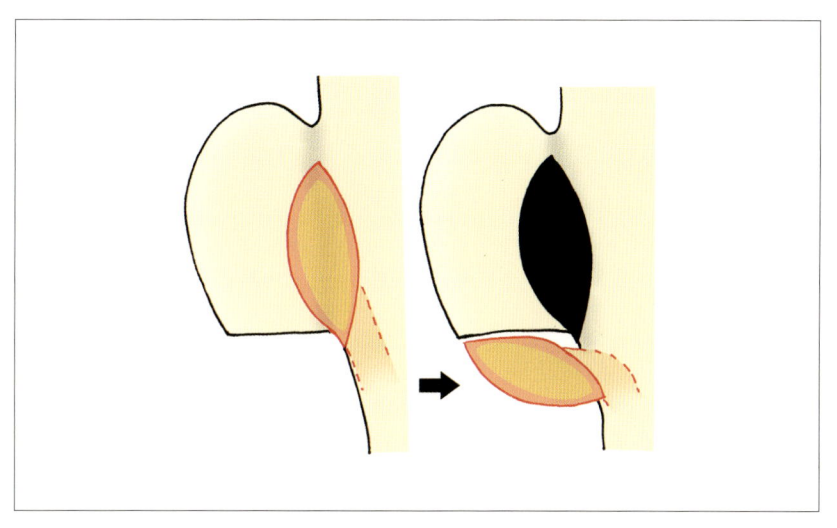

図4　耳甲介後面の軟骨皮膚弁
（後耳介動静脈を含む皮下茎）

後耳介動静脈を茎とした耳甲介後面の軟骨皮膚弁
（図4）

　採取部位が耳介後面であり，目立たないこと，後耳介動静脈を茎とし，遊離皮弁としても利用でき得る安全な血行を有することに加え，耳介後面の広い範囲で皮弁の形，大きさを自由に決められることなどが大きな利点である．また，皮下茎の剥離をあまり行わなくとも容易に移動できるため，特に耳垂の再建に有用である（症例5）[14)][15)]．耳垂は本来軟骨を有していないが，再建の際には，軟部組織のみでは経過とともに団子状の形態になりやすいため，再建の際には軟骨移植の併用が望ましい．また，後耳介皮下茎皮弁と同様で，耳介前面に対する種々の再建にも利用でき，小範囲の細かな立体形態を再建したり，形状保持の必要がある時などに有用である[16)][17)]．

全層欠損：広範囲欠損

　耳介軟骨移植や前述した軟骨皮膚弁などにおいて，軟骨の採取部位はいずれも耳甲介部に限られる．耳介の強度を得るためには軟骨同士が重複されるように固定される必要があり，実際に耳介軟骨のみで再建できる大きさには限界がある．したがって，1/3の大きさを超えるような欠損に対しては，積極的に肋軟骨移植の適応を検討すべきである．具体的には肋軟骨移植と，temporoparietal fascia flap，植皮術を併用して行うこととなる．この詳細に関しては小耳症の再再建などに関する他の成書に譲る[6)][12)][18)][19)]．

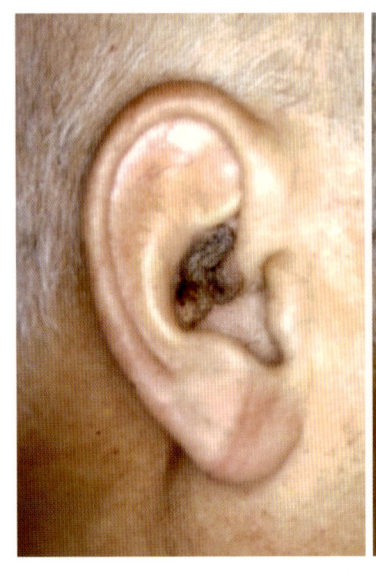

(a) 耳甲介, 耳輪脚に存在する基底細胞腫。

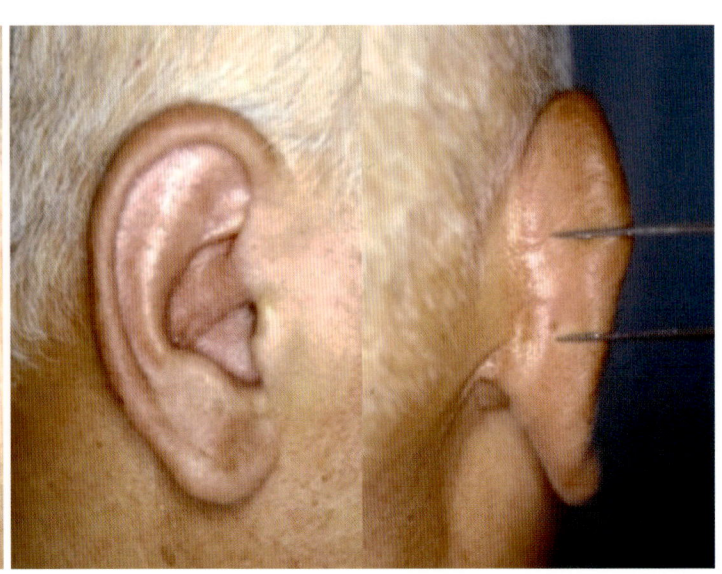

(e) 術後6カ月の状態

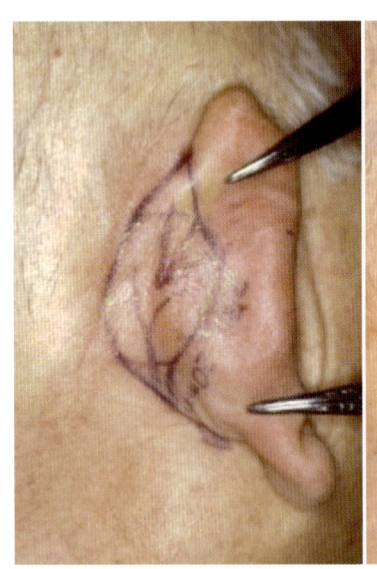

(b) 皮弁のデザイン

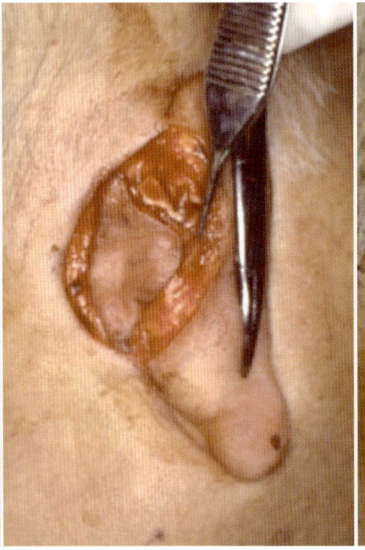

(c) 挙上した皮弁

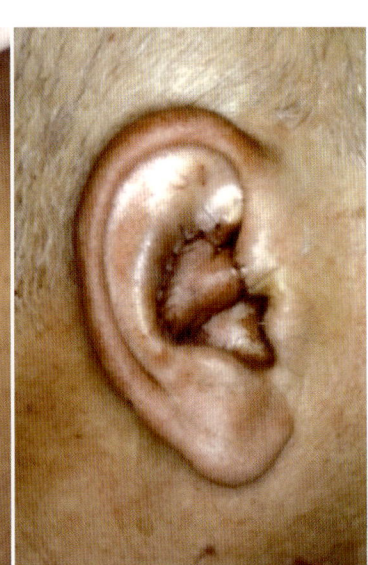

(d) 皮弁を移動し, 固定したところ。

図5 症例1：76歳, 男性, 後耳介皮下茎皮弁による耳甲介再建例

症　例

症例1 76歳, 男性, 耳甲介部の再建例

右耳甲介, 耳輪脚部の基底細胞腫。腫瘍から3mm離して軟骨上で切除した。欠損に合わせて後耳介皮下茎皮弁を挙上した。耳甲介部軟骨を一部切除し, トンネルを作製したのち, 皮弁を耳介前面に移動, 縫合した。皮弁採取部は直接縫合した。皮弁はうっ血などなく良好に治癒し, 整容的にも良好な結果となった（図5）。

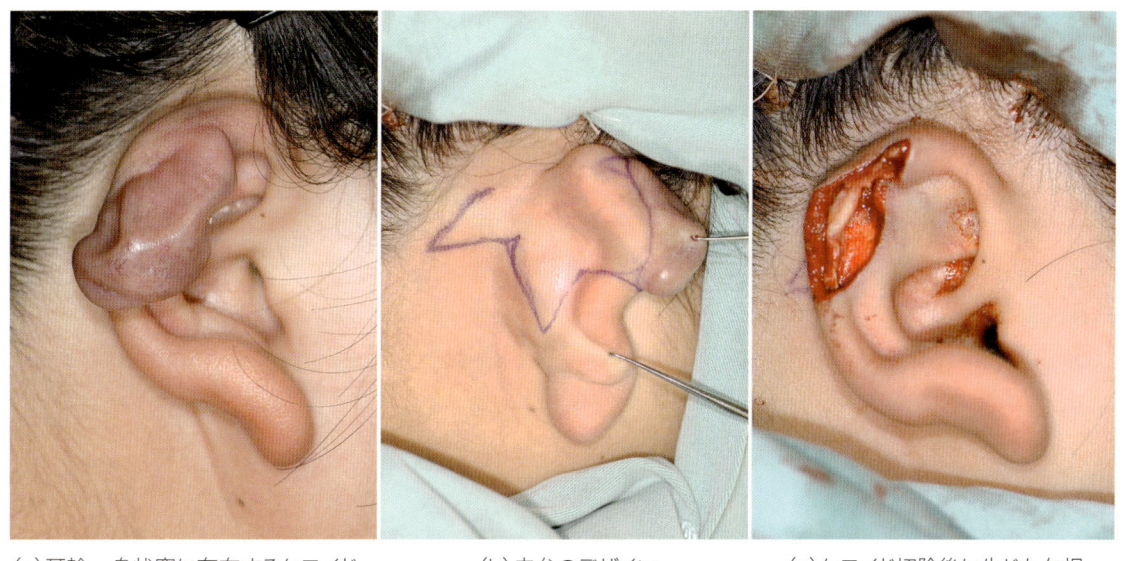

(a) 耳輪，舟状窩に存在するケロイド。　　(b) 皮弁のデザイン　　(c) ケロイド切除後に生じた欠損

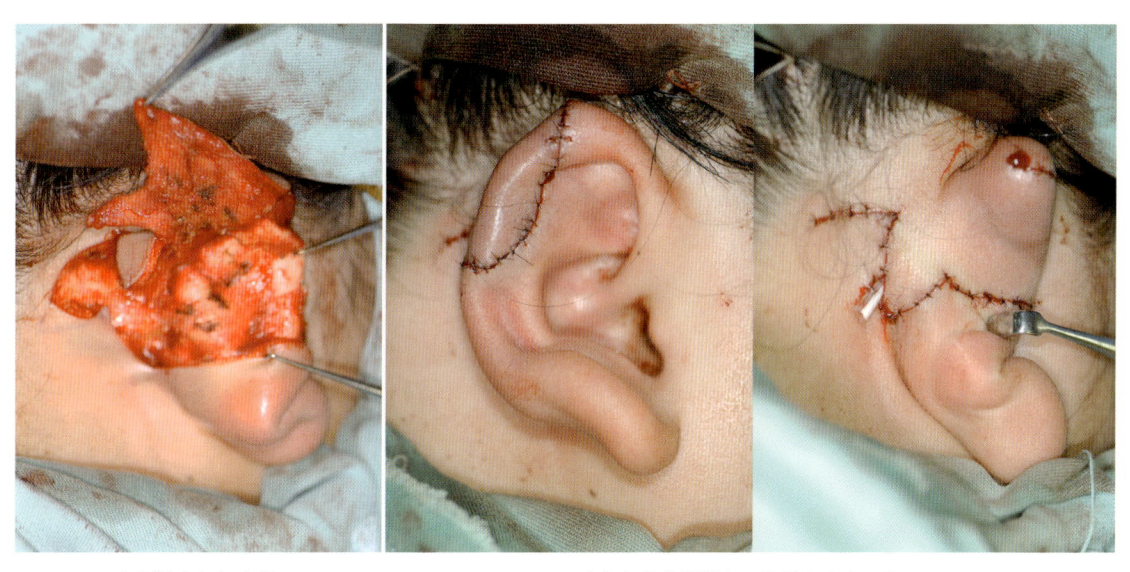

(d) 挙上した皮弁　　(e) 皮弁を移動し，固定したところ。

図6　症例2：15歳，男児，双葉皮弁による耳輪再建例

症例2　15歳，男児，耳輪の再建例

　右耳輪，舟状窩のケロイド。ケロイドを全切除後，双葉皮弁（デザイン上は3葉皮弁だが，2つの皮島を耳介前面の被覆に利用している）により被覆した。皮弁は耳輪上で緊張なく縫合できた。Dog earが若干残存したが，患者は結果に満足し，修正は行っていない（図6）。

症例3　44歳，男性，耳介頭側の再建例

　右耳輪，舟状窩のいわゆる皮膚混合腫瘍。腫瘍は耳介軟骨と強固に癒合していたため，軟骨を含めて切除した。生じた欠損に対し，耳輪脚を皮膚茎とした耳甲介前面の軟骨皮膚弁を用いて再建した。皮弁採取部は，後耳介皮弁により被覆した。皮弁，軟骨皮膚弁ともにうっ血などなく良好に治癒した（図7）。

7. 耳介の再建　71

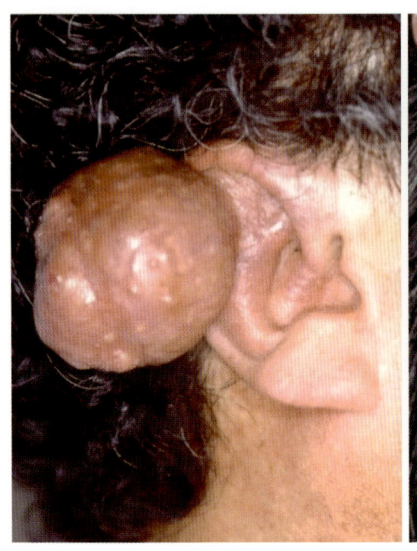

(a)耳輪，舟状窩に存在する腫瘍。 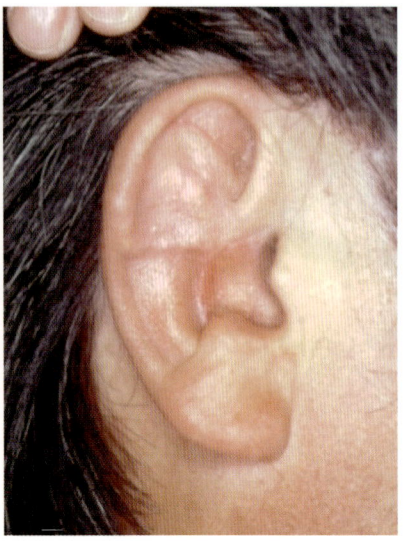　　　(f)術後8カ月の状態 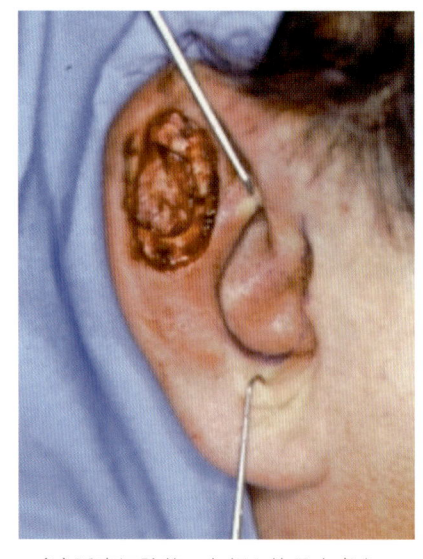　　　(b)腫瘍切除後の欠損と軟骨皮膚弁のデザイン。

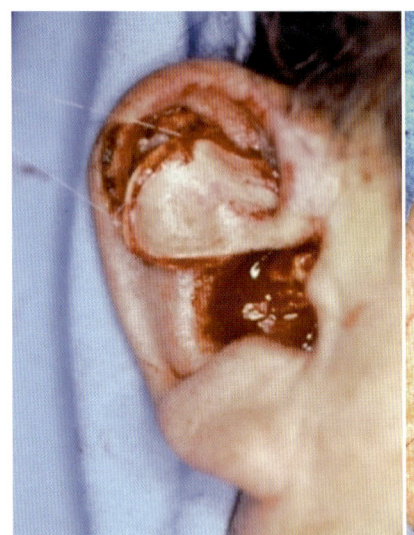

(c)軟骨皮膚弁を挙上，移動しているところ。 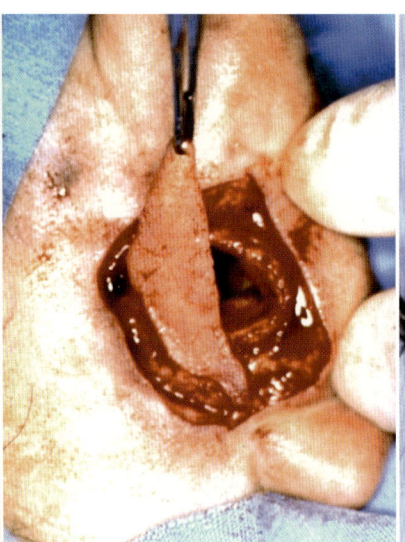　　(d)後耳介皮弁を挙上したところ。 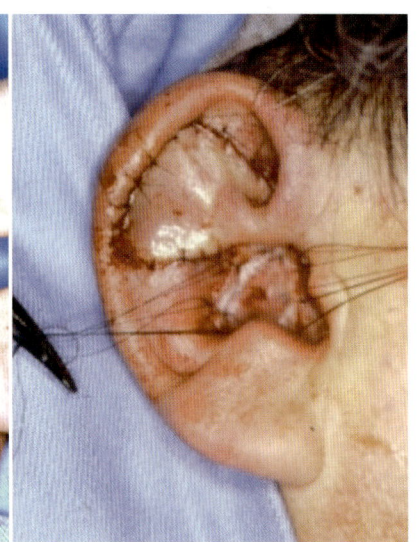　　(e)軟骨皮膚弁，皮弁を縫合固定したところ。

図7　症例3：44歳，男性，耳甲介前面の軟骨皮膚弁による耳介頭側の再建例

症例4　71歳，男性，耳介中央部の再建例

　左耳輪の有棘細胞癌。約1cm離して腫瘍を切除した。後耳介動脈を皮下茎として耳甲介部全層を軟骨皮膚弁として挙上し，対輪から耳輪に至る欠損を再建した。耳甲介部は，後耳介皮弁（皮膚茎で，一部分表皮を切除して移動した）で被覆した。軟骨皮膚弁，皮弁とも良好に治癒し，耳介の強度も維持された（図8）。

症例5　22歳，女性，耳垂周囲の再建例

　左先天性耳垂欠損。耳介後面皮膚を翻転して耳垂前面の再建に利用した。耳介後面は，後耳介軟骨皮膚弁により被覆した。軟骨皮膚弁，皮弁とも良好に治癒した。耳垂は左右対称で，薄い良好な形態を維持した（図9）。

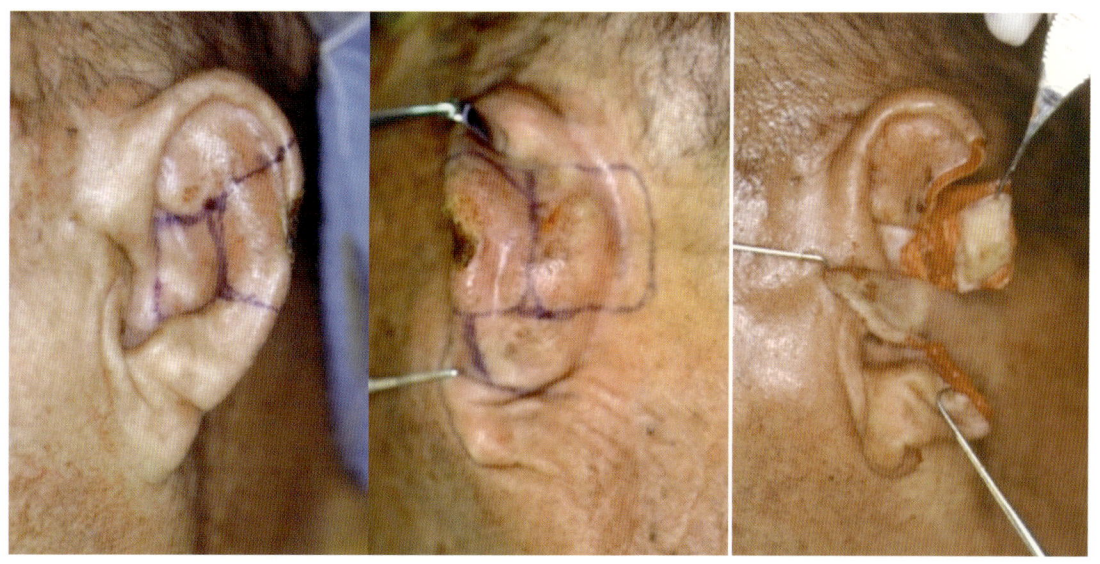

(a) 腫瘍切除範囲，軟骨皮膚弁のデザイン。　　(b) 挙上した軟骨皮膚弁と局所皮弁。

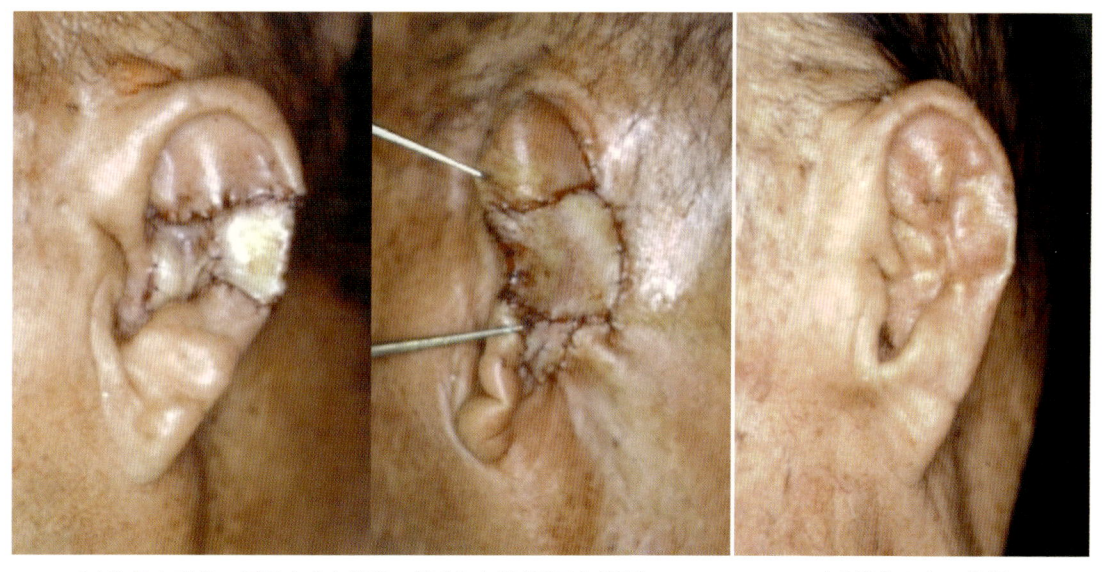

(c) 軟骨皮膚弁，局所皮弁を移動，縫合した状態（耳介前面）。　　(d) 術後1年の状態

図8　症例4：71歳，男性，耳甲介前面の軟骨皮膚弁による耳介中央部の再建例

考　察

　耳介は，複雑な形態に加え，薄く弾性を有するなど，独特の構造をもつ。また，脂肪などの軟部組織が少なく軟骨と皮膚間の可動性に乏しいため，皮膚の小範囲の欠損であっても直接縫合が難しい。これらの耳介の特徴を損なわないよう再建するためには，耳介の組織を利用した再建法が第1選択となる。欠損が小範囲であれば，Antia らの方法に代表されるように，軟骨と皮膚を全体として rotation，またはadvancementする形で再建することも可能であるが，欠損が大きくなると，これらの方法では，耳介全体が狭小化したり，または立ち耳様に耳介が挙上されてしまったりする[20]。これに対し，十分に軟骨と皮膚を補填できる再建を行うことを目的として，これまで種々の方法が報告されているが，チューブ皮弁や埋め込み皮弁に代表されるように二期的手術の報告が多い。

　一方，耳介は，豊富な血管網を利用すれば，多彩な皮弁や軟骨皮膚弁を挙上することができ，これらを組み合わせて再建を行うことで，耳介の部分欠損

(a)健常側(右)　　　　　　　　(b)患側(左)　　　　　　　　(f)術後9カ月の状態

(c)軟骨皮膚弁，局所皮弁のデザイン。　(d)軟骨皮膚弁，局所皮弁を移動したところ。　(e)手術終了時の状態

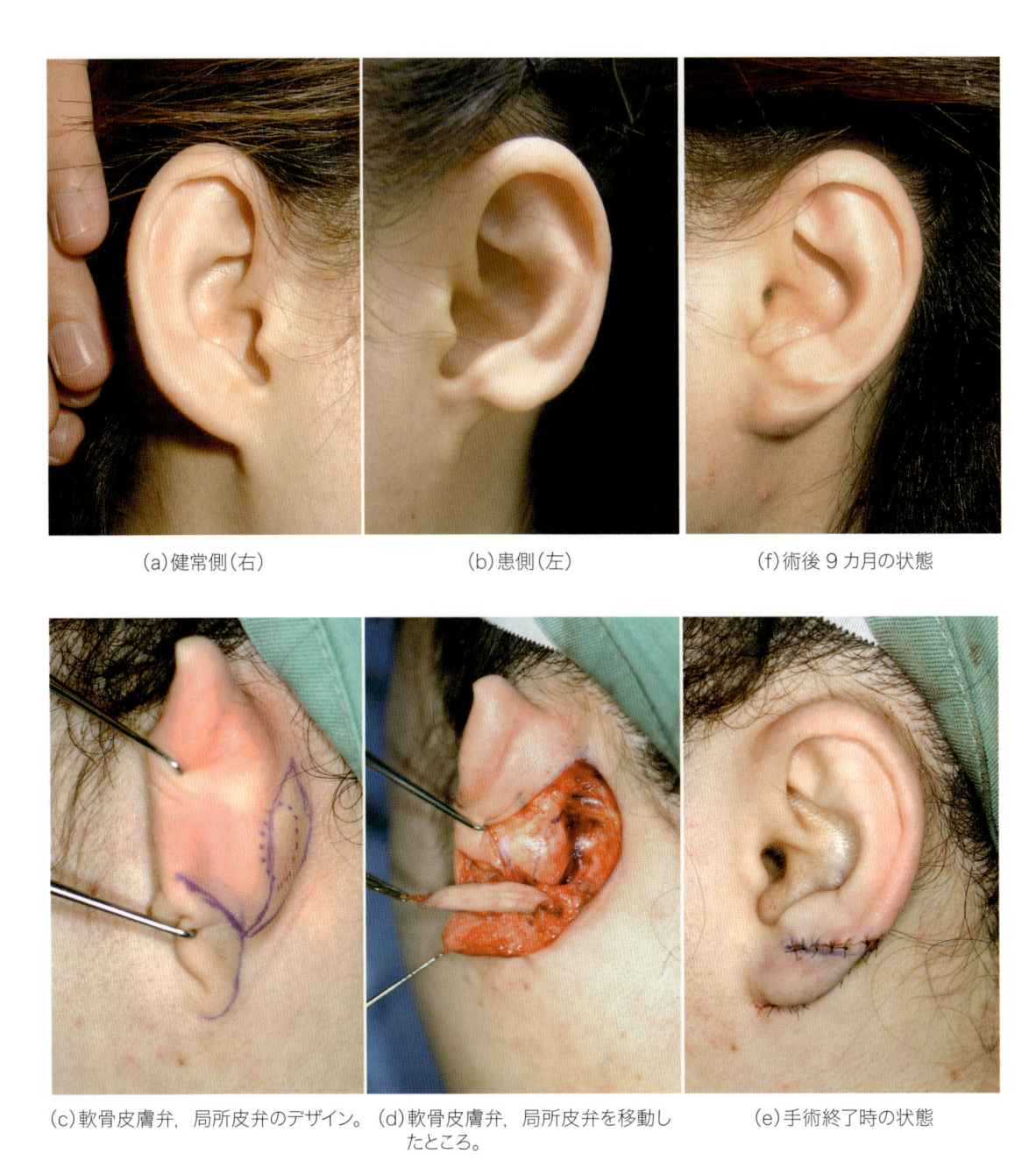

図9　症例5：22歳，女性，耳甲介後面の軟骨皮膚弁による耳垂再建例

の多くは一期的な再建が可能である[12)〜17)]。特に高齢者などでは，肋軟骨を利用した再建は，侵襲が大きく，また細工にも苦慮するため，これらの皮弁，軟骨皮膚弁は大いに有効である。軟骨皮膚弁を利用するにあたり最も重要なのは，耳介の強度の維持に関してである。十分な強度を有する再建を行うためには，軟骨同士を重ね合わせて固定することが望ましいが，欠損が大きくなると，組織量に不足を生じること，また重ね合わせた部位で段差が残存し，目立つ症例があること，などが問題となる。したがって，もし可能であれば，対側耳甲介からの軟骨移植を併用し，耳介後面で強度の補強を図ることなども考慮すべきである。また，再建に利用できる組織量には限界があるので，耳介の1/3を超える欠損においては，肋軟骨移植などを考慮すべきであり，症例ごとに十分検討のうえ適応を決める必要があろう。

文　献

1) Park C, Lineaweaver WC, Rumly TO, et al : Arteial supply of the anterior ear. Plast Reconstr Surg 90 : 38-44, 1992
2) Yotsuyanagi T, Yamashita K, Urushidate S, et al : Surgical treatment of cauliflower ear. Br J Plast Surg 55 : 380-386, 2002
3) Yotsuyanagi T, Yamashita K, Watanabe Y, et al : Reconstruction of a subtotally amputated auricle ; A case report. Scand J Plast Surg 35 : 425-428, 2001
4) 四ツ柳高敏, 桜庭　実, 横井克憲：耳甲介再建に対する後耳介皮弁の有用性. 耳鼻咽喉頭頸 66 : 429-434, 1994
5) Yotsuyanagi T, Watanabe Y, Urushidate S, et al : Retroauricular flap ; Its clinical application and safety. Br J Plast Surg 54 : 20-24, 2001
6) Yotsuyanagi T, Yamauchi M, Higuma U, et al : Total or partial ear reconstruction using a paper model. Eur J Plast Surg 27 : 126-130, 2004
7) Park C, Shin KS, Kang HS, et al : A new arterial flap from the postauricular surface ; Its anatomical basis and clinical application. Plast Reconstr Surg 82 : 498-504, 1988
8) Yotsuyanagi T, Yokoi K, Nihei Y, et al : Management of hairline using a local flap in total reconstruction for microtia. Plast Reconstr Surg 104 : 41-47, 1999
9) Saito Y, Yotsuyanagi T, Ezoe K, et al : Easy and safe surgical technique for acutely burned ear in patients with burns involving large areas of the body surface. JPRAS 62 : 1020-1024, 2009
10) Donlan MB : Conchal transposition flap for postburn ear deformities. Plast Reconstr Surg 83 : 641-652, 1989
11) Yotsuyanagi T, Nihei Y, Sawada Y, et al : Reconstruction of defects involving the upper one-third of the auricle. Plast Reconstr Surg 102 : 988-992, 1998
12) 四ツ柳高敏, 横井克憲：外耳の再建. PEPARS 6 : 8-15, 2005
13) Yotsuyanagi T, Watanabe Y, Yamashita K, et al : Reconstruction of defects involving the middle one-third of the auricle using full-thickness conchal chondrocutaneous flap. Plast Reconstr Surg 109 : 1366-1371, 2002
14) Yotsuyanagi T : Earlobe reconstruction using a chondrocutaneous flap. Plast Reconstr Surg 94 : 1073-1078, 1994
15) Yotsuyanagi T, Yamashita K, Sawada Y : Reconstruction of congenital and acquired earlobe deformity. Clin Plast Surg 29 : 249-255, 2002
16) Yotsuyanagi T, Urushidate S, Nihei Y, et al : Reconstruction of external auditory canal with a postauricular chondrocutaneous flap. Plast Reconstr Surg 102 : 2320-2324, 1998
17) Yotsuyanagi T, Urushidate S, Sawada Y : Helical crus reconstruction using a postauricular chondrocutaneous flap. Ann Plast Surg 42 : 61-66, 1999
18) 四ツ柳高敏：耳介の熱傷および熱傷後変形に対する治療. 熱傷の治療 最近の進歩, 百束比古編著, pp153-160, 克誠堂出版, 東京, 2003
19) 四ツ柳高敏：ヘアーラインの低い症例に対する再建. 耳介の形成外科, 福田修, 荻野洋一編著, pp90-95, 克誠堂出版, 東京, 2004
20) Antia NW, Buch VI : Chondrocutaneous advancement of flap for the marginal defect of the ear. Plast Reconstr Surg 39 : 472-477, 1967

I 8 口唇の再建

総 論

中西 秀樹, 瀬渡 洋道

Summary

欠損が生じた場合, 上口唇, 下口唇ともに各々の組織で再建することが望ましい。

〈上口唇〉
- 上口唇の全層欠損の再建では整容的に目立ちやすいので, 再建口唇の左右の対称性や人中やキューピット弓などのエステティックユニットを考慮した再建法となる。
- 上口唇の広範囲な組織欠損は比較的まれであるが, 外側ユニットの再建には下口唇からの交叉皮弁を工夫した Burget 法による上口唇外側再建が有効である。
- 人中の欠損を伴う広範な上口唇の全層欠損では, 下口唇正中の交叉皮弁である Abbe's flap で人中を形成し, 残存の外側ユニットを用いる両側の Karapandzic flap がよい。

〈下口唇〉
- 有棘細胞癌などが発生しやすく, 広範囲な下口唇全層欠損となりやすい。
- 下口唇の欠損が1/3程度であれば単純縫合でよいが, それ以上では皮弁での再建が必要となる。片側の上口唇からの交差皮弁は上口唇の対称性が失われやすいので適用が限られているが, 伸展された赤唇皮弁と皮下組織を組み合わせた Stepladder 法などは推奨される。
- 下口唇の欠損が2/3前後の広範な下口唇欠損では上口唇の両側の交叉皮弁が手技も優しく, 整容的にも機能的にもよい結果が得られる。
- 下口唇の欠損が2/3から全欠損の場合, fan flap や Bernald-Webster 法などが用いられてきたが, 最近では顔面動脈や顔面神経を残して括約筋機能や知覚回復を目指した再建法も報告されている。また, 組織欠損量が広範囲であれば遊離皮弁も選択される。

はじめに

口唇は白唇, 赤唇, 口腔粘膜, 口輪筋などで構成されており, これらの解剖学的特徴を再現することが重要となる。さらに上口唇では人中稜, 人中窩などの三次元的構造とエステティックユニットがあり, さらに左右対称性の獲得も大切なポイントとなる。また, 下口唇では流涎予防や摂食維持のため機能的に再建しなければならない。こうした観点から, 口唇再建ではカラーマッチ, テクスチャーマッチに優れ, 早期の機能的回復が期待できる局所皮弁による再建が基本とされている。本稿ではこれら局所皮弁による口唇再建の総論について述べる。

解 剖

口唇は赤唇と白唇とで構成され, 白唇の皮膚部は表皮, 毛, 脂腺, 汗腺が存在し, 赤唇と白唇の境界部は white roll と呼ばれる白く隆起した部位で, 口輪筋の外方端に一致した部位に赤唇縁がある。赤唇

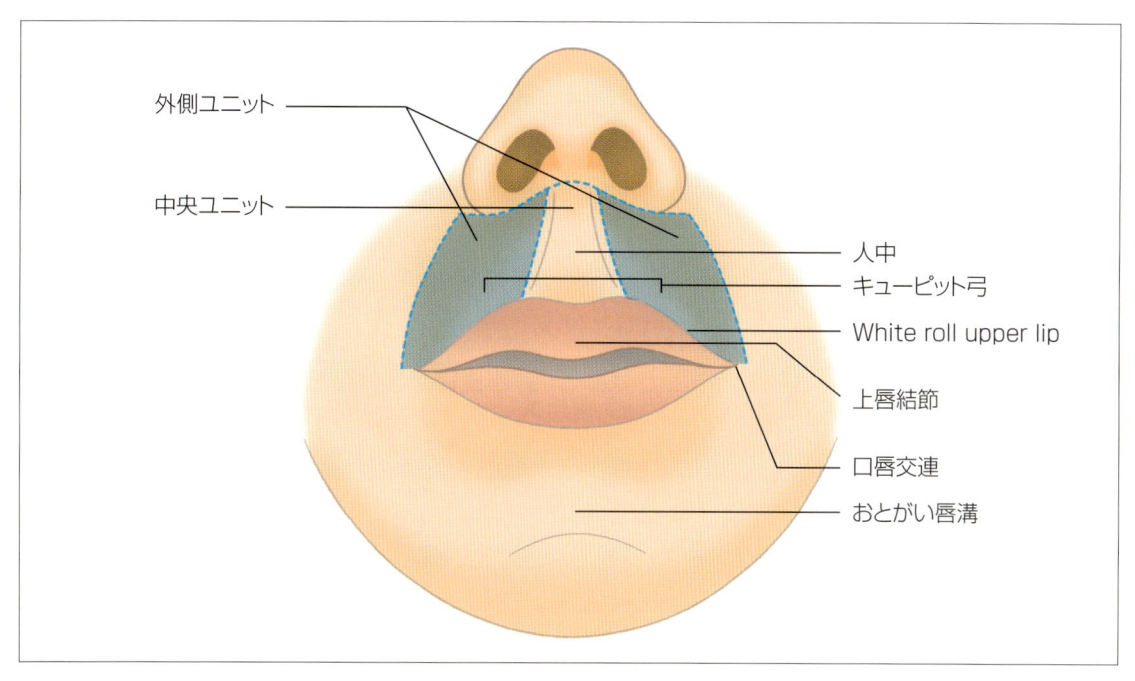

図1 口唇の名称

は色がついた上皮であるが，角化と色素沈着は弱く軽度乾燥しており，やや湿った口唇粘膜部とに明確な境界は存在しない．白唇は上方では鼻基部，下方ではおとがい唇溝，外方では鼻唇溝に達する（図1）．口唇およびその周囲の皮下には口輪筋をはじめ，大頬骨筋，小頬骨筋，口角挙筋，上唇挙筋，口角下制筋，下唇下制筋，笑筋，おとがい筋，頬筋，広頸筋があり，これらはすべて顔面神経の支配を受ける．また，上口唇から頬部の知覚は三叉神経第Ⅱ枝である眼窩下神経に支配され，下口唇からおとがい部の知覚は三叉神経第Ⅲ枝の下歯槽神経の終末枝であるおとがい神経に支配される．血管は顔面動脈から上唇動脈および下唇動脈が分枝しそれぞれを栄養している．通常これらの動脈にはっきりとした伴走静脈は存在しない．

概　念

口唇再建の基本は軟部組織による形態的な修復と口輪筋の修復による機能再建である．口唇は皮膚，筋肉，口腔粘膜から構成されており，それぞれの口唇の欠損を同じ組織で再建することが望ましい．したがって，白唇と呼ばれる皮膚の再建には皮膚・皮下組織までの皮弁を，赤唇部は赤唇皮弁または赤唇粘膜弁を，口唇全層欠損には口唇の約1/3までは口唇単純縫縮をそれ以上では口唇全層組織である口唇交叉皮弁（cross lip flap）を用いる．しかし，口唇の欠損部が大きく，口唇の組織量が不足する場合は組織量の多い皮弁で再建する．口唇再建の基本は同じであるが，上口唇，下口唇，口唇交連と部位により再建法が異なる．上口唇再建では三次元的な人中稜，人中窩などがあり，エステティックユニットを考慮する．また，再建後にキューピット弓が維持され，口唇が左右対称となることが重要である．下口唇は悪性腫瘍の頻度が高く，大きな欠損が生じやすいが，上口唇と異なりエステティックユニットや口唇の左右対称をあまり考慮しなくてよいので，口唇の欠損が少なければ単純縫縮を第1選択とする．しかし，より大きな口唇の欠損では上口唇や口唇周囲の局所皮弁を用いて修復して小口症にならないようにする．皮弁での再建では，おのおのの筋組織を含ませて残存口輪筋に縫合することで口輪筋との連続性を維持して機能的に再建する．可能であれば再建に用いる筋組織の運動神経や知覚神経を残して，知覚や運動機能の再現を目指す．なお，口唇全欠損では遊離皮弁を用いることもあるが，運動機能の再現性やカラーマッチ，テクスチャーマッチについては限界がある．口唇交連の再建は巨口症などの先天異常では残存組織と残存筋で再建する．しかし，外傷や悪性腫瘍切除後の再建では，口唇交連に加えて上・下口唇の一部，頬部の全層欠損となりやすい．残存

する上・下口唇の一部を用いて口角を形成するが，機能的・形態的再建には限界がある。症例に応じた皮弁の選択が大切である。

手　技

　口唇周囲の欠損部を再建する皮弁の手術手技の基本は，顔面の局所皮弁の作製と同じである。ここでは局所皮弁の中でも口唇全層欠損部の再建に用いられるcross lip flapの作製について述べる。上口唇または下口唇のどちらもcross lip flapとして用いられ，Abbe's flap，Estlander flapなどと名称は異なっても基本操作は同じである。

　口唇では全層欠損時には口輪筋の緊張がとれ，欠損部が必要以上に拡大する。また，全層欠損では残存の口唇組織は伸びるので正確な欠損の大きさの判断は困難であるが，残存組織をフックで引き寄せて軽度緊張をかけて欠損部の大きさを決定してデザインする。

① 白唇，赤唇に加えて口唇粘膜まで正確にデザインする。
② 切開部にボスミン液（20万倍）を注射する前に皮内針を用いて赤唇縁にピオクタニン液を刺入してマークする。
③ 茎部に含まれる口唇動脈を損傷しないように茎の反対側の口唇全層切開時に口唇動脈の位置を確認する。
④ 口唇皮弁周囲の口唇部を指で圧迫して口唇動脈を遮断して，まず口唇皮弁に軽度の緊張をかけて，茎部で口唇動脈を含んだ口唇縁を残して，口唇皮膚と口唇粘膜を15番メスで皮下組織まで切開する。
⑤ ついで，11番メスで皮下組織から口輪筋，口唇粘膜まで全層に切開する。その際，皮弁の緊張を保つために茎部の反対側の口唇縁を一部残して最後に切離する。
⑥ 反対側の赤唇を切り離す際に口唇動脈の位置を確認する。
⑦ 次に，皮弁の茎部を反転しやすいように口唇皮膚や粘膜をさらに切開し，口輪筋をペアンで慎重に剥離して口唇動脈を傷つけないように皮弁の茎部を細くする。
⑧ 欠損部に皮弁を挿入する際，捻れに注意して口唇粘膜部，口輪筋，皮下組織，皮膚と4層に分けて縫合する（図2）。最初にマークした赤唇縁をずらさないように注意する。

上口唇再建

小皮膚欠損

　上口唇の皮膚欠損の再建法として，小範囲であれば上口唇のユニット内の皮下茎皮弁を用いる。皮膚欠損が比較的大きい場合は上口唇のユニット外の局所皮弁を用いる。ここではnasolabial flap，para-alar flap，lateral lip advancement flapなどの代表的な局所皮弁を述べる。

Nasolabial flap

　主として顔面動脈，眼角動脈に栄養される皮弁で，鼻唇溝部に一致させる。上口唇再建に使用する場合，長さ約50 mm，幅10～15 mm程度まで挙上可能であるため比較的大きな欠損にも対応できる。また上方茎，下方茎いずれでも作製可能で皮下茎皮弁としても挙上できる。なお，皮下茎を通した部位の隆起が目立つことや，皮弁がbulkyとなりやすいので移植後に脂肪除去術を行うこともある。また，口腔粘膜を含めて全層に皮弁を挙上すれば，上口唇での全層欠損の再建も可能である。

Para-alar flap

　傍鼻翼部付近の皮下では顔面動脈分枝が密な血管網を形成しており，これらの皮膚への微小穿通枝を利用して挙上する。この皮弁は，鼻翼基部に三日月形に作製するため，採取部の瘢痕が目立たないのが最大の特徴である。皮下茎皮弁として挙上すると移動距離も長く，単独あるいは両側に作製した皮弁を組み合わせることにより人中付近の再建も可能である[1]。ただし，皮弁の大きさおよび形には制限があるため，適応は限られる。

Lateral lip advancement flap

　欠損の外側に作製した皮弁を内側へ前進させて再建する方法で，皮弁の移動を容易にするため傍鼻翼部の皮膚を三日月形に切除する。Lateral lip advancement flapとpara-alar flapとを組み合わせて人中部の欠損を修復できる。

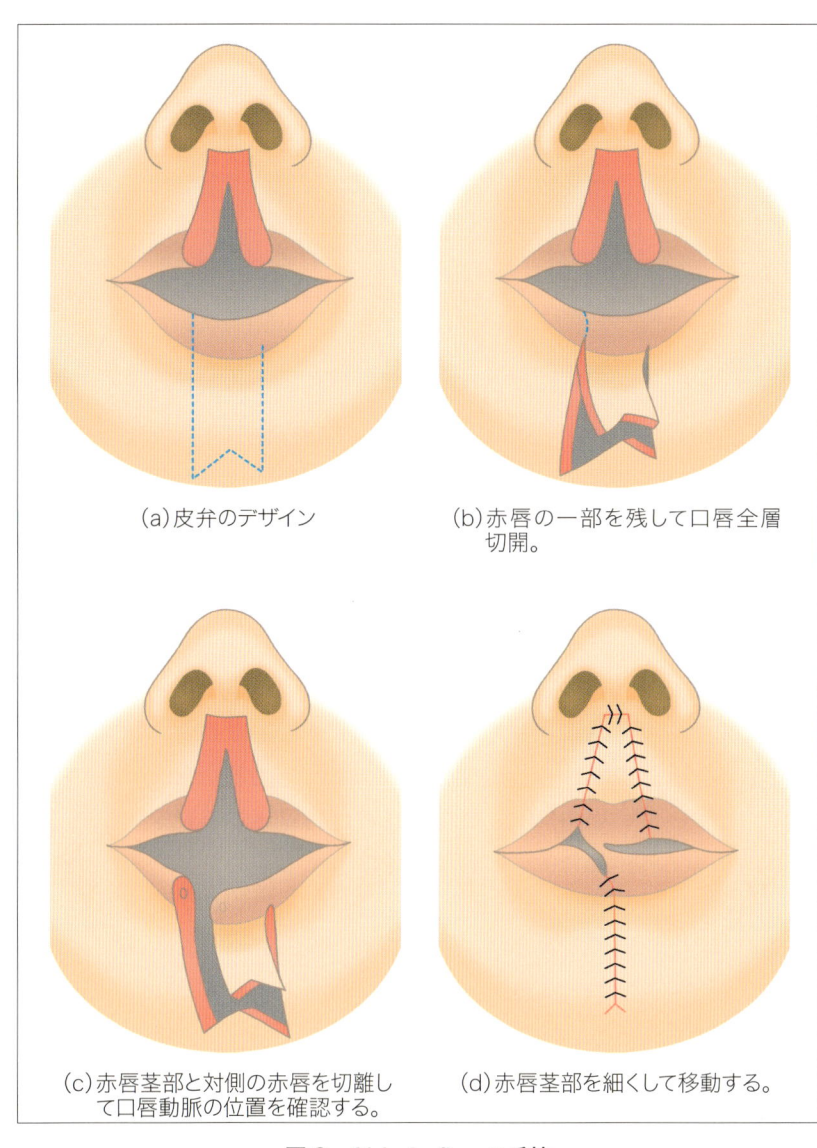

(a) 皮弁のデザイン　　　(b) 赤唇の一部を残して口唇全層切開。

(a) tissue-expanding vermillion myocutaneous flap に皮下茎皮弁を加えるデザイン。

(c) 赤唇茎部と対側の赤唇を切離して口唇動脈の位置を確認する。　　　(d) 赤唇茎部を細くして移動する。

(b) 縫合線

図2　Abbe's flap の手技

図3　Tissue-expanding vermillion myocutaneous flap[2] による赤唇再建

赤唇欠損

　赤唇欠損の再建は上口唇，下口唇ともに同じ種類の局所皮弁を用いる。赤唇の小欠損は残存する赤唇と口唇粘膜を用いる mucosal V-Y advancement flap が手技も容易で第1選択の皮弁である。上口唇の赤唇再建では中央部の上唇結節と呼ばれる赤唇部の厚みが整容的に大切となる。この赤唇結節の再建には両側の残存外側赤唇に皮下茎皮弁を作製して移動するか，下口唇からの cross lip mucosal flap を用いる。赤唇の中等度の欠損には tissue expanding vermillion myocutaneous flap[2] が良い適応である。Tissue expanding vermillion myocutaneous flap は赤唇縁直下を切開線として口唇動脈を含むように口輪筋弁として挙上し，反対側赤唇断端まで伸展させる。口輪筋を含ませることにより伸展性にも優れ，色調，質感なども良好である（図3）。通常，赤唇部の1/2の欠損まで再建可能とされているが，上口唇の場合上唇結節などが変形，消失する可能性があるので注意しなければならない。さらに広範囲の赤唇欠損か全欠損の場合は，色調の違いが残存するが，舌弁あるいは口唇粘膜を用いる。

全層欠損

　上口唇の再建は口唇の欠損部の修復だけでなく，機能面と整容面を考えた再建となる。上口唇正中部の欠損は Abbe's flap で，上口唇外側や口唇交連の欠損は下口唇の cross lip flap を用いて再建する。しかし，上口唇の欠損が広範囲であれば，下口唇の cross lip flap では組織量が不足して，エステティックユニットを保つことは困難である。上口唇外側の広範な欠損では人中稜から鼻唇溝にかけて外側のサブユニットで切除して，欠損部に合わせた cross lip flap での再建法や Abbe's flap での人中形成と両側の皮弁を組み合わせて再建するなど種々の工夫がなされている。なお，上口唇の欠損がさらに広範囲であれば遊離皮弁での再建も選択するが，筋肉再建や色調などの機能面・整容面で限界がある。

上口唇外側部欠損

　欠損範囲を下口唇の cross lip flap で再建する。しかし，欠損範囲が広く口唇交連や鼻唇溝に達する場合，上口唇外側のサブユニットになるように残存組織を切除して，サブユニットにデザインした下口唇の cross lip flap で再建する（図4）。

上口唇中央部欠損

　上口唇中央部欠損は人中の形成が最も大切となる。唇裂後変形として上口唇組織が不足する場合に，以前から cross lip flap の一種である Abbe's flap が人中を再現して整容的に改善する方法として認知されている。しかし，欠損が人中部より広い範囲では，欠損の位置や程度に合わせて片側または両側の lateral lip advancement flap で欠損部を縮小して Abbe's flap を加えることが必要になる。さらに，上口唇の欠損が大きい場合は口周囲の両側の皮弁と Abbe's flap を組み合わせる方法が考案されている。種々の口周囲の皮弁を用いることができるが，皮弁に筋肉を含ませて，さらに支配神経を残して口輪筋の機能を再建する方法へと進化している。上口唇の亜全摘で口輪筋が残っていれば残存上口唇を正中部に寄せる Karapandzic flap[4]（orbicularis oris myocutaneous mucosal flap）と Abbe's flap を組み合わせる方法も推奨できる（図5）。この Karapandzic 法はいわゆる Gillies 法の fan flap の変法で，上口唇への顔面動静脈および神経を温存することにより口輪括約筋機能が再現される。しかし，75％以上の欠損に用いた場合に，小口症になる可能性がある。なお，全欠損に近く口輪筋がわずかにしか残らない場合は Levator anguri oris myocutaneous flap[5] で口輪括約筋機能を再現する方法もよい。

下口唇再建

　下口唇では有棘細胞癌をはじめとする悪性腫瘍の発生が多く，腫瘍切除後に広範な全層欠損となることが多く，小欠損，部分欠損は比較的まれである。下口唇では摂食維持のために知覚の再現や，括約筋機能再建による下口唇の正常な動きや，流涎となりにくい再建法が望ましい。下口唇の欠損の再建に種々の皮弁が用いられており，cross lip flap のように運動神経を遮断された筋肉組織で再建する方法も後に神経が入り機能的に問題にならない。しかし，下口唇の広範囲な欠損では口輪筋があまり残存しないので，口周囲の他の筋肉に運動神経を残して括約筋機能の再現を目指す方法もなされている。下口唇再建では口唇交連部以外は下口唇の欠損部位ではなく，欠損の大きさで再建法が異なる。ここでは欠損の大きさに応じた皮弁再建を述べる。

1/3 までの欠損

　下口唇の欠損が 1/3 までと予想される場合は楔状切開して単純縫縮する。なお，口唇の欠損が口唇交連に及ぶ場合は上口唇から採取する cross lip flap の一種である Estlander flap により，口唇交連を再建する。しかし，皮弁の幅を大きく取りすぎると上口唇の対称性が失われやすい。また，口唇交連を再建した後は口唇交連が鈍角になりやすいので，後に修正術が必要になることがある。

1/3〜2/3 の下口唇欠損

　下口唇の欠損が 1/3 以上の場合は皮弁移植が必要になる。下口唇の欠損の大きさが 2/3 までとそれ以上とは用いる皮弁を厳密に区別できないが，種々の局所皮弁での再建法が報告されている。ここでは局所皮弁を用いる代表的な再建法を述べる。

Stepladder 法

　Johanson ら[6] が報告したが，残存口唇のおのお

(a) 外側ユニットに合わせて切除する。

(b) 外側ユニットにあわせた cross lip flap で欠損部を修復する。

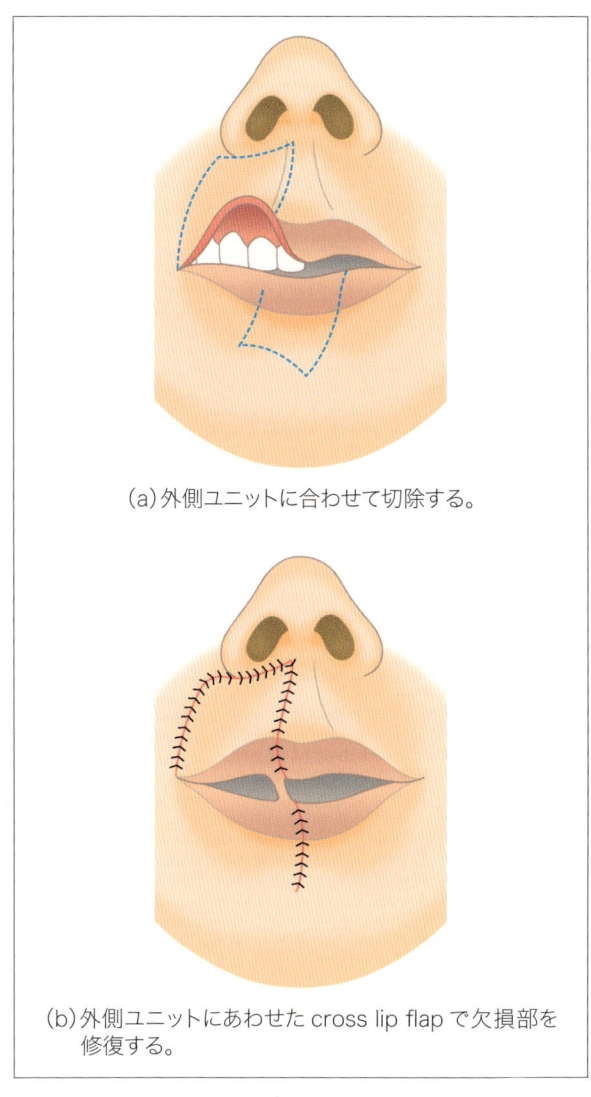

図4　Burget 法[3]による上口唇外側再建

(a) Abbe's flap と両側の Karapandzic flap のデザイン。

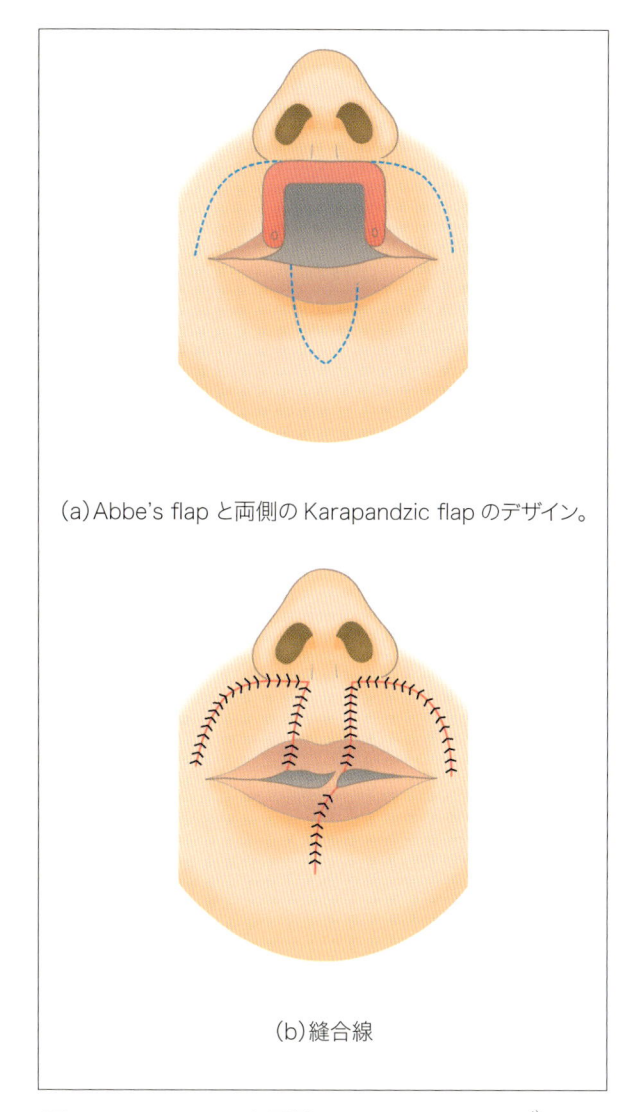

(b) 縫合線

図5　Abbe's flap と両側の Karapandzic flap[4]での上口唇再建

のの断端を移動させやすくするため，おとがい唇溝付近に階段状の縫合線を作製する方法で，下口唇の40〜60％までの欠損に用いられる．口唇を階段状に縫縮する方法なので，知覚が保たれ，口輪筋の連続性が保たれるので機能がよいとされる．しかし，瘢痕が目立つことや正常組織を廃棄するので下口唇が短縮しやすく，また下口唇が緊張する欠点もある(**図6，7**)．

Cross lip 法

両側の上口唇を用いる方法で最大約75％までの下口唇の欠損を修復することができる．口唇全層組織での再建なので機能的・整容的にも優れている．しかし，悪性腫瘍切除後など下口唇溝を越える欠損が生じた場合，用いる上口唇の皮膚の長さが不足する欠点があるので，下口唇溝下部の皮下組織をsubcutaneous flap として組み合わせるなど工夫しなければならない．なお，皮弁は整容的に目立ちやすい上口唇を用いるので，皮弁のデザインは皮弁の内側を人中稜と一致させて皮弁採取後に左右対称となるようにして，縫合線を人中稜と一致させて瘢痕が目立たないようにする．通常は有茎皮弁で茎部を2週間前後で離断する二期的再建になるが，one-stage lip-switch flap として一期的再建法も報告されている（**図8**）．

Fan flap 法

Fan flap 法は Gillies によって報告され，その後McGregor，Karapandzic，Nakajima らにより，種々の変法がなされている．基本的には Estlander 法の

8．口唇の再建　81

(a)デザイン

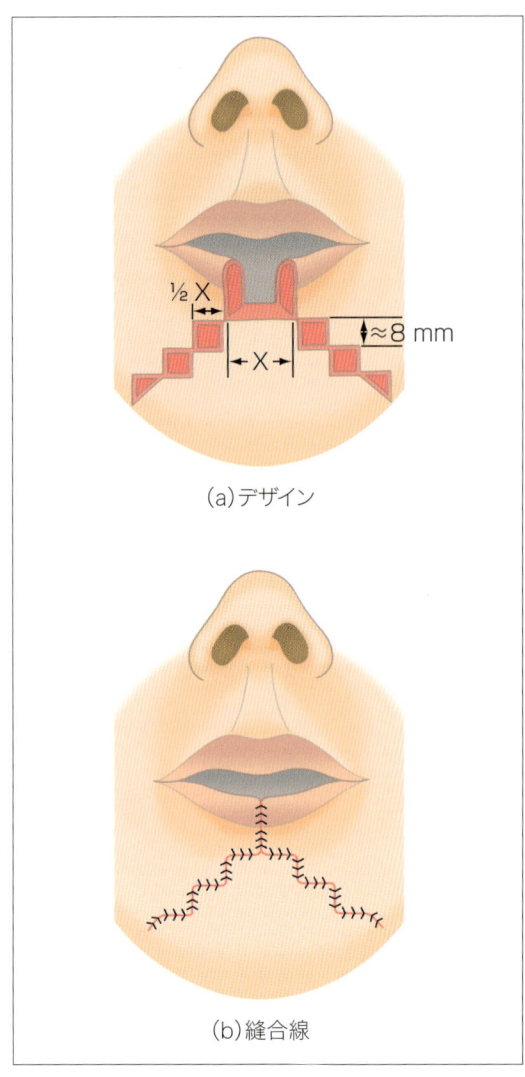

(b)縫合線

図6　Stepladder法[6]

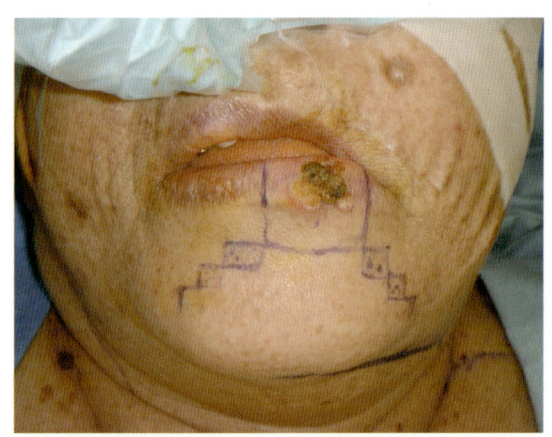

(a)腫瘍切除線とStepladder法のデザイン。

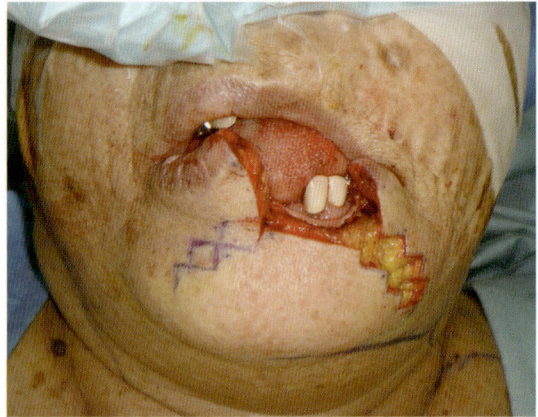

(b)腫瘍を切除し，皮弁を作製しているところ。

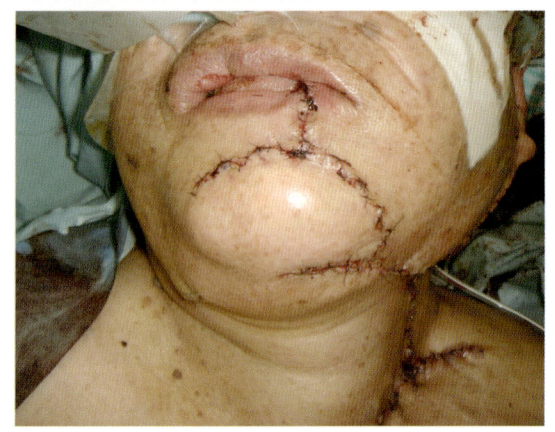

(c)手術直後

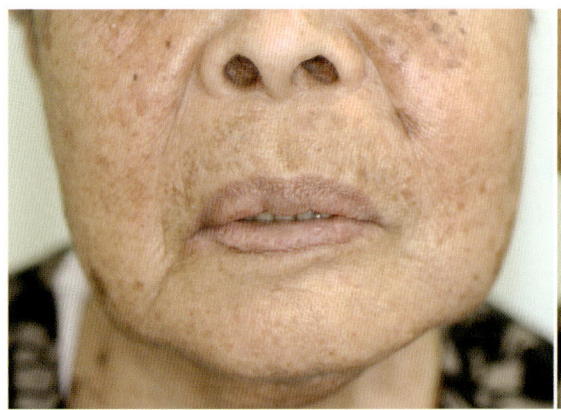

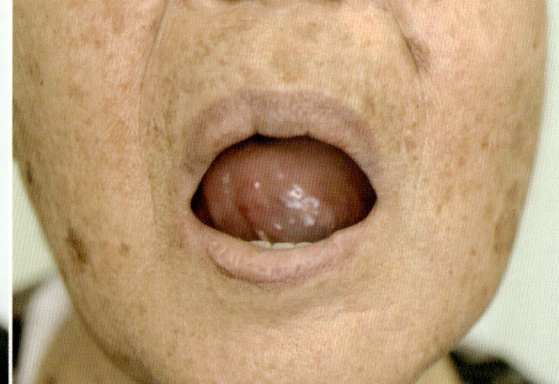

(d, e)術後1年。瘢痕は目立たない。開口制限も見られない。

図7　Stepladder法による再建
（症例1：84歳，女，下口唇有棘細胞癌）

82 ｜ I．総論

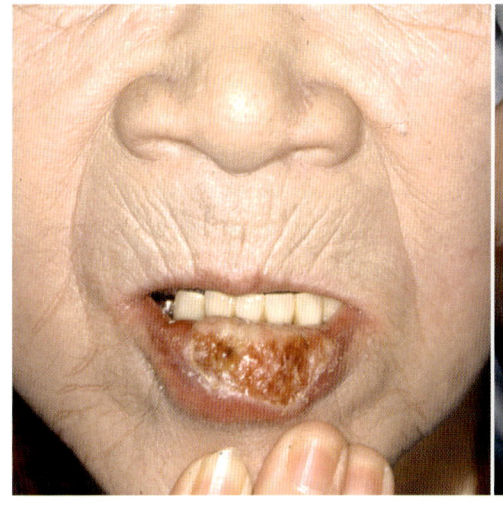

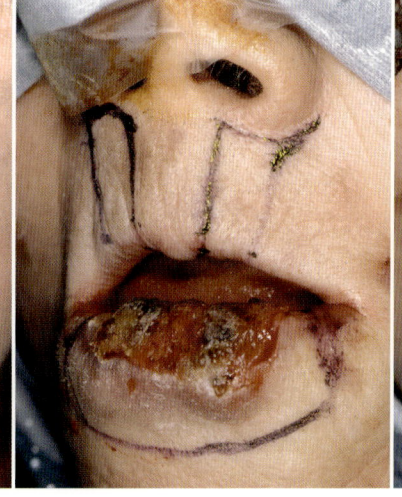

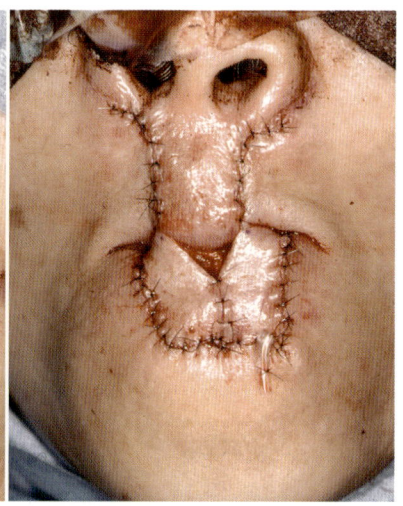

(a) 術前。下口唇の約 3/4 を占める有棘細胞癌
(b) 腫瘍切除線と両側の cross lip flap のデザイン。
(c) 皮弁を挙上し，移行したところ。

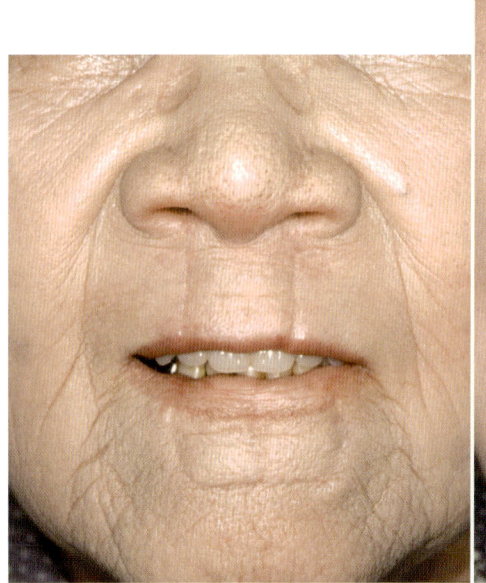

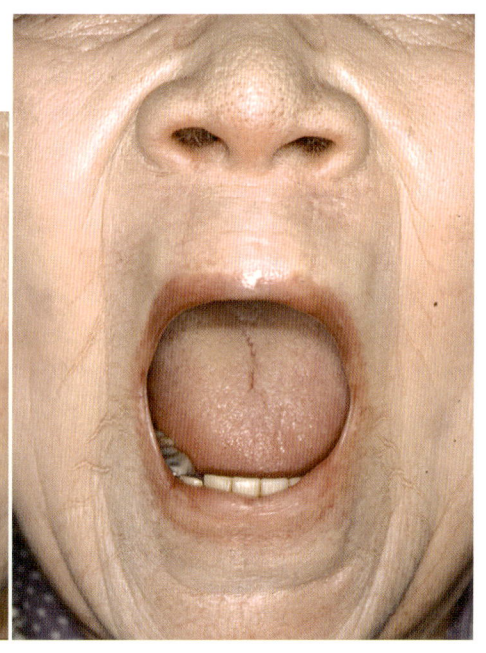

(d, e) 術後 6 カ月。やや瘢痕が目立つ。開口制限は見られない。

図 8　Cross lip 法による再建
(症例 2：75 歳，女，下口唇有棘細胞癌)

拡大型として上口唇動脈を栄養血管とする皮弁である。口唇交連と下口唇部を中央部へ前進させて修復するので，口輪筋の連続性は保たれるが，口唇交連は変形しやすく，下口唇自身も短縮する。Karapandzic 法は Gillies 法に rotation の要素を加え，さらに，下口唇への顔面動静脈および顔面神経を温存することにより括約筋機能を再現している。McGregor 法は Gillies 法のピボットポイントを口唇交連近くに rotation させることで，小口症が生じな

いように工夫している。Nakajima ら[7]は脱神経となる McGregor 法に顔面動脈および顔面神経の供給を維持させることにより括約筋機能を再現している。

Bernald-Webster 法

Bernald-Webster 法[8]は，Bernald が考案した頬部下方に作製した皮弁による再建法を Webster が修正したものである。おとがい部では皮弁の移動を容易にするため Schuchardt 法を取り入れ，三角

形の組織切除を1カ所から2カ所に変更している。また，鼻唇溝部付近での組織切除も皮膚切除に留め，赤唇の再建として粘膜弁を皮弁に追加させている。頬部下方の皮弁の神経障害はほとんどなく，知覚は比較的良好で流涎なども生じにくい。一方，瘢痕は目立ちやすく，しばしば小口症となる。

2/3～全欠損

下口唇の亜欠損から全欠損が生じた場合，残存口唇組織はわずかとなり，口周囲または他の部位からの組織で再建しなければならない。再建には前述したfan flap法，Bernard-Webster法も用いられ，欠損が片側に寄っている場合などは左右の欠損に対してそれぞれ適切な皮弁を組み合わせて再建する。ここでは新たに2つの代表的な再建法を述べる。

Gate flap

Fujimori[9]が考案した口唇の全層欠損に対する再建法で，両側の鼻唇溝部に作製した全層皮弁を顔面動脈の血行および顔面神経を温存した状態で挙上し，内側へ90°回転させる。赤唇については皮弁に粘膜弁を付加させて再建する。神経の供給も温存されるため，機能的にも良好である。一方，皮弁のデザイン上，両側口唇交連から1cm前後外側へ拡大して口唇を切除するため，口唇交連の形態を保つことができない。後に皮弁で新たに口唇交連を形成する必要がある。

Depressor anguli oris (DAO) musculocutaneous flap

Tobin[5]が報告している再建法で，口唇交連より外側下方に顔面動脈および顔面神経を温存したDAO musculocutaneous falpを挙上し，DAO muscleと口輪筋の付着部を中心に欠損部へ回転させる。再建された筋組織は口輪筋と同方向の走行となるため，ほぼ3カ月以内に良好な括約機能知覚が回復すると報告されている。また，皮弁挙上の際，神経が確認できない場合でも6カ月程度でこれらの機能は回復すると述べている。瘢痕は鼻唇溝，おとがい唇溝にほぼ一致し，さほど目立たないが，皮弁採取部の縫合の際，下顎縁部に補助切開を加えるため縫合線は増える。

Gate flap, DAO musculocutaneous flapはいずれも顔面動脈に血流を依存しているため，これらが欠損している場合はfan flap, Bernard-Webster法，あるいは遊離組織移植などによる再建を考える。

考　察

口唇の再建で最も重要なのは，術後の患者のQOLを維持することである。整容面，機能面の両面で満足できる再建法が理想である。

口唇の欠損に対しては，現在までに多くの再建法が考案されている。これらの多くは，(1) 小口症の予防（義歯装着が可能），(2) 流涎の予防，(3) 摂食の維持，(4) 整容的であることを目的としている点で共通している。こうした再建法が粘膜，筋肉，赤唇，白唇を再現するものである。口唇の欠損の大きさによっては，残存する口唇組織が少ない場合は完全な再建は困難となるが，口周囲の組織を利用してより機能的，より整容的な再建が試みられている。したがって，手術手技は簡便なものから局所皮弁に神経吻合を付加して括約筋機能を再現する方法など，多種多彩な再建法がある。悪性腫瘍など術中に切除範囲が予想より広がることもあり，複数の再建法を準備しておくことが重要である。

さらに，口唇再建に利用される局所皮弁の多くが顔面動脈～眼角動脈，およびその分枝に血流を依存している。術前のドップラ血流計などによる血管の走行の確認や，術中に結紮または切除された場合の対処法も準備しておかねばならない。なお，義歯の着脱は深刻な問題であり，また術後の開口訓練も高齢者では思うように進まないことも多い。こうした面で，個々の患者のライフスタイルに併せたQOLにも最大限配慮した術式の選択が重要である。

文　献

1) Suzuki S : Para-alar crescentic subcutaneous pedicle flap for repair of skin defect in the philtrum. Ann Plast Surg 23 : 442-446, 1989
2) Goldstein MH : A tissue-expanding vermillion myocutaneous flap for lip repair. Plast Reconstr Surg 73 : 768-770, 1984
3) Burget GC, Menick FJ : Aesthetic restoration of one-half the upper lip. Plast Reconstr Surg 78 : 583-593, 1986
4) Karapandzic M : Reconstruction of lip defects by local arterial flaps. Br J Plast Surg 27 : 93-97, 1974
5) Tobin G R, O'Daniel TG : Lip reconstruction with motor and sensory innervated composite flaps. Clin Plast Surg 17 : 623-632, 1990
6) Johanson B, Aspelund E, Breine U, et al : Surgical treatment of non-traumatic lower lip lesions with special reference to the step technique. Scand J Plast Reconstr Surg 8 : 232-240, 1974
7) Nakajima T, Yoshimura Y, Kami T, et al : Reconstruction of the lower lip with a fan-shaped flap based on the facial artery. Br J Plast Surg 37 : 52-54, 1984
8) Webster RC, Coffey RJ, Kelleher RE, et al : Total and partial reconstruction of the lower lip with innervated muscle bearing flaps. Plast Reconstr Surg 25 : 360-371, 1960
9) Fujimori R : "Gateflap" for the total reconstruction of the lower lip. Br J Plast Surg 33 : 340-345, 1980

II 各論

9 顔面における幾何学的局所皮弁
10 顔面における皮下茎皮弁
11 遊離皮弁と局所皮弁による顔面の再建
12 顔面におけるexpanded flapの応用
13 顔面におけるsecondary vascularized flapの応用
14 Mustardéの交叉皮弁
15 眼輪筋付き皮下茎皮弁による眼瞼の再建
16 浅側頭動脈系を用いた耳後部よりの皮弁
17 Cervicofacial flapを用いた頬部の再建
18 Plytysma flapによる頬部の再建
19 正中前額皮弁
20 Rintala flap
21 Axial frontonasal flap
22 頭皮額皮弁(scalping forehead flap)
23 鼻唇溝皮弁
24 交叉唇弁(Abbe's flap)
25 Fan-shaped flapによる下口唇の再建

II 各論

9 顔面における幾何学的局所皮弁

久保 盾貴, 細川 亙

Summary

瘢痕形成術で多用されるW形成術やZ形成術のほか, 進展（前進）皮弁, 横転皮弁, 回転皮弁, 双葉皮弁, Limberg flap, rhomboid-to-W flap などを用いた再建法について述べる。

顔面皮膚は血行が豊富であり従来の古典的なランダムパターンの局所皮弁をかなり自在に活用できる部位である。そのため顔面における幾何学的局所皮弁の有用性は非常に高い。幾何学的局所皮弁は皮弁の基本であるが, その適切な実践応用には経験を要する。その適用に際しては, 皮膚の余裕・性状や剥離の程度なども考慮して術後の縫合線がどういう形態をとるか予測し, それをしわの向きやエステティックユニットの境界などに合わせて目立たないようにする配慮が必要である。でき上がりの折れ線状の瘢痕は, 良いデザインであればカモフラージュの効果を発揮するが, 十分吟味されていない場合には逆に瘢痕を目立たせる結果となる。すなわち, 顔面における各種の構造物と皮弁との位置関係, しわの方向, 皮膚の余裕の状態などによって皮弁を置く位置を決定し, また時には基本形を柔軟に変化させて最も目立ちにくいデザインを考えるのがこの手術の最も重要なポイントである。

はじめに

瘢痕形成術で多用されるW形成術やZ形成術のほか, 進展（前進）皮弁, 横転皮弁, 回転皮弁, 双葉皮弁, Limberg flap, rhomboid-to-W flap などを用いた再建法について述べる。

W形成術

概念

長い直線状の瘢痕はその成熟過程での収縮により多かれ少なかれ瘢痕拘縮を起こし, いわゆる"ひきつれ"を生じやすい。一目瞭然の拘縮を生じる場合もあるし, 静止時にはわからず正常皮膚との弾力性の差により表情運動時のみにわかる程度の拘縮を生じる場合もある。また, 比較的短い線状瘢痕であっても凸面や凹面のなかの直線状瘢痕は拘縮により凸面では線状の凹みを, 凹面では膜状〜山脈状の盛り上がりを生じやすい。このような欠点をもつ直線状瘢痕の発生を避けるために, 縫合線がジグザグになるようW形成術が行われる（図1）。W形成術にはZ形成術ほどの延長効果があるわけではない。しかし瘢痕がジグザグであるため, 収縮してもひきつれを生じにくいという言わば"アコーディオン効果"がある。また, ジグザグになることで瘢痕が目立たなくなる視覚効果もあると言われている。

W形成術の適応は線状瘢痕の修正や細長い母斑の切除などであるが, 額の横方向瘢痕など長くても目立ちにくい方向の瘢痕修正などには用いない。

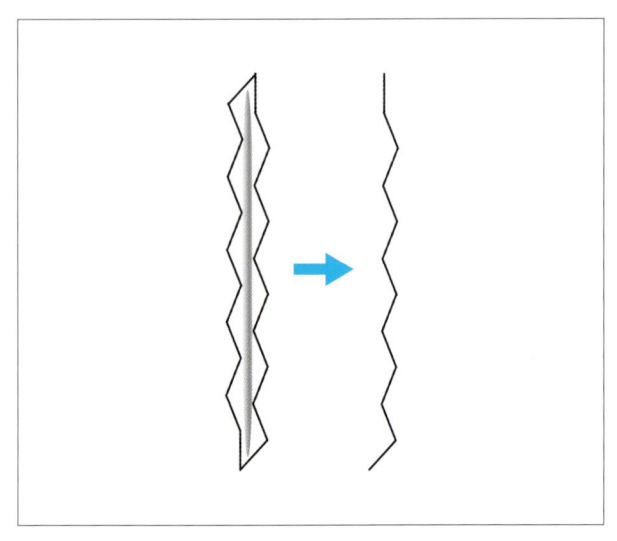

図1　W形成術のシェーマ

手　技

　躯幹や四肢でのW形成術とは異なり，顔面ではジグザグをあまり大きくしないようにする（図2）。場所にもよるが1辺の長さは3〜5 mmほどにする。いずれの線もできるだけしわに近い方向の瘢痕にすると目立ちにくい。真皮縫合は各頂点にかける程度の密度で行う。真皮縫合による盛り上げの程度は直線状の縫合の場合に準ずるかやや低目とする。

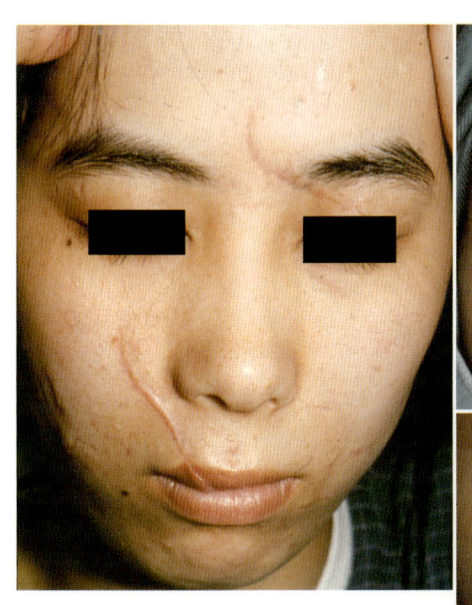

(a)右頬部から上口唇にかけての線状瘢痕
(b)デザイン
(c)術後5日の抜糸直前
(d)術後約1年

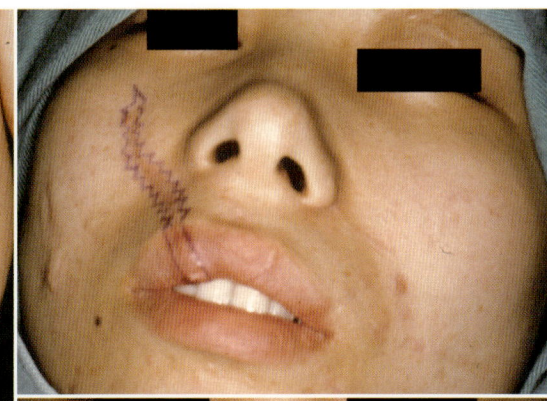

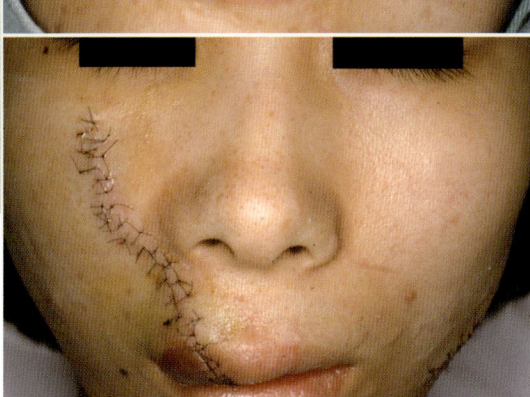

図2　W形成術の例
（細川亙：スキンサージャリー，p15, 克誠堂出版，東京，2007より引用）

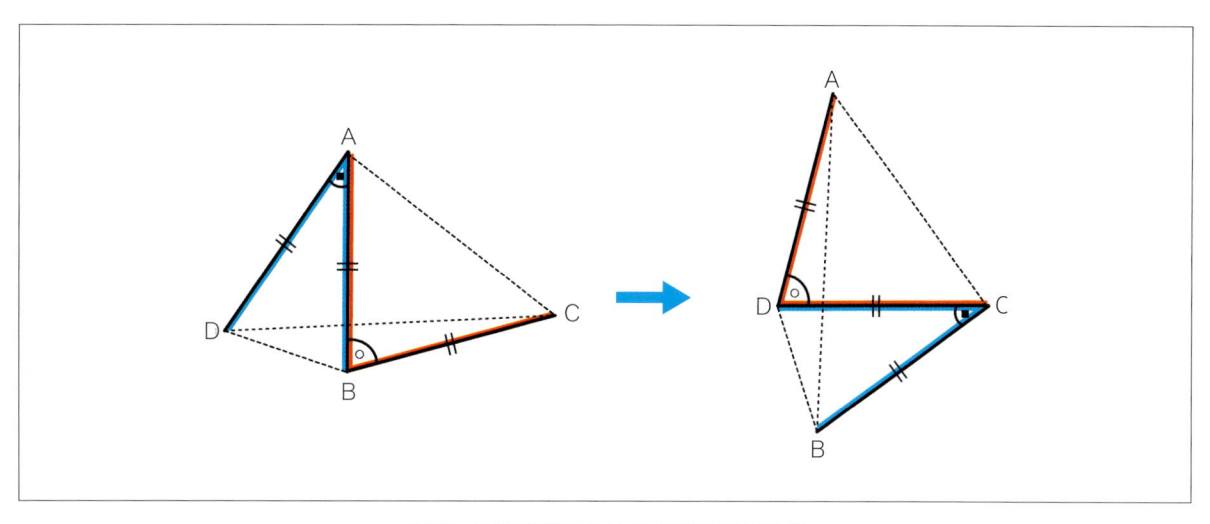

図3　Z形成術による2点間の延長効果
2つの二等辺三角形を入れ替えてできる新しい四角形は入れ替え前の四角形の鏡像で合同である。

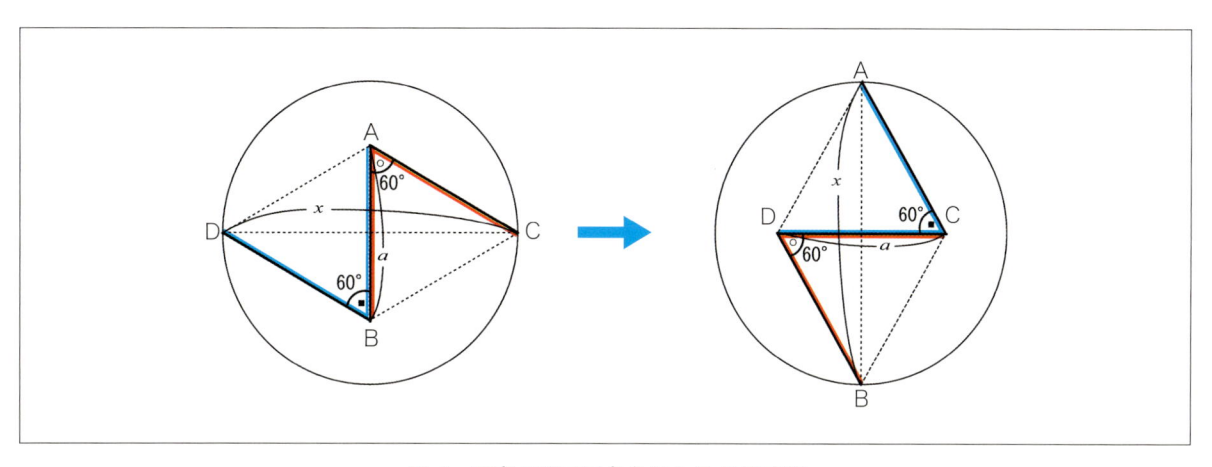

図4　頂角60°の三角弁によるZ形成術

Z形成術

概念

　1800年代に登場した手術法で，Dénonvilliers[1]により開発されたとされ，形成外科において最も頻用される手技のひとつである。2つの隣接した三角弁を入れ替えるという一見単純な手技であるが，その効果は多様で，極めて有用な手技である。ここではZ形成術の代表的な5つの効果について述べる。

2点間の延長効果

　延長したい線分ABの両側にデザインされた2つの皮弁は二等辺三角形であり，この2つの皮弁を合わせた形は四角形である（**図3**）。デザインされた皮弁を挙上して入れ替えたときにも皮弁の形が変形しないという仮定に立てば，2つの二等辺三角形を入れ替えてできる新しい四角形は入れ替え前の四角形の鏡像で合同である。皮弁の入れ替えによりAB間は四角形の短い対角線から長い対角線に変換されて延長される。

　まず，最も基本的な60°の頂角をもつ2つの三角弁をデザインした場合について述べる（**図4**）。ABの距離（a）を延長したいときに，60°の頂角をもつ三角弁DBAとCABをデザインする。2つの三角弁を挙上し入れ替えるとABの長さはもう一つの対角線CD（x）に延長される。2つの三角弁はいずれも1辺の長さがaの正三角形であるから，xは1辺の長さがaの正三角形の高さの2倍である。よって，

$$x = \sqrt{3}a$$

である。すなわち，60°の頂角をもつZ形成術ではABの長さは1.73倍に延長される。一方，ABの延

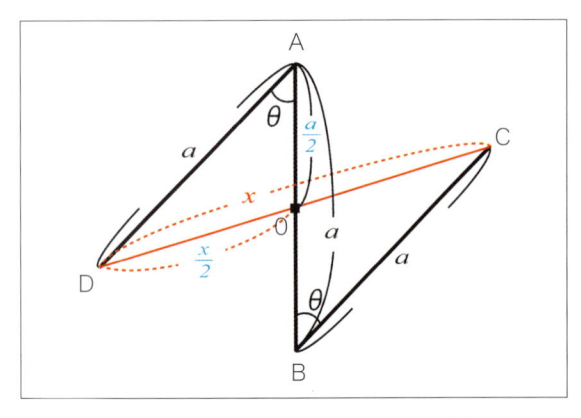

図5　頂角θの三角弁によるZ形成術

長と同時に本来のDCは1/1.73に短縮する。

もっと一般的に2つの三角弁の頂角をθとすると（図5），余弦定理より三角形AODにおいて，

$$\left(\frac{x}{2}\right)^2 = a^2 + \left(\frac{a}{2}\right)^2 - 2 \times a \times \left(\frac{a}{2}\right) \times \cos\theta$$
$$= \frac{5}{4}a^2 - a^2\cos\theta = \frac{a^2}{4}(5-4\cos\theta)$$

が成立する。よって，

$$x^2 = a^2(5-4\cos\theta) \text{ となり，}$$
$$x = a\sqrt{5-4\cos\theta} \text{ が導き出される。}$$

Z形成術によりABがDCに延長されるから，その延長度は，

$$\frac{DC}{AB} = \frac{x}{a} = \frac{a\sqrt{5-4\cos\theta}}{a} = \sqrt{5-4\cos\theta} \text{（倍）}$$

で表される[2)3)]。

すなわち，θが60°の場合は$\sqrt{3}$，90°の場合は$\sqrt{5}$となり，それぞれABの長さが理論的には$\sqrt{3}$倍，$\sqrt{5}$倍に延長されることがわかる。0°＜θ＜90°の現実的な数値においては公式からも明らかなようにθが大きくなるほど延長度は増加するが，θが90°近くになると三角弁の入れ替えが困難となる。成書では60°のZ形成術に関する記載が多いが，Z形成術の理論を理解しやすいのみではなく，実際に使用しやすい角度でもある。

延長に関する理論値は術前・術後に皮弁の形が変化しないことを前提とした数値であることも理解しておく必要がある。皮膚の伸展性，周囲の瘢痕の状態などさまざまな要因が実際の延長効果には影響してくるのである。

なお，Z形成術を組み合わせた連続Z形成術

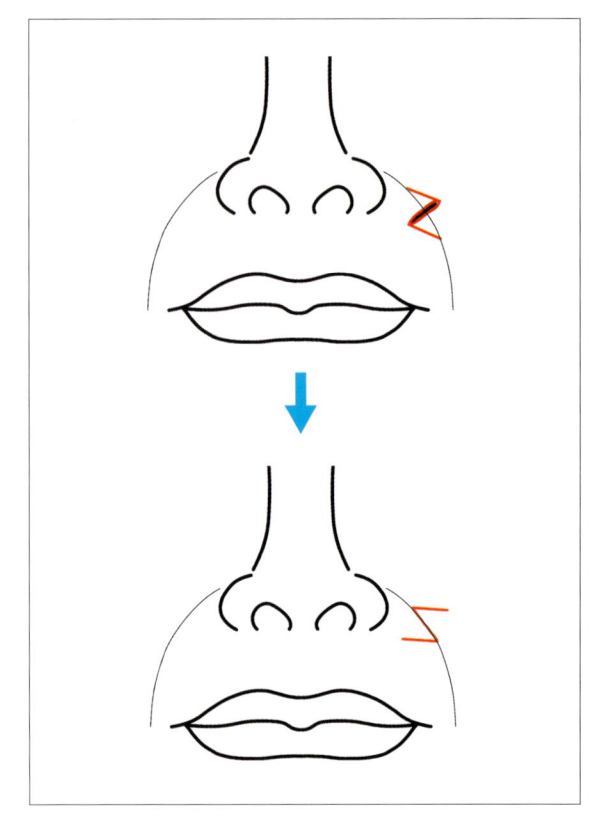

図6　Z形成術による線状瘢痕の向きを変える効果

（multiple Z-plasty）という方法がある。理論上の延長率は大きなZ形成術をひとつ行った場合と同じである。しかし，連続Z形成術では延長される幅が狭くなってしまう。すなわち延長軸のすぐ隣がまったく延長されない。したがって，幅の狭い線状瘢痕拘縮などがこの連続Z形成術による修正術の対象となる。

線状瘢痕の向きを変える効果

Z形成術では皮弁の入れ替えにより中心軸の方向が変わる。デザインしたZ形成の2本の脚の端を結ぶ線が術後の中心軸となる。したがって，瘢痕がしわを横切って目立つような場合にはこの性質を利用して，縫合線をしわの向きに変化させることが可能である（図6）。

位置移動の効果

眉毛，瞼裂，口角などの構造物の位置異常の修正に用いられる。小耳症で残存耳垂を位置移動させる時にも用いられている。移動させたい構造物を含む三角弁を挙上し，本来の位置へ移動させるというも

のである。

直線の分断効果

W形成術と同様，瘢痕がジグザグになることによって，視覚的なカモフラージュ効果や拘縮が起こりにくい"アコーディオン効果"を有する。

四面体効果

Z形成術を行うと平面的な変化にとどまらず立体的な変化を生じる。この効果を利用した手術を企画する機会はまれであり，むしろZ形成術の難点として生じることが多い。顔面の線状瘢痕の修正にZ形成術を用いた術後に凹凸を生じるのはこのためである。

進展（前進）皮弁

概　念

皮弁をまっすぐに進展（前進）させて欠損部を閉鎖する方法である。皮膚の伸展性を利用した方法で，通常四角形か三角形（YV皮弁，後述）の皮弁が多く用いられる。

手　技

欠損に隣接して四角形の皮弁をデザインする（図7）が，可能な限り縫合線がしわなどに沿うようにする。皮弁基部に皮膚の歪みを生じれば修正したり（Bürowの三角の切除），逆にback cutを入れたりする場合もある。この皮膚の歪みの修正も機械的に行うのではなく，その場に応じて最も目立たない位置，形，向きで行う（図8）。

VY皮弁とYV皮弁

概　念

YV皮弁は三角形の皮弁を進展（前進）させる進展（前進）皮弁の1型である。一方，VY皮弁は三角弁を逆に後退させる。後者は三角弁の向きの拘縮を解除するのに対し，前者はそれと直交する方向の拘縮を解除する効果を有する。

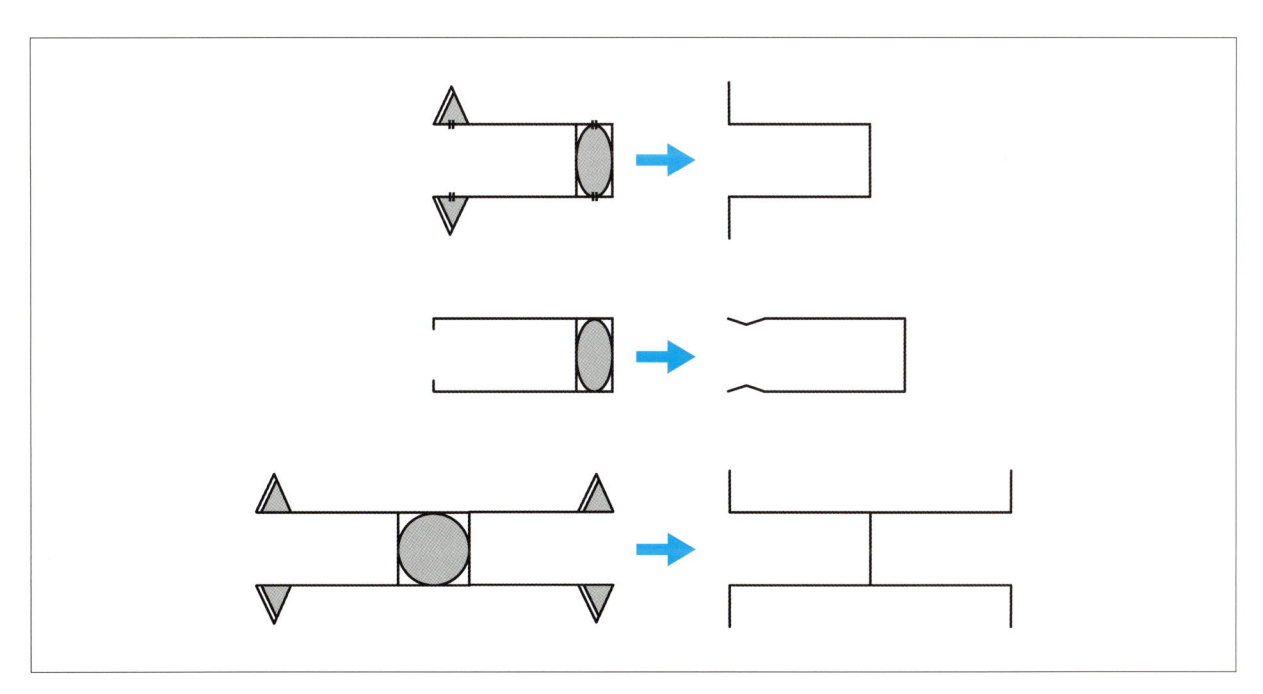

図7　進展（前進）皮弁のシェーマ

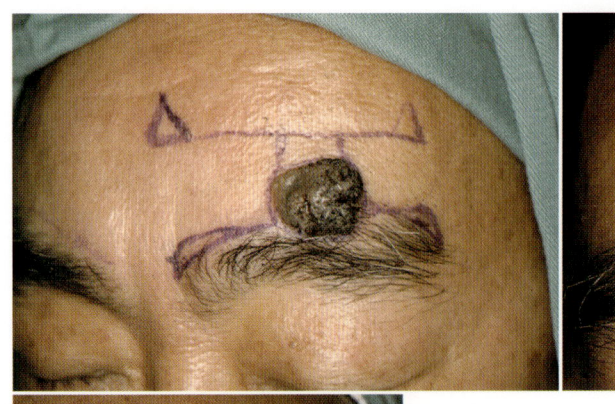

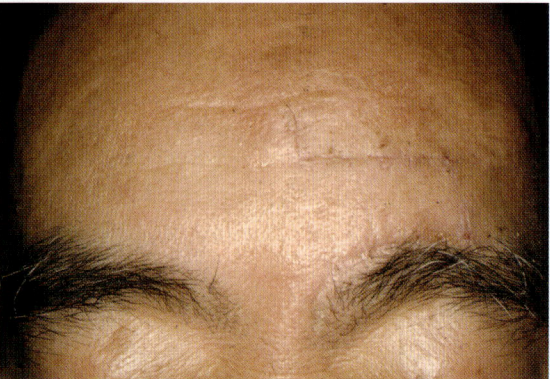

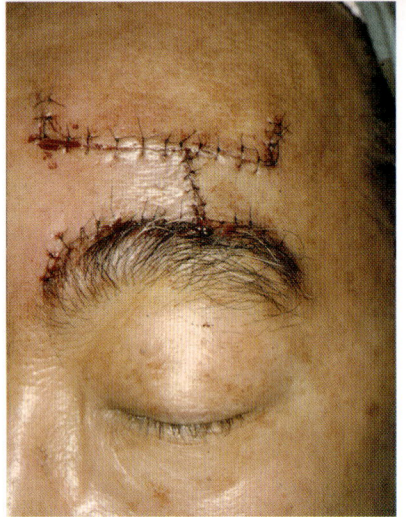

(a)デザイン。眉毛の上縁，額の横しわ，額正中の縦しわなどに縫合線が来るように工夫した両側からの進展(前進)皮弁。
(b)術直後
(c)術後3カ月

図8 進展（前進）皮弁の例
(細川亙：スキンサージャリー, p14, 克誠堂出版, 東京, 2007 より引用)

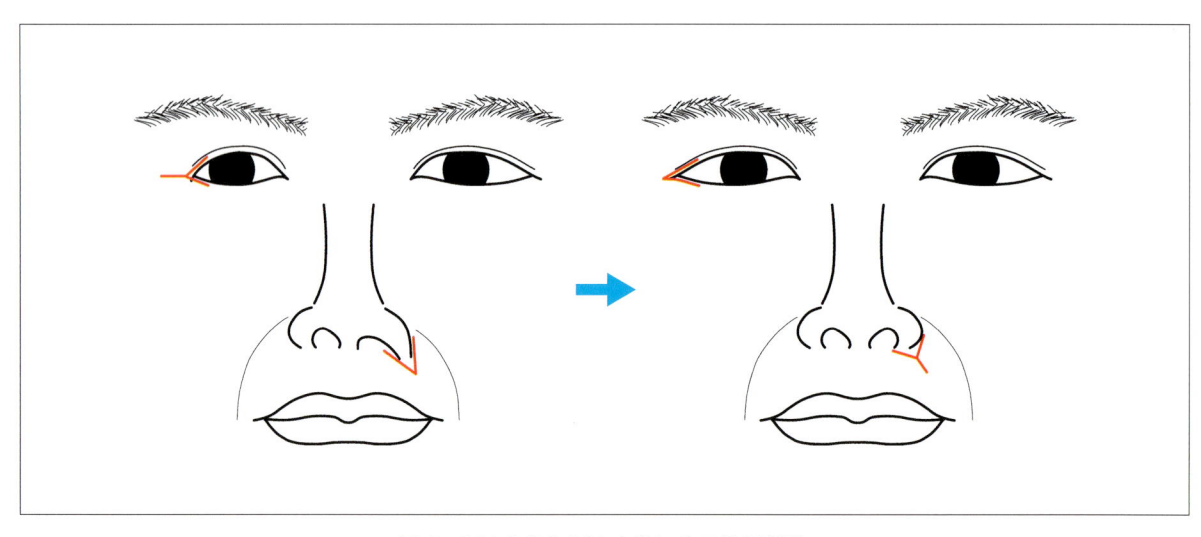

図9 VY皮弁とYV皮弁による位置移動

手 技

VY皮弁は，V字型に切開してY字型に縫合する方法である（図9）。鼻翼や外眼角などの構造物の移動に用いられることが多い。YV皮弁はY字型に切開してV字型に縫合する方法で，瘢痕拘縮において三角形の皮弁を瘢痕に割り込ませて拘縮を解除するのに用いられたり，VY皮弁と同じく構造物の移動に用いられたりする（図9）。

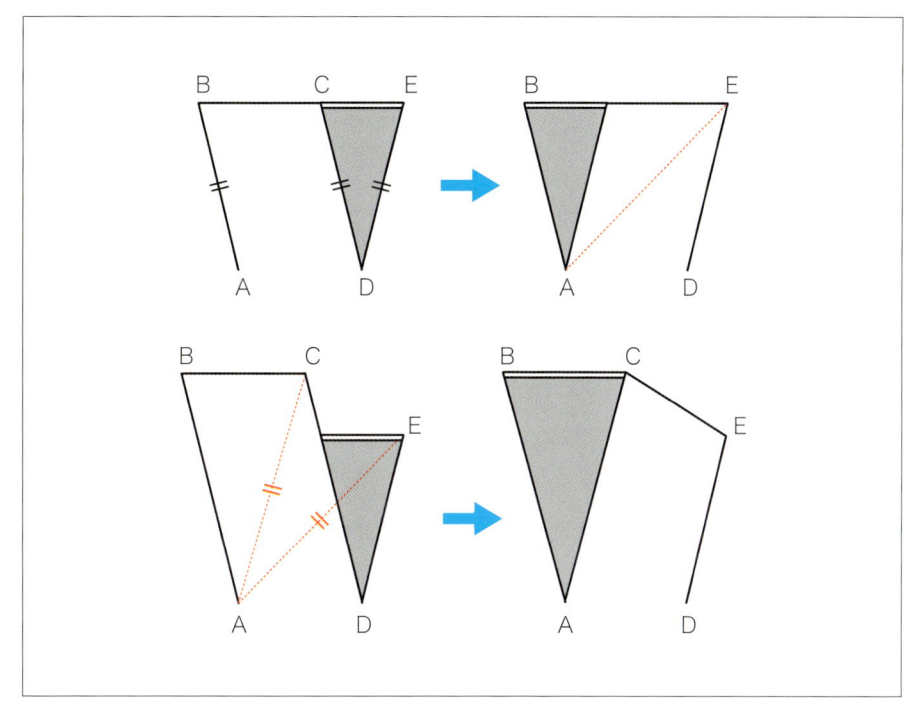

図10 横転皮弁の基本の形
緊張のない縫合のためには，ピボットポイントは下図のように点Aとすべきである。

横転皮弁

概　念

　横にずらして欠損を閉鎖する皮弁を指す。最も典型的な横転皮弁の形は，三角形の欠損に対して四角形の皮弁をデザインし，横にずらして閉鎖するというものである。後述する双葉皮弁やLimberg flapなども横転皮弁の範疇に入る。皮弁の採取部は縫縮したり，植皮を行ったり，双葉皮弁ではもうひとつの皮弁を作製したりして閉鎖する。

手　技

　他の皮弁にも共通することではあるが，皮弁のデザイン時に留意すべきことは縫合時の緊張である。横転皮弁を例に皮弁のデザインと回転中心（ピボットポイント）および緊張について解説する。三角形の皮膚欠損CDEを被覆するのに点Dをピボットポイントと考えてCD＝EDとして横転皮弁ABCDをデザインする（図10上）と，縫合時にはACが AEに引き伸ばされ緊張を生じる。この場合，緊張のない縫合を目指すのであれば点Aをピボットポイントと考えCA＝EAとなるようにデザインすべきである（図10下）。このように，皮弁のデザインにおいては1点だけでなくいろいろな点からの距離の変化を考える必要がある。ただし，顔面では四肢などと異なりある程度の縫合時の緊張は許されることが多い。

9．顔面における幾何学的局所皮弁　95

双葉皮弁

概念

Esser[4]により報告された皮弁で，欠損部に隣接して2つ（双葉）の大きさの異なる皮弁をデザインし，皮弁を順次移動する方法であり，横転皮弁の1型である。横転皮弁の採取部をもう1つの横転皮弁で閉鎖すると考えてよい。

手技

欠損の大きさと同等かやや小さめの皮弁を欠損部に隣接してデザインし，その横に2つめの皮弁をさらに小さめにデザインする。1つめの皮弁が欠損部に，そして2つめの皮弁が1つめの皮弁の採取部に移動し，最後に2つめの皮弁の採取部は縫縮する。1つめと2つめの皮弁の角度を90°にすると，縫合時に緊張が及ぼし合わない。したがって，2つの皮弁を90°に近い角度で，かつ皮膚の余裕やしわの向きなどの周囲の状況に合わせて配置する。しかし，双葉皮弁は生じる瘢痕の方向が複雑でありその瘢痕がいずれも目立たないようにデザインできる状況は限られ，整容的適用は少ない（図11）。なお，Baker[5]は鼻翼や鼻尖部付近の皮膚のように柔軟性・可動性が乏しい部位において双葉皮弁は特に有用で，ピボットポイント（点O）を円形の欠損の半径（r）分外側に置く作図法を述べている（図12）。1つめ，2つめの皮弁は中心O，半径2rとする円周上に基部を置く。1つめの皮弁は欠損部の柔軟性・可動性が乏しいため，欠損部と同じ大きさにデザインする。2つめの皮弁は通常鼻の外側や上部の柔軟性に富む部位に来るので縫縮しやすくなるわけであるが，皮弁基部の幅は1つめの皮弁と同じかそれより少し小さい三角形となると述べている（図12）。

双葉皮弁ではその名に惑わされるのか皮弁の先端を丸くデザインすることが多いようであるが，皮弁先端が丸い必然性はない。そのようなデザインでは瘢痕が目立ったりtrapdoor変形を起こしたりすることもあるので注意すべきである。

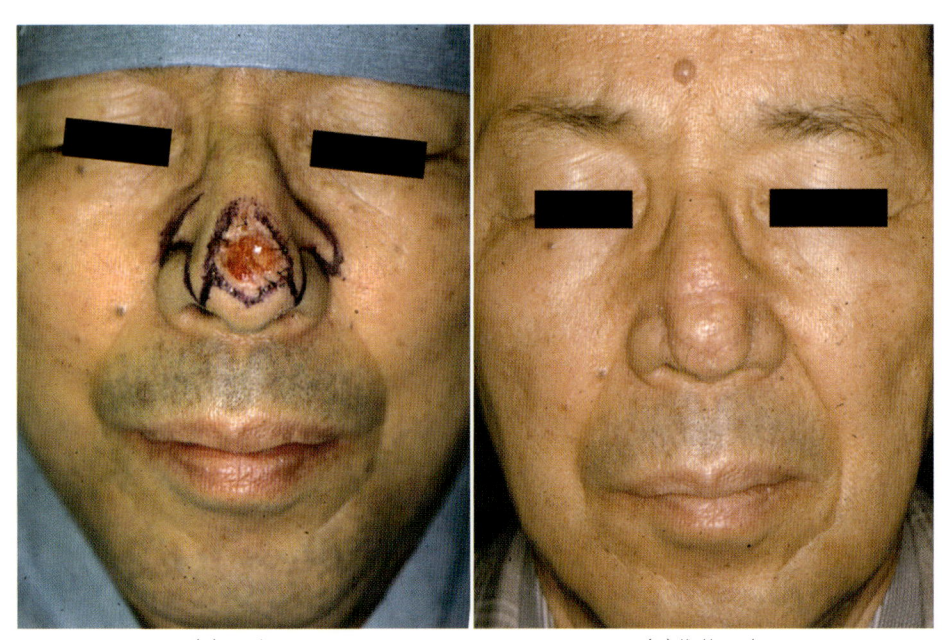

(a)デザイン　　　(b)術後1年

図11　双葉皮弁の例
鼻翼鼻尖境界部と鼻頬境界部からの双葉皮弁を両側から挙上して鼻尖部の皮膚欠損を覆った例。縫合線が鼻の正中や鼻翼の溝などに一致すると目立ちにくい。
（細川亙：スキンサージャリー，p13，克誠堂出版，東京，2007より引用）

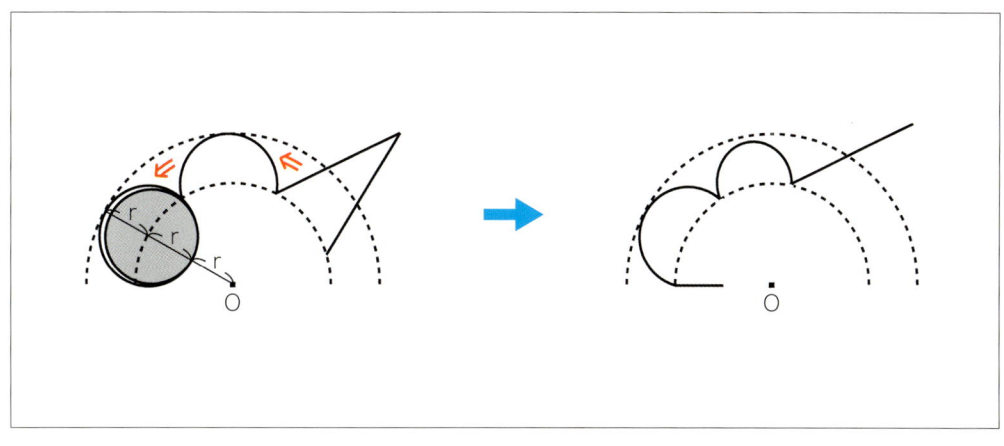

図12　Bakerによる双葉皮弁のシェーマ

Limberg flap

概念

　横転皮弁の1型である。60°/120°の菱形の皮膚欠損に対して用いられ，欠損に隣接して欠損と同形の菱形の四角弁をデザインする方法である[6]（図13）。でき上がりは"ひしゃく"のような形になる。四角弁の採取部は縫縮する。この皮弁を2つ組み合わせて平行四辺形の欠損に，3つ組み合わせて正六角形の欠損に応用する方法[7]もあり，また皮弁の角度を変えたDufourmentel[8] flapや尾郷ら[9]の皮弁なども報告されている。

手技

　四角弁の点Bが点Dまで移動すれば歪みのない皮弁の移動が完成する（図13上）。しかしながら，実際は四角弁の採取部を縫縮すると点Dは点Bの方に移動する。それに伴い，EDは伸展されたり，点Eもまた点D側に移動したりする。そしてFDは長くなる（図13）。こういった歪みがどの程度生じるかを予測するのは難しいが，周囲の皮膚の状況，すなわちどれだけ皮膚が余っているか，どの程度皮膚が移動しそうかなどを見ながら判断する。これらのことも考慮しながら皮弁移動後の各縫合線ができるだけ目立たなくなるような方向・位置にデザインする。また，口唇や眼瞼などのランドマークが偏位しないかにも注意を払う。

Double-Z rhomboid flap

概念

　60°/120°の菱形の皮膚欠損に対して用いられ，欠損の両側に頂点を60°とする2つの三角弁をデザインするZ形成術に類似した方法である（図14）。1983年にCuono[10]により報告された。でき上がりはW型のジグザグの瘢痕となる。

手技

　吉村ら[11]は動物実験やスポンジモデルによる検討を行い，最も長い縫合線の方向は，菱形欠損に対して三角弁をデザインした菱形の2辺の方向に一致すると報告した。そのため，その菱形の2辺の向きをしわの方向に合わせることが肝要であると述べている。皮弁をデザインする際（図15），まずしわの向きに平行な2本の線を皮膚欠損に接して引き，この2本の平行線に垂直でかつ欠損の中心を通る線を引く。その線上に欠損の半径に相当する2点を欠損の外側に取る。2点から欠損に接する平行線を追加し，これにより切除範囲を取り囲む60°/120°の菱形が作製される。そして，最初に引いたしわの向きの2本の線から延長する形で頂角60°の正三角形を2つ相対するようにデザインする。逆向きの2通りのデザインが可能であるが，どちらを選ぶかはでき上がりの縫合線を想定しながら決定するとよい。

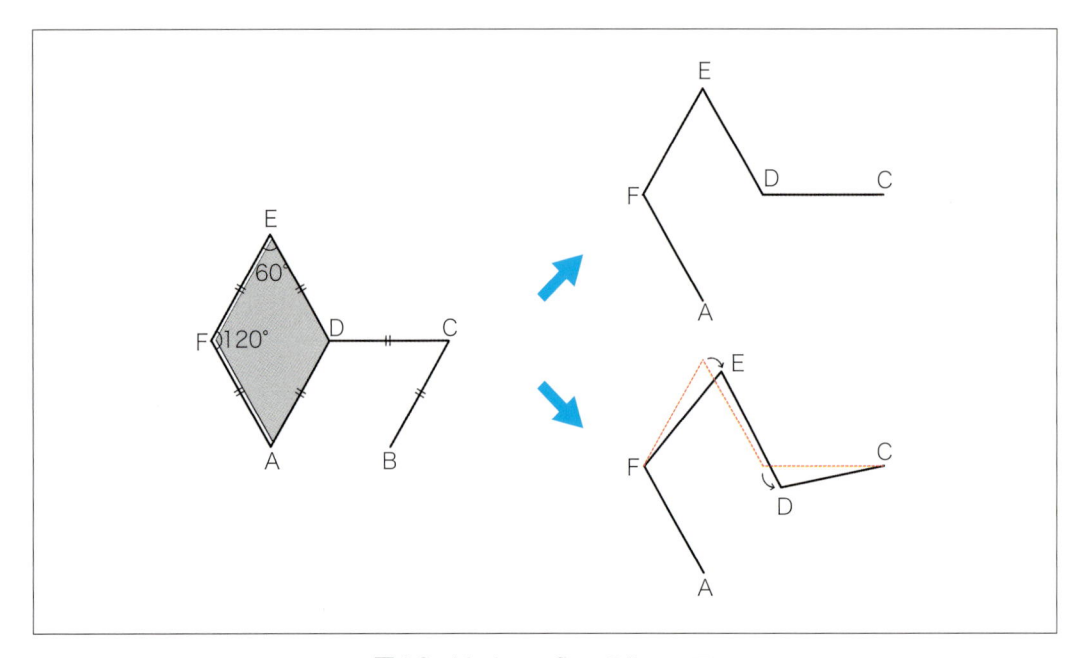

図13　Limberg flap のシェーマ

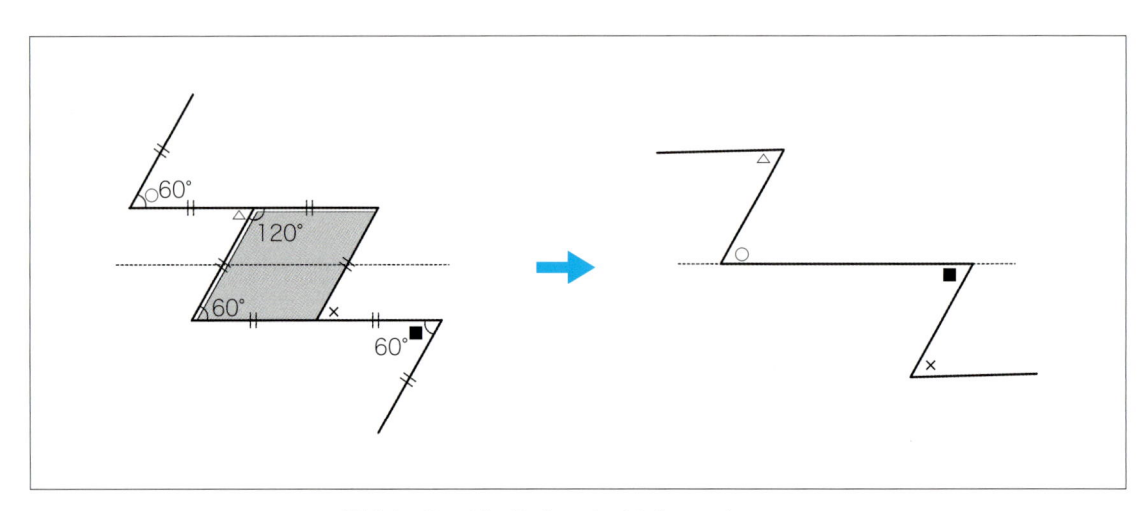

図14　Double-Z rhomboid flap のシェーマ

| しわの向きに平行な2本の線を切除範囲に接するようにして引く。 | 2本の平行線に対して垂直かつ欠損の中心を通る線を引き，その線上に欠損の半径に相当する2点を欠損の外側に取る。2点から欠損に接する平行線を追加し，これにより切除範囲を取り囲む菱形が作製される。 | 最初に引いたしわの向きの2本の線から延長する形で正三角形の三角弁を2つ相対するようにデザインする。 |

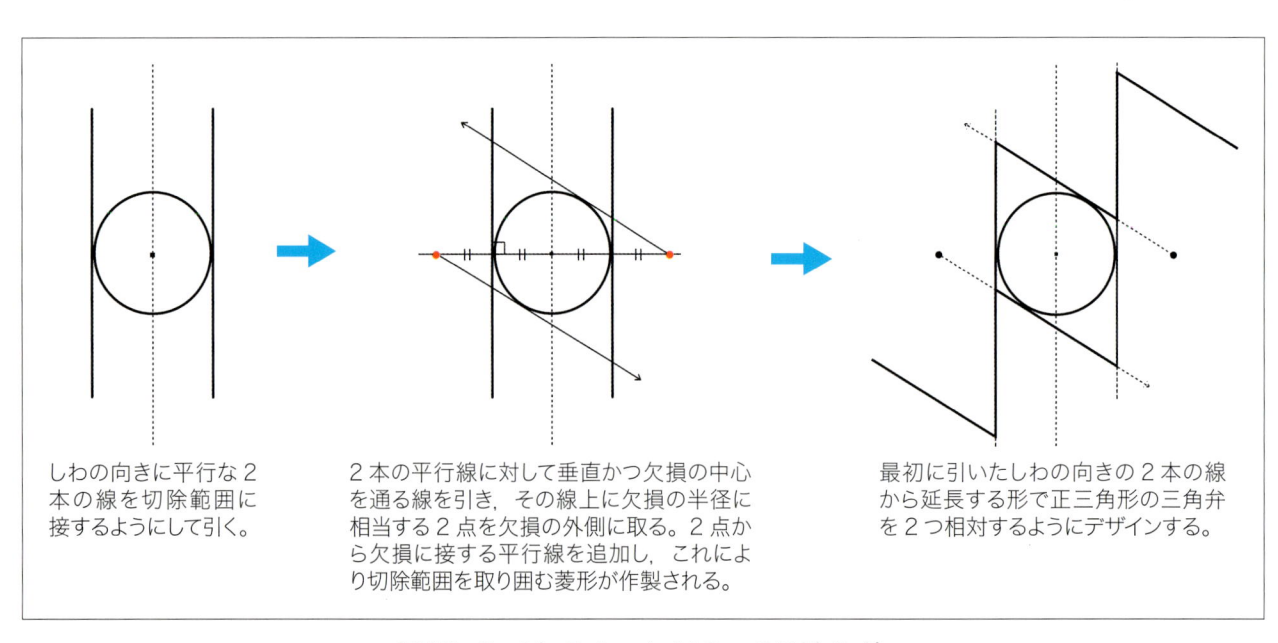

図15　Double-Z rhomboid flap のデザイン法

Rhomboid-to-W flap

概　念

前述の double-Z rhomboid flap とよく似た方法であるが，double-Z rhomboid flap より以前に Becker[12] により報告された方法である。この皮弁も W 型の縫合線となるが，double-Z rhomboid flap との相違点は，デザインする三角弁を頂角 60°にする必要がなく，また三角弁の 1 辺の長さを菱形の辺と一致させる必要もない。むしろ通常は菱形の 1 辺よりも小さく三角弁をデザインする。そうすることで，rhomboid-to-W flap では欠損部に対して上下左右の 4 方向から寄せていく形となる。

手　技

切除範囲は菱形の欠損とし，相対する 2 つの三角弁をデザインする（図 16）。三角弁の大きさ・角度は，この方法が上下左右の 4 方向から寄せてくる方法であることを念頭に置き，欠損の周囲の皮膚の余裕を見ながら決定する。三角弁は菱形の鈍角部にデザインしないと，三角弁の移動量が多くなり縫合が困難となる。吉村ら[11]は三角弁の頂角が小さいほど，また三角弁の 1 辺が小さいほど，double-Z rhomboid flap とは異なり，最も長い縫合線が菱形の対角線に近づくと述べている。

回転皮弁

概　念

欠損に隣接して皮弁を作製し，回転移動させることにより閉鎖する方法である。顔面では主に頬部，下眼瞼の再建に用いられる malar（cheek）flap がその 1 型であるが，malar（cheek）flap の詳細は他項に委ねる。

手　技

皮弁は半円形のデザインになることが多い（図 17）。皮膚の歪みを生じれば修正し（Burow の三角の切除），

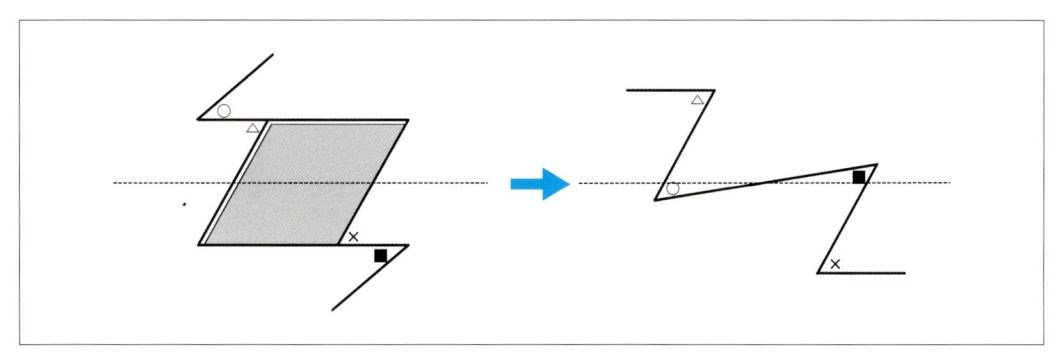

図 16　Rhomboid-to-W flap のシェーマ

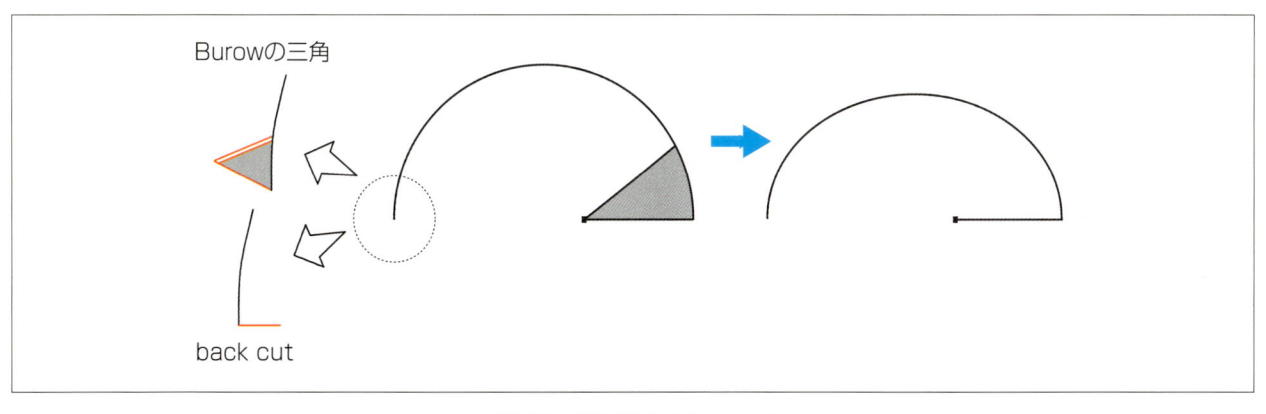

図 17　回転皮弁のシェーマ

より移動させたい場合は back cut を入れる場合もある。

考　察

近年，身体各部の血管解剖が研究され，さまざまな有用性の高い皮弁が開発されている。それに伴い幾何学的局所皮弁の活躍の場も少なくなってきた感はあるが，それでもなお顔面皮膚は血行が豊富であるため，従来の古典的なランダムパターンの局所皮弁をかなり自在に活用できる部位である。

この幾何学的局所皮弁の適用に際しては，皮膚の余裕・性状や剥離の程度なども考慮して術後の縫合線がどういう形態をとるか予測し，それをしわの向きやエステティックユニットの境界などに合わせて目立たないようにする配慮が必要である。幾何学的局所皮弁を自在に使いこなすには経験とそれに裏付けられたセンスが重要であり，形成外科医の実力を試される分野である。また，新しい幾何学的皮弁の開発の余地もありチャレンジングな分野とも言える。

文　献

1) Dénonvilliers CP : Présentation de malades. Bull Soc de Chir de Paris, 5 : 35, 118, 1854
2) 倉田喜一郎：Z形成術とその他の皮膚形成術．pp1-123, 克誠堂出版, 東京, 1984
3) 田井良明, 井上要二郎：Z-plastyの理論について．形成外科 36：723-732, 1993
4) Esser JFS : Gestielte locale Nasenplastik mit zweizipfligem Lappen, Deckung des sekundaren Defktes vom ersten Zipfel durch den zweiten. Deutsche Z Chirurgie 143 : 385-390, 1918
5) Baker SR : Local flaps in facial reconstruction, 2nd ed. pp189-212, Mosby, St. Louis, 2007
6) Limberg AA : Mathematical principles of local plastic procedures on the surface of the human body. Medgis, Leningrad, 1946
7) Jervis W, Salyer KE, Busquets MA, et al : Further applications of the Limberg and Dufourmentel flaps. Plast Reconstr Surg 54 : 335-340, 1974
8) Dufourmentel C : La fermeture des pertes de substance cutanée limitée. "Le lambeau. de rotation en L pour losange" dit "LLL". Ann Chir Plast 7 : 61-66, 1962
9) 尾郷　賢, 大野宣孝, 竹内ひろみ：ペーパーモデルによる局所皮弁の研究—そのII；Limberg flapとDufourmentel flapの比較および新しいflapの紹介．形成外科 23：634-640, 1980
10) Cuono CB : Double Z-plasty repair of large and small rhombic defects ; The double-Z rhomboid. Plast Reconstr Surg 71 : 657-666, 1983
11) 吉村陽子, 中島龍夫, 加藤　一ほか：Z形成を応用したlocal flap. 形成外科 36：741-751, 1993
12) Becker H : The Rhomboid-to-W technique for excision of some skin lesions and closure. Plast Reconstr Surg 64 : 444-447, 1979

II 各論

10 顔面における皮下茎皮弁

山本 有平

Summary

1. 真皮下血管網を血管茎とし，皮膚成分を含まない組織有茎皮弁である皮下茎皮弁は，皮弁採取部の変形が少なく，顔面の欠損部の再建に頻用される。
2. 皮下茎皮弁の移動法は，V-Y advancement 法と transposition 法がある。V-Y advancement 法は，欠損部に隣接させた三角形の皮弁をデザインし，皮弁を VY 型に前進させて欠損部を再建する。Transposition 法は，欠損部に隣接させて紡錘/楕円形の皮弁をデザインし，皮下茎部をピボットポイントとして移動し，欠損部を再建する。
3. 皮下茎皮弁を用いて眼瞼周囲の再建を行う場合，眼輪筋を含めて挙上し，眼輪筋を皮下茎とする方法が用いられ，有用な手技の一つである。

はじめに

整容的に満足できる顔面の再建方法を考慮する場合，良好なカラーマッチ，テクスチャーマッチをもつ局所皮弁が良い適応となる。しかし，顔面の局所皮弁を用いた再建では，皮弁採取後の顔面部の新たな瘢痕，変形やひきつれに十分な注意が必要である。実際の臨床において，皮弁採取後の障害が少ない，各種の皮下茎皮弁（subcutaneous pedicle flap）は幅広い適応を有する[1)2)]。

概 念

顔面の皮下茎皮弁は，構成成分による分類では，皮膚弁（cutaneous flap）に含まれる。また，真皮下血管網を血管茎としており，無軸皮弁（random skin flap）に分類される。さらに，茎部は表皮および真皮を含まず，血管網を有する皮下脂肪あるいは筋肉（眼輪筋など）で構成され，移動法による分類では，皮膚成分を含まない組織有茎皮弁（tissue pedicle skin flap）に相当する[3)]。

術前の評価

顔面欠損部の大きさと位置に応じて，皮弁のサイズ，移動法，そしてデザインが決定される。顔面では皮弁採取後の変形やひきつれを生じさせない工夫が重要であり，鼻唇溝などの顔面皺線や被髪縁に沿ったデザインが推奨される。顔面の皮下茎皮弁の代表的な移動法として，V-Y advancement 法と transposition 法が挙げられ，術前評価によりどちらかの方法が選択される（図1）。

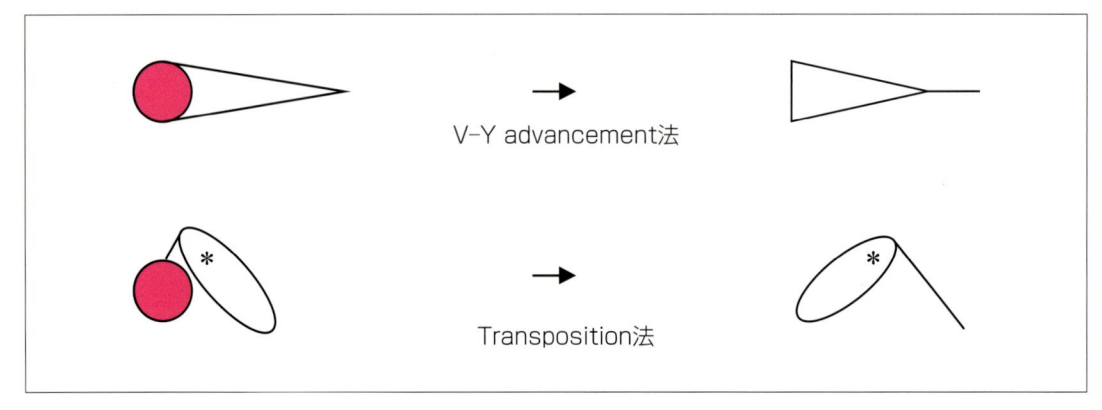

図1　皮下茎皮弁の移動法
＊　移動のピボットポイントとなる皮下茎。

手　技

V-Y advancement 法

　欠損部に隣接させた三角形の皮弁をデザインする。皮下茎皮弁を前進させる方向と皮弁長軸方向をおおむね一致させる。短径は欠損部とほぼ同じ長さとし，長径は欠損部より長めに設定する。デザインに沿って，皮弁全周の表皮-真皮-皮下脂肪中間層まで切開する。次に，フックで皮弁を欠損部の方向に引っ張りながら，無理なく移動できるようになるまで，遠位部を中心として皮弁直下の皮下茎部を剥離していく。皮弁採取部を単純縫縮し，皮弁をVY型に前進させ，欠損部を再建する（図2）。

Transposition 法

　欠損部に隣接させた紡錘/楕円形の皮弁をデザインする。皮弁長軸方向を鼻唇溝などの顔面皺線や被髪縁におおむね一致させる。短径は欠損部とほぼ同じ長さとし，長径は移動のピボットポイントの位置に応じて決定する。デザインに沿って，皮弁全周の表皮-真皮-皮下脂肪中間層まで切開する。次に，皮弁を遠位部より挙上していき，皮弁が欠損部へ無理なく移動できるようになるまで，ピボットポイントとなる皮下茎部へ剥離を進める。皮弁採取部を単純縫縮し，皮弁をtransposition型に移動させ，欠損部を再建する。症例により，皮下トンネルを作製し，皮弁近位部の表皮切除を行うことがある（図3）。

術後管理

　術後はやや圧迫を加えたドレッシングを行い，皮弁下の血腫形成を防ぐ。特別な術後管理は必要とせず，通常の局所皮弁と同様である。

症　例

症例1　75歳，男性，右鼻翼部の皮膚腫瘍

　前医の生検により，基底細胞癌の診断であった。腫瘍辺縁より3〜5mm離して切除を行い，V-Y advancement法による皮下茎皮弁で欠損部を再建した。皮弁は鼻唇溝に沿ってデザインした。術後経過は良好で，腫瘍の再発や鼻翼部の変形を認めない（図4）。

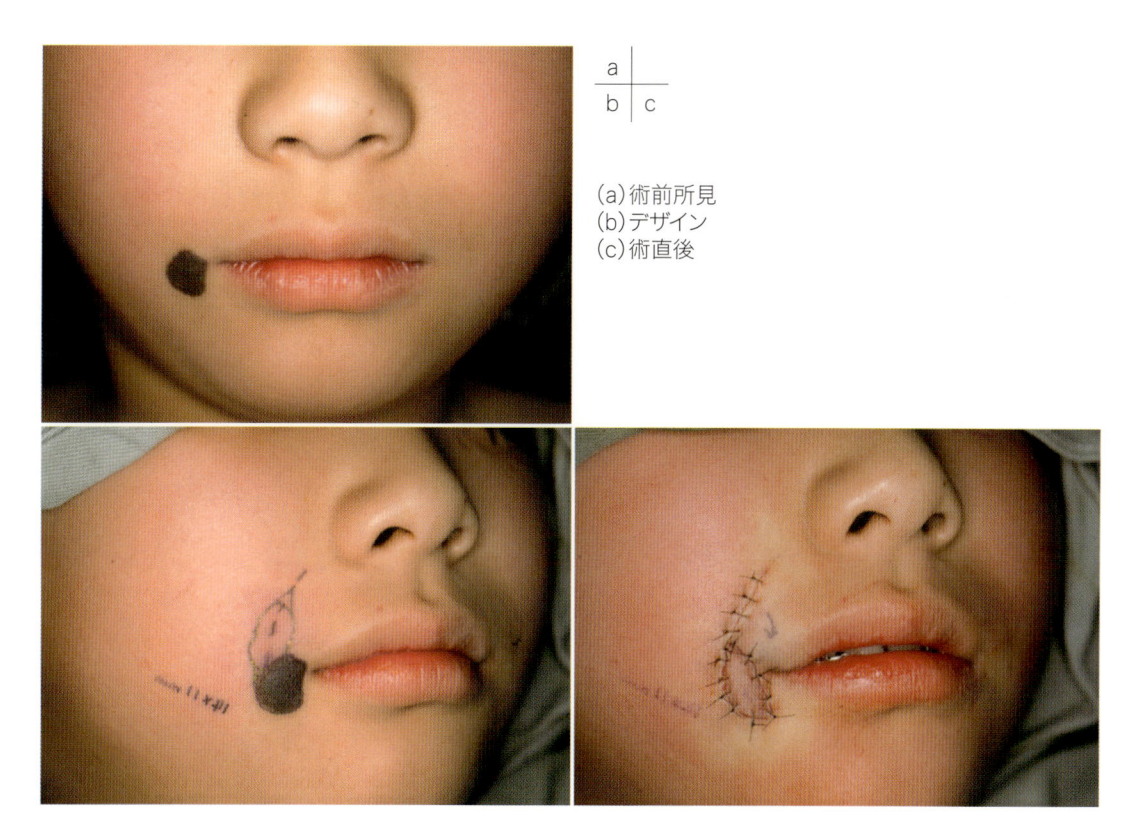

図2 皮下茎皮弁：V-Y advancement 法

(a) 術前所見
(b) デザイン
(c) 術直後

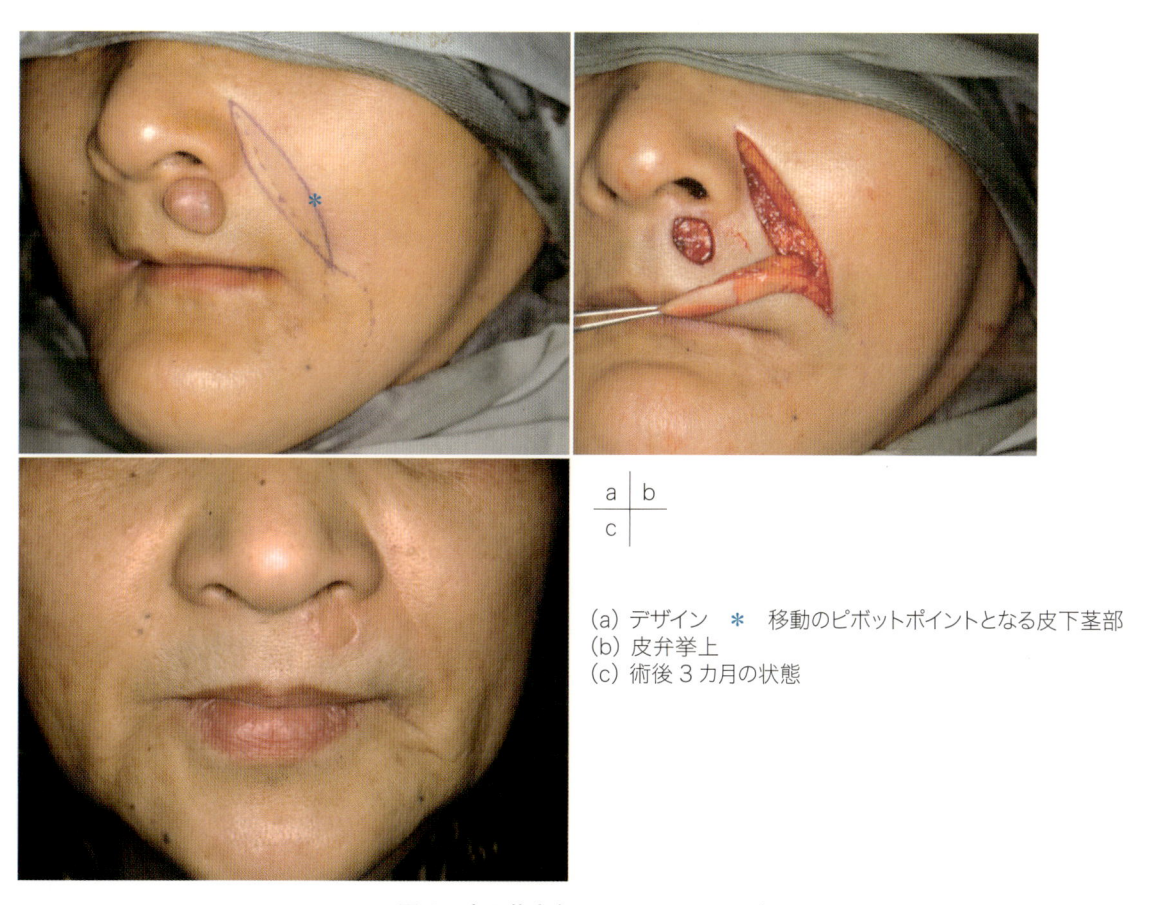

図3 皮下茎皮弁：transposition 法

(a) デザイン　＊　移動のピボットポイントとなる皮下茎部
(b) 皮弁挙上
(c) 術後3カ月の状態

10．顔面における皮下茎皮弁 | 103

a	b	c
d		

(a) 術前所見
(b) デザイン
(c) 術直後
(d) 術後 6 カ月

図 4　症例 1：75 歳，男性，皮下茎皮弁：V-Y advancement 法

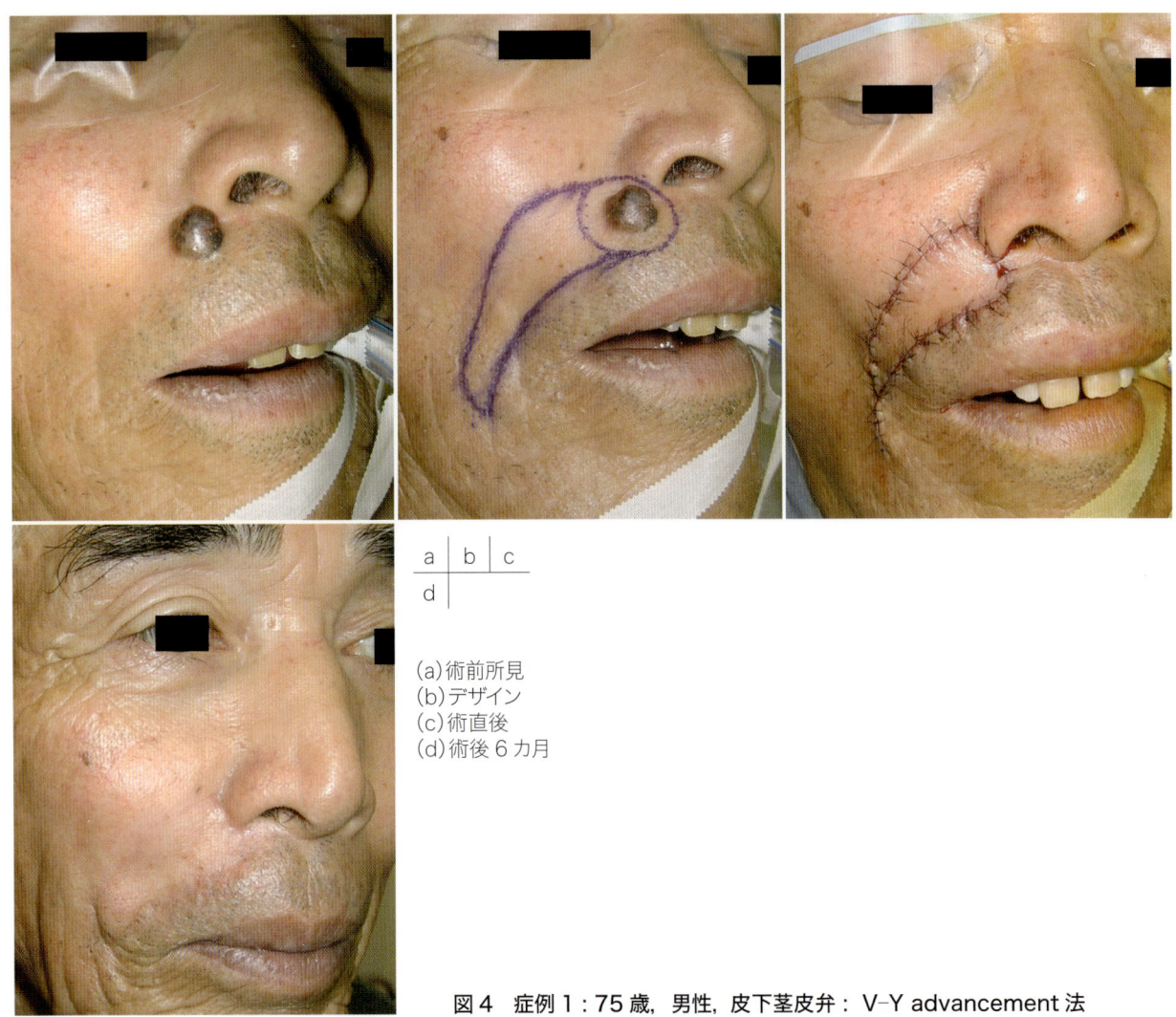

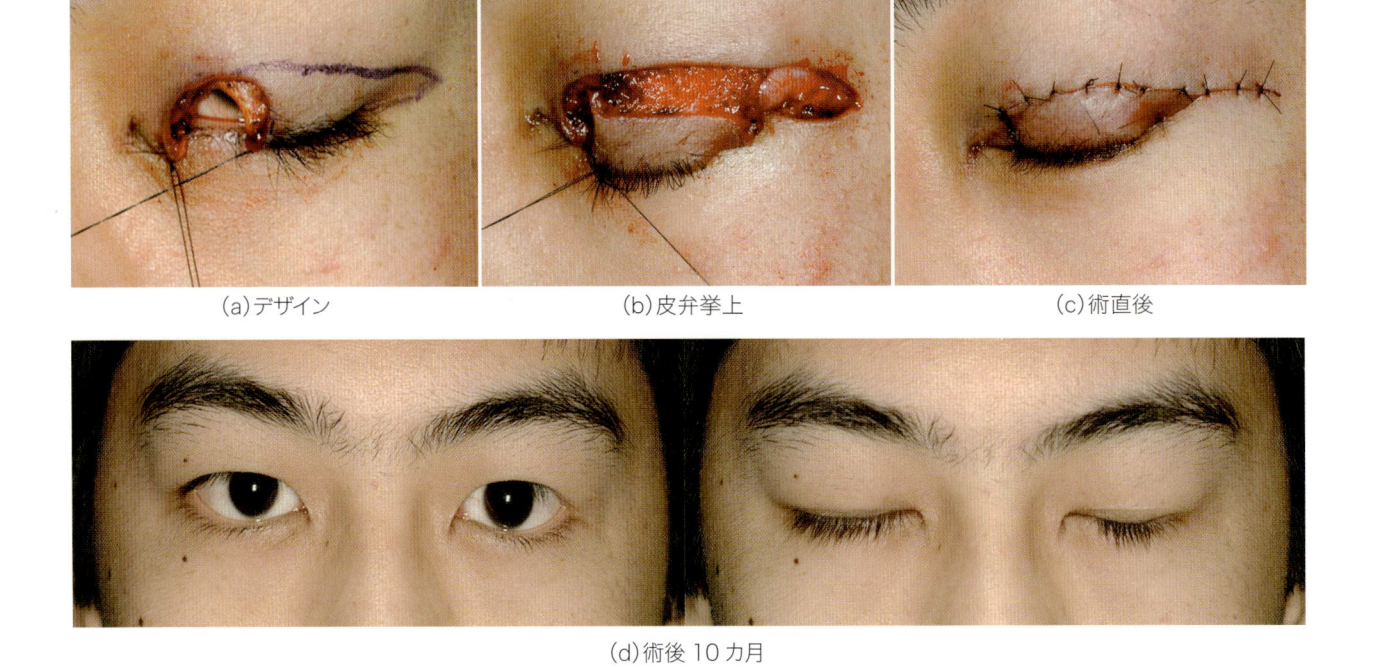

(a) デザイン　　　(b) 皮弁挙上　　　(c) 術直後

(d) 術後 10 カ月

図 5　症例 2：21 歳，男性，皮下茎皮弁：V-Y advancement 法

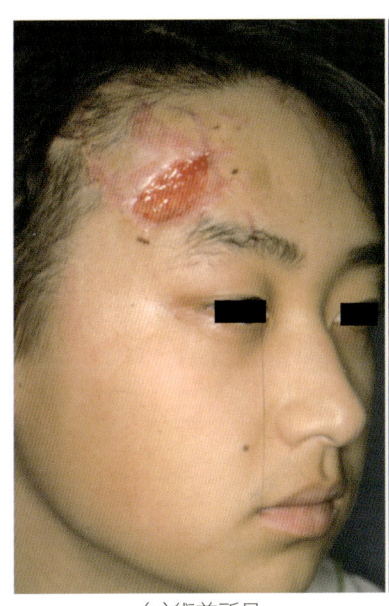

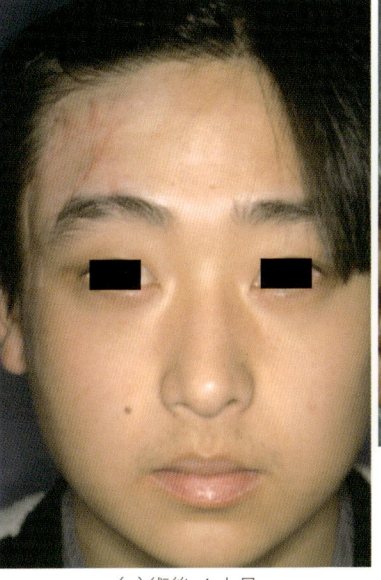

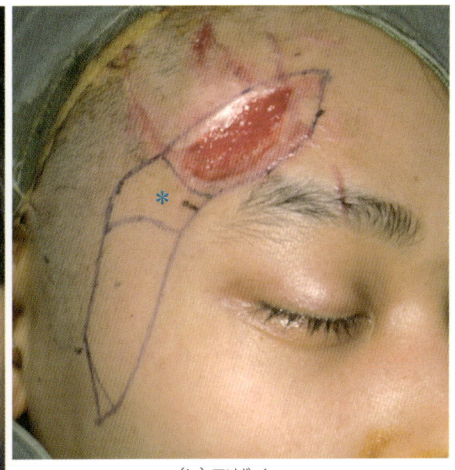

(a)術前所見　　　　　　　　(c)術後4カ月　　　　　　　(b)デザイン
＊ 移動のピボットポイントとなる皮下茎部

図6　症例3：18歳，男性，皮下茎皮弁：transposition法

症例2　21歳，男性，左上眼瞼縁の皮膚腫瘍

　前医の生検により，有棘細胞癌の診断であった。腫瘍辺縁より5mm離して眼瞼を全層切除し，上眼瞼外側にデザインしたV-Y advancement法による皮下茎皮弁[4)5)]で欠損部を再建した。皮弁は眼輪筋を上方茎とし，眼輪筋内に存在する血管網により栄養される。皮弁の移動のため，皮弁裏面の結膜および瞼板も切離している。皮弁は完全生着し，腫瘍の再発や上眼瞼部の変形を認めない（図5：文献5と同一症例）。

症例3　18歳，男性，交通外傷による右額部の皮膚欠損

　Transposition法による皮下茎皮弁で欠損部を再建した。皮弁は右被髪縁に沿ってデザインし，皮弁頭側にピボットポイントとなる皮下茎が位置する。皮下茎皮弁を約180°回転させて移動した。皮弁は完全生着し，右眉毛の変形を認めず，患者は満足している（図6）。

症例4　73歳，男性，左内眼角部の皮膚腫瘍

　前医の生検により，基底細胞癌の診断であった。腫瘍辺縁より5mm離して拡大切除を行い，両上眼瞼にデザインしたtransposition法による皮下茎皮弁[6)]で欠損部を再建した。右側の皮下茎皮弁は眼輪筋を内方茎とし，左側の皮下茎皮弁は眼輪筋を上方茎とし，眼輪筋内に存在する血管網により栄養される。右側の皮下茎皮弁は，近位部を表皮切除し，鼻根部の皮下トンネルを通して移動している。両皮弁ともに約180°の移動を行った。左側の皮下茎皮弁で欠損部の上方を，右側の皮下茎皮弁で欠損部の下方を再建した。術後経過は良好で，腫瘍の再発や内眼角部の変形を認めない。皮弁採取部となった両上眼瞼は，術前に比べ整容的改善を認める（図7）。

(a)術前所見　　(c)術後9カ月　　(b)デザイン
＊ 移動のピボットポイントとなる皮下茎部

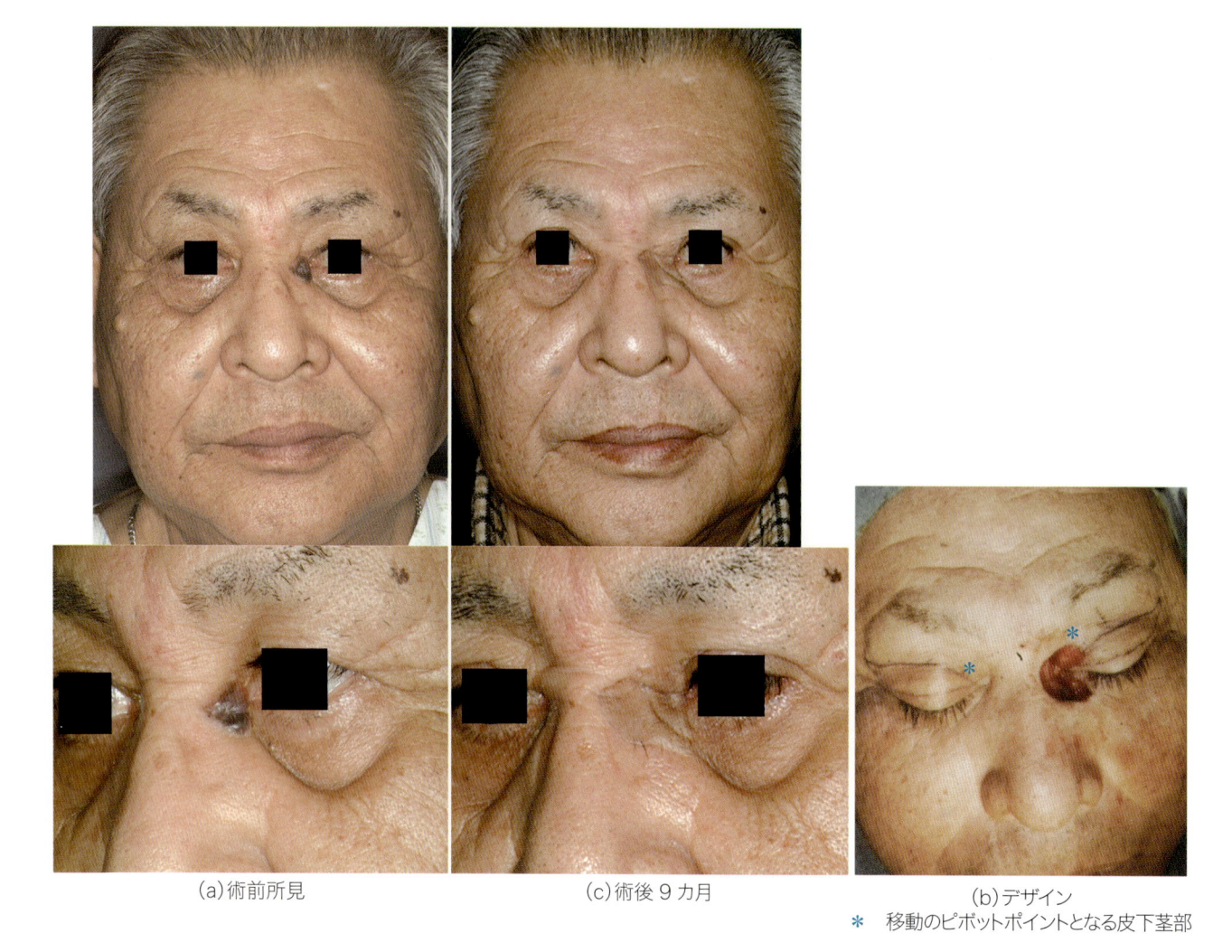

図7　症例4：73歳，男性，皮下茎皮弁：transposition法

考　察

皮下茎皮弁の適応

　顔面外傷や顔面の皮膚腫瘍切除後の欠損を再建する場合，単純切除縫合術，植皮術，局所皮弁術などの手術手技が用いられる．欠損部が小さい範囲の場合，単純切除縫合術が最も良い適応となる．しかし，欠損部を直接に縫縮することにより，眉毛，眼瞼，鼻翼，口唇などに変形やひきつれが生じるような中等度以上の大きさの欠損部の再建には，植皮術や皮弁術が必要になる．
　整容的満足度の高い再建が望まれる顔面では，周知のようにカラーマッチ，テスクチャーマッチの観点より，局所皮弁が第1選択となることが多い．顔面の局所皮弁を用いた再建において重要な点は，皮弁採取部の新たな瘢痕，変形やひきつれに留意することである．その点において，各種の局所皮弁の中でも，皮下茎皮弁は採取部の障害が少なく，最も利便性の高い再建手技の一つである．

皮下茎皮弁の問題点

　皮下茎皮弁使用における注意点として，V-Y advancement法では，皮弁の移動距離に制限があり，症例によりデザインの工夫が必要となる．また，transposition法では，皮下トンネルを通過させる移動をした場合，茎部の膨隆が生じないように気をつける．さらに，皮下茎皮弁は，欠損部の大きさによりその適応が制限され，広範囲の欠損を有する顔面再建では，植皮術や遊離皮弁術などの他の再建手技が選択される．

眼輪筋を含めた皮下茎皮弁

顔面の皮下茎皮弁は，構成成分による分類では皮膚弁に含まれるが，眼瞼周囲の再建に皮下茎皮弁を用いる場合，皮弁自体に眼輪筋を含めて挙上し，眼輪筋を皮下茎とすることがある。皮弁は眼輪筋内の血管網により栄養され，血行が豊富でかつ移動範囲の制限も少なくなる。本稿における症例2および4は，眼輪筋を含めた皮下茎皮弁を使用した症例である。眼輪筋を含めた皮下茎皮弁の応用は，再建対象やrotation arcの拡大を可能とする。

文 献

1) Barron JN, Emmett AJJ : Subcutaneous pedicle flaps. Br J Plast Surg 18 : 51-78, 1965
2) Spira M, Gerow FJ, Hardy SB : Subcutaneous pedicle flaps on the face. Br J Plast Surg 27 : 258-263, 1974
3) 桜井裕之, 多久嶋亮彦, 山本有平ほか：日本形成外科学会「2004皮弁分類」について．形成外科 48 : 717-728, 2005
4) Okada E, Maruyama Y : The V-Y advancement myocutaneous flap for upper eyelid reconstruction. Plast Reconstr Surg 100 : 996-998, 1997
5) 大澤昌之, 堀内勝己, 吉田哲憲ほか：眼輪筋を茎とする全層V-Y法を用いた上眼瞼再建の経験．日頭頸顔会誌 21 : 310-315, 2005
6) Yamamoto Y, Sugihara T, Takeno N, et al : Reconstruction of the orbital region with the "blepharoplasty flap". Eur J Plast Surg 19 : 100-102, 1996

II 各論

11 遊離皮弁と局所皮弁による顔面の再建
― Step-surgery concept に基づく顔面全層欠損の再建 ―

橋川 和信, 寺師 浩人, 田原 真也

Summary

複数の局所皮弁や再建材料を組み合わせて治療する必要がある中等度以上の大きさの顔面欠損は，一期的再建では良好な結果が得られないことがある。著者らは，2 つ以上の aesthetic unit にまたがり，皮膚から裏打ちまでを含む全層の顔面欠損に対して，速やかな創治癒と血行豊富な組織の充填を目的として遊離皮弁を移植する初回手術から，局所皮弁などを用いる整容的修正を目的とする二次手術までを一連の手術とする "step-surgery concept" という概念を基本において再建を行ってきた。Step-surgery concept の要点は以下の通りである。

(1) 初回手術 (initial step) は「土台作り」の step である。遊離皮弁移植による欠損部位の充填と機能上必要な最小限の支持組織移植のみを行い，欠損周囲の組織を可及的に温存する。

(2) 二次手術 (touch-up step) は「仕上げ」の step である。顔面・頸部の局所皮弁や植皮などを用いる整容的手術と整容上必要な支持組織移植を行う。

(3) 顔面に露出している遊離皮弁の皮膚表面は touch-up step で可及的に顔面・頸部の皮膚と置き換える。

(4) 各 step を一連のものとして術前から計画する。

本稿では，この概念に基づく治療について，その考え方の詳細と顔面各部位における治療の実際を報告する。

はじめに

腫瘍切除や外傷などにより顔面に欠損が生じた場合，その再建に用いる材料としては顔面や頸部の組織が第 1 選択であり，色調と質感の適合性の点から欠損周囲の組織を用いることはすでに確立され広く受け入れられている概念である。特に，顔面皮膚の血行や組織の性状，しわや輪郭線などを考慮した局所皮弁で顔面の欠損を再建すると良好な結果が得られることが多い。しかし，欠損が大きくなり，支持組織と裏打ちを含む全層欠損になったり，2 つ以上のエステティックユニットにまたがったりすると，単一の局所皮弁で再建することが困難となる。このような場合に複数の局所皮弁や支持組織の移植などを用いて一期的に再建すると，満足できる結果を得ることができず修正手術を繰り返し施行せざるを得ない症例を経験することがある。整容面が重視される顔面において比較的大きな欠損を再建する際には，二期的な修正手術までを視野に入れた治療戦略で臨む必要があると考えられる。

顔面の中等度以上の大きさの欠損，特に皮膚から裏打ちまでを含む全層欠損を再建する際の 1 つの方策として，著者らは，速やかな創治癒と血行豊富な組織の充填を目的として遊離皮弁を移植する初回手術から整容的修正を目的とする二次手術までを一連

の手術として術前から計画する，"step-surgery concept" という概念に基づいて再建を行ってきた[1]。本稿では，この新しい概念の詳細と治療の実際について述べる。

Step-surgery conceptの概念

Step-surgery concept は，一期的再建では最良の結果を得ることが困難な中等度以上の大きさの顔面全層欠損に対する治療戦略であり，その要点は下記の通りである（表）。
(1) 初回手術（initial step）では，遊離皮弁移植による欠損部位の充填と機能上必要な最小限の支持組織移植のみを行い，欠損周囲の組織を温存する。「土台作り」のstepである。
(2) 二次手術（touch-up step）では，顔面・頸部の局所皮弁や植皮などを用いる整容的手術と整容上必要な支持組織移植を行う。「仕上げ」のstepである。
(3) 顔面に露出している遊離皮弁の皮膚表面はtouch-up step で可及的に顔面・頸部の皮膚と置き換える。
(4) 各stepを一連のものとして術前から計画する。

この概念に基づく治療の利点として，初回に移植した遊離皮弁が血行豊富な母床として機能するため局所皮弁や遊離組織移植を用いる整容的二次手術が容易になることが挙げられる。また，二次手術の材料としてさまざまな種類の皮弁や遊離組織を必要な量だけ利用することが可能となるため，計画通りの結果が得られる可能性がより高くなる。さらに，移植された遊離皮弁の経時的変化を見きわめたうえで顔面に露出した皮弁の皮膚を切除し，残る組織を土台として利用しながら二次手術を施行するため，顔面各unitの外郭線（outline）や三次元的輪郭（contour）を再現しやすいことも利点として挙げられる。

術前の評価と計画

Step-surgery concept による顔面再建において，手術結果に大きく影響を与えるのは術前の評価と治療計画であるため，詳細な検討と患者への十分な説明を要する。原則として，2つ以上の aesthetic unit にまたがり，皮膚から裏打ちまでを含む（全層の）顔面欠損を step-surgery concept に基づく再建治療の適応基準としている。これに加えて，患者あるいは家族の希望，患者の全身状態，悪性腫瘍であれば生命予後などを考慮して step-surgery concept の適否を決定する。ひとたび治療方針が決まれば，患者の不安や精神的苦痛を取り除き不必要な修正手術を避けるため，最終的な仕上がりの目標とそこに至るまでの過程を患者へ丁寧に説明することが肝要である。

手 技

初回手術（initial step）

Initial step の目的は，速やかな創治癒を達成すること，後の二次手術の母床となる十分な量の血行豊富な組織を移植すること，機能上必要な支持組織を移植することである。これらの目的を達成するこ

表　中等度以上の顔面全層欠損再建における step-surgery concept

・初回手術（initial step）：遊離皮弁移植による「土台作り」
　　欠損部位の充填と速やかな創治癒を図る
　　機能上必要な支持組織を移植する
　　欠損周囲の組織を温存する
・二次手術（touch-up step）：整容的修正による「仕上げ」
　　顔面・頸部の組織を局所皮弁，植皮などの材料とする
　　顔面に露出した遊離皮弁の皮膚表面を可能な限り顔面・頸部の皮膚と置き換える
　　整容上必要な支持組織を移植する

初回手術から二次手術までを一連のものとして計画する。

とに重点を置くため，遊離皮弁移植を行う．

　移植する遊離皮弁の選択にあたっては，皮弁組織の量や血行，手術の安全性などを総合的に検討する．よく用いる皮弁は，(1) 前腕皮弁，(2) 腹直筋皮弁，(3) 肩甲骨皮弁，(4) 腓骨皮弁などの標準的なものであるが，症例によっては遊離穿通枝皮弁も選択肢として考慮する．必要な組織量が必要な部位に移植されることを優先事項とし，皮弁のデザインを含め，術後の下垂や萎縮などを考慮して移植する．移植床血管の選択においては，touch-up step の際に用いる局所皮弁の血行を損なうことがないよう，可能な限り頸部の血管を求めるように心がける．この点においては，前腕皮弁などの血管茎の長い皮弁が有用である．

　瞼板や外鼻骨格など機能上必要な支持組織の再建も initial step で行う．この step で支持組織として移植する材料としては下記のものが挙げられる．
(1) 上眼瞼裏打ち・支持組織：口蓋粘・骨膜
(2) 下眼瞼支持組織：鼻中隔軟骨（粘膜付きとすれば裏打ちも再建可能），耳介軟骨
(3) 外鼻支持組織：腸骨，頭蓋骨外板，耳介軟骨，肋軟骨

　この際，移植組織が十分な血行を有する組織で被覆されるように遊離皮弁のデザインを行う必要がある．欠損周囲の組織は局所皮弁などとして後の touch-up step で用いるため，創周囲の剥離や切開などをあえて行わず温存する．

二次手術（touch-up step）

　Touch-up step の目的は，整容面の仕上げであり，整容上必要な支持組織の移植と，周囲の組織を用いる局所皮弁や植皮，顔面・頸部の他部位からの皮弁や植皮などによる修正に主眼を置いている．この際，顔面に露出している遊離皮弁の皮膚表面は可能な限り切除して顔面・頸部の皮膚と置き換える．放射線照射や initial step でやむなく切断された血管の有無などを考慮して修正に用いる材料を選択するが，術前に十分な検討がなされていれば，多くの場合計画通りの術式とすることが可能である．材料が決まれば，顔面の aesthetic unit，subunit などの unit 原理も考慮して手術を行う．

　Touch-up step で用いる材料や手技としては，下記のものが挙げられる．

(1) 眼瞼：前額の皮弁，眼瞼や周囲の局所皮弁，眼窩外側皮弁，対側眼瞼からの植皮
(2) 下眼瞼の支持組織：耳介軟骨
(3) 外鼻：前額の皮弁，鼻唇溝皮弁
(4) 外鼻の支持組織：耳介軟骨
(5) 頬部：頬部回転皮弁
(6) 頬部の吊り上げ：大腿筋膜
(7) 下顎部：広頸筋皮弁，おとがい下皮弁
(8) 組織量の調節：脂肪吸引，脂肪注入

それぞれ手術手技が容易で扱いやすく，結果が安定しているため有用である．

顔面の部位ごとの治療の実際

　Step-surgery concept に基づく治療の顔面各部位における実際について以下に述べる．

眼瞼

【Initial step】眼球が温存されている眼瞼全層欠損例では，initial step において支持組織と裏打ちを移植する必要がある．上眼瞼にはしなやかさを重視して口蓋粘・骨膜を，下眼瞼にはある程度の支持力を要するため粘膜付き鼻中隔軟骨を用いることが多い．結膜側を皮弁の皮膚で再建すると，無毛に見えてもうぶ毛があるため角膜刺激症状が出現する．結膜側を再建せずに支持組織として軟骨のみを移植し，周囲から再生した結膜で二次的に被覆されるのを待つことも可能であるが，上眼瞼については角膜保護の観点から粘膜を用いて裏打ちも再建する方がよい．一方，眼球摘出例では裏打ちも含めて皮弁で再建することができる．義眼装着のことを考慮すると下眼瞼では支持組織を移植する必要があるが，touch-up step で移植してもよい．遊離皮弁としては，薄くてしなやかな特長を有する前腕皮弁が有用である．支持組織を同時に移植する際は，移植材料の部分的な生着不良も最終結果に大きく影響するため皮弁で完全に被覆するよう心がける．

【Touch-up step】眼輪筋皮弁を含む隣接部位の局所皮弁や対側眼瞼からの植皮で遊離皮弁の皮膚を置き換えることができれば，整容的によい結果が得られる．これらが利用できないときは，正中前額皮弁，眉毛上皮弁，眼窩外側皮弁などの眼窩周囲の皮弁を用いる．また，症例によっては，機能上問題がなくても整容的には下眼瞼に支持組織を移植する方が望ましいことがある．その材料としては，眼球の形状

に適合する柔らかさとしなやかさを有することから耳介軟骨が優れている。眼球摘出例では，義眼装着に伴い上眼瞼陥凹や下眼瞼後退などの特徴的な変形を生じやすい。前者には脂肪注入が，後者には耳介軟骨移植がそれぞれ有用である。

外鼻

【Initial step】鼻中隔の大部分が欠損する症例では，外鼻全体を支持する"梁"が必要である。採取の容易さや骨量が豊富なことから腸骨が材料としては優れている。頭蓋骨外板も用いることが可能であるが，やや薄いため全外鼻欠損例のような大きな欠損の支持組織としては不安がある。肋軟骨は加工の容易さが長所であるが，弯曲など術後変形の可能性と感染に弱いことが欠点である。鼻翼の支持には柔らかくしなやかな耳介軟骨が優れており，第1選択である。用いる遊離皮弁としては，前腕皮弁が扱いやすく有用である。厚めの遊離皮弁を移植すると術後に鼻呼吸障害が出現することがある。裏打ちを再建するのに顔面動脈（眼角動脈）あるいはその分枝を茎とする上方茎頬粘膜弁や鼻唇溝皮弁も利用可能であるが，step-surgery concept を適用するような比較的大きな欠損では眼角動脈も欠損している可能性があること，鼻唇溝皮弁は touch-up step での利用価値が高いことをよく考慮する必要がある。皮膚と裏打ちを同時に再建可能である点が遊離皮弁の大きな利点である。

【Touch-up step】遊離皮弁の皮膚は前額あるいは隣接する頬部の皮弁で置き換えることが望ましく，正中前額皮弁や頭皮額皮弁，鼻唇溝皮弁などが有用である。輪郭を修正するための支持組織には耳介軟骨が利用しやすい。

頬部

【Initial step】上顎洞前壁のみの欠損には必ずしも硬性再建を要さない。いわゆる buttress を含めて頬部全層が欠損している場合，皮膚側と支持組織，裏打ちを同時に再建するためには肩甲骨皮弁が有用であるが，機能的にはすべての buttress を再建する必要がないことを念頭に置くべきである。上顎全摘術とあわせて頬部皮膚を切除されるような症例以外では，initial step では遊離腹直筋皮弁などで軟組織のみ再建して touch-up step で必要に応じて支持組織を再建するという選択肢もある。

【Touch-up step】遊離皮弁の皮膚を切除して置換するには，頬部回転皮弁が有用である。切開と剝離を頸部まで拡大したり，エキスパンダーを利用したりすることで，かなりの範囲を被覆することが可能となる。その他の整容的手術として，頬部下垂の吊り上げに大腿筋膜移植術を，頬部輪郭の修正に脂肪吸引術，脂肪注入術を施行することが多い。

下顎部

【Initial step】下顎骨の区域欠損は，機能的にも整容的にも血行を有する骨で再建する方が長期的にはよい結果が得られる。粘膜と皮膚，下顎骨の欠損様態に応じて，肩甲骨皮弁と腓骨皮弁を使い分けているが，全層欠損の場合，肩甲骨皮弁の方が移植できる組織量が多いため有用である。腓骨皮弁を用いる際は，軟組織再建用にもう1つの遊離皮弁を移植する必要がある。

【Touch-up step】周囲の局所皮弁やおとがい下皮弁，広頸筋皮弁などで遊離皮弁の皮膚を置き換えることが望ましいが，頸部郭清施行例では困難なことが多い。郭清が片側であれば対側鎖骨上部からの植皮を用いることができる。

症例

症例 1　62歳，女性

左下眼瞼原発の有棘細胞癌切除により，上・下眼瞼に欠損を生じた。欠損は2つの unit にまたがっており，瞼板と結膜を含む全層欠損であった（図1-a）。術前後の放射線治療は施行されていない。

【Initial step】腫瘍切除と同時に，上眼瞼後葉を口蓋粘・骨膜で，下眼瞼後葉を粘膜付き鼻中隔軟骨でそれぞれ再建し，皮膚欠損を遊離前腕皮弁で再建した。欠損周囲組織の剝離や切開などはあえて行わず温存した。移植床血管には同側の顔面動脈と外頸静脈を用いた（図1-b，c）。

【Touch-up step】初回手術後5カ月の時点で，顔面に露出した前腕皮弁の皮膚を脱上皮し，上眼瞼は局所伸展皮弁で，下眼瞼は対側上眼瞼からの全層植皮で被覆した。上眼瞼には腹部からの脂肪注入も行った。

最終手術後1年1カ月の時点で，開閉瞼ともに問題なく行うことが可能であり，角膜損傷も認めてい

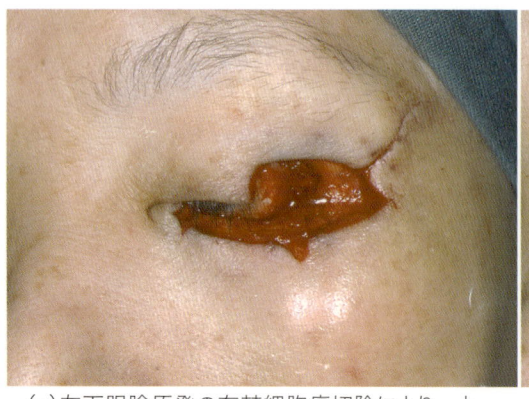

(a) 左下眼瞼原発の有棘細胞癌切除により，上・下眼瞼に全層欠損を生じた。

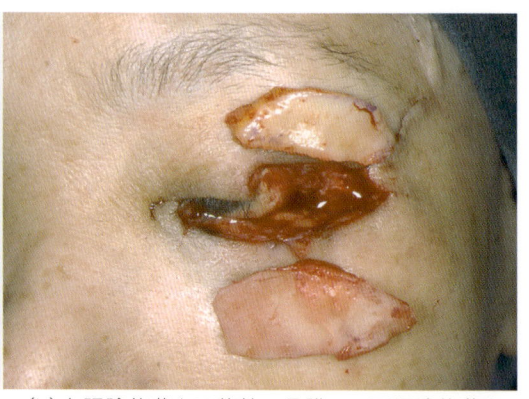

(b) 上眼瞼後葉を口蓋粘・骨膜で，下眼瞼後葉を粘膜付き鼻中隔軟骨で再建した。

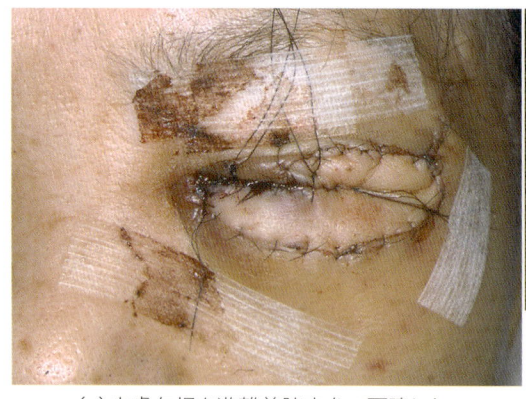

(c) 皮膚欠損を遊離前腕皮弁で再建した。

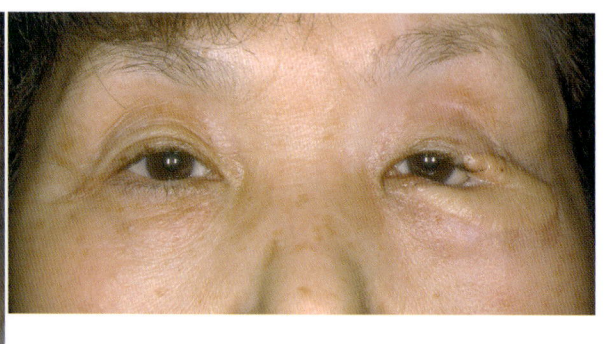

(d) 初回手術後5カ月の状態。前腕皮弁と周囲の色調・質感の違いが目立つ。

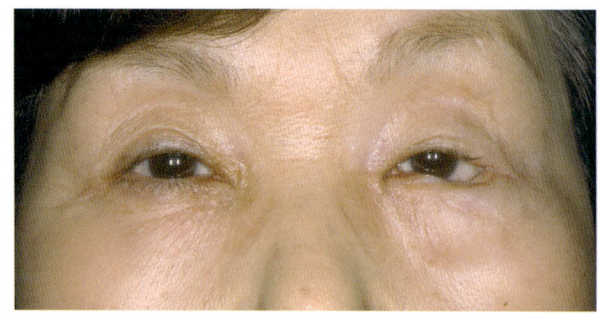

(e) 最終手術後1年1カ月の状態。開瞼時。顔面に露出した前腕皮弁の皮膚を脱上皮し，上眼瞼は局所伸展皮弁で，下眼瞼は対側上眼瞼からの全層植皮で被覆した。上眼瞼には腹部からの脂肪注入も行った。

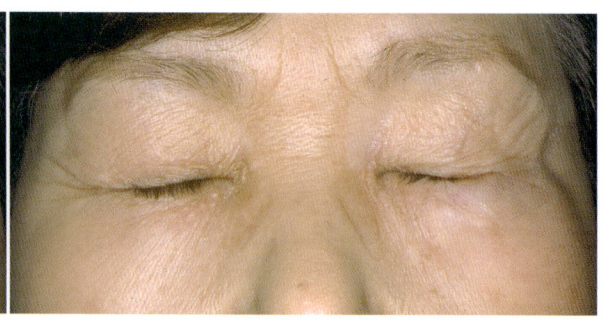

閉瞼時。Goodと評価した。

図1 症例1：62歳，女性，上・下眼瞼全層欠損
（橋川和信ほか：顔面の全層欠損に対する再建戦略 Step-Surgery Concept. 日本マイクロ会誌 20：46-53, 2007 より引用）

ない。整容的にも許容できる結果が得られた。結果はGood，Moderate，Poorの3段階でGoodと評価した（図1）。

症例2　62歳，女性

左頬部原発の基底細胞癌切除により，頬部から外鼻にかけての欠損を生じた。欠損は3つのunitにまたがっており，外鼻と上口唇は全層欠損，頬部も一部は全層となり上顎洞と交通していた（図2-a）。術前後の放射線治療は施行されていない。

【Initial step】欠損周囲の組織を温存して遊離前腕

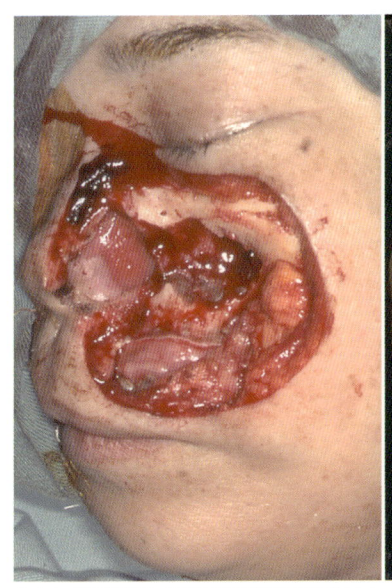

(a) 左頬部原発の基底細胞癌切除により，頬部から外鼻，上口唇にかけての欠損を生じた。外鼻，上口唇は全層欠損，頬部も一部は全層欠損となり上顎洞と交通した。欠損周囲の組織は温存し，初回手術では遊離前腕皮弁による被覆のみ行った。

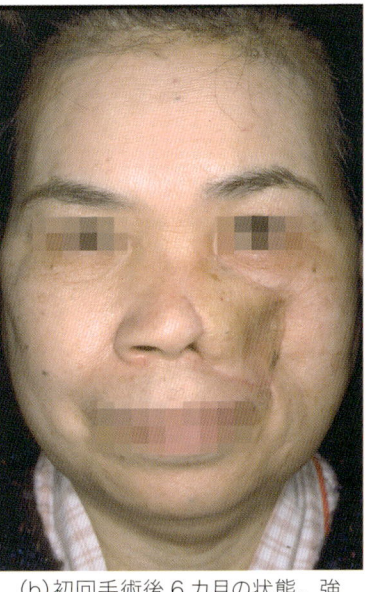

(b) 初回手術後6カ月の状態。強い変形が目立つ。

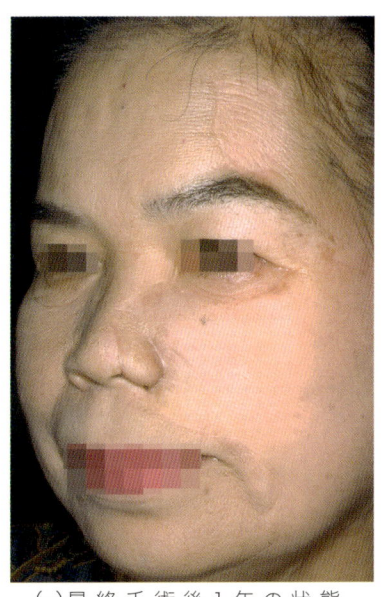

(e) 最終手術後1年の状態。Goodと評価した。

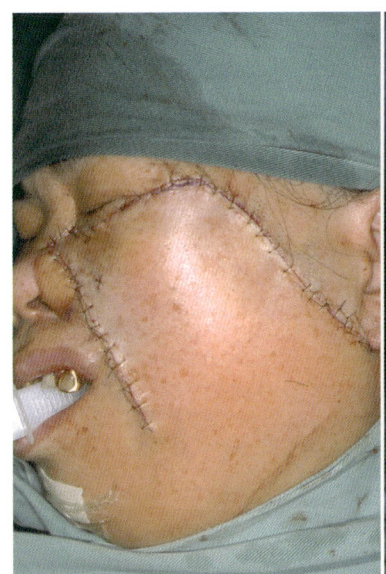

(c) 初回手術後6カ月，頬部に相当する前腕皮弁の皮膚を脱上皮し，頬部回転皮弁で被覆した。

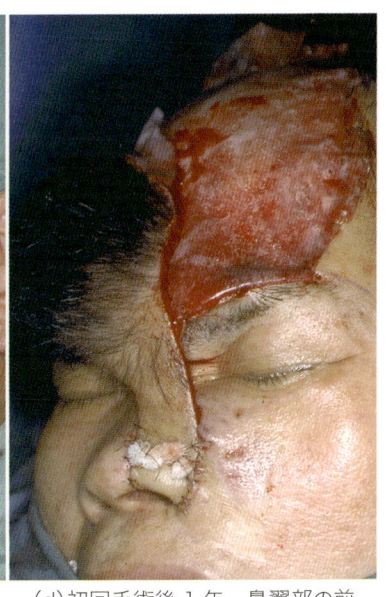

(d) 初回手術後1年，鼻翼部の前腕皮弁を切除し，頭皮額皮弁で再建した。

図2　症例2：62歳，女性，外鼻・上口唇・頬部全層欠損
（橋川和信ほか：顔面の全層欠損に対する再建戦略　Step-Surgery Concept. 日本マイクロ会誌 20：46-53, 2007 より引用）

皮弁による被覆のみ行った。移植床血管には同側の顔面動脈と顔面静脈を用いた。

【Touch-up step】初回手術後6カ月の時点で，頬部に相当する前腕皮弁の皮膚を脱上皮し，頬部回転皮弁で被覆した。初回手術後1年の時点で，鼻翼部の前腕皮弁を切除し，頭皮額皮弁で再建した（図2-c, d）。

最終手術後1年の時点で，開閉口ともに問題なく，鼻呼吸障害も訴えていない。整容的にも許容できる結果が得られた。結果はGoodと評価した（図2）。

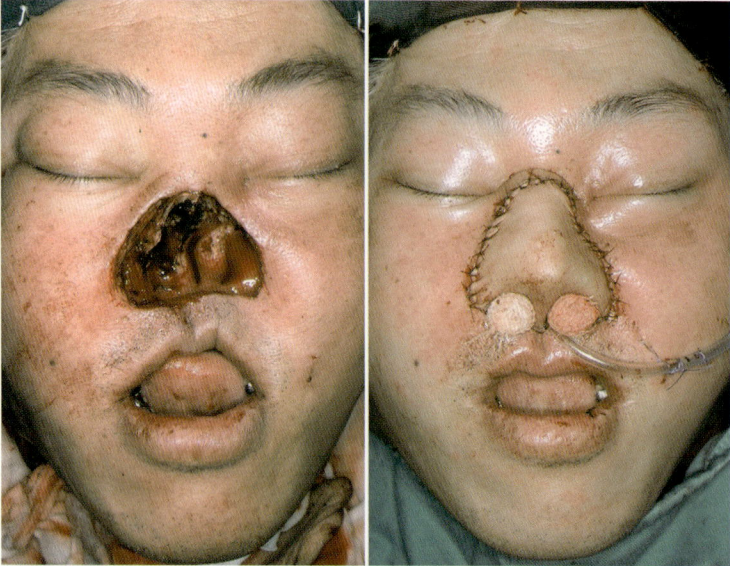

(a) 口蓋原発扁平上皮癌外鼻転移の切除により，外鼻と上口唇，右頬の一部の全層欠損を生じた。上歯槽を含む口蓋骨も欠損している。
(b) 2つ折りにした前腕皮弁と遊離腸骨で外鼻を再建し，欠損周囲の組織は温存した。

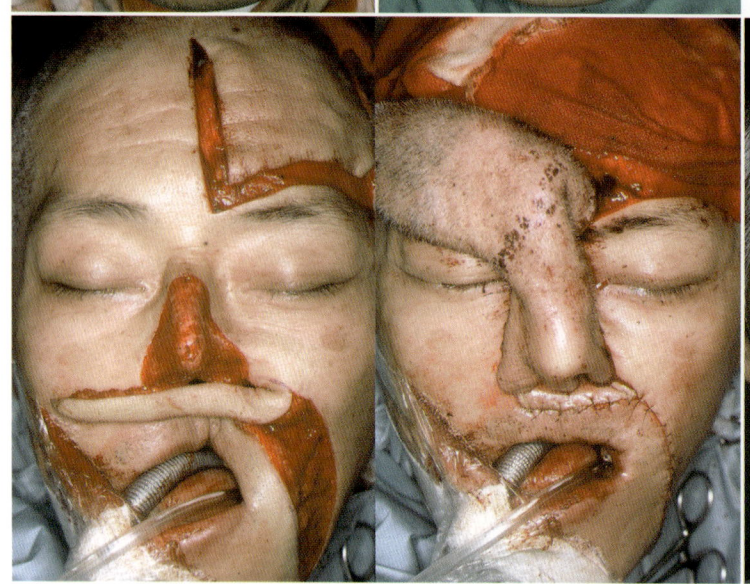

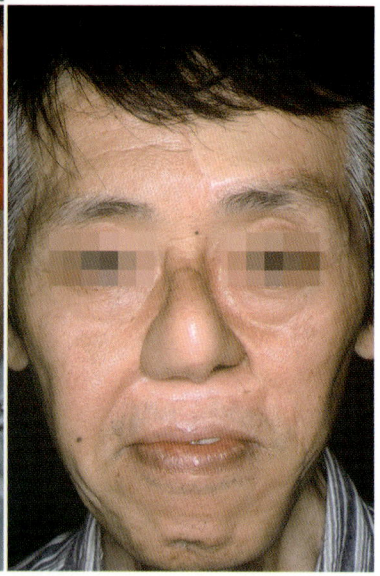

(c) 初回手術後1年1カ月，露出している前腕皮弁の皮膚を脱上皮し，頭皮額皮弁で被覆した。また，頭側の上口唇全層を2つ折りにした左鼻唇溝皮弁で再建した。
(d) 最終手術後1年の状態。頭皮額皮弁の除脂術と脱毛治療を追加している。鼻翼の形態と位置に左右差が認められる。Moderateと評価した。

図3　症例3：56歳，男性，外鼻・頬部・上口唇全層欠損

症例3　56歳，男性

口蓋原発扁平上皮癌外鼻転移の切除により，外鼻と上口唇，右頬部の欠損を生じた。欠損は3つのunitにまたがっており，外鼻と上口唇，右頬部の一部が全層欠損となっていた。上歯槽を含む口蓋骨も欠損している（図3-a）。術前に計86 Gyの放射線照射が施行されていた。

【Initial step】2つ折りにした前腕皮弁と遊離腸骨で外鼻を再建し，欠損周囲の組織は温存した（図3-b）。移植床血管には右側の顔面動脈と外頸静脈を用いた。

【Touch-up step】初回手術後1年1カ月の時点で，露出している前腕皮弁の皮膚を脱上皮し，頭皮額皮弁で被覆した。また，頭側の上口唇全層を2つ折りにした左鼻唇溝皮弁で再建した（図3-c，d）。その後，頭皮額皮弁の除脂術と脱毛治療を施行した。

最終手術後1年の時点で，軽度鼻呼吸障害の訴えがあるものの，義顎を装着することで就労を含む通常の社会生活を送っている。患者は結果に満足しているが，鼻翼の形態と位置に左右差があるためModerateと評価した（図3）。

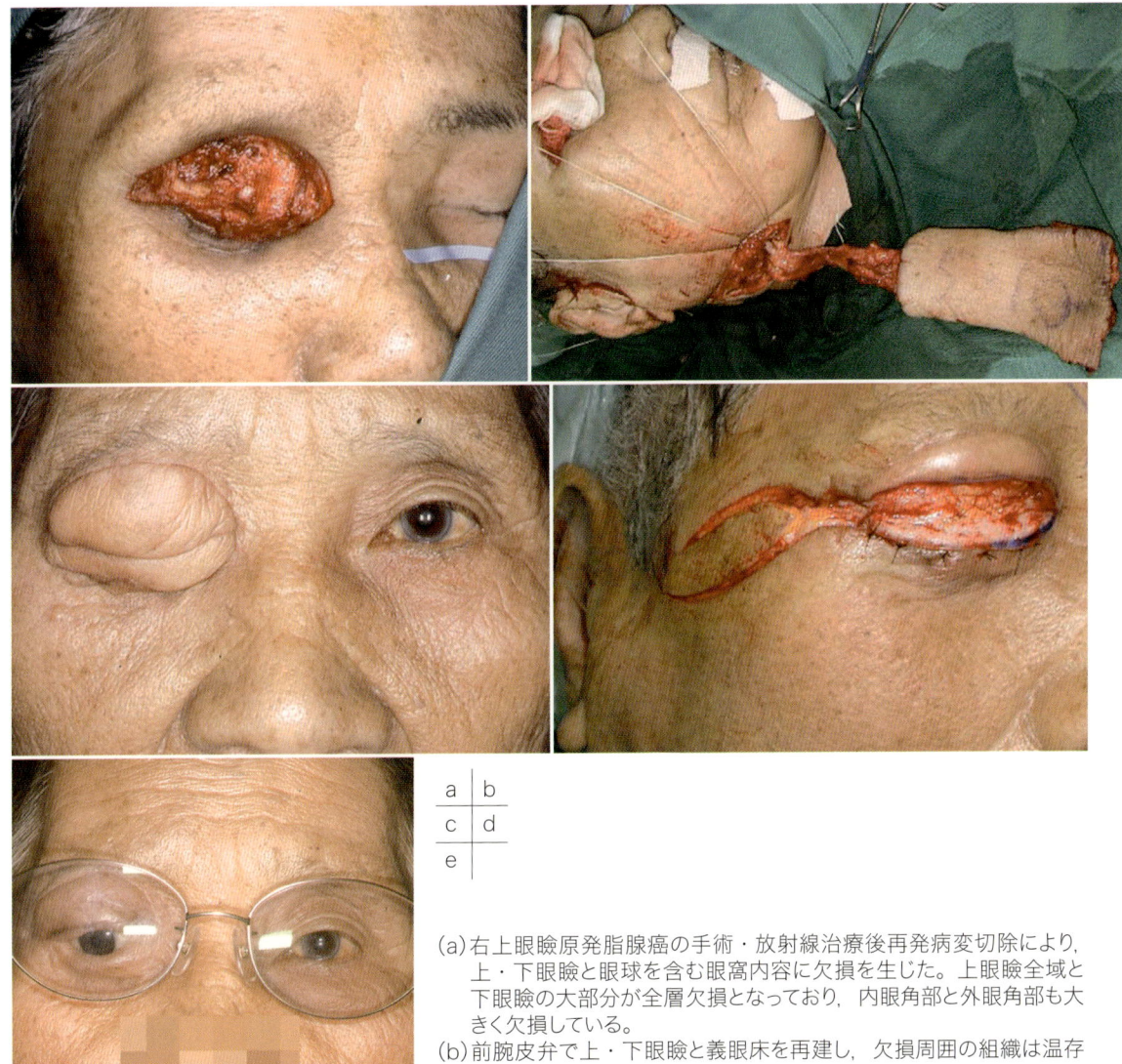

(a) 右上眼瞼原発脂腺癌の手術・放射線治療後再発病変切除により、上・下眼瞼と眼球を含む眼窩内容に欠損を生じた。上眼瞼全域と下眼瞼の大部分が全層欠損となっており、内眼角部と外眼角部も大きく欠損している。
(b) 前腕皮弁で上・下眼瞼と義眼床を再建し、欠損周囲の組織は温存した。
(c) 初回手術後3カ月の状態。前腕皮弁と周囲の色調・質感の違いが目立つ。この時点で、下眼瞼支持組織として耳介軟骨を移植した。
(d) 初回手術後6カ月、上眼瞼部前腕皮弁の皮膚を切除して眼窩外側皮弁で被覆した。その後、上眼瞼の除脂術を施行している。
(e) 最終手術後8カ月の状態。問題なく義眼を装着可能であるが、眼瞼の変形があり外出時は色付きの眼鏡をかけている。Poorと評価した。

図4 症例4:82歳、女性、上・下眼瞼全層欠損、眼球・眼窩内容欠損

症例4 82歳、女性

右上眼瞼原発脂腺癌の手術・放射線治療後再発病変切除により、上・下眼瞼と眼球を含む眼窩内容に欠損を生じた。欠損は2つのunitにまたがっており、上眼瞼全域と下眼瞼の大部分が全層欠損となっていた。内眼角部と外眼角部も大きく欠損していた（図4-a）。術前に計50 Gyの放射線照射が施行されていた。

【Initial step】前腕皮弁で上・下眼瞼と義眼床を再建し、欠損周囲の組織は温存した（図4-b）。移植床血管には右側の顔面動静脈と外頸静脈を用いた。

【Touch-up step】初回手術後3カ月の時点で、下眼瞼支持組織として耳介軟骨を移植した。また、初回手術後6カ月の時点で、上眼瞼部前腕皮弁の皮膚を切除して眼窩外側皮弁で被覆した（図4-d）。その後、上眼瞼の除脂術を施行している。

最終手術後8カ月の時点で、問題なく義眼を装着可能であるが、眼瞼の変形があり外出時は色付きの眼鏡をかけている。Poorと評価した（図4）。

考察

顔面再建の治療戦略と一期的再建の限界

顔面の欠損を再建する際の原則は，顔面・頸部の組織，可能であれば欠損に隣接する組織を材料として用いることと，顔面を類似する色調と質感を有するunitに分けてそれぞれのunitごとに再建するというunit原理の考え方[2)～4)]である。これらの原則をもとに，顔面皮膚の血行パターンや顔面各部位の解剖学的・組織学的特徴をふまえた局所皮弁や植皮，遊離複合組織などによる数多くの再建法が欠損の部位ごとに開発され，応用されてきた。著者らの経験でも，1つのunitを越えないような小欠損に対しては，必要に応じてunit原理を適用しながら顔面・頸部の組織を用いて一期的に再建することで良好な結果が得られることが多い。しかし，欠損が2つ以上のunitにまたがっていたり，支持組織・裏打ちを含む全層になっていたりするような，再建に複数の材料を用いる必要がある症例では一期的再建で満足できる結果が得られないことがある。これは，術後の収縮や重力の影響による皮弁や植皮の三次元的変化を予測してコントロールすることが困難であるため，各unitの外郭線（outline）や三次元的輪郭（contour）を最終結果として計画通りに再現しにくいためである。さらに，初回手術で欠損周囲の組織をすでに用いていると，次善の再建材料しか得られないため，修正手術を繰り返しても最良の結果が得られないことがある。

Step-surgery concept の特徴

Step-surgery conceptは以上のような経験と考察をもとにした中等度以上の顔面全層欠損に対する治療戦略である。あえて手術を一期的なものとせず複数のstepに分割し，各stepの目的を明確にすることで，よりよい結果を得ることが可能になる。はじめの概念のところで述べたように，initial stepで移植した遊離皮弁の経時的変化が落ち着いた後，その遊離皮弁を血行豊富な土台として用いるため，全層欠損が治療容易な「分層」欠損となる。欠損周囲の組織を温存していることとあわせて，整容面を仕上げるためのtouch-up stepが容易となり，顔面のoutlineやcontourを再現しやすくなることがstep-surgery conceptの最大の利点である。step-surgery conceptの欠点として，手術回数の増加が懸念されるが，術前から綿密な計画を立て，最終的な仕上がりの目標とそこに至るまでの道程について患者へ十分に説明することで回避できると考えている。

顔面再建における遊離皮弁の利用法

文献的には，顔面再建における遊離皮弁の利用法を包括的に述べた報告は少ないが，Menick[5)]は著者らと同様に裏打ちを含む土台（platform）として遊離皮弁を用いることと，露出部を顔面組織で二期的に再建することの有用性を報告している。Disaら[6)]は顔面再建における遊離前腕皮弁の有用性を指摘し，整容的修正術を要した例はなかったとしているが，示されている例では再建部位の質感と厚みが周囲と異なっておりパッチワーク様の印象を受ける。顔面・頸部以外の部位から採取した皮弁を顔面に露出させた場合，色調や質感，厚みの周囲との差異が整容上の大きな問題となる[7)]。Rose[8)]が述べているように移植した遊離皮弁が大きい場合は化粧や刺青でカムフラージュするのも選択肢の1つであるが，皮弁の皮膚表面はやはり顔面・頸部の皮膚で置き換えることが望ましい[9)]。顔面再建において遊離皮弁を用いる場合は，整容的修正術までを視野に入れて治療計画を立てる必要がある。

Step-surgery concept の適応

顔面再建における遊離皮弁の適応基準を明示している報告は渉猟し得た限りではみられない。これは，顔面皮膚と支持組織，裏打ちの組み合わせによりできあがる欠損の状態は症例によってさまざまであり定量化やパターン化が困難であること，がんや外傷の治療における形態再建の適応は相対的なものであること，整容的再建における顔面の部位ごとの重要度の違いについての見解が分かれている[10) 11)]ことなどがその背景として考えられる。同様にstep-surgery conceptに基づく顔面再建の適応基準を明確に定めることは困難である。術前の評価と計画のところで述べたように，step-surgery concept

に基づく顔面再建の対象は「2つ以上の aesthetic unit にまたがり，皮膚から裏打ちまでを含む全層の欠損」が1つの目安になると考えている。この基準をもとに原疾患や全身状態との兼ね合い，社会的背景，患者の希望などを考慮して，症例ごとに詳細に適応を検討していく必要がある。また，自験例では 50 Gy 以上の放射線照射と結果の間に相関はみられなかった[1]，全線量照射に近い症例は遊離皮弁を用いる利点が大きいと考えられるが，適応基準に組み入れるかどうかは今後の検討を要する。Step-surgery concept の適応とならないのは，過去に頸部郭清術の既往などがあり遊離皮弁の移植床血管が確保できない症例，長期の生命予後が見込めず最終仕上がりまで到達し得ないと予想される症例，十分に治療方針の理解を得ることが困難な症例などである。

結果不良例の検討と今後の課題

自験例の検討では，結果の優劣と欠損の大きさに関連はみられなかったが，結果不良と評価された症例の多くが眼球を含む眼窩内容の欠損を伴う眼瞼全層欠損例であった[1]。眼球はそれ自体が整容的に重要な意味をもつだけでなく眼瞼を支える組織でもあるが，その「再建」は義眼に頼らざるを得ない。義眼を装着すると，上眼瞼の陥凹，義眼床の拘縮，下眼瞼の後退など特有の整容的問題が生じることが[12]，良好な結果を得にくい原因の1つであると考察している。眼球を含む眼窩内容欠損例に対する有用な治療手段の開発が今後の課題である。

文献

1) 橋川和信,寺師浩人,横尾聡ほか：顔面の全層欠損に対する再建戦略 Step-Surgery Concept. 日本マイクロ会誌 20：46-53, 2007
2) Gonzalez-Ulloa M：Restoration of the face covering by means of selected skin in regional aesthetic units. Br J Plast Surg 9：212-221, 1956
3) Burget GC, Menick FJ：The subunit principle in nasal reconstruction. Plast Reconstr Surg 76：239-247, 1985
4) Menick FJ：Artistry in aesthetic surgery；Aesthetic perception and the subunit principle. Clin Plast Surg 14：723-735, 1987
5) Menick FJ：Facial reconstruction with local and distant tissue；The interface of aesthetic and reconstructive surgery. Plast Reconstr Surg 102：1424-1433, 1998
6) Disa JJ, Liew S, Cordeiro PG：Soft-tissue reconstruction of the face using the folded/multiple skin island radial forearm free flap. Ann Plast Surg 47：612-619, 2001
7) Mureau MA, Posch NA, Meeuwis CA, et al：Anterolateral thigh flap reconstruction of large external facial skin defects；A follow-up study on functional and aesthetic recipient- and donor-site outcome. Plast Reconstr Surg 115：1077-1086, 2005
8) Rose EH：Introduction；A comprehensive multidisciplinary strategy. Aesthetic Facial Restoration, edited by Rose EH, pp1-6, Lippincott-Raven Publishers, Philadelphia, 1997
9) Silfen R, Ritz M, Morgan D, et al：Can aesthetic facial reconstruction be judged in black and white? Aesthetic Plast Surg 29：6-9, 2005
10) Menick FJ：Facial and nasal reconstruction. The Unfavorable Result in Plastic Surgery：Avoidance and Treatment (3rd ed), edited by Goldwyn RM, Cohen M, pp568-587, Lippincott Williams and Wilkins, Philadelphia, 2001
11) Rose EH：Facial and nasal reconstruction (Discussion). The Unfavorable Result in Plastic Surgery：Avoidance and Treatment (3rd ed), edited by Goldwyn RM, Cohen M, pp587-596, Lippincott Williams and Wilkins, Philadelphia, 2001
12) Hashikawa K, Terashi H, Tahara S：Therapeutic strategy for the triad of acquired anophthalmic orbit. Plast Reconstr Surg 119：2182-2188, 2007

II 各論

12 顔面における expanded flap の応用

竹内 正樹, 野﨑 幹弘

Summary

単なる拡張皮膚の advancement だけでなく, rotation flap や transposition flap として再建を行う expanded flap は, 整容的配慮が要求される顔面で, 再建に供する頭頸部の限られた皮膚軟部組織を有効に利用できる良い方法である。Expanded scalp flap, expanded forehead flap, expanded cheek (cervicofacial) flap, expanded platysma flap が顔面再建に用いる代表的な expanded flap である。

本法の適応をよく吟味し, 十分なインフォームドコンセントの下に行う。また, 余裕をもった皮膚軟部組織の拡張で, 皮弁の後戻りを予防する再建時の工夫が必要である。

はじめに

露出部である顔面皮膚の欠損に対して, 整容的な観点から, 色調や質感が近似した種々の局所皮弁による再建が行われることが多い。しかしながら, 局所皮弁が採取できる大きさが限られるため, 従来, 小範囲の再建に限定されていた。そこで tissue expansion 法を併用し, 皮弁を拡大した expanded flap とすることで, より広範囲の再建が可能となった。

本稿では, 頭頸部領域を採取部とした代表的な expanded flap よる顔面再建について, 適応と手技を中心に述べる。なお, 遠隔部位からの有茎および遊離の expanded flap による顔面再建[1,2]については除外する。

概 念

顔面における expanded flap は, 顔面皮膚と色調や質感の適合が良好な頭頸部領域の局所皮弁をエキスパンダーで拡張させ, 皮弁の拡大を図るのみならず, 皮弁採取部の一次縫合閉鎖を容易にするものである。

代表的なものとしては,
- expanded forehead flap[3)~5)]
- expanded cheek (cervicofacial) flap[6)]
- expanded platysma flap[7)]

などが挙げられる。

また, 浅側頭動脈を茎とする visor 型の expanded scalp flap での髭毛再建を兼ねた顔面下部の再建[8)]も適応は限られるが有用な方法である (図1)。

術前の評価

適応疾患

顔面における expanded flap は, 通常の局所皮弁では再建が困難な広範囲 (前額部, 頬部では aesthetic unit の 1/3 以上その他の部位では 1 unit 以上に及ぶ範囲) の母斑, 血管腫, 瘢痕 (植皮術後

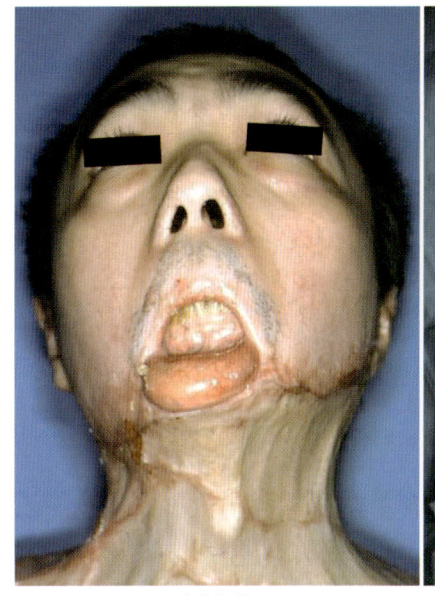

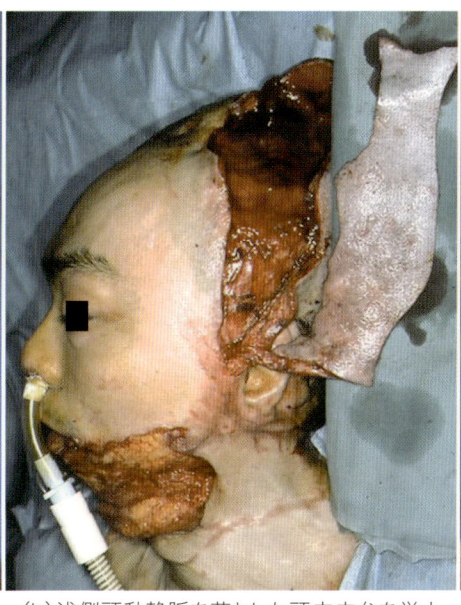

(a)術前　　　　　　　(b)浅側頭動静脈を茎とした頭皮皮弁を挙上　　　(c)術後約2年の状態
　　　　　　　　　　　　し，拘縮解除部に移植した。

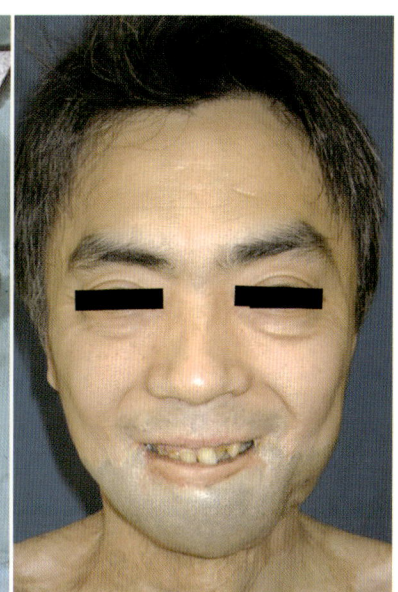

図1　Expanded scalp flap による髭毛再建
36歳，男性，広範囲熱傷後のおとがい部〜頸部瘢痕拘縮

も含む）などが本法の適応となる。本法は2回の手術と待機期間が必要であるため，悪性腫瘍の一次再建には適応とならない。また，アトピー性皮膚炎など皮膚病変の活動期や感染を併発しやすい皮膚潰瘍が存在する場合，糖尿病や出血傾向（抗凝固薬服用）などを有する場合には，合併症回避の面から適応を慎重に検討すべきと考える。

インフォームドコンセントの注意点

術前には従来の皮弁移植術の説明に加えて，以下の点についても十分に説明し，患者の理解と同意を得る必要がある。

(1) エキスパンダー挿入と除去および皮弁再建と2回の手術が必要になり，その間には生理食塩水注入による拡張期間が数カ月かかること。
(2) エキスパンダーの拡張期間中は，拡張により「突出」など外観の変化を伴うこと。
(3) 局所保護のために日常生活の制限が必要なこと。
(4) 人工物を皮下に挿入するため，エキスパンダー拡張期間中に血腫形成，感染，露出，破損，伸展皮膚の壊死といった合併症の可能性があること。
(5) 合併症が発生した場合，保存的に治療しそのまま拡張を続行できる場合もあるが，エキスパンダーの入れ換えや他の方法での再手術が必要な場合もあること。

エキスパンダーの選択

エキスパンダーが挿入可能な健常皮膚組織の範囲を見極めて，皮膚拡張により再建に供する expanded flap の幅の2〜3倍の伸展が得られるものを選択する。理論上必要な皮膚伸展は，病変部切除後欠損の大きさの2倍となるが，実際は3倍程度の伸展が得られないと不十分なことが多い。顔面の中でも前額部は，その下床に頭蓋骨という硬組織が存在するため，より効率の良い皮膚伸展が得られるが，その他の部位では，圧迫による下床組織の沈下でやや効率の悪い皮膚伸展となることも考慮に入れる必要がある。

挿入するエキスパンダーの形状は，伸展効率の観点からレクトアングル型が望ましい。

手技

本法の手術手技は，エキスパンダーの挿入術とexpanded flapでの再建術からなる。

エキスパンダー挿入術は，基本的に通常のエキスパンダー法と同様の手技[9]であるが，皮下ポケット作製時に皮弁血管を損傷しないことと，エキスパンダー拡張時に皮弁挙上予定部位からずれないように剥離範囲を調整することが必要になる。また，リザバードームは，針刺入により皮弁や血管茎を損傷しない位置で皮下に浅く挿入する。

創閉鎖の段階でリザバードームからエキスパンダー容量の10～40％にあたる生理食塩水を注入しておく。これは，術後血腫形成の防止，皮下ポケット補助の一助となる。また，スムーズに生理食塩水が注入できることも確認する。

Expanded flap移動時，エキスパンダーによって形成された被膜は無理に除去する必要はない。皮弁を薄くするために部分的に切除したり，皮弁の伸展性を増すため，必要に応じて被膜に切開を加える場合もある。ただし，不用意に被膜を切除すると出血が多くなったり，皮弁の血行が悪くなることもあるので，注意が必要である。

前額部

前額部健常皮膚を拡張させ前進皮弁や回転皮弁として前額部病変の切除後再建を行う場合と，鼻部再建に用いる正中前額皮弁の採取部を拡張させる場合がある。前者の場合には，前額部の1/3～1/2を占める母斑などに適応される（図2）。

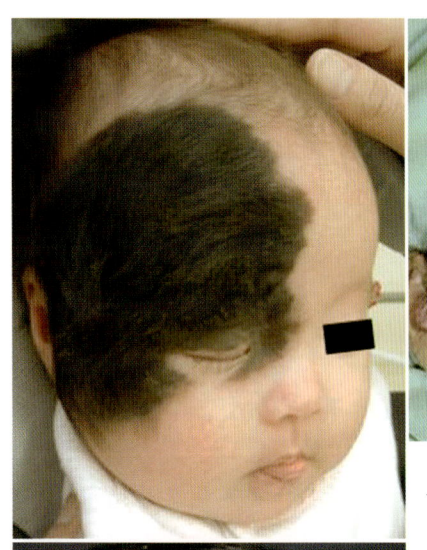

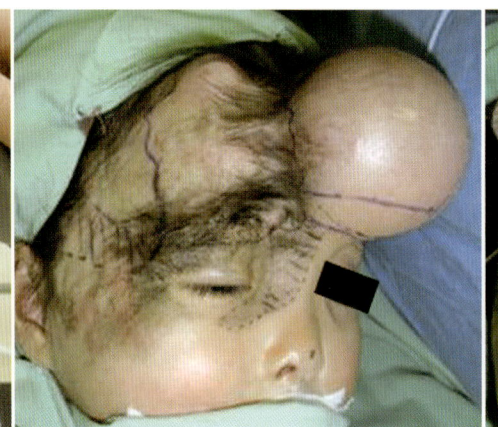

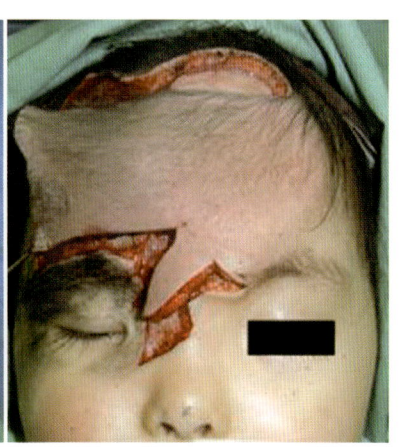

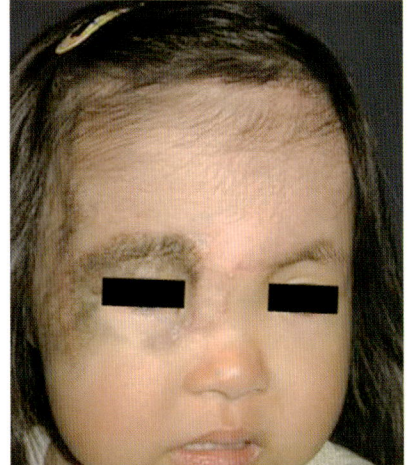

a	b	c
d		

(a)術前（生後4カ月時）
(b)左前額部にエキスパンダーを挿入し，拡張した状態（3歳時）。
(c)拡張皮膚を進展皮弁として，母斑切除を行った右前額部へ移動させた。
(d)術後1年6カ月の状態

図2 前頭部のexpanded advancement flapによる再建例
3歳，女児，右顔面および側頭部の色素性母斑

① エキスパンダーを挿入する皮膚切開は，毛髪線または前額部に病変部があれば，病変内かその辺縁に加える。皮下ポケット作製は，前頭筋下（帽状腱膜下）で行うのが，剥離が容易で出血も少ない。
② 挿入するエキスパンダーは，前額部の再建の場合には，健常皮膚の面積に合わせてほぼ同じ大きさの底面積を持つエキスパンダーを選択する。また正中前額皮弁による外鼻再建の場合には，前額部の大きさに合わせて前額部全体に挿入するようにエキスパンダーを選択する。
③ 皮下ポケットの剥離範囲は，挿入するエキスパンダーの底面より幅1cmくらい大きく剥離しておく。皮下剥離に際しては，ドップラ聴診器で皮弁挙上時に血管茎となる動脈の走行をトレースし，損傷しないように注意する。
④ 前額部の拡張皮膚を前進皮弁として用いる場合には，眼窩上動脈，滑車上動脈が切断されることが多く，この場合には皮弁は浅側頭動脈の前頭枝によって栄養されることとなる（図2-c）。また，滑車上動脈を茎とした皮弁として180°横転移動することも可能である[10]。いずれの場合にも皮弁挙上時にドップラ聴診器などで動脈走行を確認しておく。正中前額皮弁の場合も同様に滑車上動脈の位置を確認しておく。
⑤ 皮弁移動後は，皮弁採取部に持続吸引ドレーンを挿入する。

頬部（外側顔面）

① エキスパンダーを挿入する皮膚切開は，耳前部または病変内に置く。
② 皮下ポケットのための剥離は，通常SMAS上，広頸筋上で行う（図3，図4-a）が，cervicofacial flapの挙上を目的として下顎部から頸部に剥離を進める場合には広頸筋下に行う[6]。剥離時には大耳介神経と外頸静脈の損傷に注意する（図4-b）。
③ エキスパンダー除去後，expanded flapは，上方（頭側）へ伸展させるが，できるだけ後方から前方へと横方向への回転移動を加えるようにする[11]。また皮弁を頬部内側に移動させる場合には，内眼角部の骨膜および外眼角部外側のより頭側の骨膜にanchor sutureを置いて，皮弁を固定し，下眼瞼牽引による外反を予防する。しかし一方で，下眼瞼部まで無理に皮弁で被覆しないで，遊離全層植皮を追加する報告も見られる[6) 12)]。

顔面下部〜頸部

ここでは，顔面下部再建のためのexpanded platysma flapの手技を述べる。

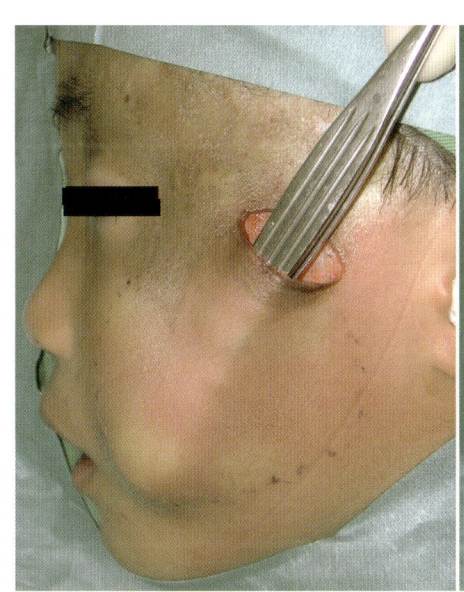

(a) 母斑内から切開し，SMAS上で頬部の皮下剥離を行ったところ。

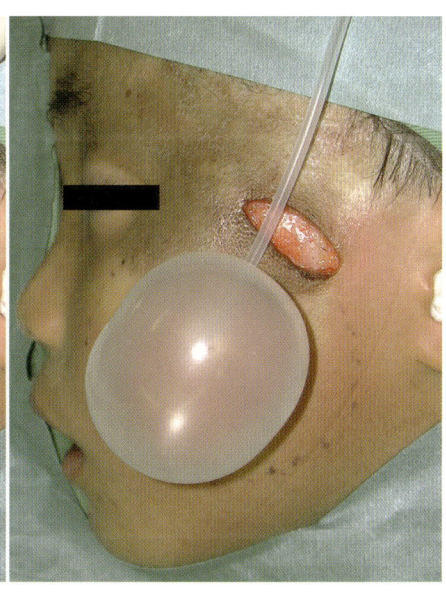

(b) SMAS上の皮下ポケットにエキスパンダーを挿入する。

図3 頬部の皮下ポケット作製

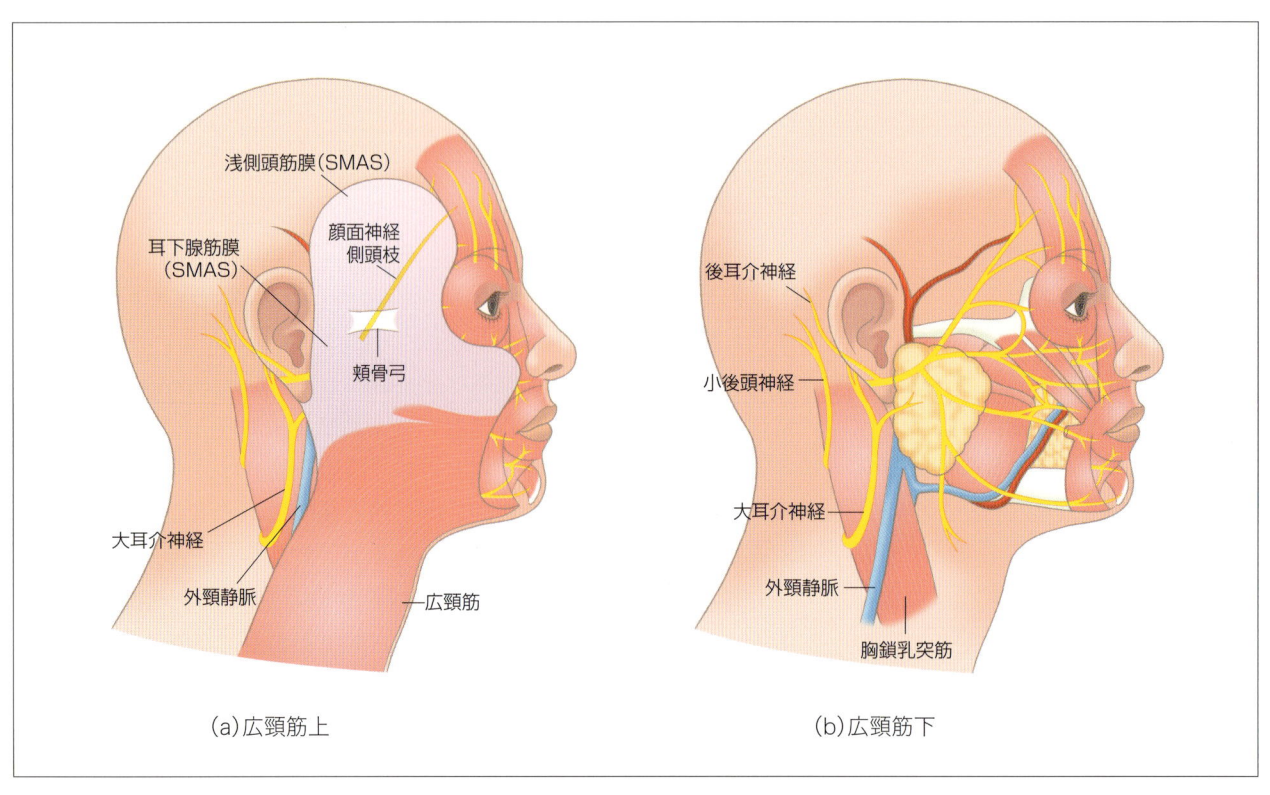

図4　顔面皮下の神経血管の解剖
(a)広頸筋上　(b)広頸筋下

① 鎖骨下部に切開を加えて鎖骨上部〜頸部へ広頸筋下に剥離を進める。内側では胸鎖乳突筋上の筋膜を含め，外側で外頸静脈を確認して広頸筋側に付着させる。広頸筋下のポケット作製では，挿入予定のエキスパンダーの底面より幅1cm大きい範囲まで剥離を行う。
② エキスパンダーを挿入する。
③ エキスパンダーによる皮膚拡張後，欠損部の大きさを鎖骨上部のエキスパンダー上に型取り，エキスパンダーを除去後，expanded platysma flap を挙上する。皮弁挙上に際して外頸静脈は結紮切離する。皮島の上方切開縁より茎となる広頸筋の表面を顔面下部の欠損部まで皮膚より剥離していく。
④ つぎに皮弁裏面より被膜を切開して，広頸筋と下層を剥離していく。このとき，外頸静脈および胸鎖乳突筋上の筋膜を含めていく。また剥離の際には，胸鎖乳突筋を横切る大耳介神経を損傷しないように注意する（図4）。頭側への剥離は，舌骨上および顎舌部の下縁レベルまでとする。顔面神経下顎縁枝の損傷には注意する。
⑤ 剥離完了後，皮下トンネルを通して皮弁を移動し，広頸筋をゆるく折り返して，皮島を欠損部に縫着する。

術後管理

エキスパンダー挿入術後

術直後は，体位やドレッシングでエキスパンダーおよびリザバードームが過度に圧迫されないか確認する。

手術翌日よりエキスパンダー挿入部皮膚および手術創の状態を観察し，皮膚の血行，感染などに注意する。吸引ドレーンの排液の量，性状をチェックし，10 ml/日以下で漿液性になれば，抜去する。

生理食塩水注入期間

術後5〜7日ごろより生理食塩水注入を開始する。生理食塩水注入時には，清潔操作を心掛けて，伸展皮膚の血行をよく観察して無理のない注入を行う。エキスパンダー容量の10〜20％を目安に4〜7日ごとに注入を行うが，疼痛の有無，皮膚の色調変化により適宜調整する。拡張皮膚上に皮弁血管茎をトレース（細いナイロン糸でマーキングする）して

あれば，ドップラ聴診器で拍動音を確認しておく。患者が日常生活に戻った後は，定期的な外来診察で，エキスパンダーの露出・破損のチェックを怠らないようにする。また，感染に対しては早期発見の姿勢が合併症の拡大阻止につながる。

皮弁再建術後

伸展皮弁の血行をチェックする。術直後に皮弁色調が赤紫色となり，うっ血を思わせる状態を呈することがあるが，翌日には皮弁色調が回復し問題にならないことが多い。皮弁下に挿入した吸引ドレーンは，排液量が減少すれば抜去する。

創瘢痕に対するテーピングよる減張処置を，3～6カ月間行う。必要に応じて数カ月後 dog ear の修正などを行う。

症　例

症例 1　44 歳，男性，瘢痕拘縮による鼻変形

重症感染症に伴う顔面皮膚壊死後に瘢痕拘縮による鼻変形を来たした。

Expanded median forehead flap による外鼻再建を計画し，前額部に 200 ml のエキスパンダーを筋層下に挿入した。3 カ月後，エキスパンダーを除去したのち皮弁を挙上し，鼻部に移行した。採取部は一次縫合閉鎖が可能であった。2 週間後皮弁茎の切り離しを行った。十分な組織量の外鼻を再建できた（図 5）。

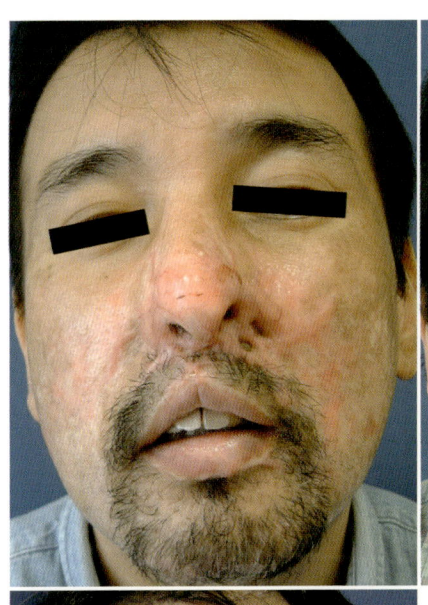

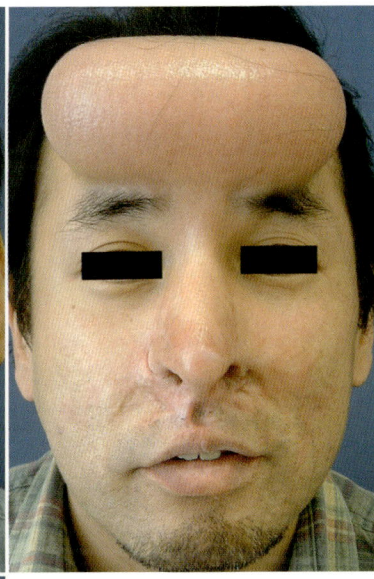

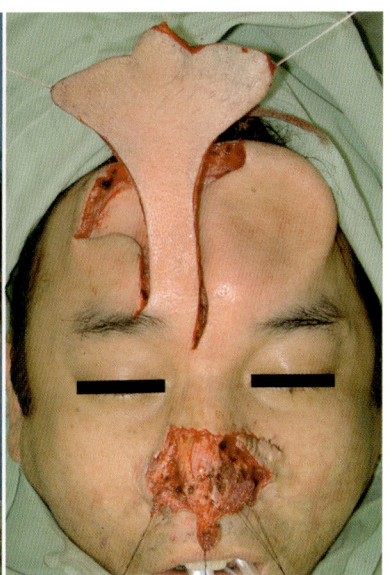

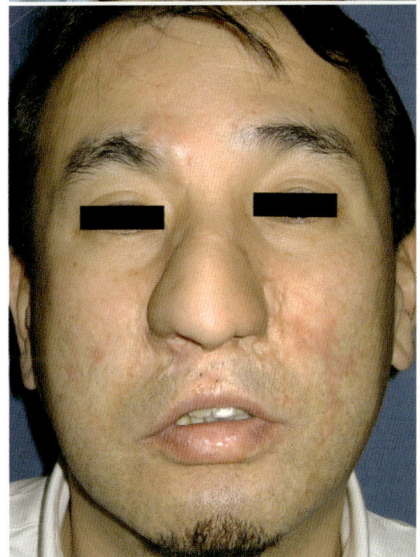

a	b	c
d		

(a) 術前。
(b) 前頭筋下にエキスパンダーを挿入し，前額部皮膚を拡張した。
(c) Expanded median forehead flap の挙上。
(d) 術後 1 年 6 カ月の状態。

図 5　症例 1：44 歳，男性，皮膚壊死後の瘢痕拘縮による鼻変形

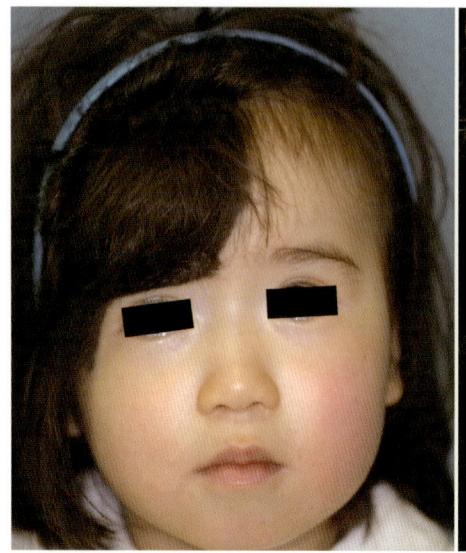

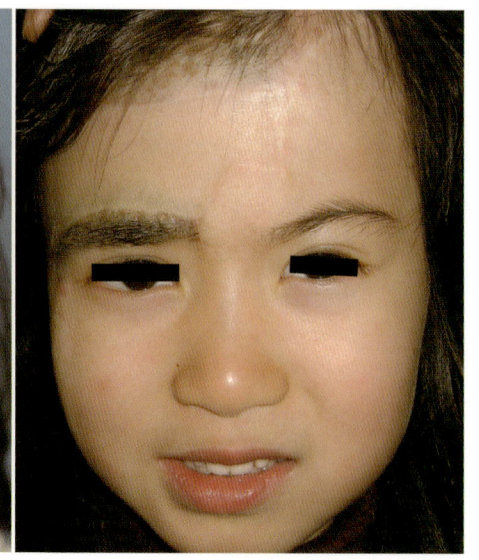

(a) 術前(1歳時)　　(e) 術後1年の状態

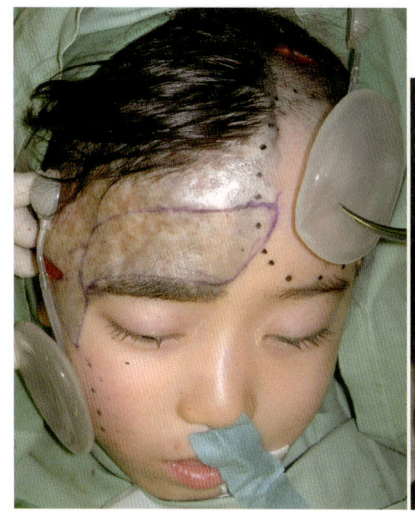

(b) 左前額部および右頬部にエキスパンダーを挿入した(4歳時)。
(c) エキスパンダーで皮膚拡張が得られた状態。
(d) Expanded cheek flap と expanded forehead flap を挙上した。

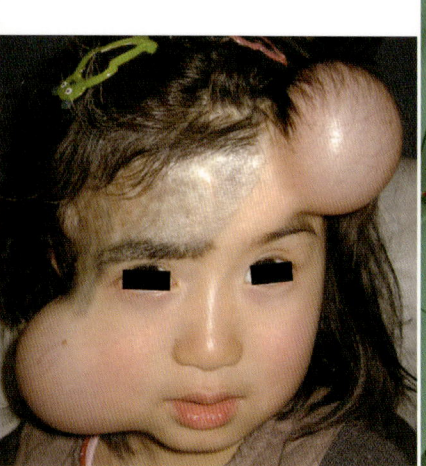

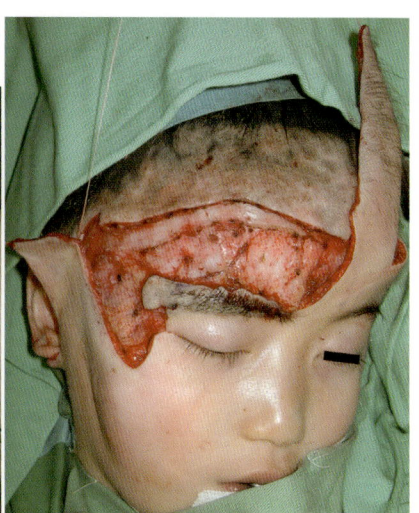

図6　症例2：4歳，女児，右前額部・側頭部の色素性母斑

症例2　4歳，女児，色素性母斑

生下時より右前額・側頭部に色素性母斑を認めた。レーザー治療を受けたが，色素の残存があり，切除術を目的に expanded flap による再建を計画し，左前額部（前頭筋下）と右頬部（SMAS上）に95 ml のエキスパンダーを挿入した。約3ヵ月後，皮膚伸展が得られた時点でエキスパンダーを除去し，右頬部の expanded cheek flap を側頭部へ上方回転移動，左前額部から左滑車上動静脈を茎とした expanded forehead flap を右前額部へ横転移動した。3ヵ月後，前額部の dog ear を修正した。整容的に満足できる結果が得られている（図6）。

症例3　17歳，女性，熱傷後肥厚性瘢痕

15歳時に火焔熱傷を受傷し，その後，右下顎部に肥厚性瘢痕を生じ，整容的改善を希望して来院した。瘢痕の切除と expanded platysma flap による再建術を計画した。

まず初回手術時右鎖骨上部で外頸静脈および胸鎖乳突筋膜を含む広頸筋下に290 ml のエキスパンダー，上頸部皮下の広頸筋上に125 ml のエキスパンダーを挿入した。生理食塩水注入による皮膚伸展開始3ヵ月後，2回目の手術を行った。下顎部の瘢痕を切除し，エキスパンダーを取り出し，platysma flap を挙上して，欠損部の再建を行った。整容的に

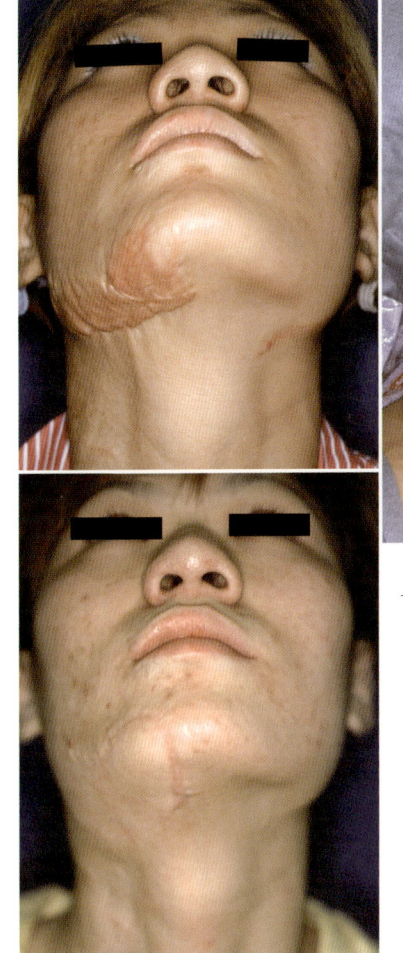

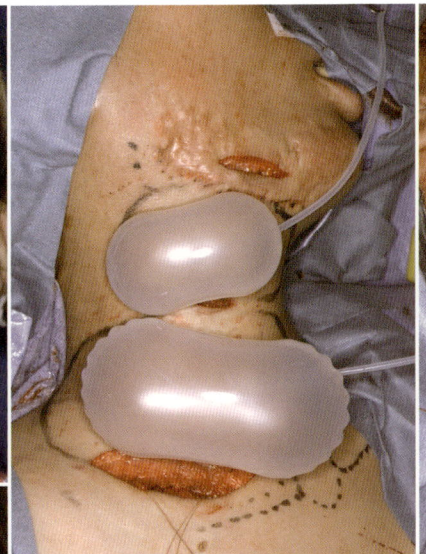

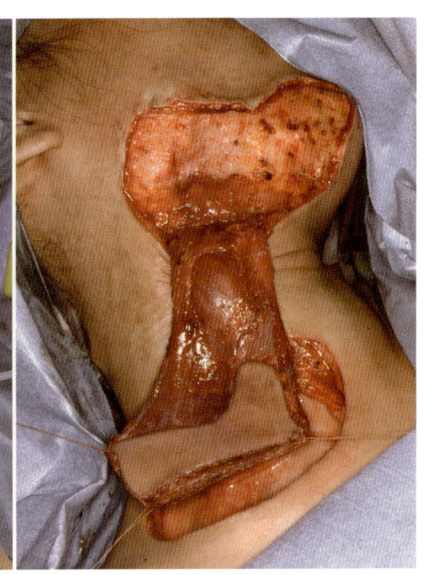

(a) 術前。
(b) 広頸筋下と上頸部皮下にエキスパンダーを挿入した。
(c) Expanded platysma flap を挙上した。
(d) 術後1年の状態。

図7 症例3：17歳，女性，右下顎部の熱傷後肥厚性瘢痕

満足できる結果が得られている（図7）。

考　察

エキスパンダー挿入期間中の合併症予防

人工物であるエキスパンダーを長期間挿入することで危惧される合併症を回避するための手術手技や拡張中の局所管理に習熟することは重要である。

皮下ポケット作製のための皮下剥離が不十分であると拡張皮膚に負担がかかり，露出の原因になるので，エキスパンダーの底面より広めに剥離するのが原則である。

また，頬部での皮下剥離では，皮膚切開部から離れた部位の止血が不十分になりやすいので適宜内視鏡を併用しながら止血を行う。

ドレーン抜去後の遅発性の血腫発生にも注意し，拡張皮膚に赤紫色の出血斑の増強がみられたら，生理食塩水を抜いた後，縫合創を一部開けて，血腫除去を行う。早めの処置が，感染予防にもつながる。

生理食塩水注入を含めた術後の創処置は，清潔操作を心がけ，医師による定期的な局所管理のみならず，患者や家族にも日常生活での留意点をよく理解してもらい協力を得ることが必要である。

Expanded flap 移行時の注意点と工夫

Expanded flap 移行時に問題となることは，①皮弁収縮による立体構造の変形，②皮弁縫着による下眼瞼や口唇などの自由縁の変形が挙げられる。前者に関しては，生理食塩水の可及的な過量注入を行い，皮弁のデザインは，1.5倍増の大きさとする。後者に関しては，上方（頭側）へ伸展移動させる expanded flap の場合，横方向への回転移動を加えるようにして，下方への牽引力を緩和することを心掛ける。さらに，皮弁縫着時に移植床骨膜への

anchor sutureを置いて，直接自由縁に皮弁重量がかかることを軽減する必要がある．

しかしながら，下方への牽引を完全に回避することは困難な場合が多いので，下眼瞼にかかる欠損の場合は，無理に下眼瞼まで皮弁で被覆しようとせず，全層植皮を追加する方がよい場合もある．また，下顎部や口周囲の再建の場合，下顎縁を超えて頸部皮膚を顔面に伸展させた皮弁では，皮弁の後戻りから術後の瘢痕の拡大や下口唇外反，口角下垂を来たしやすいことがあり，良好な結果が得られにくいのが現状である[13]．そこでわれわれは，島状皮弁としてのexpanded platysma flapを移植する方法を行っている．この方法では，島状皮弁として辺縁の瘢痕は増えるものの，皮弁採取部と移植部の間に正常皮膚が介在するため，皮弁の後戻りによる瘢痕の拡大や拘縮の再発を防ぐことができると考えている．

また，エキスパンダーによる拡張皮膚を有効に皮弁として利用する術式[14][15]も報告されているが，術後瘢痕の設定に配慮すれば，皮弁の後戻りを防ぐ有用な方法と思われる．

文 献

1) Spence RJ : Analgorithm for total and subtotal facial reconstruction using an expanded transposition flap ; A 20-year experience. Plast Reconstr Surg 121 : 795-805, 2008
2) Sakurai H, Takeuchi M, Fujiwara O, et al : Total face reconstruction with one expanded free flap. Surg Technol Int 14 : 329-333, 2005
3) Adamson JE : Nasal reconstruction with the expanded forehead flap. Plat Reconstr Surg 81 : 12-20, 1988
4) Bolton LL, Chandrasekhar B, Gottlieb ME : Forehead expansion and total nasal reconstruction. Ann Plast Surg 21 : 210-216, 1988
5) Kroll SS, Rosenfield L : Delayed pedicle separation in forehead flap nasal reconstruction. Ann Plast Surg 23 : 327-335, 1989
6) 朝戸裕貴, 波利井清紀：Cervicofacial flapによる頬部の再建．各種局所皮弁による顔面の再建 最近の進歩, 小川 豊編, 初版, pp143-148, 克誠堂出版, 東京, 2000
7) 竹内正樹, 磯野伸雄, 櫻井弘之ほか：エキスパンダー法を併用した広頸筋皮弁術による下顎部瘢痕の治療経験．日形会誌 22：851-857, 2002
8) Sakurai H, Soejima K, Takeuchi M, et al : Reconstruction of perioral burn deformities in male patients by using the expanded frontal scalp. Burns 33 : 1059-1064, 2007
9) 竹内正樹, 野﨑幹弘：Tissue Expander法；皮膚伸展法．Biomedical Perspectives 4：61-69, 1995
10) Iwahira Y, Maruyama Y : Expanded unilateral forehead flap (sail flap) for coverage of opposite forehead defect. Plast Reconstr Surg 92 : 1052-1056, 1993
11) Kawashima T, Yamada A, Ueda K, et al : Tissue expansion in facial reconstruction. Plast Reconstr Surg 94 : 944-950, 1994
12) 秦 維郎, 矢野健二：頸部 (顔面も含む)．Tissue expansion法 最近の進歩, 大浦武彦編, pp85-93, 克誠堂出版, 東京, 1996
13) Neale HW, Kurtzman LC, Kimberley BCG, et al : Tissue expanders in the lower face and anterior neck in pediatric burn patients ; limitation and pitfalls. Plast Reconstr Surg 91 : 624-631, 1993
14) Kiyokawa K, Rikimaru H, Inoue Y, et al : A new concept and technique for reconstructing skin defects in the cheek region ; An unfolded cube advancement flap. Plast Reconstr Surg 113 : 985-991, 2004
15) Zide BM, Karp NS : Maximizing gain from rectangular tissue expanders. Plast Reconstr Surg 90 : 500-504, 1992

II　各論

13　顔面における secondary vascularized flap の応用
—遊離血管束移植による有毛部の再建—

百束 比古，水野 博司

Summary

熱傷を含む外傷患者や皮膚腫瘍の摘出による組織欠損の場合には，できるだけ移植床に適合する組織による再建が望まれる。われわれは1984年に遊離血管束移植を用いた口髭部再建法を報告して以来，同様の方法を適用して多数例の眉毛再建と口髭再建を経験し好結果を得て来た。それらすべての症例において，遊離血管束をあらかじめ皮下に埋入して二次的に島状皮弁を作製した。これらの適応の検討や細部の再建にはいまだ議論もあるが，われわれの経験してきた代表症例を提示し，本法の今後の可能性について言及する。

はじめに

あらかじめ移植すべき構造物（例えば耳介や外鼻など）を作製した部分を，二次的に皮弁として移植に供するのが一般的に prefabricated flap と呼ばれる。広義にはこれに含まれるが，血管束を遊離または有茎で移植して，その部位を二次的に皮弁として用いる再建術式を，secondary vascularized（以後 SV）flap と呼ぶ。両者の混合された再建法もあるし，新たに皮弁血行を構築する点で，両者は区別した方がわかりやすいと思われるので，ここでは分類して記載する。

また，あらかじめ移植する血管が有茎の場合と遊離の場合がある。さらに，こうして作製された有軸皮弁を有茎で移植するか遊離で移植するかの2種類がある。すなわち，血管束移植において有茎と遊離があり，二次皮弁移植においても有茎と遊離がある。遊離・遊離という移植方法はまず考えられないが，理論的にはあり得る。

概　念

解剖学的には有軸性の血管系の存在しない部位にあらかじめ血管束を移植して，新たに人工的に有軸性血行を生じせしめ，二次的に axial pattern flap あるいは skin island flap として挙上し再建に供する場合，その皮弁を secondary vascularised flap と呼称する。このようにあらかじめ何らかの工作を施してから皮弁や複合皮弁として移植する方法全般を prefabricated flap と総称している。Khouri ら[1]の分類を参考にすると，これには delayed flap, expanded flap（エキスパンダー挿入），neo-vascularized flap（secondary vascularized flap），pre-grafted flap（secondary tissue grafted flap），combination が包括される。また secondary vascularized flap の中で最初に血管束を有茎で移植する方法には，最終的に有茎皮弁を造った Orticochea の報告[2]，島状皮弁を造った Shen の報告[3]ならびに遊離皮弁とした Shintomi らの報告[4]がある。これとは異なり，最初に遊離血管束移植（free vascular bundle transfer）を行う術式はわれわれが報告したものである[5,6]。この方法は再建部位の近傍に血管束を移植し，その

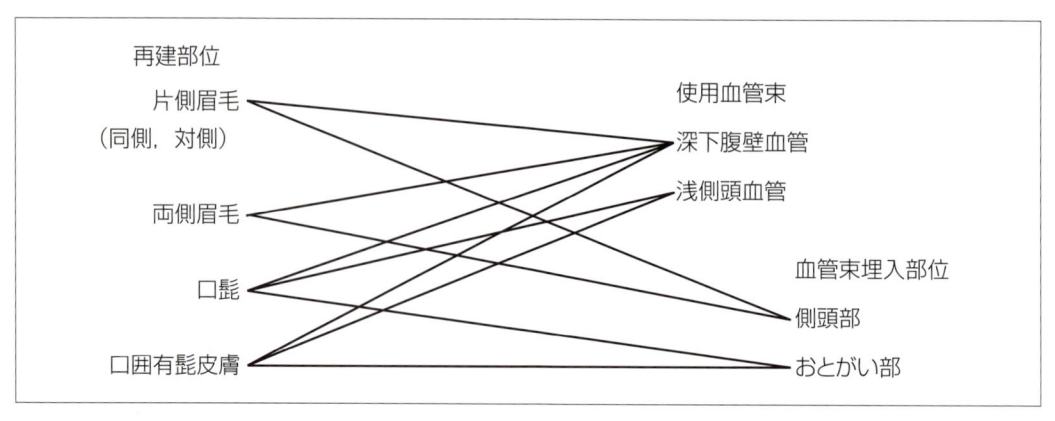

図1　Secondary vascularized hairy island flap により再建できる部位

部位を2回めの手術で新たに作製された有茎皮弁として再建部位に移植する方法であり，顔面の再建において応用範囲が広い（**図1**）[7]。

適応および術前の評価

適応

　たとえば本法による再建は顔面の有毛部再建に利用できるが，眉毛と口髭の再建には頭髪を含めた有茎皮弁移植，頭皮の遊離植皮そして単一毛移植法などがある。しかし，有茎皮弁移植では長さの制限があり遊離移植では毛髪の生着が不確実である。そこで，われわれはSV flapを用いることで，再建部位に最も適した毛流や密度の毛を確実に移植できると考え追求してきた。われわれの方法は遊離血管束をあらかじめ顔面皮下に埋入して人工的に有軸性の皮弁を作製し移植する方法である。血管束採取部の瘢痕が遠隔部位に残る欠点があるが，浅側頭血管や深下腹壁血管など採取後の瘢痕が頭髪や下着で隠せる部位から血管束を採ることで欠点を最小限にするように努めている。

　しかし，SV flapによる再建を選択する場合は術前に適応の検討を十分に行い，患者が納得いくまで説明する必要がある。SV flapは少なくとも2回以上の手術を要するし，遠隔部位に瘢痕を残すので，1回ですむ従来の手術で満足できる結果が得られる場合は選択すべきでない。しかし，SV flapの適用によってより好結果が期待できる場合には必ずしも手術回数を術式選択の条件にする必要はないと考える。

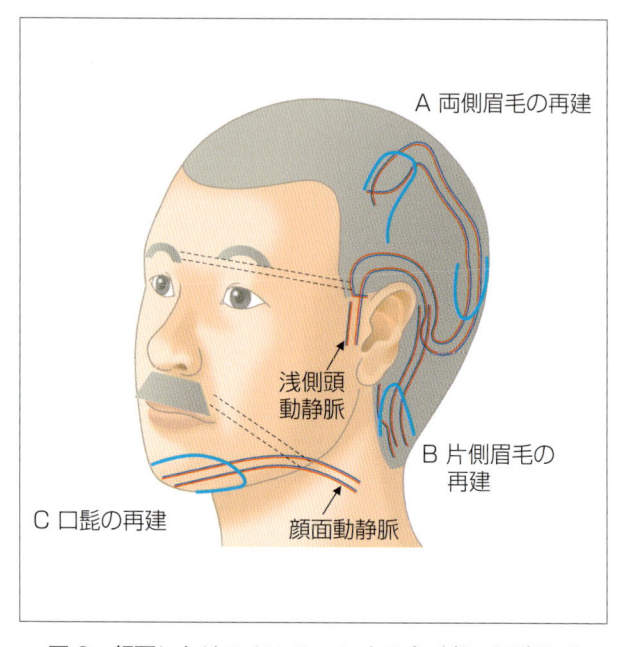

図2　顔面におけるSV flapによる有毛部の再建術式
青い線は血管束埋入時のdelay切開線を示す。毛流は常に皮弁のデザインを決定する。

術前評価

　採取部の瘢痕の有無と移植床血管の拍動のチェックが必要となる。前者は血管束が温存されているか否か，後者は吻合血管が温存されているか否かの確認に必要である。

　移植血管束には通常10 cm以上の長さが採取でき，採取部の瘢痕が隠しやすいと思われる深下腹壁動静脈による血管束を利用することが多い。この血管には異常の存在はまずなく術前評価は不要であるが，吻合側である浅側頭動脈や顔面動脈のドップラ血流計による術前検索はしておいた方がよい。

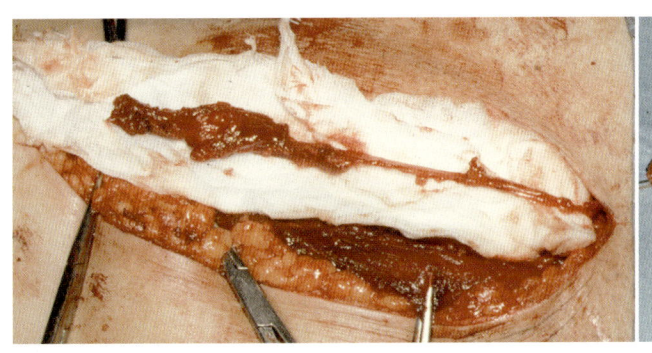

(a) 深下腹壁血管束の挙上
15 cm 位の長さまで採取できる。

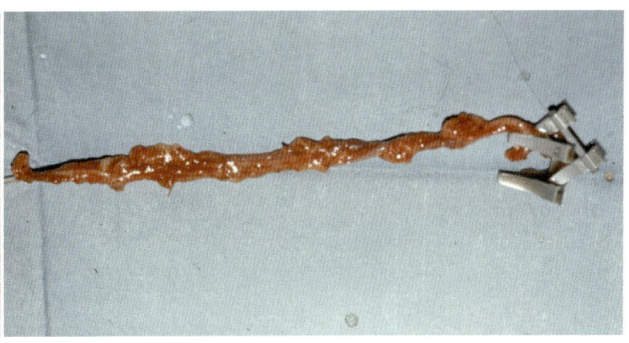

(b) 採取された遊離血管束
先端に循環が円滑に行くように筋体や筋膜をつけることもあるが絶対条件とは言えない。

図3　遊離血管束の採取

手　技

皮弁として移植したい性状の部位に血管束を埋め込むようにデザインする。

① 近位に遊離血管束を微小血管吻合する移植床血管を探し，マイクロサージャリーによって動静脈を吻合する。血管束の先端は島状皮弁の栄養血管になるが，中途の血管束は再度掘り出されるので，できるだけ掘り出しやすくしておく。われわれは，ペンローズドレーンを割いて海苔巻きのように血管束をラッピングしている。こうすると，2回めの手術で血管束を掘り出しやすい。また，皮弁とする部位は近位を delay としていったん切開し皮弁状に挙上しておく（図2）。

② 血管束採取は，浅側頭血管を使用する場合は耳介部上方の皮膚切開を，深下腹壁血管を用いる時は下腹部縦切開もしくは横切開で行う（図3）。内視鏡を利用すると切開線をより短くできる。浅側頭血管束は 8～10 cm，深下腹壁血管束は 10～13 cm の長さで採取可能である。筋体や皮下組織片を遠位に付着すればより長くできるが SV flap にしたとき厚くなりやすいので目的に合わせて調整すればよい。採取した血管束は次回の手術で採取部となる部位の皮下に埋入かつ近傍の血管と吻合する。

③ 通常は 2～3 週間後に SV flap として挙上するが，周囲組織から剥離しにくいので血管束埋入時にペンローズドレーンを輪切りにしたものをところどころに被せておくと挙上時の目安になってよい。なお，血管束埋入時に flap とする予定の部分に適当な delay 操作を行うとより安全に SV flap が挙上できる。皮弁が大きいときは血管束埋入 2 週間後に delay を追加することもある。

術後管理

通常の遊離皮弁移植と同様に管理するが，モニター皮弁の付着が困難であるため 2 回目の術前にドップラ血流計で血管束の生否を確認する。当然であるがもしも血管の閉塞が見られた場合は SV flap の作製はできないので他の術式に変更せざるを得ない。

症　例

症例1　20歳, 女性, 有毛性母斑

生来の右眼瞼部を中心とした有毛性母斑に対して，眉毛のみ残して遊離植皮術を行った。患者が20歳の時，母斑の完全切除を希望したので，耳介後下部の上向きの毛流を利用した SV flap による右眉毛の再建を施行した。遊離深下腹壁血管束を下腹部に認めた採皮後瘢痕を利用して採取した（図4）。

(a) 1歳時の最初の手術前の状態。

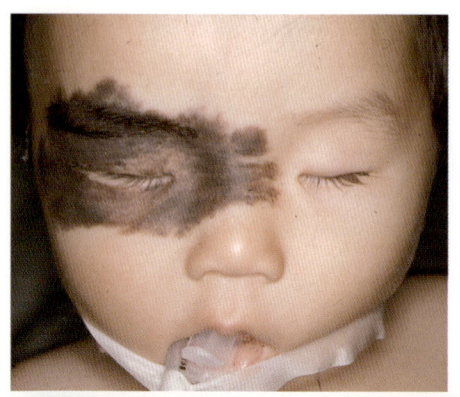

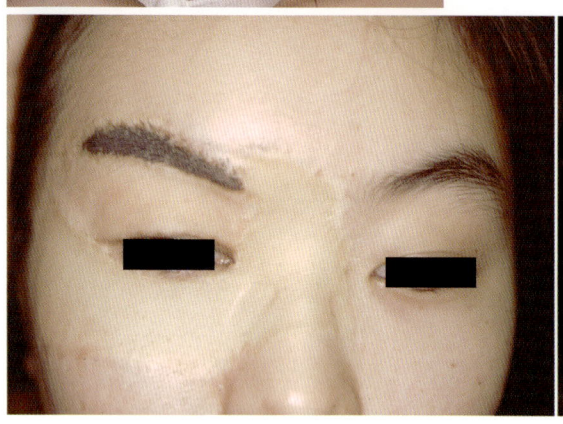

(b) 成人してから残存する右眉毛の母斑を気にして来診した。今回の術前。

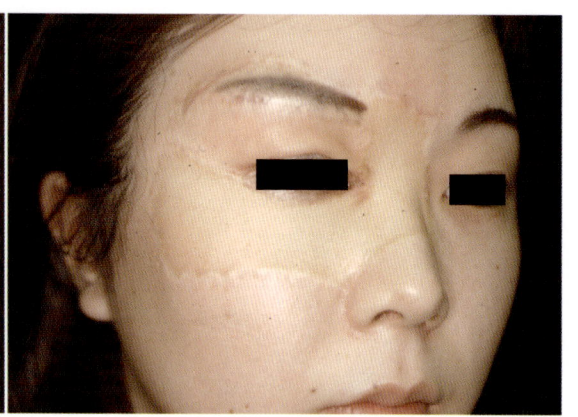

(f) 母斑を切除して再建された眉毛。

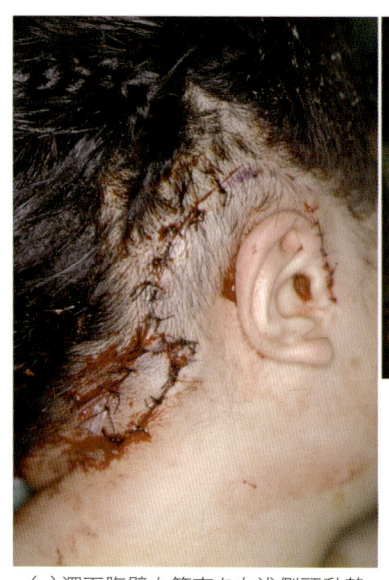

(c) 深下腹壁血管束を右浅側頭動静脈と吻合して側頭部に埋入した。

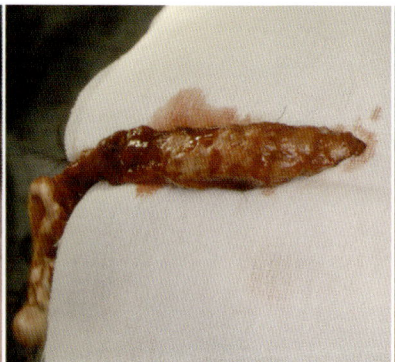

(d) 2週目にSV flapとして挙上した。

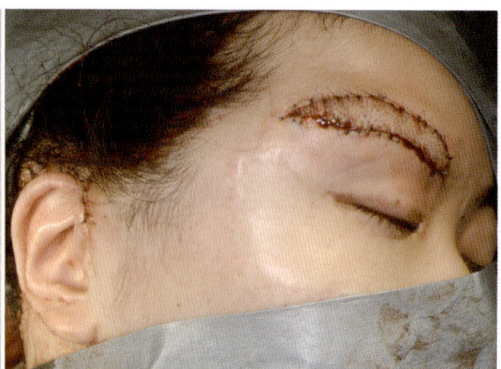

(e) 挙上した皮弁を移植。

図4 症例1：20歳，女性，有毛性母斑残存眉毛の secondary vascularized hairy flap による再建

症例2　43歳，男性，熱傷後の瘢痕拘縮

火事による顔面熱傷後の上口唇部の瘢痕拘縮の再建に，深下腹壁血管束を用いた顎髭付きのSV flapによる再建を施行した。皮弁は血管束移植後2週に挙上した（図5）。

130　II. 各論

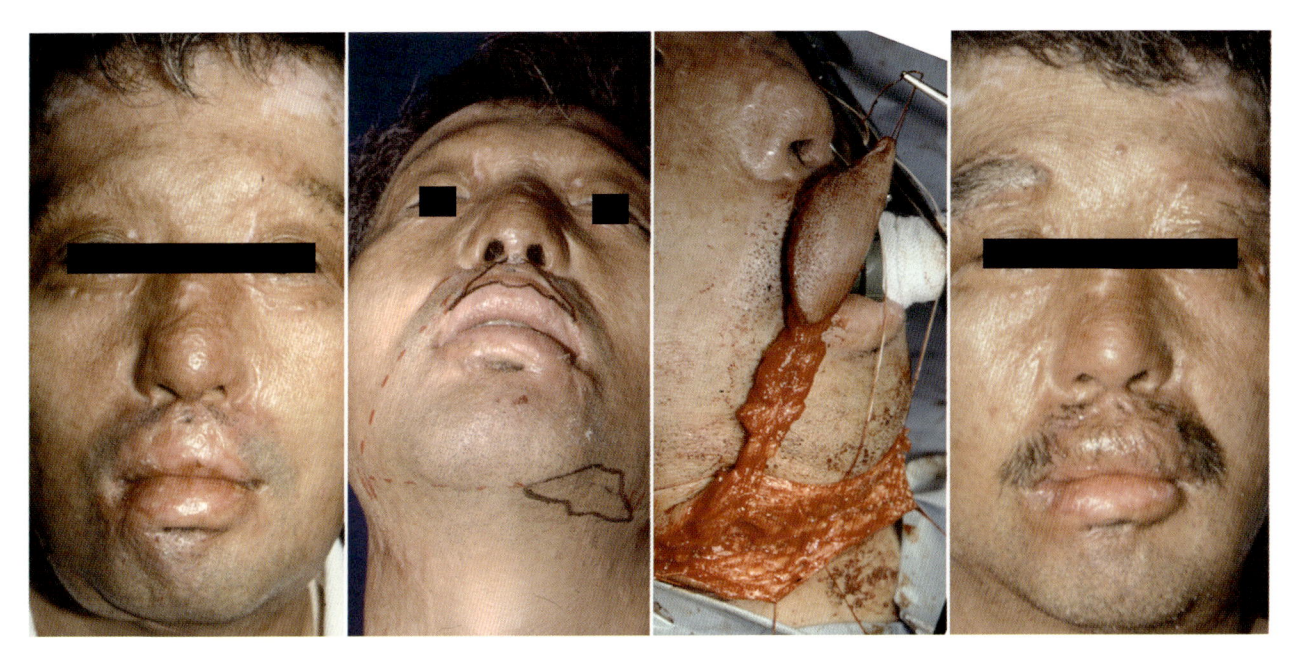

図5　症例2：43歳，男性，secondary vascularized bearded flap による口髭再建

症例3　33歳，男性，熱傷後の両側眉毛

6カ月前に寝煙草による火災で全顔面熱傷を受け，両側眉毛の再建に深下腹壁血管束をあらかじめ右側浅側頭動静脈と吻合し右側頭部皮下に血管束を埋入した。毛流を考慮して皮弁とすべき部位を選定した。3週後，二次的に2島の有毛皮弁として挙上し，一期的に両側眉毛を再建した（図6）。

症例4　27歳，男性，外国人（パキスタン国籍），化学損傷の片側眉毛

9カ月前に顔面を中心に化学損傷を受け，左眉毛の欠損に対して再建を希望した。同側の浅側頭血管は損傷により欠損していたため，対側の浅側頭動静脈を吻合血管とするSV flapを計画した。広範囲の瘢痕がある腹部から深下腹壁血管束を採取し，右側頭部に埋入した。3週間後に有毛島状皮弁としてSV flapを挙上し対側眉毛再建を行った。皮弁は遠位部1cmが脱毛したが，毛流がよいので毛を伸ばすことで問題とならなかった（図7）。

考　察

有毛部には頭髪部，眉毛，睫毛，口髭，顎髭，腋毛，陰毛がある。頭髪部の再建は近接する毛髪部の皮弁による移植，遊離毛髪移植が適用される。ティッシュエキスパンダーの適用によって皮弁採取部の縫縮が容易となったことも禿髪の再建には朗報である。睫毛の再建は遊離有毛部移植が一般的である。顎髭は通常再建を希望されない。腋毛もむしろ脱毛に人気があって再建の希望はまずない。陰毛は遊離植毛で対応される。したがって，残された眉毛と口髭部が再建の対象になりやすい。

一方，いわゆるprefabricated flapには，あらかじめ必要な組織を他部位に作製し，二次的にその部位をflapとして移植する，secondary tissue-graft flapと，あらかじめ移植したい組織をaxial pattern flapあるいはisland flapとして，二次的に移植するsecondary vascularized flapとがある。

われわれは，1980年代以来，外鼻再建や耳介再建も経験しているが，残念ながら仕上がりに関して満足できる結果は得ていない。文献的にみても，たとえばscalping forehead flapや浅側頭筋膜と肋軟骨を用いた耳介再建に優位と思われるような結果は見ていない。その意味で，適応の制限は厳密であるべきで，従来法で再建できないような広範囲瘢痕のある場合などに限定される。

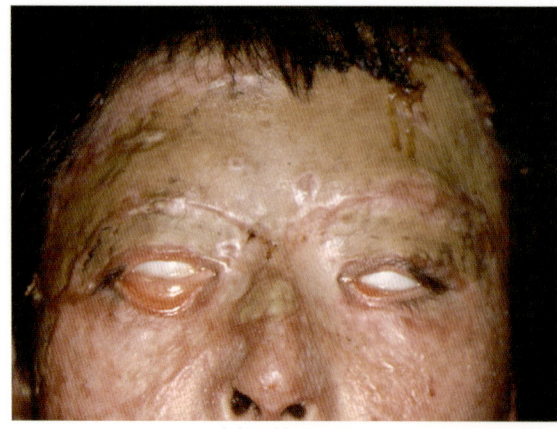

(a) 術前の状態

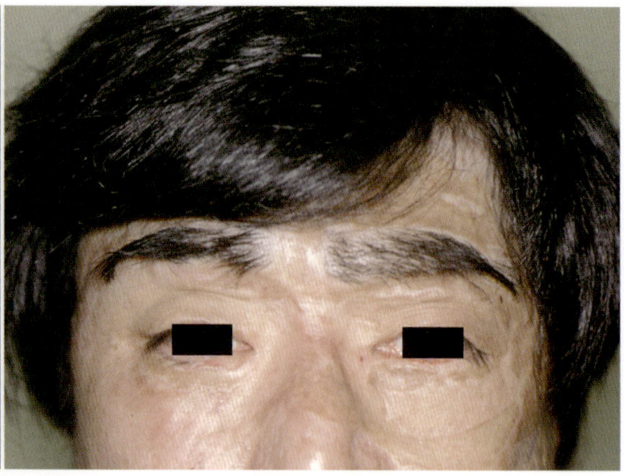

(f) 術後1年の状態

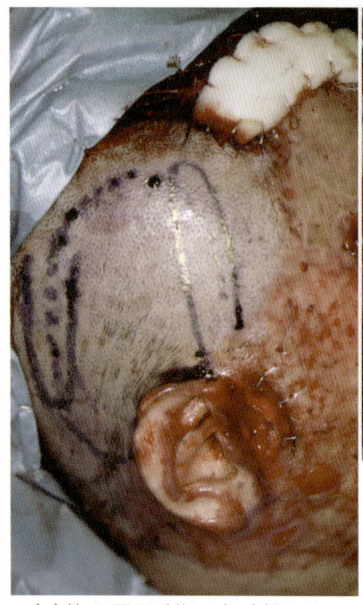

(b) 第1回目手術の有毛部 delay のデザイン

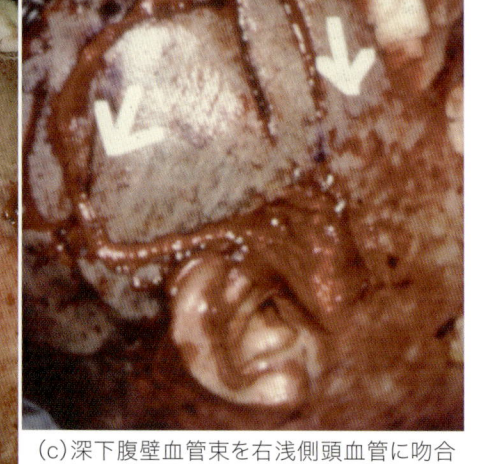

(c) 深下腹壁血管束を右浅側頭血管に吻合し，delay された頭皮下に埋入する。

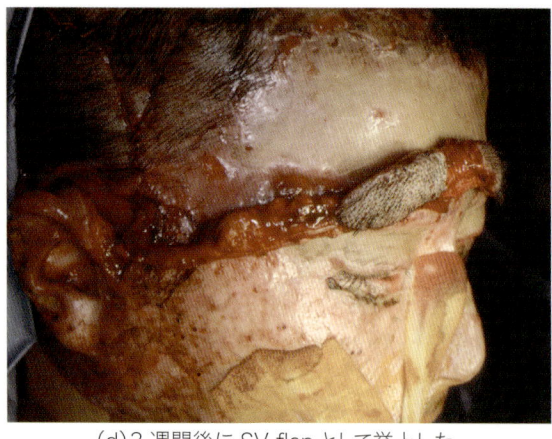

(d) 3週間後に SV flap として挙上した。

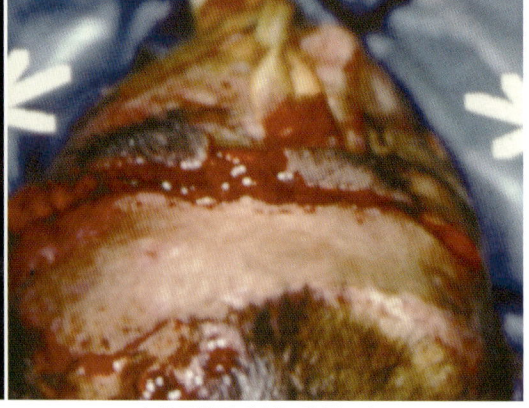

(e) 両側眉毛部に移植した。

図6　症例3：33歳，男性，secondary vascularised hairy tandem island flap による両側眉毛再建

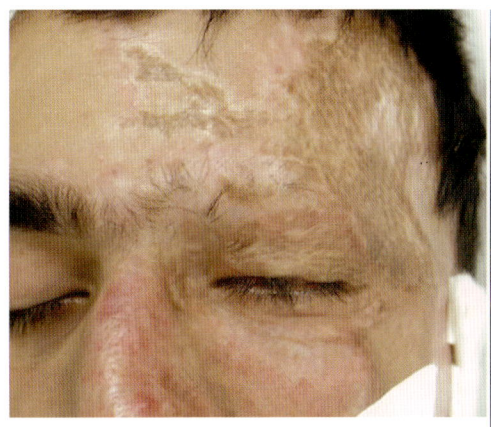

(a)術前の左眉毛欠損の状態。同側の浅側頭動脈は損傷していた。
(d)術後3カ月の状態。末梢部1cmに脱毛が見られたが，皮弁は生着した。

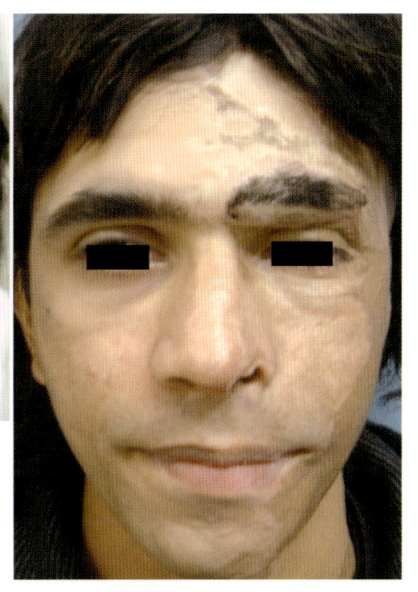

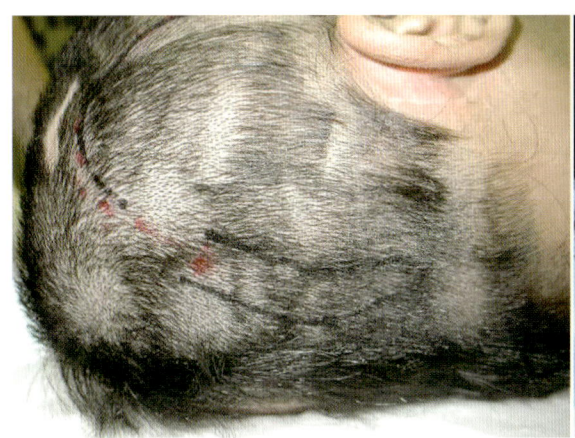

(b)対側側頭部にSV flapをデザインした。この症例では通常と逆向きのdelayを行った。
(c)浅下腹壁血管束を移植した。 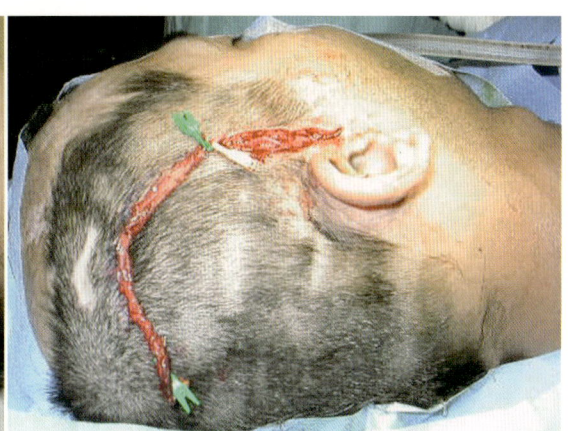

図7 症例4：27歳，男性，secondary vascularized hairy flapによる対側眉毛の再建

SV flapの2回目の皮弁挙上をいつ行うか

　少なくとも2週間はあけた方がよいと考える。両側眉毛再建など皮弁の構造が2島など複雑な場合は3週間あけている。それ以上あけた方がよいかどうかはわからないが，これまでの経験から，2～3週間というのが妥当と考えている。

　一方，血管束を移植して作製するSV flapは，血管束移植を有茎で行う場合すなわちShintomiら[4]のMVP flapなどと，われわれが最初に報告した遊離皮弁[6]で行う場合があり，特定の皮膚や組織を二次的に移植できることで，有用性は高い。われわれは，眉毛再建に本法を適用し好結果を得てきた。

Prefabricated flapの利用

　眉毛の再建には従来より頭頂の有毛部を浅側頭血管を茎にして移植する方法がある。有毛部の確実な移植という面では有用であるが，症例に合った毛の密度，毛流の選択ができないこと，頭頂部に禿髪性瘢痕がある場合作製できないこと，壮年性禿髪の予測される症例では永久的な再建ではないことなどの問題点がある。毛付き全層植皮や単一毛移植法も用いられるが，いずれも特に移植床が熱傷瘢痕の症例では生着の確実性が低いこと，特に後者では疎らな感じになりやすいことなどの欠点がある。これらの問題点の克服のためにprefabricated flapの利用を考えることができる。また，口髭も瘢痕を隠すため

に必要な場合があり再建の対象になる．有毛頭皮を皮弁にして移植することは可能であるが，血管茎の部分を長く採らねばならないので血流が不安定であること，頭皮のテスクチャーマッチが口唇部と必ずしも合致しないことから，下顎顎髭部の皮膚をprefabricated flapとして移植するのも一考である．

今後，顔面の再建で眉毛のみとか口髭のみというような小さな範囲の再建のみならず，より大きなユニットの再建にprefabricated flapの応用が試みられよう．遊離血管束の採取に内視鏡を用いることで採取部の瘢痕をより小さくできよう．また冷凍保存された同種血管束によるSV flapの生着がHiraiら[8]によってすでに実験的に成功していることも，将来の可能性の示唆として興味深い．さらに，組織工学で作製された組織の移植に遊離血管束が用いられる日もいつか来るかもしれない[9]．

文 献

1) Khouri RK, Ozbek MR, Hruza GJ, et al : Facial reconstruction with prefabricated induced expanded (PIE) supraclavicular skin flaps. Plast Reconstr Surg 95 : 1007-1015, 1995
2) Orticochea M : A new method for total reconstruction of the nose ; The ears as donor areas. Br J Plast Surg 24 : 225-232, 1971
3) Shen T : Vascular implantation into skin flap ; Experimental study and clinical application ; A preliminary report. Plast Reconstr Surg 68 : 404-409, 1981
4) Shintomi Y, Oura T : The use of muscle vascularized pedicle flap. Plast Reconstr Surg 70 : 725-734, 1982
5) 百束比古, 梅田敏彦, 塩塚正純ほか：浅側頭動静脈を利用したsecondary axial pattern flapによる再建. 形成外科 27 : 552-558, 1984
6) Hyakusoku H, Okubo M, Umeda T, et al : A prefabricated hair-bearing flap for lip reconstruction. Br J Plast Reconstr Surg 40 : 37-39, 1987
7) Hyakusoku H : Secondary vascularised hair-bearing island flaps for eyebrow reconstruction. Br J Plast Reconstr Surg 46 : 45-47, 1993
8) Hirai T, Manders EK, Huges K, et al : Experimental study of allogeneically vascularized prefabricated flaps. Ann Plast Surg 37 : 394-399, 1996
9) Ogawa R : The importance of adipose-derived stem cells and vasucularized tissue regeneration in the field of tissue transplantation. Curr Stem Cell Res Therapy 1 : 13-20, 2006

14 Mustardé の交叉皮弁

元村 尚嗣, 原田 輝一

Summary

　上眼瞼は動的組織として進化し，下眼瞼は保持組織として静的進化した。上眼瞼の方が下眼瞼より再建が難しく，かつ重要であると言える。Mustardé の交叉皮弁は広範囲（上眼瞼全長の 1/4 以上）上眼瞼欠損において，機能と整容を満たし得る方法であり，機能と整容を再建するためには確実な静的組織である下眼瞼を動的組織である上眼瞼に変換する必要がある。眼瞼挙筋の再建が確実であれば，この目的は達成される。さらに皮弁切り離し時に皮弁周囲に Z 形成術を施行することにより眼瞼の形態および動きがより良くなる。

　また，Mustardé の交叉皮弁を使用するような上眼瞼広範囲欠損の原因としては，悪性腫瘍切除後が最も多い。そのため，腫瘍切除，再建に加えて，リンパ節（センチネルリンパ節）の評価も必要となる。Mustardé の交叉皮弁では一期法と二期法があるが，眼瞼周囲悪性腫瘍のセンチネルリンパ節を同定するためには一期法を用いて初回手術時に頬部から頸部までを直視下におくことは合目的であると考える。リンパ節転移の可能性がある上眼瞼部悪性腫瘍に対する，一期法による Mustardé の交叉皮弁の使用は，腫瘍学的にも，再建学的にも非常に優れた方法であると言える。

はじめに

　眼瞼周囲は種々の悪性腫瘍が発生し，上眼瞼の全層にわたる大欠損は悪性腫瘍切除によって生じることが多い。この部位は解剖学的に複雑な構造をしており，機能的にも微細な運動をしている。また整容的にも非常に重要な部位であり，整容と機能を兼ね備えた再建が必要となる。上瞼裂幅の 1/4 以下の欠損では，確実な瞼板縫合による一期的縫合が可能であり，外眼角切開術（canthotomy）や外眼角靱帯離断術（lateral cantholysis）を併用することで，さらに数 mm の伸展を得ることができる[1]。

　下眼瞼では canthotomy や lateral cantholysis により 1/3 欠損でも，場合によっては 1/2 欠損でも一期的縫合が可能である。しかし，上眼瞼では，上天蓋結膜にしわが生じることによる涙小管閉塞や過度の緊張による眼瞼下垂などの弊害を生じることがあり，無理な一期的縫合は避けた方がよい[2]。したがって，1/4 以上の上眼瞼欠損に対しては何らかの組織補充が必要となり，一般論としては下眼瞼の利用を考える。水平方向には幅が広いが垂直方向には欠損の高さが少ない例では Cutler-Beard 法でも再建は可能であるが，垂直方向に大きい場合も含め，上眼瞼の大欠損に広く適応できる皮弁としては交叉皮弁が最適の皮弁である。

　本稿ではわれわれが行っている悪性腫瘍切除後の Mustardé の交叉皮弁による再建の詳細を報告する。

概　念

　上眼瞼の欠損が大きくなり，角膜が露出するならば，角膜障害などの障害を生じることが多く，早急の再建を要する．さらに可撓性，運動性が良好でなければならない．これに対して下眼瞼は静的なものであり，欠損があっても眼球の運動が良好ならば角膜障害をすぐに惹起するとは限らず，時間的な余裕があり，大きな支障を生じない．ゆえに，上眼瞼の方が下眼瞼より再建が難しく，かつ重要であると言える．すなわち，上眼瞼欠損は上眼瞼に最もよく似た組織で，しかも機能的に重要性が低く再建しやすい下眼瞼複合組織を用いて再建されるべきとの発想に基づいてMustardéの交叉皮弁は考案された[3]．Mustardéの交叉皮弁は下眼瞼動脈弓を茎とする動脈皮弁で，欠損のすぐ近傍の組織を用いてほぼすべての眼瞼構造を機能的かつ整容的に再建できる方法であり，皮弁切り離しのための手術が必要となる点を除けば上眼瞼広範囲欠損に対する再建としては最適の方法であると言える．

解　剖

　Mustardéの交叉皮弁を行うにあたっては，上下眼瞼の解剖を熟知する必要がある．

眼瞼の構造について（図1）

　眼瞼解剖については，臨床研究が盛んに行われており，新知見の発見が日進月歩行われている．眼瞼解剖の最近の知見[4]より，眼瞼解剖に必要な構造物を抜粋する．各項目の詳細は割愛する．

　a. Retinacula cutis（皮膚小支帯）
　b. 瞼板
　c. 眼輪筋
　d. 挙筋腱膜
　e. 眼輪筋下の結合組織構造
　d. 眼窩隔膜
　e. 眼窩部眼輪筋下の脂肪組織
　f. 瞼板筋

これらの解剖にあたり，必要な観点は，動的組織

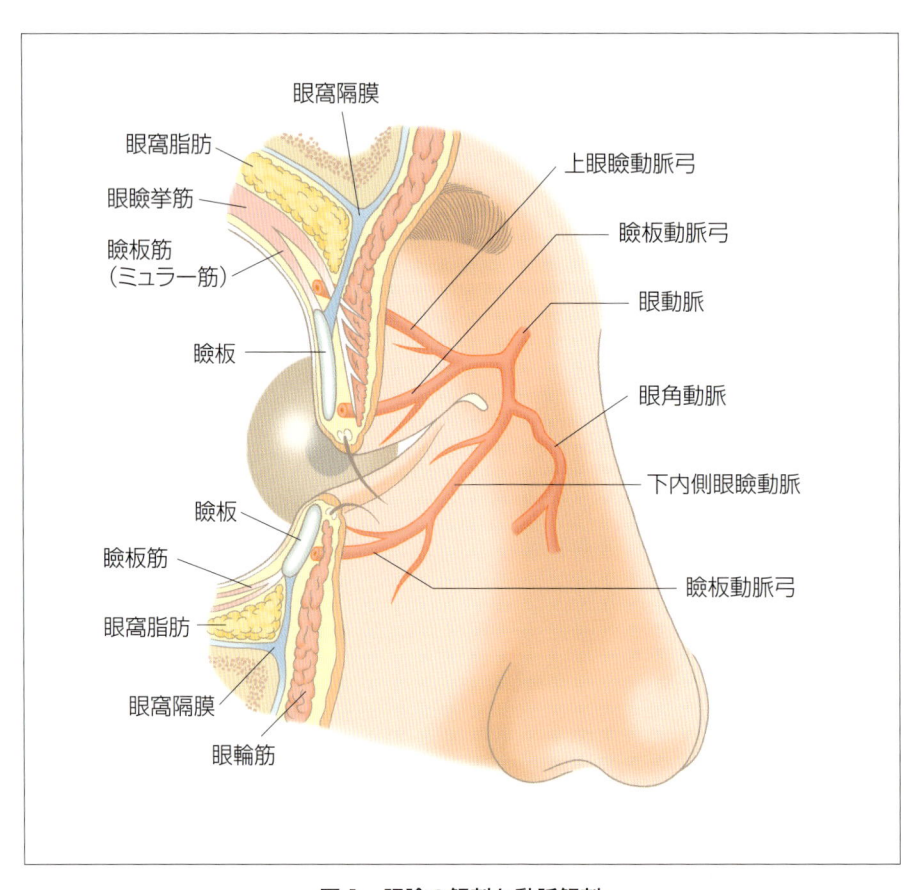

図1　眼瞼の解剖と動脈解剖

として進化した上眼瞼と，保持組織として静的進化をとげた下眼瞼の各組織部位を比較しながら理解することである。

眼瞼の血管分布（図1）[2]

動脈は内頸動脈由来の眼動脈より分枝した上下内側眼瞼動脈が内眼角靱帯の上下で眼窩隔膜を貫き，眼角動脈と吻合し瞼板上を側方に横走し，顔面横動脈や涙腺動脈から分枝した上下外側眼瞼動脈と吻合し，動脈弓を形成する。この動脈弓には瞼板上にある上下瞼板動脈弓と瞼板より頭側にある上眼瞼動脈弓の3本がある。これらのうち，Mustardéの交叉皮弁を行ううえで最も重要となるのが，下眼瞼動脈弓で，通常瞼縁より3mm尾側に存在する。

静脈還流は各動脈の伴走静脈が主で，眼角静脈や浅側頭静脈などの外頸静脈系と眼静脈などの内頸静脈系に流出する2系統がある。

眼瞼からのリンパ流（図2）

一般的には，眼瞼周囲のリンパ流は後尾側へドレナージされ，その部位は咬筋リンパ節，顎下リンパ節，耳前リンパ節，耳下腺リンパ節，耳下リンパ節，下顎リンパ節などをへて，頸部所属リンパ節へと流れる[5]。しかし，頭頸部のリンパ流は複雑で，解剖学的にも複数のリンパ節群を有し，顔面の左右でもリンパ流は異なり，特に悪性腫瘍ではリンパ流はさらに複雑となる。また，典型的頸部廓清術において

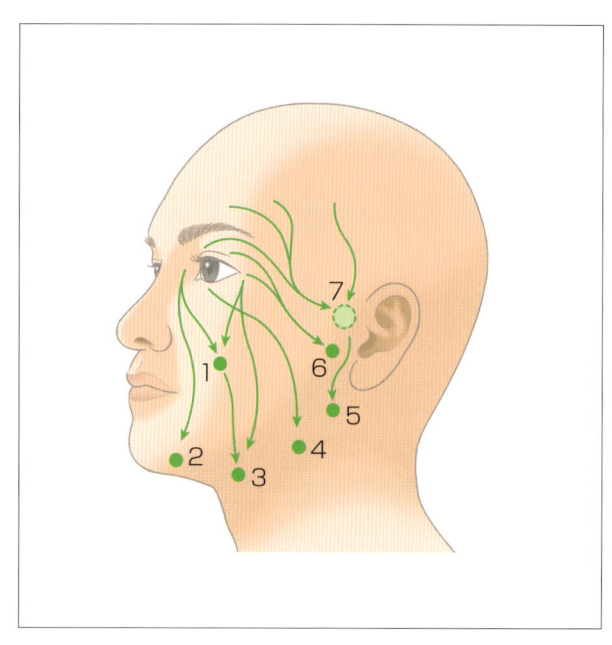

図2 眼瞼からのリンパ流
1. 咬筋リンパ節　2. おとがい下リンパ節　3. 顎下リンパ節
4. 下顎リンパ節　5. 耳下リンパ節　6. 耳前リンパ節
7. 耳下腺リンパ節

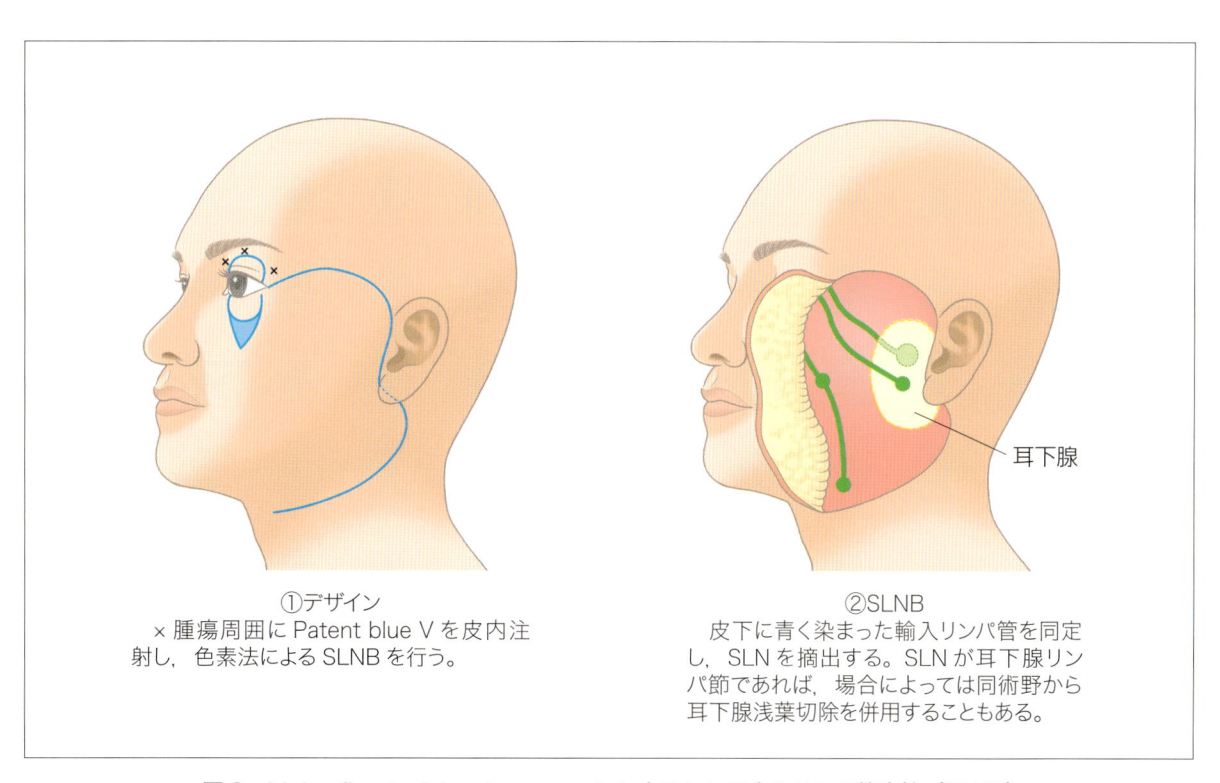

①デザイン
×腫瘍周囲にPatent blue Vを皮内注射し，色素法によるSLNBを行う。

②SLNB
皮下に青く染まった輸入リンパ管を同定し，SLNを摘出する。SLNが耳下腺リンパ節であれば，場合によっては同術野から耳下腺浅葉切除を併用することもある。

耳下腺

図3 Malar flap incisional approachによるセンチネルリンパ節生検（SLNB）

も，耳前部リンパ節，耳下腺リンパ節，おとがい下リンパ節などは含まれない。そのため，頭頸部皮膚悪性腫瘍において，センチネルリンパ節（以下，SLN）を正確に把握することは非常に重要となる[6]。SLN の同定が必要な眼瞼周囲皮膚悪性腫瘍に対しては，malar flap の切開を頸部へ延長することにより，リンパ流を確認しながらの皮弁挙上・SLN の同定・再建を行うことが可能である（malar flap incisional approach）[7]（図3）。

術前の評価

最初に上眼瞼欠損に至る原因に対する検討が必要となる。外傷例などでは見た目の派手さとは裏腹に欠損はないか，あっても小さいことが多く，Mustardé の交叉皮弁の適応となるものは案外少ない。悪性腫瘍によるものでは，腫瘍の種類，悪性度，進達度，incisional/excisional biopsy の有無，mapping biopsy の必要性などをよく検討する。その結果，切除 margin はいくらにするのか，全層の欠損になるのかを決定する。涙点からの距離，内眼角靱帯にかかるのか，両眼瞼にまたがらないかなどの検討も必要である。

また，リンパ節転移が30％以上の頻度で起こる悪性腫瘍に対しては SLN 生検（SLNB）の準備をし[8]，リンパ流を考慮したデザインも検討する。SLNB の結果，リンパ節転移があった場合のリンパ節郭清の準備も行う。

切除にあたり，その欠損が 1/4 以上の全層欠損に対して Mustardé の交叉皮弁の適応となる。下眼瞼の後葉再建のための鼻中隔粘膜軟骨弁あるいは硬口蓋粘骨膜弁の採取も検討する。われわれはその簡便性と術後経過から硬口蓋粘骨膜弁の採取を第1選択としているが，術前診察で硬口蓋で採取困難であれば鼻中隔粘膜軟骨弁を採取するようにしている。

手 技

器 械

一般の形成外科器械を2セット用意しておき，悪性腫瘍切除と再建用に器械を分けるようにしている。Mustardé の交叉皮弁のポイントの1つに確実な挙筋の再建があり，切除時に挙筋断端を把持する目的にムスケルクレンメ（挙筋把持鉗子）もあれば便利である。切除時，再建時ともに涙点の損傷および術後狭窄予防のために涙管ブジーおよび N-S チューブも用意しておく。鼻中隔粘膜軟骨弁を採取する際は鼻鏡（短・中・長鼻鏡）が，硬口蓋粘骨膜弁の採取時には，各種開口器（われわれは丹下式開口器を使用），12番メス，採取部には人工真皮を用意しておくとよい。

デザイン

上眼瞼の 1/4 以上の全層欠損が適応である。欠損より小さな皮弁をデザインする。通常，欠損の 3/4 程度でよく，欠損が全上眼瞼の 1/2，3/4，全長の場合，おのおの下眼瞼の 1/4，1/2，3/4 幅の皮弁をデザインする。弁が小さすぎても手術が困難となる（最小6 mm幅）[2]。

欠損幅が全上眼瞼幅の 1/4〜1/2 の場合（図4）

上眼瞼欠損を寄せてみて寄る部位（通常は欠損の中央）を決め，その対応した下眼瞼部が弁の基部となる。この点を基部として外側に欠損高と同高の皮弁を描く。

欠損幅が全上眼瞼幅の 1/2 以上の場合（図5）

上眼瞼欠損の内外側どちらにより多くの眼瞼組織が残存しているかでデザインを検討する。一次手術の時に縫合を行う方が，切り離し手術時で瘢痕形成後に縫合するより整容的に優れているという観点から，より多く残存組織がある方に基部をとる。

全欠損時には，外側茎にした方がリンパ循環の点で有利であり，涙点・涙小管の損傷も少ない。採取部欠損の閉鎖法により一期法（図6）と二期法がある。

悪性腫瘍の場合でリンパ節の評価が必要な腫瘍では，術前の lymphoscintigraphy の結果により，そのセンチネルリンパ節の部位を同定するデザインも検討する。頸部郭清や耳下腺摘出術を行う場合もあり，それらを行うことができるようなデザインを同時に検討する。

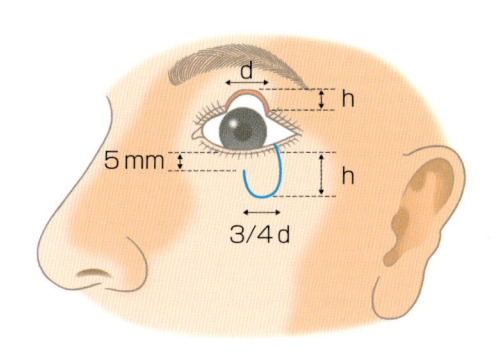

①デザイン
通常欠損の中央に皮弁の茎部を設定し，外側にデザインする。

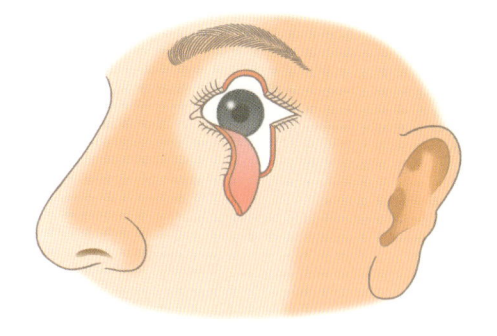

②茎部を辺縁より3〜5mm残す。

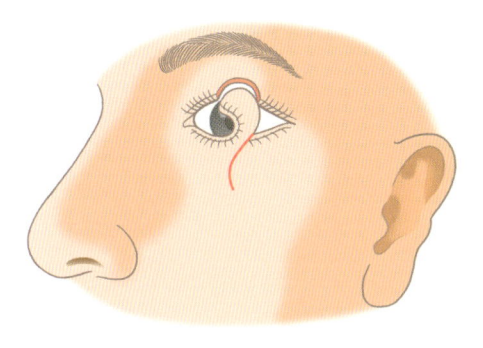

③皮弁を移動させる。茎部に無理がかかってないかよく確認する。

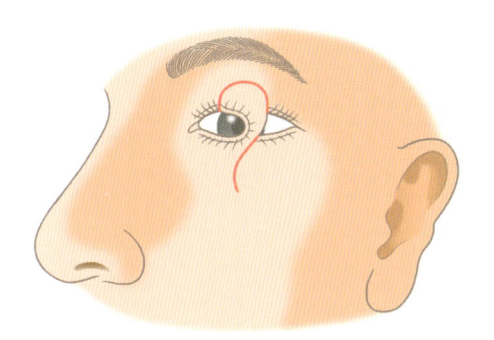

④欠損部に3層縫合する。挙筋をしっかり瞼板に固定する(図は茎は切り離していない)。

図4 上眼瞼欠損が1/4〜1/2の場合

手術

われわれは，術中の止血効果および術後の腫脹予防として，氷冷を行いながら手術を行っている。

切 開

切開に先立って，涙点からN-Sチューブの挿入を行っている。まず，涙管ブジーを0番から順次あげていき，7番が挿入できるとN-Sチューブは容易に挿入留置できる。涙点，涙道を保護したうえで，切開にうつる。

①皮弁遠位切開予定線の内外側に5-0ナイロン糸を牽引糸としてかけておくと，その後の手術がやりやすくなる。軟膏を塗布した角板で眼球を保護しながら牽引糸で牽引して，15番メスを用いて皮弁先端部全層を一気に切離する。その際，下瞼板動脈からの出血を確認し，その部位を確認しておくと茎部への切開を安全に行うことができる。通常，下瞼板動脈弓は瞼縁より約3mm尾側で瞼板上を走るので，茎部は5mm程度の幅を残して皮弁を挙上する。より回転を容易にするためには，皮膚のみ，または結膜・瞼板の結膜側のみは

14．Mustardéの交叉皮弁

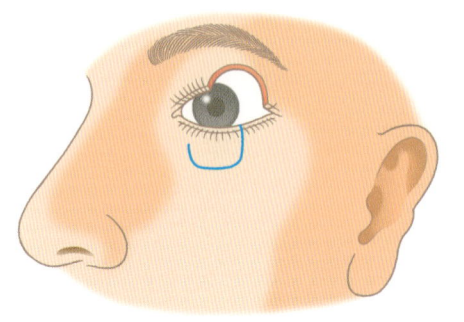

①上眼瞼内側部に残存組織が多い場合のデザイン。茎部は内側にとる。

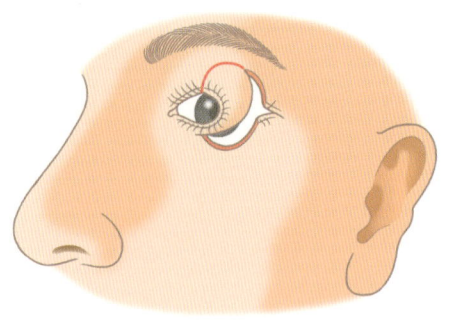

②皮弁を回転移動させ，3層に縫合する。

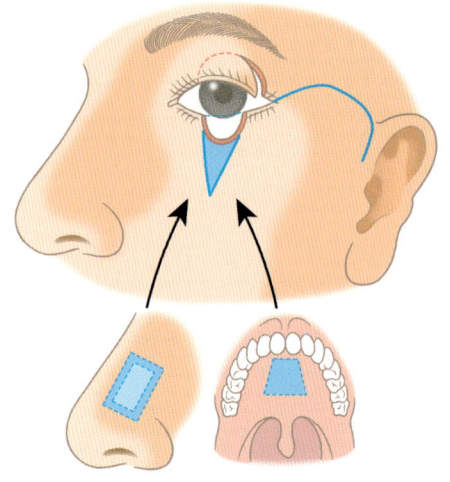

③二次手術。Malar flap による下眼瞼再建。後葉再建には鼻中隔粘膜軟骨弁か硬口蓋粘骨膜弁を使用する。

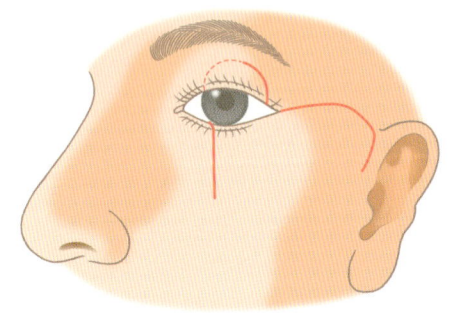

④Malar flap を上方回転させ，再建が完了した状態。

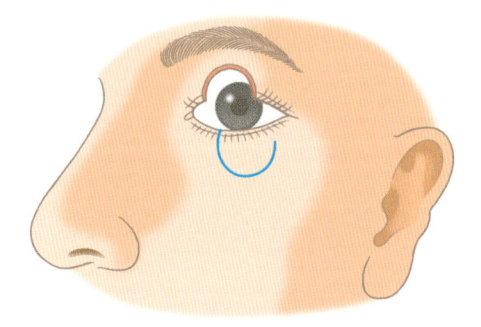

上眼瞼外側部に残存組織が多い場合のデザイン。茎部は外側にとる。

図5　上眼瞼欠損が1/2を越える場合（二期法）

140　II．各 論

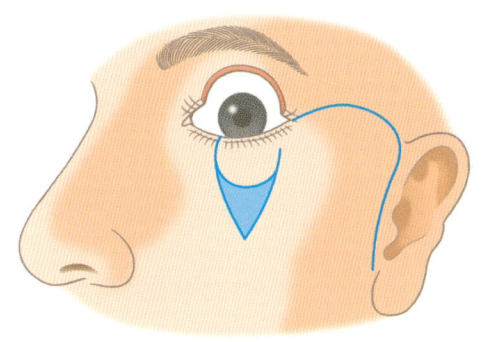

①デザイン
　皮弁茎部は外側にとり，malar flap の先端につなげる。赤着色部は切除される。

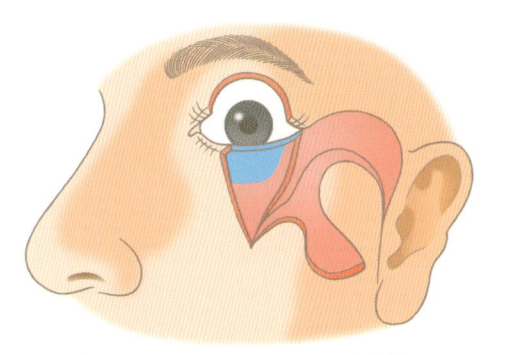

②皮弁を挙上した状態。下眼瞼後葉再建には鼻中隔粘膜軟骨弁や硬口蓋粘骨膜弁を使用する。

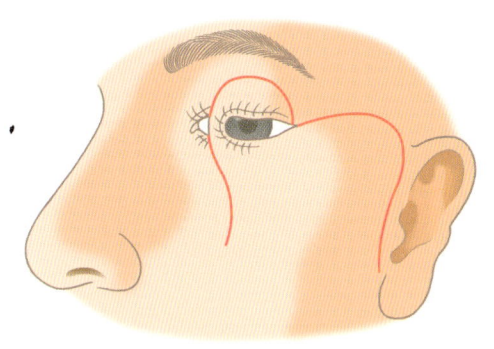

③皮弁を移動したところ。確実な挙筋の再建と，3層縫合を行う。

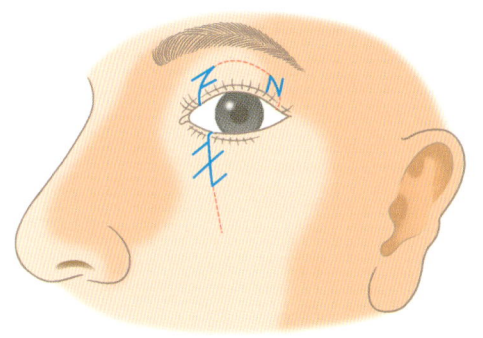

④皮弁切り離し時に，皮弁周囲にZ形成を行うと trapdoor 変形が予防される。下眼瞼にもZ形成術を行う。

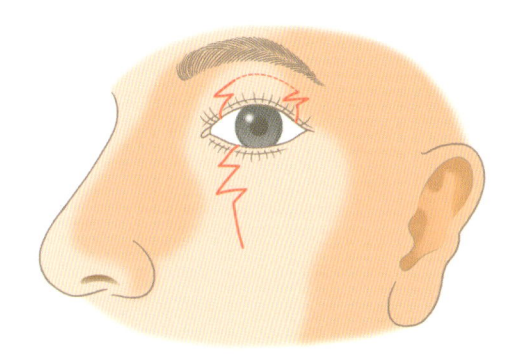

⑤再建が完了した状態

図6　上眼瞼欠損が全欠損の場合（一期法）

14．Mustardé の交叉皮弁

慎重に瞼縁より3mm程度までは切開を加えても問題ない。

採取部欠損（下眼瞼）の被覆法
①上眼瞼欠損が1/2以下の場合には下眼瞼欠損は一期的に閉鎖されるため，栄養血管を損傷しないように皮弁の色調を確認しながら3層縫合を行う。
②上眼瞼欠損が1/2を越える場合には，下眼瞼全層再建が必要となり，Mustardéの交叉皮弁の原法である一期法と変法である二期法に分けられる。
③下眼瞼欠損部はmalar flapで被覆するわけであるが，十分な高さの後葉再建（鼻中隔粘膜軟骨弁，硬口蓋粘骨膜弁）を行い，外側部に十分頭側へ凸な曲線をデザインし，上方および回転移動させる。術直後では開瞼しがたくとも，水平方向にはかならず緩んでくるのでmalar flapの移動・固定は水平方向にかなり緊張をかけた状態とし，外眼角部では骨膜にanchoringをしておく[9]。
④皮弁挙上は，色素法を用いたSLNBを併用した場合には輸入リンパ管が走行している脂肪層上で挙上し，リンパ管の走行とSLNの同定を同時に行う。

縫合
眼瞼縫合の基本に従い，3層縫合を行う。
⑤辺縁，灰白線を確実に合わせたうえで，結膜，瞼板，皮膚縫合を行う。結膜は6-0糸吸収糸を埋没縫合の要領で結膜側に糸が露出しないように縫合する。瞼板は5-0ナイロン糸，皮膚は6-0ナイロン糸を用いている。ムスケルクレンメで把持していた挙筋断端を皮弁の瞼板上1/3の部位に5-0ナイロンのマットレス縫合で確実に縫合する。

瞼板にかけることができない場合には，動かない組織を狙って縫合してもかまわない。茎部付近では皮弁の血流を見ながら，可及的にraw surfaceを極力なくすように縫合しておく。

皮弁の切り離し
⑥皮弁の切り離しは，初回手術後10～14日で行う。十分な量の皮膚を上眼瞼側に残すことが重要である。
⑦Mustardéの交叉皮弁はtrapdoor変形を生じることが多く，また瞼縁にもnotchができやすいので，われわれは切り離し時に皮膚側のみに重瞼線にあわせたZ形成術を行っている。
⑧下眼瞼部の茎部切離部も尾側より再縫合し，Z形成術を併用している。

術後管理

術後処置としては，ステロイド含有眼軟膏を塗布し，冷やした生食綿花を皮弁茎部周囲に積み重ねて茎部を除圧するかたちで眼窩部全体を覆う。術後3日は眼窩部全体をガーゼで覆い，さらに氷冷を行っている。局所を冷やす目的は，①局所の代謝率を下げることによって，条件の悪い（術後）環境でも皮弁生着が良くなること，②疼痛の緩和，③腫脹の軽減である。よく冷えた生食綿花は局所の形態に合わせて留置でき，非常に効果的である。顔面は血流がよく，血流改善薬などの投与は特に必要ない。しかし，皮弁茎部周囲の腫脹などにより，皮弁先端のうっ血が生じた場合には，抜糸などの減圧処置が必要となることもある。

症例

症例1　74歳，女性

右上眼瞼に腫瘍を認め，数カ月で急速に増大した。近医で切開処置されたが改善せず，さらに可及的に腫瘍摘出が行われた。組織検査の結果，脂腺癌と診断されて当科を受診した。術前のlymphoscintigraphyでは，SLNは耳下腺部，顎下部，頸部リンパ節であった。

腫瘍から1cm離して全層で上眼瞼を切除し，Mustardéの交叉皮弁（一期法）による再建およびmalar flap incisional approachによるSLNBを行った。SLNの1つが耳下腺リンパ節であり盲目的操作は危険と判断したため，同皮切から耳下腺浅葉切除も行った。2週間後に皮弁切り離し術を施行し，皮弁周囲にZ形成術を行った。

現在術後4年であるが，再発転移を認めていない。開閉瞼機能も問題ないが，若干の再建下眼瞼の弛緩を認める（図7）。

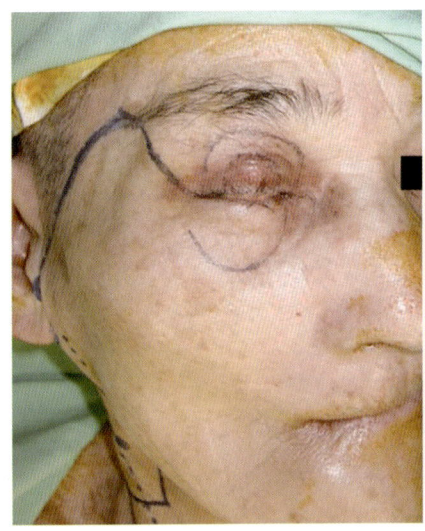

(a) 腫瘍から 1 cm 離して切除を行い，上眼瞼全欠損となった。Mustardé の交叉皮弁をデザインした。

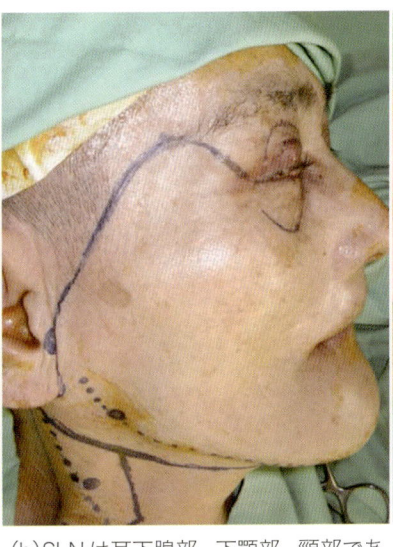

(b) SLN は耳下腺部，下顎部，頸部であり，malar flap incisional approach による SLNB も計画した。

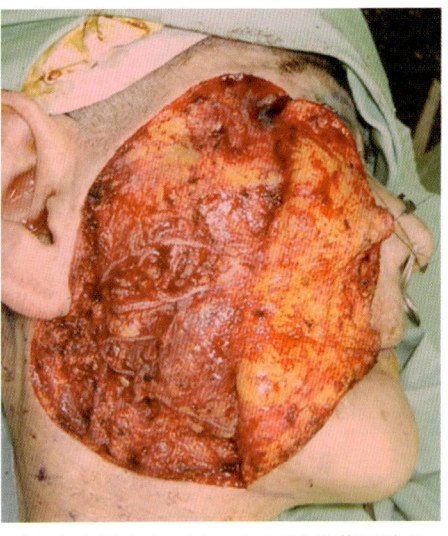

(c) 皮弁挙上とともに，耳下腺浅葉切除および SLNB を行った。顔面神経が露出している。

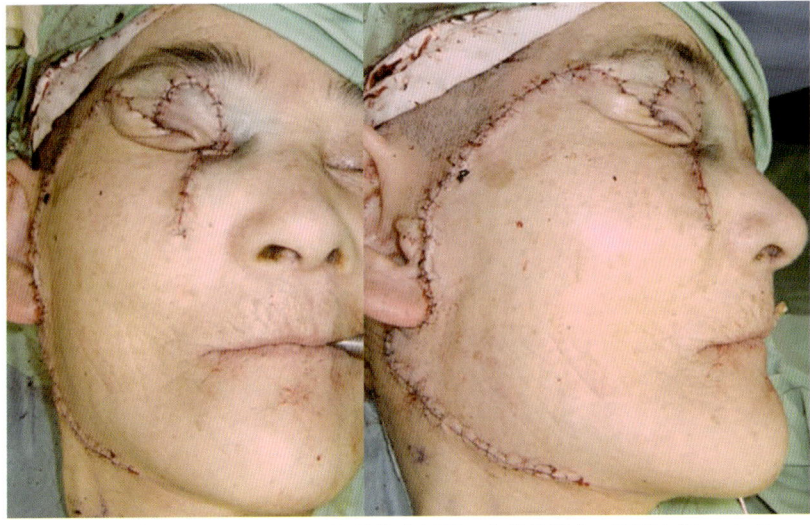

(d) 皮弁を移動させたところ。下眼瞼後葉は硬口蓋粘骨膜弁で再建を行っている。

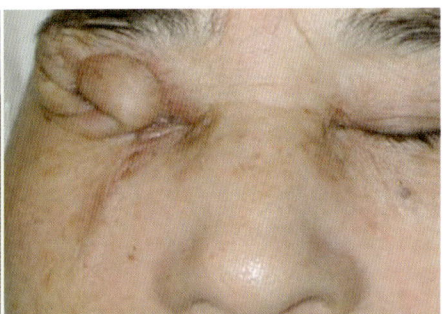

(e) 皮弁切り離し直前

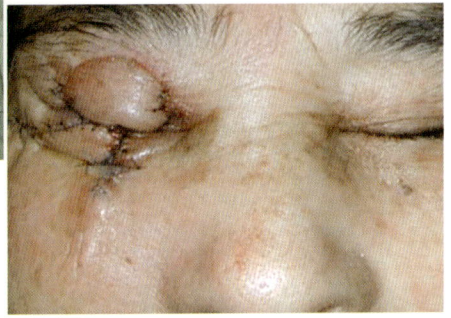

(f) 皮弁切り離し時に皮弁周囲および下眼瞼部に Z 形成術を行った。

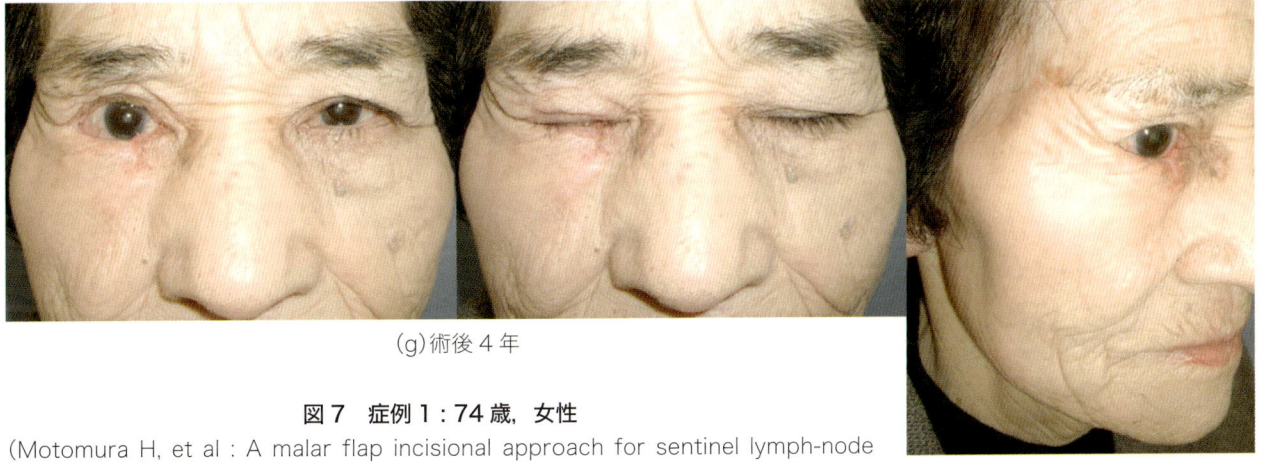

(g) 術後 4 年

図 7 症例 1：74 歳，女性

(Motomura H, et al : A malar flap incisional approach for sentinel lymph-node biopsy in patients with periocular skin malignancies. J Plast Reconstr Aesthet Surg 62 : e184-e186, 2009 より一部転載)

14. Mustardé の交叉皮弁

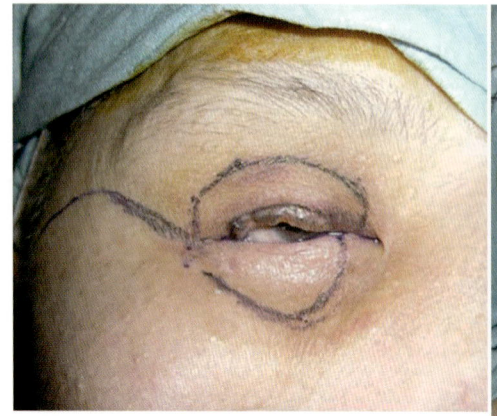

(a) デザイン

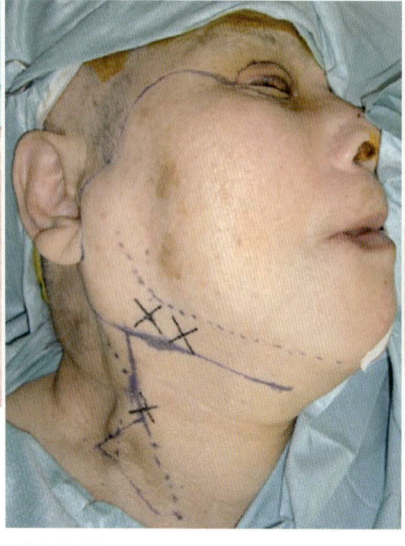

(b) 術前 lymphoscintigraphy で SLN は下顎部, 頸部であった。

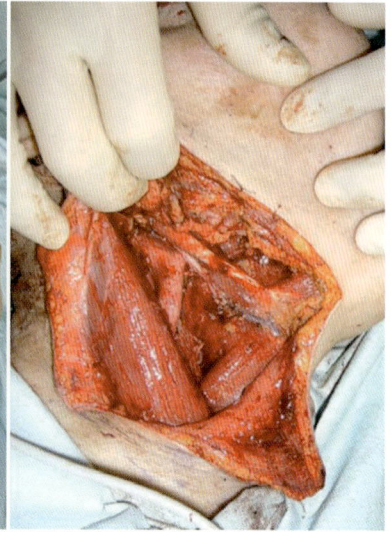

(c) 頸部廓清も行った。

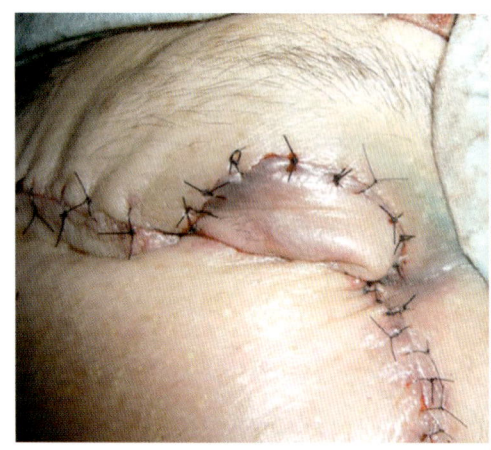

(d) Mustardé の交叉皮弁を移動したところ。

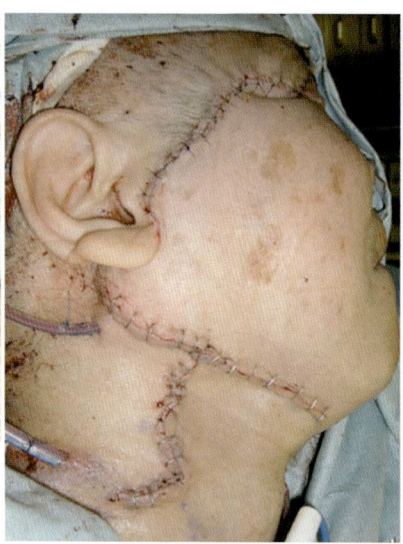

(e) 縫合終了時所見

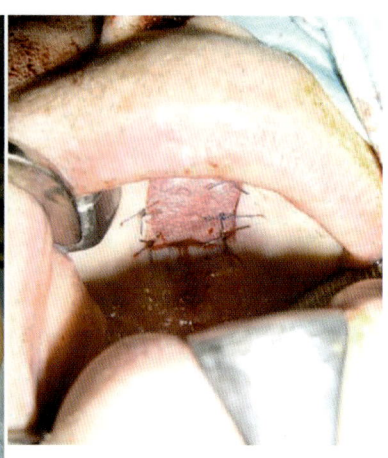

(f) 硬口蓋粘骨膜弁を採取した部位には, 人工真皮を貼付した。

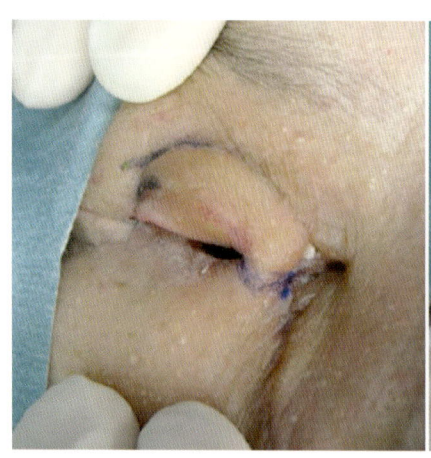

(g) 皮弁切り離し直前

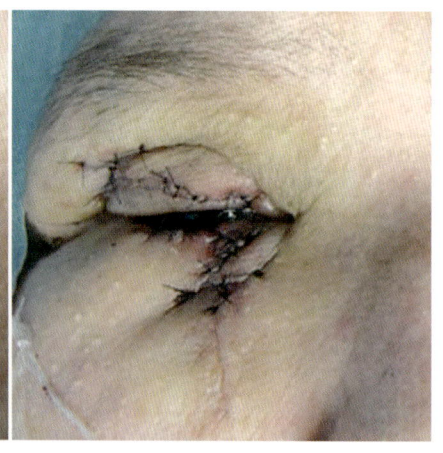

(h) 皮弁切り離し時に, 皮弁周囲および下眼瞼に Z 形成を行った。

図 8 症例 2：78 歳, 女性

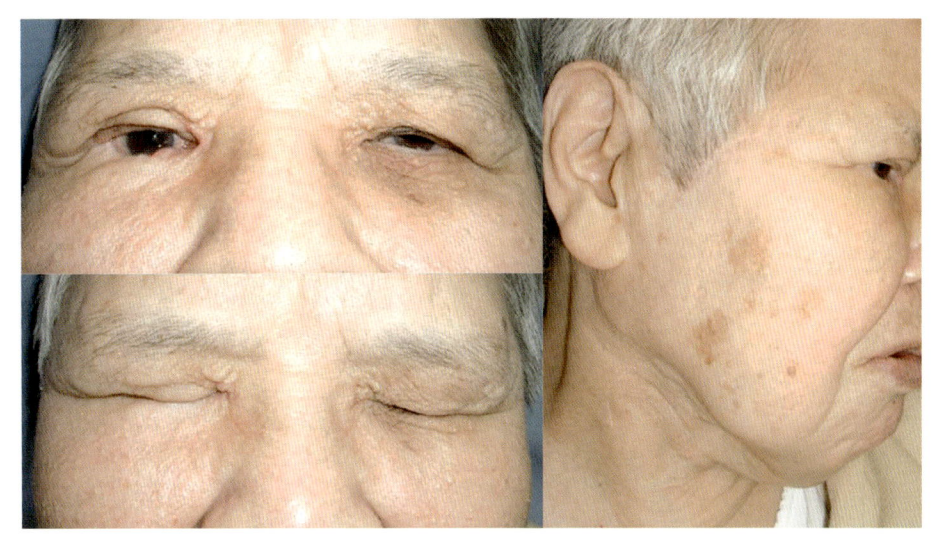

(i)術後4年

図8 つづき

症例2 78歳，女性

2年ほど前から右上眼瞼に腫瘍を自覚した。近医眼科で生検を施行されたところ，border line malignancyとの診断で経過観察が行われていた。しかし，再度増大してきたため生検を施行され，eccrine poro carcinomaと診断されて当科を受診した。既治療例であり，リンパ節腫大も認めたためSLNB併用頸部廓清術を施行することとした。腫瘍から1cm離して全層切除を行い，Mustardéの交叉皮弁（一期法）による再建，malar flap incisional approachによるSLNBおよび上頸部廓清を行った。2週間後に皮弁切り離し術を施行し，皮弁周囲にZ形成術を行った。

現在術後2年であるが，再発転移を認めていない。開閉瞼機能および整容的に問題はない（図8）。

症例3 75歳，男性

左上眼瞼上涙点近傍に腫瘍を認め，眼科で切除生検が施行され，脂腺癌と診断されて当科を受診した。術前のlymphoscintigraphyにおいてSLNは顎下部および下顎部であった。腫瘍から1cm離して全層で上眼瞼を切除し，Mustardéの交叉皮弁（一期法）による再建およびmalar flap incisional approachによるSLNBを行った。2週間後に皮弁切り離し術を施行し，皮弁周囲にZ形成術を行った。現在術後1年であるが，再発転移を認めていない（図9）。

考察

目には2つの力があると言われており，ひとつは"視力"，もう一つは"魅力"である。形成外科医が眼窩部を扱う際に必ず留意しなければならない点である。医学的に言い換えると"機能"と"整容"であり，眼窩部再建ではこの必要不可欠な2つのポイントを満たさなければならない。Mustardéの交叉皮弁は広範囲（上眼瞼全長の1/4以上）上眼瞼欠損において，機能と整容を満たし得る方法である。機能と整容は別個のものではなく，表裏一体であり，機能が適切であれば整容的にも美しく，整容的に満足いくものは機能的にも優れている。機能美という言葉が適切であろう。Mustardéの交叉皮弁を用いた上眼瞼機能美再建について考察する。

再建のポイント

まず欠損した上眼瞼と同構成組織である下眼瞼を移植するわけであるが，解剖の項でも述べたように動的組織である上眼瞼と，保持的組織である下眼瞼

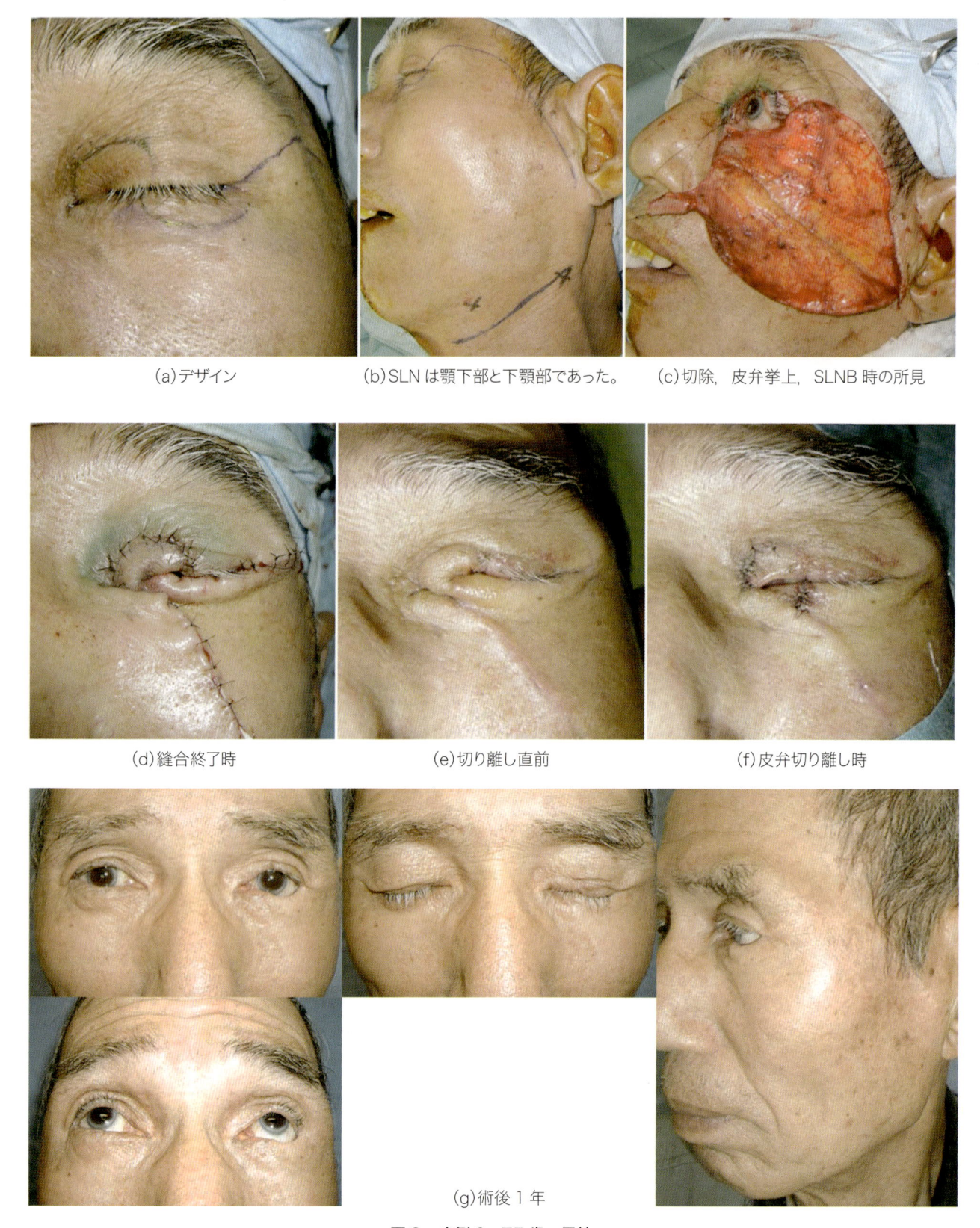

(a) デザイン
(b) SLN は顎下部と下顎部であった。
(c) 切除，皮弁挙上，SLNB 時の所見
(d) 縫合終了時
(e) 切り離し直前
(f) 皮弁切り離し時
(g) 術後 1 年

図 9　症例 3：75 歳，男性

146　Ⅱ．各 論

では構成は似ていても異なる生理がある。すなわち，近似した組織を移植するので整容的再建の準備はできているが，機能的には保持的組織である下眼瞼を動的組織に変換する必要がある。そのためには挙筋断端を確実に瞼板に縫合することである。挙筋長が不足する場合でも，必ず支持組織（動かない）に固定することが重要である。この際，組織同士の接着面積を最大限多くとるようにすると，切り離し時に血流の問題はほとんどなくなる。

欠損の形態のほとんどが半円形となるため，皮弁移植後は多くの例でtrapdoor変形を来たすので，皮弁切り離し時に皮膚側にZ形成術を行うことにより整容的にはより満足いくものとなる。血流に関しても初回手術での接着面積を広くとることにより，皮弁先端部および挙筋・結膜と十分な血流が保持されており，皮膚側のみの操作では不安はない。

一期法か二期法か

この点に最も悩まされる。Mustardé自身は二期法を好んで行っていたらしい。二期法は，皮弁の基部は幅広で回転による緊張も少なく，皮弁の血流という点では安全である。しかし，一期法でも確実に外側下瞼板動脈を温存できれば血流に関しては問題なく，皮弁の自由度も一期法の方が優れている。また，悪性腫瘍後の再建が多いことを考えると，初回手術時にSLNの同定が必要となり，場合によっては耳下腺浅葉切除や頸部郭清術を併用しなければならない。一期法ではmalar flapで下眼瞼を再建するが，この切開を頸部まで延長することにより，眼窩部周囲のリンパ流が確認でき，なおかつSLNの同定，上記追加手術も可能となる[7]。また色素法を併用したSLNBを併用してのmalar flap挙上の利点として，皮弁挙上を青染したリンパ管上で行うことで，リンパ流が温存できることと，皮弁が安全に同じ層で挙上できるということである。

しかるに，リンパ節転移が30％程度の率で起こる悪性腫瘍切除後の上眼瞼広範囲欠損では，一期法によるMustardéの交叉皮弁が最適であると考えている。

本当に優れた方法というものは，無駄がなく，すべての操作が合目的に流れる。現代の腫瘍をとりまく現状に照らし合わせても，悪性腫瘍切除後のMustardéの交叉皮弁を用いた上眼瞼再建は，腫瘍学的にも，再建学的にもすべて理にかなった優れた方法である。

文　献

1) 添田周吾：眼瞼再建の基本手技．全層欠損の再建 眼の形成外科, 添田周吾編, pp36-40, 克誠堂出版, 東京, 1993
2) 一色信彦：アトラス眼の形成外科手術書, pp1-85, 金原出版, 東京, 1988
3) Mustardé JC : Eyelid reconstruction. Reconstructive Plastic Surgery（2nd ed）, edited by Converse JM, Vol.2, pp882-891, WB Saunders Co, Philadelphia, 1977
4) 岩波正陽, 鶴切一三：日本人眼瞼の組織解剖；最新知見．眼の整容外科；PEPARS 20：1-6, 2008
5) Pan W, Suami H, Taylor GI : Lymphatic drainage of the superficial tissues of the head and neck ; Anatomical study and clinical implications. Plast Reconstr Surg 121 ; 1614-1624, 2008
6) 元村尚嗣, 野瀬謙介, 村岡道徳ほか：頭頸部皮膚悪性腫瘍に対するlymphoscintigraphyの有用性．日形会誌 24：221-225, 2004
7) Motomura H, Hatano T, Maruyama Y, et al : A malar flap incisional approach for sentinel lymph-node biopsy in patients with periocular skin malignancies. J Plast Reconstr Aesthet Surg 62 : e184-e186, 2009
8) Motomura H, Ishi M : Lymphatic mapping and sentinel lymph node biopsy for malignant melanoma in Japanese. Osaka City Medical Journal 50 : 29-37, 2004
9) Motomura H, Taniguchi T, Harada T, et al : A combined flap reconstruction for full-thickness defects of the medial canthal region. J Plast Reconstr Aesthet Surg 59 : 747-751, 2006

15 眼輪筋付き皮下茎皮弁による眼瞼の再建

宮本 純平，中島 龍夫

Summary

単純縫縮できない眼瞼欠損の多くは，眼輪筋の血行を利用した皮下茎皮弁で対応可能であり，われわれも，眼輪筋の伸展皮弁と側頭部からの回転皮弁をよく用いている。いずれも，従来のcheek flapやcervicofacial flapなどに比べて低侵襲で，整容的にも遜色ない結果が得られる。また，上眼瞼でも下眼瞼でも同じアプローチで用いることができる利点もある。結膜側の裏打ちとしては，主に硬口蓋粘膜を用いている。硬口蓋粘膜は，適度に硬く術後拘縮も軽度であるため，眼瞼の支持組織として有用である。

はじめに

眼瞼部は，基底細胞癌や扁平上皮癌といった悪性腫瘍により，広範な組織欠損が生じる場合が少なくない。また外傷や熱傷による瘢痕拘縮も問題になりやすく，その場合，組織補填が必要になることが多い。眼瞼再建は，整容面にも機能的にも配慮した再建でなければならない。そのためには，質感・色調の適合した組織を用いて，眼瞼が外反や内反することなく眼球との接触を保ち，できるだけエステティックユニットに沿った再建でなければならない。

Switch flapやcheek flapなどが広く用いられているが，切り離しのための二次手術が必要であったり，侵襲が大きかったりと問題が少なくなかった。われわれは，眼輪筋の皮下茎皮弁と硬口蓋粘膜を用いて良好な結果を得ているので[1,2]，その手技の詳細について述べる。

概念

一般に，眼瞼幅の25％を超える欠損は単純縫縮できないため[3]，何らかの組織補填が必要になる。眼瞼は，前葉の皮膚，後葉の粘膜，支持組織である瞼板の3つの要素から成っており，症例に応じて適切な機能的再建を行う必要がある。眼瞼皮膚は薄いので，整容的に満足できる質感を持つ場所は，眼窩外側部や耳後部など限られている。

眼窩外側部の解剖

眼窩外側部は，頬骨顔面動脈，頬骨側頭動脈，頬骨眼窩動脈，顔面横動脈の穿通枝らが血行アーケードを形成しており[4]，これらの豊富な血行を利用することで安全に皮弁を挙上することができる（図1）。特にどの血管を含めなければならないということはなく，全体としてのネットワークを利用するというイメージを持っておく。また，顔面では必ずしも静脈が伴走しているわけではないので，茎を細くし過ぎると高度なうっ血を起こす場合がある。

皮弁の適応

眼瞼幅全長にわたる欠損では，側頭部からの回転皮弁を用いている。眼瞼外側部が十分温存されてい

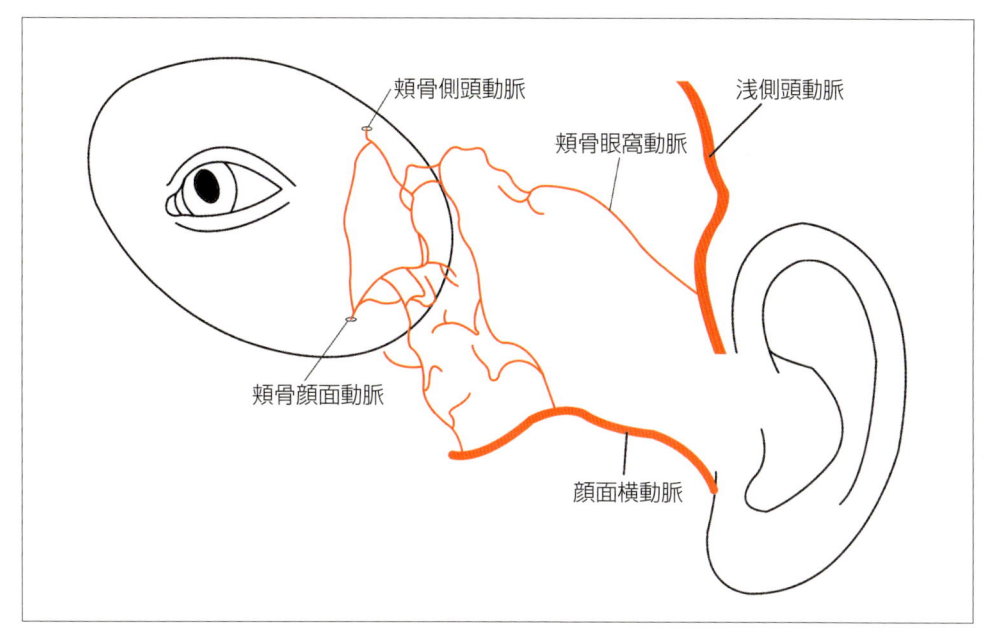

図1 眼窩外側部の血行
頬骨顔面動脈，頬骨側頭動脈，頬骨眼窩動脈，顔面横動脈の穿通枝らが血行アーケードを形成している。
(Bozikov K, et al : Arterial anatomy of the lateral orbital and cheek region and arterial supply to the "peri-zygomatic perforator arteries" flap. Surg Radiol Anat 30 : 17-22, 2008 より引用改変)

る例では，残存する睫毛を利用して伸展皮弁を用いる。

裏打ちとしての硬口蓋粘膜

硬口蓋粘膜は，適度に硬く術後拘縮も少ないため，われわれは好んで用いている。頬粘膜では眼瞼の支持としては弱く，耳介軟骨などでは弯曲を眼球にあわせるのが困難である。病理組織学的検索でも，硬口蓋粘膜による再建は瞼板・結膜組織に類似していることが指摘されている[5]。術後やや拘縮するため，特に下眼瞼を再建する場合は少し大きめに移植しておく。

術前の評価

眼瞼周囲の腫瘍では，腫瘍の性状，切除範囲がどの程度になるか，上眼瞼挙筋や涙点を切除する必要があるかなどをよく検討しておく。また，脂腺癌など遠隔転移が起こりやすい腫瘍では，全身検索を行っておく。術前のスクリーニングとしては，PETが優れている。

瘢痕拘縮例では，瘢痕を十分に切除し，術後の拘縮を考慮して大きな皮弁で覆う方が結果はよい。術前にどの程度の組織欠損が生じるのか，十分検討しておく。

手　技

悪性腫瘍例では，術中に病理組織学的所見で切除範囲が十分か確認のうえ，皮膚と結膜の欠損の大きさの評価を行う。上下涙点を切除した場合には，残存する涙小管断端からN-Sチューブを留置しておく。瘢痕例では，拘縮を解除し，完全に閉瞼した状態での欠損範囲を確認する。

眼瞼後葉（結膜欠損）の再建：硬口蓋粘膜

硬口蓋粘膜は，下眼瞼でもそれのみで十分な支えになるため，軟骨・筋膜などの再建は必要ない場合が多い。
①結膜欠損の大きさを計測する。
②術後の拘縮を考慮し，欠損の約1.2倍の大きさで硬口蓋粘膜を採取する。歯牙への影響が少ない硬口蓋正中部からの採取を基本とする（図2-a）。骨膜を残しておくと上皮化が早い。人工真皮を貼付しておくと，約2週間で上皮化する（図2-b）。欠損が小さい場合には，硬口蓋正中部から片側の

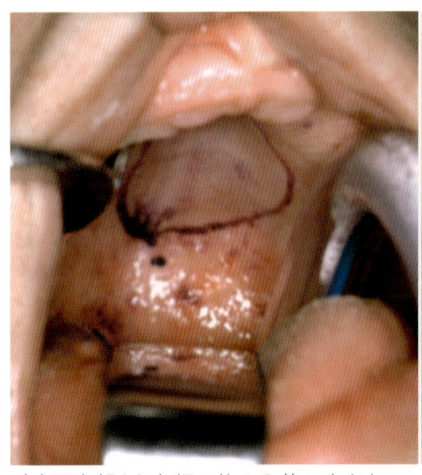

(a) 正中部より欠損の約 1.2 倍の大きさで, 硬口蓋粘膜を採取する。骨膜は母床に残し, 人工真皮を貼付しておく。

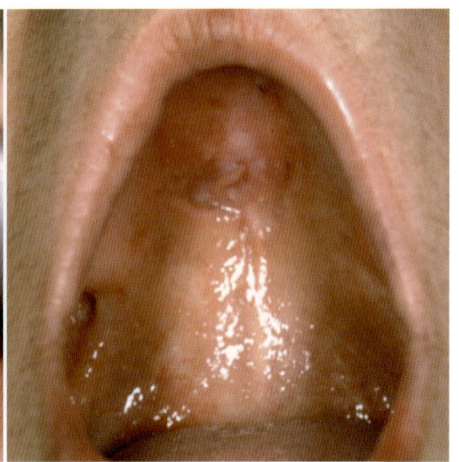

(b) 約 2 週間で上皮化する。

図 2　硬口蓋粘膜の採取

みを採取しておくことで, 後日追加切除が必要になった場合でも対応できる。

③硬口蓋粘膜は, 欠損部の残存結膜や瞼板組織に 6-0 vicryle で縫合する。上眼瞼では, 上眼瞼挙筋にも縫合しておく。

眼瞼前葉（皮膚欠損）の再建：眼輪筋を皮下茎とした回転皮弁

①皮膚側の欠損を確認後, 外眼角部から側頭部にかけて, 眼輪筋を皮下茎とした回転皮弁をデザインする（図 3-①）。十分な茎の長さを確保するため, 外眼角から約 1 cm の位置よりデザインを開始する。あらかじめ顔面神経側頭枝の位置をマーキングしておき, 損傷しないように注意する。外眼角部の高さでは, 眼窩外側の骨から約 2 cm までは安全である[6]。

②20 万倍ボスミンを局注後, 側頭側から皮下脂肪の層で挙上を開始する。皮弁は, やや薄い方が眼瞼皮膚によく適合し, また顔面神経も安全に温存できる（図 3-②）。眼窩外側の骨の手前で眼輪筋下に入り, 血行を温存する。内眼角部に十分届くことを確認し剥離を終了する（図 3-③④）。

③皮弁を 180°回転し, 先端を内眼角靭帯に縫縮する（図 3-⑤）。粘膜移植をする場合は, 皮弁と粘膜をボルスターなどで密着させておく。必要に応じてドレーンを留置し, 単純縫縮する。

眼瞼前葉（皮膚欠損）の再建：眼輪筋の伸展皮弁

眼瞼の外側部が十分残存している場合は, 睫毛を有効利用するため, 眼輪筋の伸展皮弁を用いる。

下方からの眼輪筋の皮下茎皮弁とし, 眼瞼を全層で内側へ移動するようにデザインする（図 4-①）。皮下と眼輪筋下で茎を十分剥離する。皮弁の尾側に生じる粘膜欠損は, 硬口蓋粘膜で裏打ちする（図 4-②）。

術後管理

眼輪筋付き皮下茎皮弁は, 時として術後にうっ血を認めることがあるが, 数日で自然に軽快する。うっ血が高度な場合には, 抜糸を行い皮弁の救済を行う。硬口蓋粘膜は, 術後しばらくは蒼白なままであるが, 固定しておけば問題なく生着する。抜糸は 1 週間で行い, その後 2〜3 カ月は眼瞼が外反しないようにテーピングを行う。

①十分な茎の長さを確保するため，外眼角から約1cmの位置よりデザインを開始する。

②側頭側から皮下脂肪の層で挙上を開始し，眼窩外側の骨の手前で眼輪筋下に入り，血行を温存する。

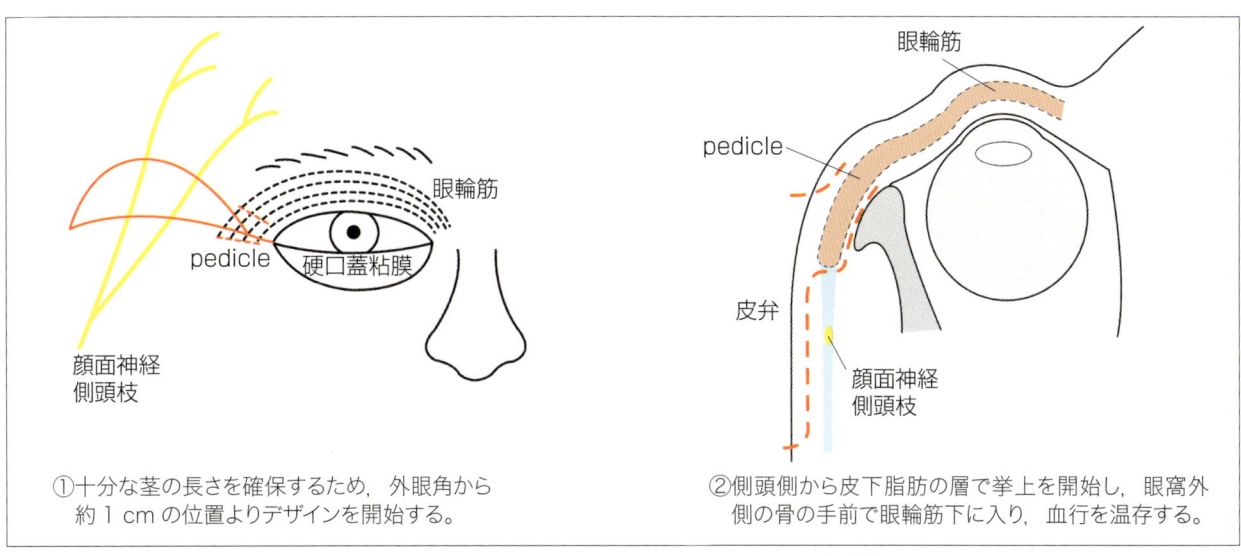

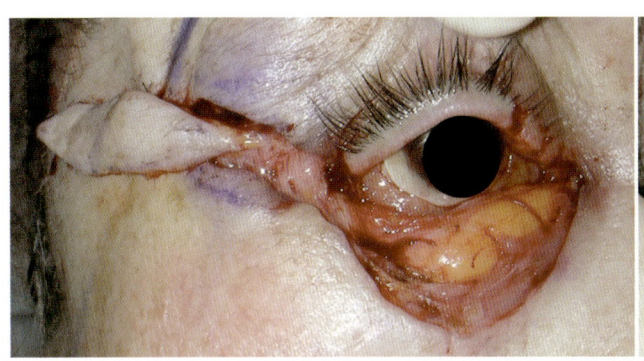

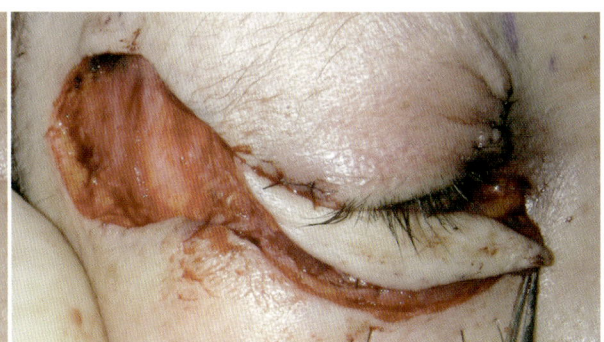

③皮弁を挙上したところ。

④内眼角へ移動する。

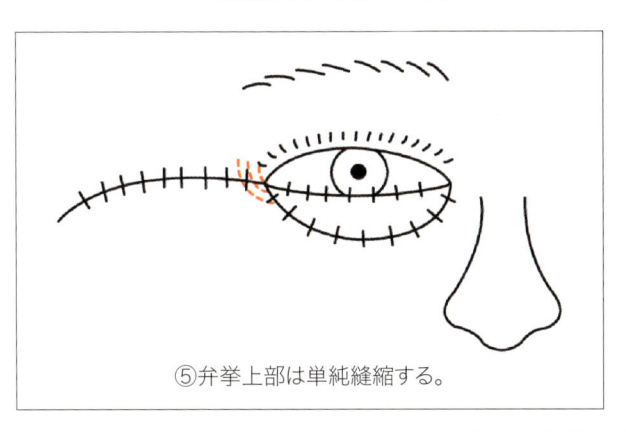

⑤弁挙上部は単純縫縮する。

図3　眼輪筋を皮下茎とした回転皮弁

①下方からの眼輪筋の皮下茎皮弁とし，眼瞼を全層で内側へ移動する。

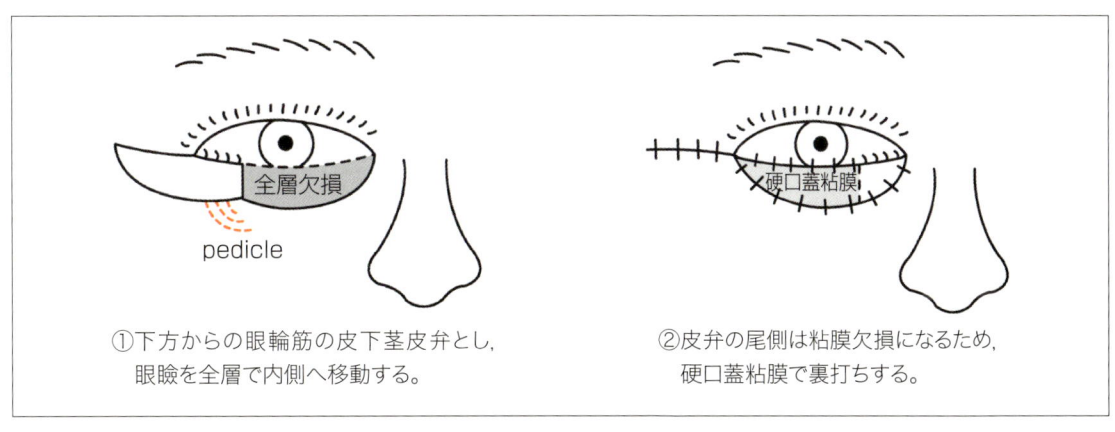

②皮弁の尾側は粘膜欠損になるため，硬口蓋粘膜で裏打ちする。

図4　眼輪筋の伸展皮弁

15．眼輪筋付き皮下茎皮弁による眼瞼の再建　151

(a) 術前
(b) 上眼瞼の瘢痕を切除し拘縮を解除した後，眼輪筋を茎とした回転皮弁をデザインした。
(c) 術後2年の状態。問題なく閉瞼でき，創も目立たない。

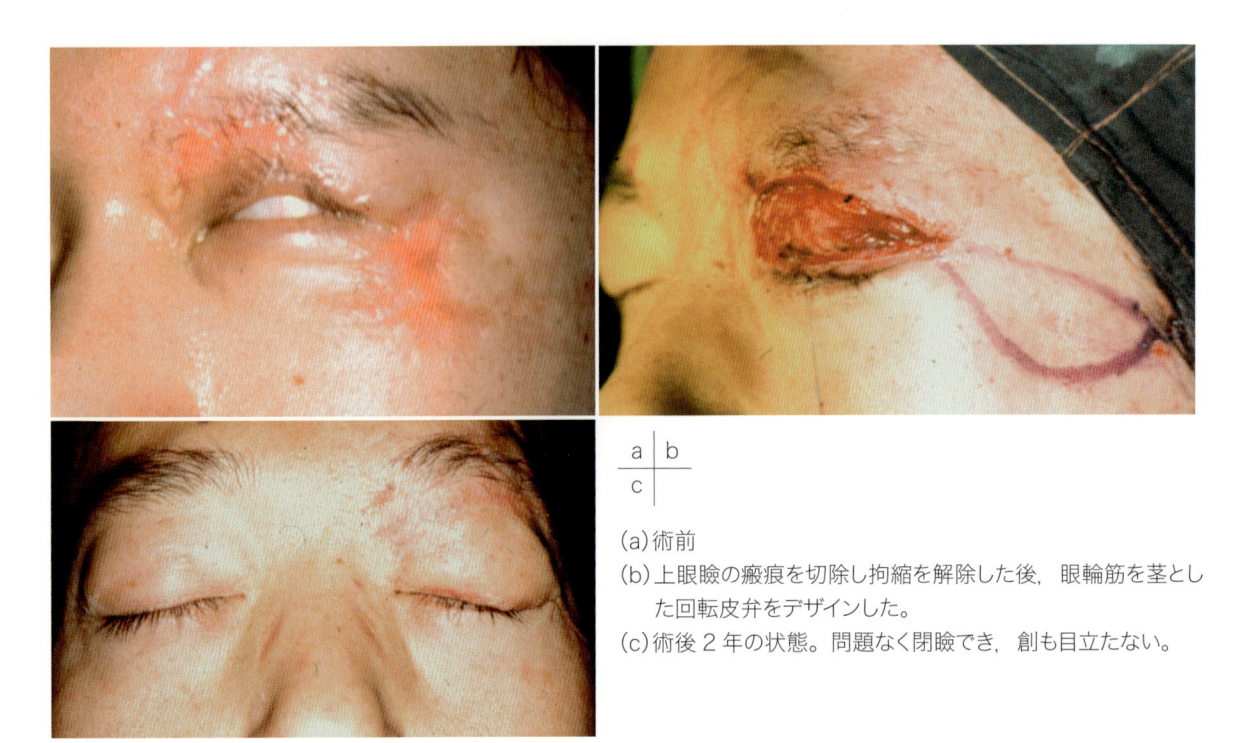

図5 症例1：54歳，男性，交通外傷後の兎眼と瘢痕

症 例

症例1 54歳，男性，交通外傷後の兎眼，瘢痕

交通外傷後に著明な兎眼を認め，眼窩外側部にも瘢痕を認めた。上眼瞼の瘢痕を切除し拘縮を解除した後，眼輪筋を茎とした4×2 cm の回転皮弁で一期的に再建した。術後2年で問題なく閉瞼でき，創も目立たない（図5）。

症例2 55歳，男性，下眼瞼の基底細胞癌

涙点より外側の下眼瞼の全切除を予定した。病理組織学的結果を確認後，結膜側に硬口蓋粘膜を2.8×1.5 cm 採取し縫着した。皮膚側は，眼輪筋を茎とした3.0×1.5 cm の回転皮弁で閉鎖した。術後1年で，硬口蓋粘膜はよく生着し，整容的にも良好である（図6）。

症例3 73歳，女性，下眼瞼脂腺癌

涙点を含めた下眼瞼内側2/3を切除し，N-Sチューブを留置した。眼瞼外側を温存できたため，睫毛を温存した再建を行うために，下方の眼輪筋を茎とした2.5×1.5 cm の伸展皮弁を行った。皮弁の尾側は，硬口蓋粘膜で裏打ちをした。術後一時的に皮弁のうっ血を認めたが，硬口蓋粘膜とともに良好に生着した。術後6カ月で，整容的に良好である（図7）。

考 察

眼瞼の再建には大きく分けて，一期的再建と二期的再建とがある。二期的再建としてHughes[7]が提唱したtransconjunctival flap は，下眼瞼の全層欠損に対し，上眼瞼の瞼板と粘膜を用いて後葉の再建を行い，前葉は頰からの伸展皮弁，あるいは植皮を行う方法である。類似の方法として，Cutler, Beardらのbridge flap[8]があり，上眼瞼の欠損に対して，眼瞼縁を除いた下眼瞼の全層皮弁を用いる。

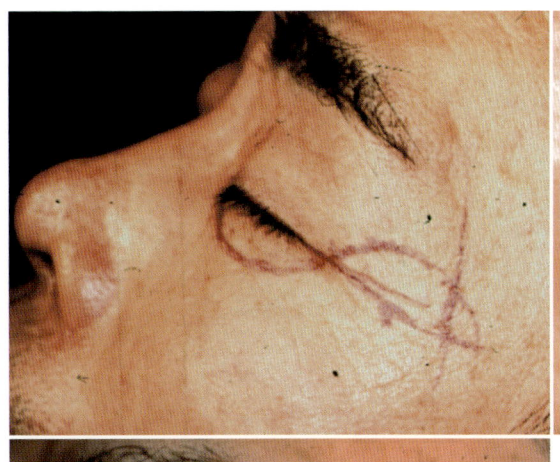

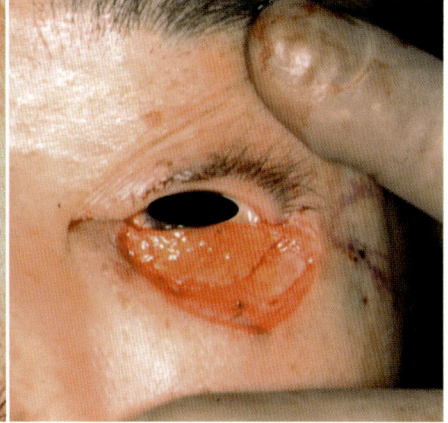

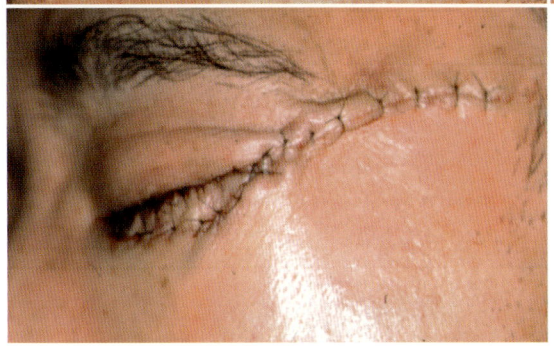

a	b
c	

(a) デザイン。涙点より外側の下眼瞼の全切除を予定した。
(b) 病理組織学的結果を確認後，結膜側に硬口蓋粘膜を縫着した。
(c) 皮膚側は，眼輪筋を茎とした回転皮弁で閉鎖した。

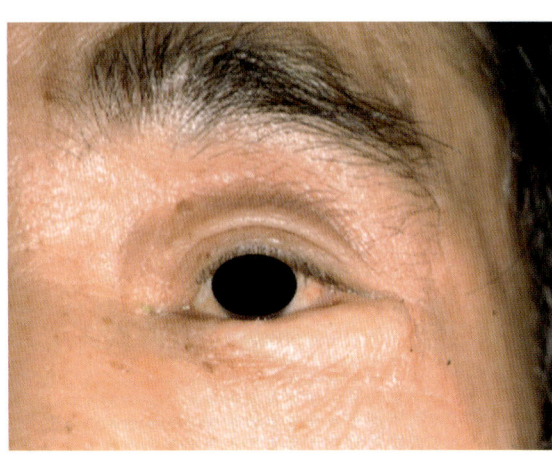

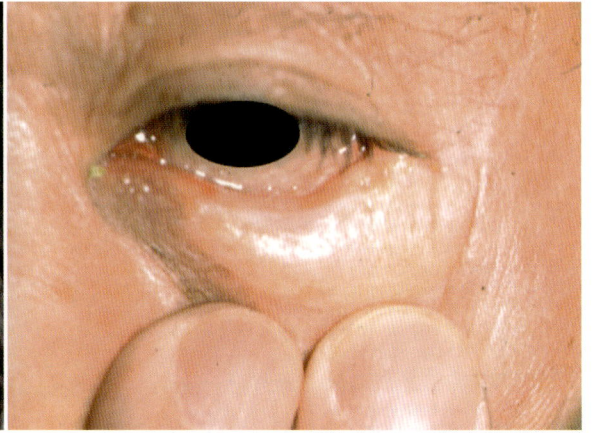

(d) 術後1年の状態。整容的に良好である。硬口蓋粘膜もよく生着している。

図6　症例2：55歳，男性，下眼瞼の基底細胞癌

これらはいずれも眼瞼そのもので欠損を再建するため質感は優れているが，皮弁の切り茎の離しが必要になり，それまでの間は開瞼できないため適応が限られてくる。また，睫毛の脱毛や瞼縁の不整など，注意しなければならない合併症も多い。Mustardéのswitch flap[9]も，睫毛を再建できるという利点はあるが，二期法であるため煩雑である。

他方，一期的再建としては，Mustardéのcheek flapと鼻中隔軟骨を用いた下眼瞼の再建が広く知られている[10]。他にもさまざまな一期的再建が報告されており，前葉の再建としてcervicofacial flap[11]，VY形成[12)13)]を用いる方法，後葉の再建として頬粘膜[14]，耳介軟骨[15]，口蓋粘膜[16]，鼻中隔軟骨[17)18)]を用いる方法などがある。しかし，cheek flapやcervicofacial flapでは，広範な剥離が必要になり侵襲も大きい。欠損が眼瞼部に限局する場合は，眼輪筋皮弁を工夫して用いる方が，少ない侵襲で整容的にも遜色ない結果が得られる。

眼輪筋を茎とした回転皮弁の利点と問題点

眼瞼周囲の欠損に対して広く適応でき[19)20)]，上

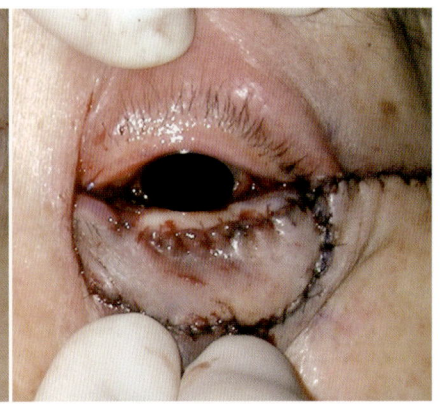

(a)術前　　　　　　　　　　(b)涙点を含めた下眼瞼内側 2/3 を切除　(c)眼瞼外側を温存できたため，下方の眼
　　　　　　　　　　　　　　　し，N-S チューブを留置した。　　　　輪筋を茎とした伸展皮弁を用い，皮弁
　　　　　　　　　　　　　　　　　　　　　　　　　　　　　　　　　の尾側は，硬口蓋粘膜で裏打ちした。

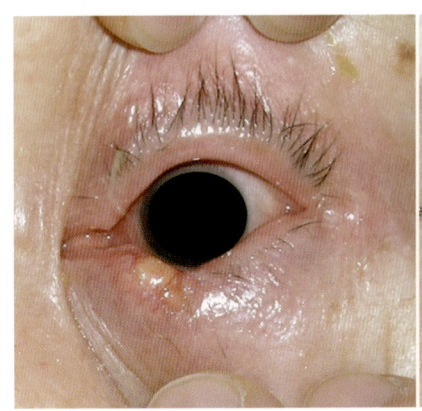

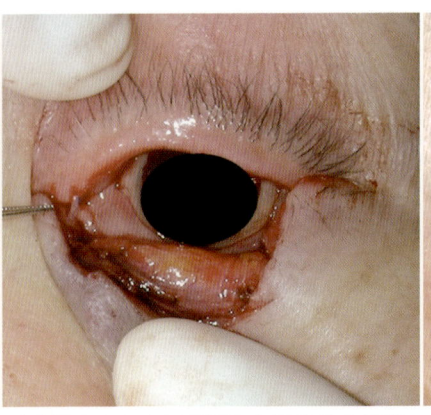

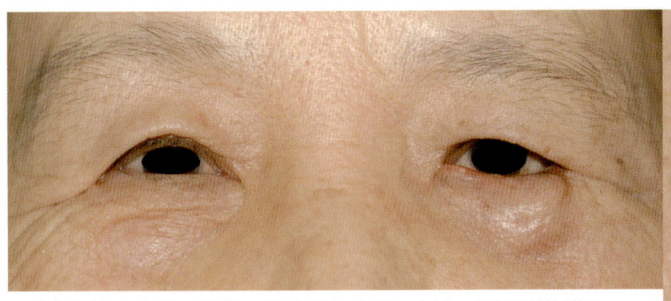

(d)術後 6 カ月の状態。整容的に良好である。硬口蓋粘膜も
　　よく生着している。

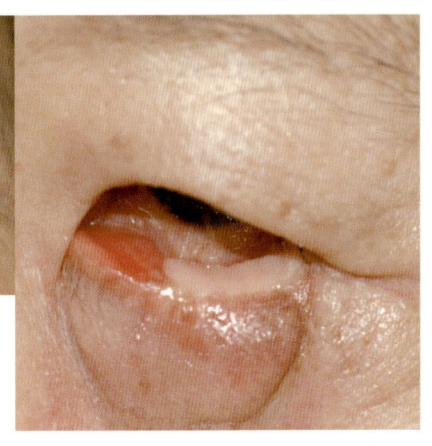

図7　症例 3：73 歳，女性，下眼瞼脂腺癌

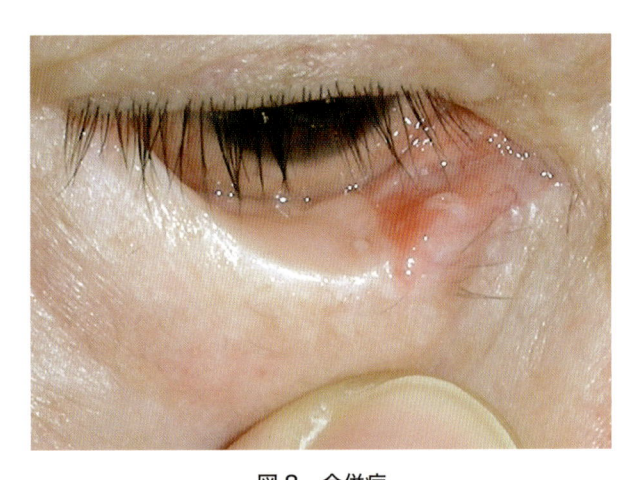

図8　合併症
残存結膜と硬口蓋粘膜との間の段差を認める場合がある。
刺激になる場合には，修正を行う。

眼瞼・下眼瞼ともに同じ方法で用いることができる利点がある。血行面を考慮して頬部から皮弁を挙上する報告もあるが[21]，頬部の皮膚は厚く，眼瞼には適さない。われわれの経験では，眼窩外側部から問題なく挙上することが可能である。また，眉毛の composite graft と併用することで睫毛再建も可能であるが，眼瞼外側部が十分に残されている場合には，睫毛をそのまま利用するために伸展皮弁として用いている。伸展皮弁は回転皮弁に比べやや血行が不安定であるため，大きな皮弁として利用する場合には delay を行う場合もある。

硬口蓋粘膜はやや厚いため，全層で用いると残存結膜との間に段差ができる場合がある（図8）。結膜との繋ぎ目がなだらかになるよう，移植前にやや薄くするなどの処置が必要になる場合がある。

文 献

1) Nakajima T, Yoshimura Y : One-stage reconstruction of full-thickness lower eyelid defects using a subcutaneous pedicle flap lined by a palatal mucosal graft. Br J Plast Surg 49 : 183-186, 1996
2) Miyamoto J, Nakajima T, Nagasao T, et al : Full-thickness reconstruction of the eyelid with rotation flap based on orbicularis oculi muscle and palatal mucosal graft ; Long-term results in 12 cases. J Plast Reconstr Aesthet Surg, 2008 Dec 4.(Epub ahead of print)
3) Spinelli HM, Jelks GW : Periocular reconstruction ; A systematic approach. Plast Reconstr Surg 91 : 1017-1024, 1993
4) Bozikov K, Shaw-Dunn J, Soutar DS, et al : Arterial anatomy of the lateral orbital and cheek region and arterial supply to the "peri-zygomatic perforator arteries" flap. Surg Radiol Anat 30 : 17-22, 2008
5) Ito R, Fujiwara M, Nagasako R : Hard palate mucoperiosteal graft for posterior lamellar reconstruction of the upper eyelid ; Histologic rationale. J Craniofac Surg 18 : 684-690, 2007
6) Zide B : The facial nerve-cranial nerve VII. Surgical anatomy around the orbit, p21, Lippincott Williams & Wilkins, Philadelphia, 2006
7) Hughes WL : Total lower lid reconstruction ; Technical details. Trans Am Ophthalmol Soc 74 : 321-329, 1976
8) Fischer T, Noever G, Langer M, et al : Experience in upper eyelid reconstruction with the Cutler-Beard technique. Ann Plast Surg 47 : 338-342, 2001
9) Mustardé JC : Major reconstruction of the eyelids ; Functional and aesthetic considerations. Clin Plast Surg 8 : 227-236, 1981
10) Mustardé JC : Reconstruction of the lower eyelid. Repair and Reconstruction in the Orbital Region(3rd ed), pp129-130, churchill Living stone, London, 1991
11) Mercer DM : The cervicofacial flap. Br J Plast Surg 41 : 470-474, 1988
12) Chan ST : A technique of undermining a V-Y subcutaneous island flap to maximise advancement. Br J Plast Surg 41 : 62-67, 1988
13) Demir Z, Yüce S, Karamürsel S, et al : Orbicularis oculi myocutaneous advancement flap for upper eyelid reconstruction. Plast Reconstr Surg 121 : 443-450, 2008
14) Moschella F, Cordova A : Upper eyelid reconstruction with mucosa-lined bipedicled myocutaneous flaps. Br J Plast Surg 48 : 294-299, 1995
15) Hashikawa K, Tahara S, Nakahara M, et al : Total lower lid support with auricular cartilage graft. Plast Reconstr Surg 115 : 880-884, 2005
16) Siegel RJ : Palatal grafts for eyelid reconstruction. Plast Reconstr Surg 76 : 411-414, 1985
17) Millard DR Jr : Eyelid repairs with a chondromucosal graft. Plast Reconstr Surg Transplant Bull 30 : 267-272, 1962
18) Callahan A : Reconstruction of the eyelids with cartilage and mucosa from the nasal septum. Trans Ophthalmol Soc UK 96 : 39-44, 1976
19) Yoshimura Y, Nakajima T, Yoneda K : Reconstruction of the entire upper eyelid area with a subcutaneous pedicle flap based on the orbicularis oculi muscle. Plast Reconstr Surg 88 : 136-139, 1991
20) 小川　豊：整容面に配慮した皮弁．眼瞼の再建．pp16-25, 2005
21) Heywood AJ, Quaba AA : A cheek island flap for the lower eyelid. Br J Plast Surg 44 : 183-186, 1991

16 浅側頭動脈系を用いた耳後部よりの皮弁

小林 誠一郎, 柏 克彦

Summary

耳介後面の皮膚はカラーマッチ, テスクチャーマッチの面で顔面皮膚との適合性に優れ, 皮弁採取部の変形も目立たないことから顔面部の再建に有用な皮弁採取部である。このことから, 浅側頭動脈系を栄養血管とする Washio flap をはじめ, Guyuron らの retroauricular island flap や, Orticochea の方法を発展させた Song らの retroauricular arterial island flap などが開発された。これらの皮弁は, 浅側頭動脈と後耳介動脈の吻合を利用し, 耳介後面皮膚を皮弁として挙上するものである。

しかし, 耳介後面の皮膚血行は後耳介動脈優位であるため, 浅側頭動脈を血管柄とする皮弁血行は, 後耳介動脈との吻合の程度や浅側頭動脈の血管走向により影響を受け, 症例によりうっ血を呈する場合がある。このことから, 皮弁を安全に挙上するためには, カラードップラ血流計などを用いた術前検討や血管走向の変異に対する術中の的確な判断が必要となる。術前検討や術中所見により, 高度のうっ血が予想された場合には後耳介静脈などを移植床の血管に吻合したり, 皮弁の delay を行うなどの適切な対処が必要となる。

はじめに

移植皮弁を選択する際の基準の一つに, 移植部周囲皮膚とのカラーマッチ, テクスチャーマッチの要素が挙げられる。とりわけ整容的側面が重視される顔面部の再建においては第一に留意すべき要件である。このため, 顔面部の欠損には前額部, 頬部などの隣接部位を利用した局所皮弁などが多用されている。しかし, 欠損に隣接する顔面露出部に皮弁を作製する場合, 採取に伴う新たな二次変形を惹起するという欠点がある。このため皮弁採取部の変形が目立たず, 顔面皮膚とのカラーマッチ, テクスチャーマッチが良好な耳介後面を採取部とする皮弁移植法が開発されてきた。

1969 年 Washio[1] は血管撮影により浅側頭動脈と後耳介動脈の間に吻合があることを確認し, 側頭頭頂部の頭皮を大きく含めた茎を有する耳後部からの新しい皮弁を報告した。それまでは, 頭皮を茎として数回の delay ののち耳介後面の皮膚を移植する方法が報告されていたのみであり, 一般に普及するには至らなかった[2]。しかし, Washio の方法は耳後部皮弁を delay なしで移植することができ, その後の 11 例の臨床報告以来徐々に普及した[3]。本皮弁は遠隔皮弁であるという欠点を有するものの, 鼻, 頬部, 眼瞼などの再建に有用であり, いくつかの追試が報告されている[4,5]。また, この皮弁に端を発し, 現在に至るまでいくつかの耳後部を用いた皮弁移植法が開発されてきている[6〜14]。

本稿では Washio flap とその後に開発された浅側頭動脈系を用いた代表的な島状皮弁について述べる。

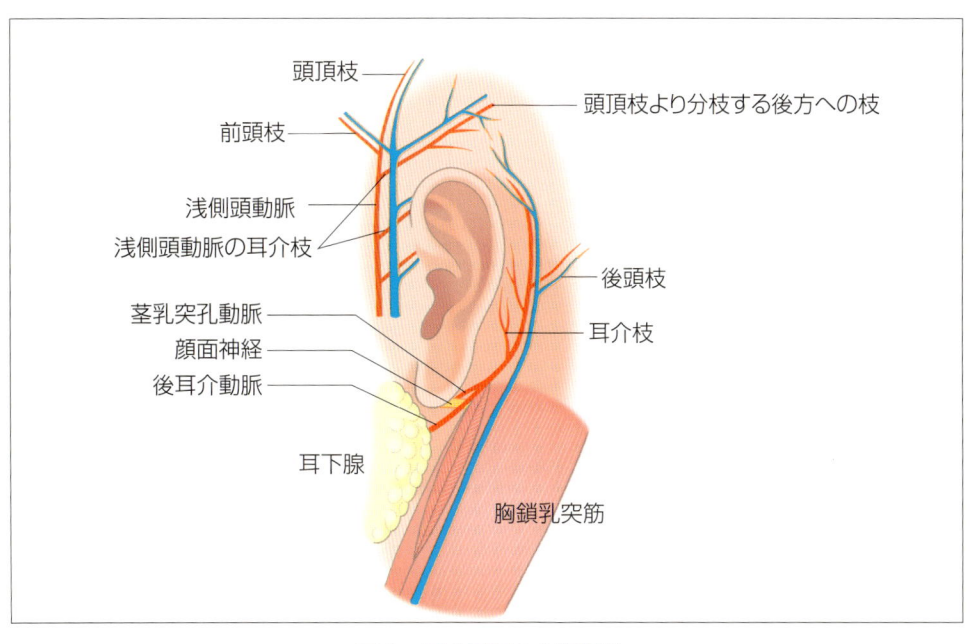

図1　耳介周囲の血管解剖

概　念

　耳介後面の皮膚は主に後耳介動脈により栄養されるが，同動脈末梢は浅側頭動脈と吻合している。このことから，浅側頭動脈を血管柄とした耳介後面皮膚を皮弁として挙上できる。浅側頭動脈を血管柄とすることにより，後耳介動脈を血管柄とする皮弁に比べ血管柄を長く作製することが可能であり，遠隔皮弁もしくは島状皮弁として顔面部に移植できる。

　浅側頭動脈系を用いた耳後部皮弁は，①浅側頭動脈の parietal branch から後方に走向する枝と後耳介動脈との吻合を利用したもの，②浅側頭動脈の耳介枝（耳介側頭溝を走向する分枝）と後耳介動脈との吻合を利用したものに分けられる。Washio flap[1] は前者の血行を利用したものである。皮弁の茎に側頭頭頂部の頭皮を大きく含むため，上記に加え血管柄には後頭動脈末梢が形成する耳介上方の血管網も含まれることとなる。Guyuron[10] はこの方法をさらに押し進め，島状皮弁として移植する方法を開発した。浅側頭動脈耳介枝を皮弁に含める方法は，Orticochea の方法に端を発し，Song らにより開発された方法である。浅側頭動脈前頭枝を逆行性の血管柄として使用するため，眼瞼および鼻部などの一期的再建に用いることができる[7,14]。

耳介後面の血管解剖

　耳介後面の皮膚には上方から浅側頭動脈の枝が，また下方から後耳介動脈の耳介枝が分布している。これら血管の末梢は耳介後面上方で吻合を有する。おのおのの血管走向にはいくつかのバリエーションが報告されており，血流動態にも個人差がある[15〜19]。中でも着目すべきは皮弁血流に直接影響を及ぼす静脈の変異である。

浅側頭動静脈

　浅側頭動脈は耳介前方で2〜3本の耳介枝（anterior auricular artery：主要なものは耳垂，耳珠，耳介側頭溝に分布）を出し，頬骨弓より上方3 cm前後で主要な2本の枝，すなわち前頭枝（ramus frontalis）と頭頂枝（ramus parietalis）に分かれる（図1）。頭頂枝は，さらに耳介の上方4 cm程度の高さで後方へ走行する枝を出す。この枝は同側の後頭動脈，後耳介動脈と吻合している。また，耳珠に向かったのち耳介裏面を走行する浅側頭動脈耳介枝や耳介側頭溝で耳介筋の深部を走行する耳介枝も後耳介動脈と吻合している。

　浅側頭動静脈の走行にはバリエーションがある。とりわけ浅側頭静脈頭頂枝は動脈に伴走している場合と離れて耳輪の上方を後上方に走行している場合

があり，皮弁挙上に際しては注意を要する．離れて走行している場合は，動脈の2～3cm程度後方を後上方へと走行する．通常，動静脈とも浅側頭筋膜内を走行しているが，離れて走行している場合の静脈は浅側頭筋膜内から徐々に浅層を走向し，耳介上方では皮下脂肪層を走行するようになる．頭頂枝に伴走する静脈が非常に細い場合やこれを認めない場合は，この耳輪上方を斜めに走行し皮静脈に終わる静脈が存在し，かつ太い場合が多い．また非常にまれであるが，以上のような静脈が存在しない場合がある．このような症例では後耳介静脈が太い場合が多い[20]．浅側頭動脈系を利用した皮弁の経験上，後耳介静脈が太い場合は浅側頭静脈へのドレナージが悪く，後耳介静脈が細い場合にはそれが良いという印象がある．

後耳介動静脈

浅側頭動脈系を用いる場合にも耳介後面のどの層を後耳介動静脈が走行するかを把握しておく必要がある．なぜなら，皮弁に同血管を含める必要があるからである．

後耳介動脈は耳垂後面の高さで耳介枝と後頭枝に分かれる．耳介枝は耳介軟骨膜上の僧帽腱膜内を耳介側頭溝の深部に沿い上方へ走行し，浅側頭動脈の分枝と吻合する．このことから，皮弁の挙上は深筋膜上，軟骨膜状で挙上することとなる．

術前の評価

解剖の項で述べたように皮弁栄養血行にはバリエーションがあるため，術前に血管走行を調べておいた方がよい．Washio flapやGuyuronらの方法を用いる場合には，少なくともドップラ血流計で浅側頭動脈頭頂枝から後方へ向かう枝の位置を確認しておく．できれば，血流量，血流方向，血管の太さが判定できるカラードップラ血流計を用い，浅側頭動静脈が優位か後耳介動静脈が優位かについても調べておいた方がよい（図2）[21]．特に，島状皮弁として挙上する際には有用な情報となる．また，静脈の走行は体表よりはっきりわからないためhead down positionなども参考になることがある[11]．

一期的に皮弁を移行する場合，採取する皮弁の大

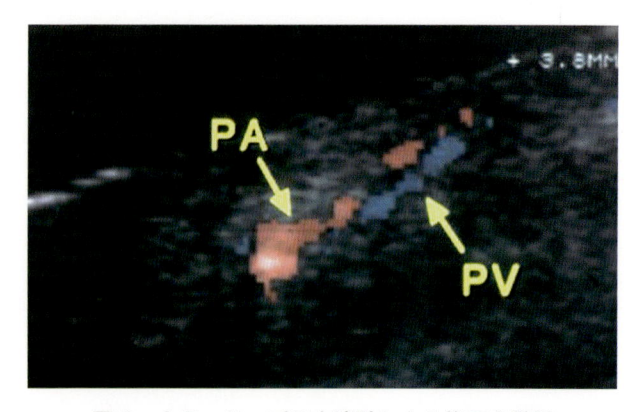

図2 カラードップラ血流計による後耳介動脈
後耳介動脈（PA）と静脈（PV）．血流方向・血流量・血管の太さが計測できる．

きさには限界があり，採取する皮弁の大きさが耳垂後面を超えて尾側に及ぶ場合には，あらかじめ1週間程度皮弁をdelayする必要がある．

手　技

Washio flap（図3）

透明なシートに欠損の大きさを写し取り，正確な皮弁の大きさを耳後部にデザインする．皮弁の茎には側頭頭頂部頭皮を大きく含める．

① デザイン：まず耳輪の最前方部で浅側頭動脈の後方に点Aを取る．つぎに点Aから前額面に対し10～15°の角度で後方に引いた直線上でAから欠損部への距離の半分の点にCを取る．CABの成す角度がおよそ60°でABの長さが約8cmとなるように生え際もしくはその後方に点Bを取る．三角形ABCと三角形DBCが相似となるように頭頂部に点Dを取り，B，Dおよび耳後部の皮弁を大きく含めるように曲線で結べば皮弁がデザインできる．ピボットポイントは点Aとなり皮弁の茎の幅はABで約8cm程度となる[22]．
② デザインした皮弁の周囲皮膚および皮下に20万倍エピネフリン加生理食塩水を注射したのち，皮切を加える．皮弁は深腱膜上，耳介軟骨膜上で挙上し，僧帽腱膜を皮弁に含めるようにする．
③ 挙上した皮弁の裏面より浅側頭動脈の血管走向を透見しながら頭頂枝から後方への枝を損傷しない程度にback cut（AC）を加える．皮弁の茎以

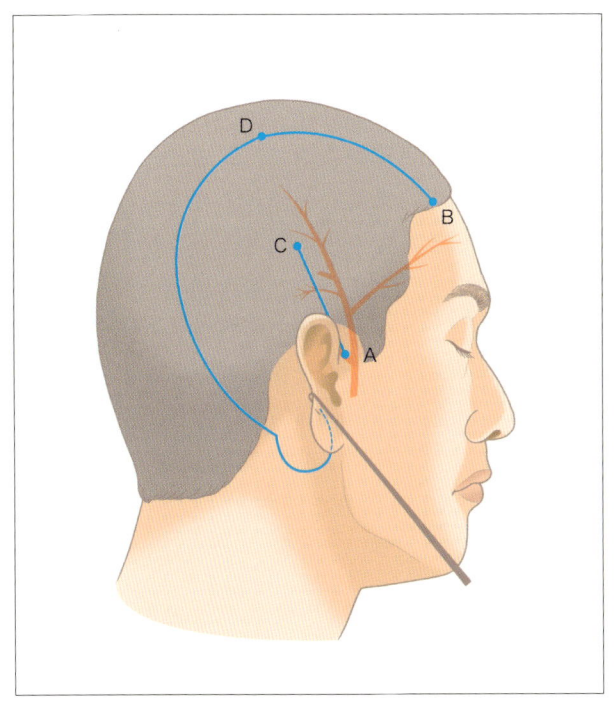

図3　Washio flap のデザイン

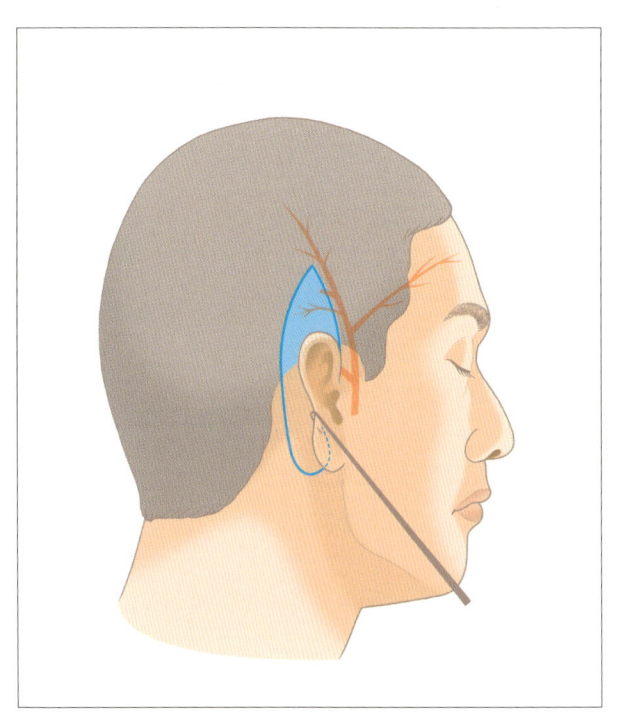

図4　Retroauricular island flap のデザイン

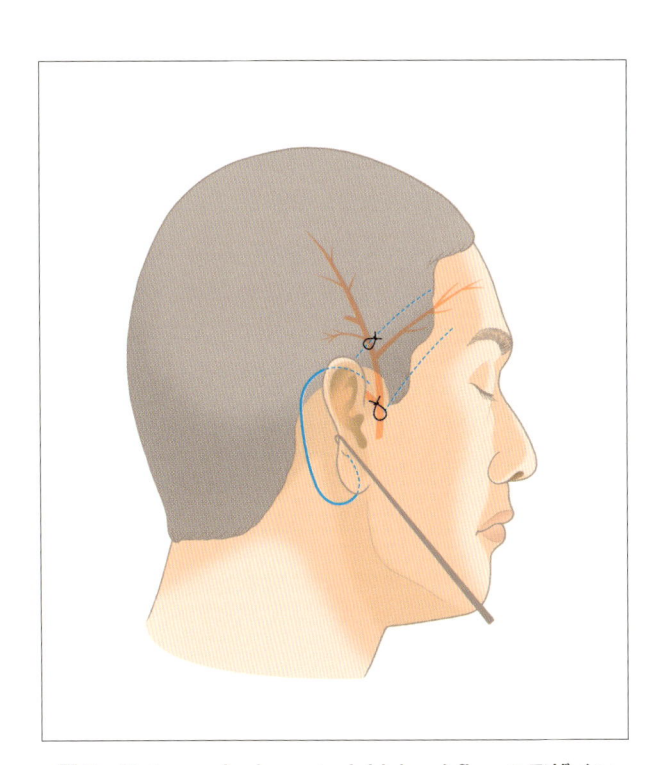

図5　Retroauricular arterial island flap のデザイン

外の皮弁採取部はのちに述べるような方法で一期的に閉鎖してもよいが，一時的に biological dressing などで被覆し，2週間後の皮弁切離時に閉鎖してもよい。

浅側頭動脈系を用いた島状皮弁

Retroauricular island flap[10]（図4）

① 耳前部で浅側頭動脈上に従切開を加え，浅側頭動静脈を露出する。それを上方へ剥離し，頭頂枝から後方へ向かう枝を同定する。この枝が耳介側頭溝の上方約4cm以内のところを後方に走行している場合は，これを血管柄として皮弁を挙上してよい。

② Guyuron らの方法に従えば，この枝を含めるように底辺を皮弁の幅，頂点を後方へ向かう枝を超えた点になるような表皮切除した三角弁を皮弁の上部に作製する[10]。著者らは後方への枝が太く，静脈が動脈に伴走している場合には，表皮切除した皮弁を含めず僧帽腱膜のみを血管柄に含め挙上している[13]。

表皮切除する場合には，発毛しないよう十分な厚さの皮膚を切除する必要がある。耳前部では血管柄のみを近位部へ向かい耳珠前方の高さまで剥離する。血管柄の前方，三角弁の二辺および皮弁周囲を深筋膜まで切開し，深筋膜上，耳介軟骨膜上で皮弁を挙上する。

動脈に静脈が伴走していない場合は，解剖の項で

述べたように動脈より後方で斜め上方に走行し皮枝となる太い静脈がある場合が多く，これを含めなければならない。この静脈は皮膚直下を走行するため皮切の段階から切断しないよう十分注意しなければならない。この場合 back cut の長さが制限されるため皮弁の移動距離は短くなる。後耳介静脈が太い場合には，皮弁のうっ血を認めることがあり，移植部近傍の静脈に血管吻合を行い，これを drainage vein とすることもある。

Retroauricular arterial island flap[14]（図5）

① 耳前部で浅側頭動脈上に従切開を加え，浅側頭動静脈を露出する。ほぼ耳介側頭溝の位置で浅側頭動脈から耳介筋の深部へ向かう枝を確認する。これが耳介後面皮膚を栄養する血管柄（anterior auricular branch または superior auricular artery[14]）である。浅側頭動静脈はこの枝よりやや近位部まで剥離し結紮切離する。

② つぎに浅側頭動脈を上方へ剥離し前頭枝（ramus frontalis）を確認する。その分岐部上方で頭頂枝（ramus parietalis）を結紮切離する。側頭部生え際より後方で前頭枝に沿った皮切を加え，前頭枝を眉毛外側近くまで剥離する。静脈は離れて走向しているため静脈もあらかじめ同レベルまで剥離しておく。

眉毛近傍の剥離においては，顔面神経を損傷しないよう注意を要する。耳後部にデザインした皮弁に血管柄を含め，深筋膜上，耳介軟骨膜上，乳様突起骨膜上で皮弁を挙上する。また，血管柄には十分な幅の浅側頭筋膜を含める。

皮弁採取部の閉鎖

皮弁採取部後方の頭皮を深筋膜上で剥離し，できる限り前進させ，深筋膜，骨膜に強固に縫合固定する。生じた dog ear は耳介の上方または下方で修正する。残る欠損は全層植皮術により閉鎖する。閉鎖に用いる植皮は通常，鼠径部より採取している。

術後管理

一般的な皮弁移植術の場合と同様であり特別なものはない。通常，術後6，24，48時間後に皮弁の状態を観察し，うっ血，虚血などの所見がある場合には血管柄の圧迫，緊張，皮弁縫合部の緊張などがないことを確認し，皮弁自体の問題である場合には，プロスタグランジン含有軟膏などを塗布するようにしている。採皮部のタイオーバーを含め6〜7日目ごろに抜糸する。皮弁が厚い場合は術後2〜3カ月程度待って皮弁に含めた筋膜および脂肪を切除する。

症 例

症例1 38歳，男性，交通外傷後の上眼瞼瘢痕

Washio flap をそのまま上眼瞼に移行すれば皮膚の薄い方が上方に，厚い方が下方にくる。皮弁の上下を逆にするため，皮弁の back cut を延長し皮弁茎部に余裕をもたせ，皮弁先端を180°回転し移植した。耳後部のみに全層植皮を行い，皮弁の切離は2週間後に行った。皮弁は完全に生着し，修正を要せず満足いく結果が得られた（図6）。

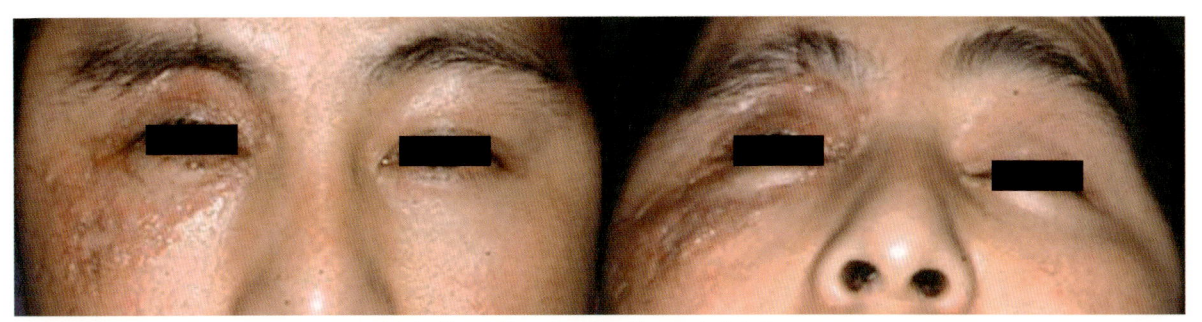

(a) 術前の状態。上眼瞼は陥凹し瘢痕を認める。

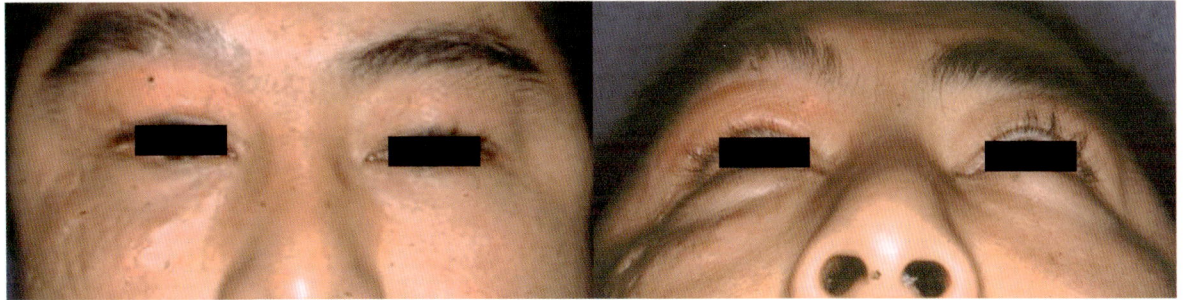

(c) 術後 1 年の状態。移植皮弁はやや赤い。

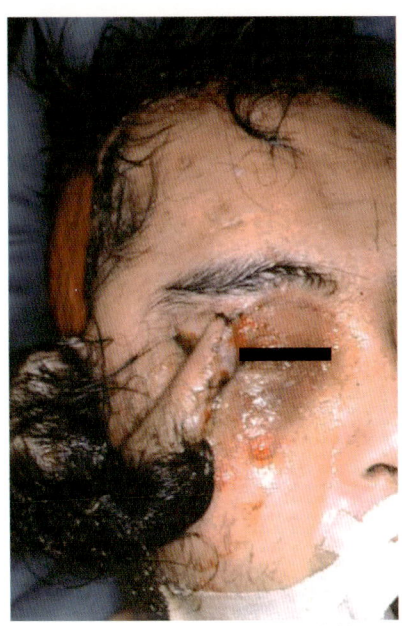

(b) Washio flap を上眼瞼に縫着したところ。

図 6　症例 1：38 歳，男性，上眼瞼の瘢痕

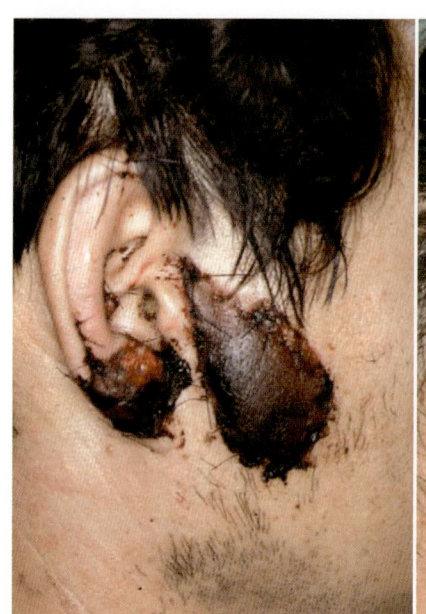

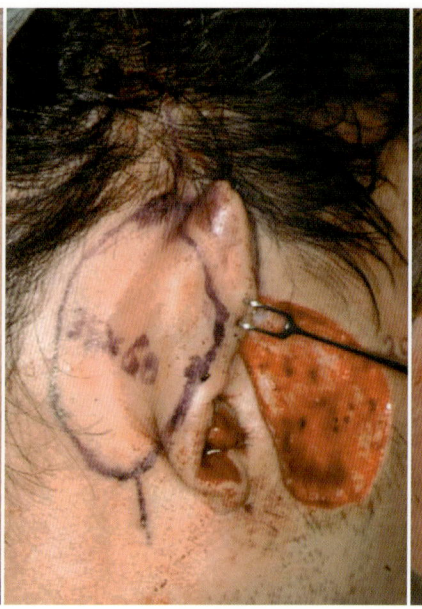

(a)術前の状態　　　　　　　　(b)皮弁のデザイン　　　　　　(c)血管柄を剥離したところ。ペアンの先は頭頂枝より分枝する後方への枝を示す。

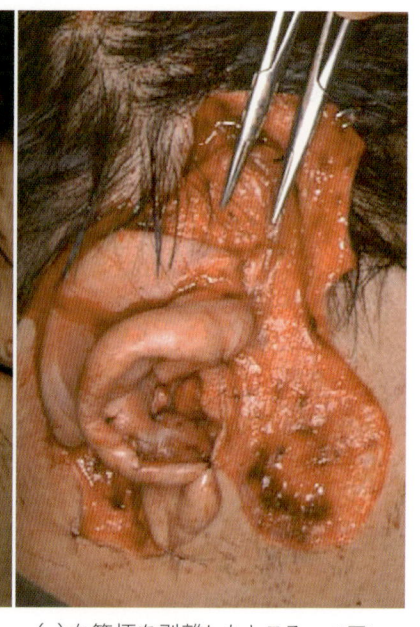

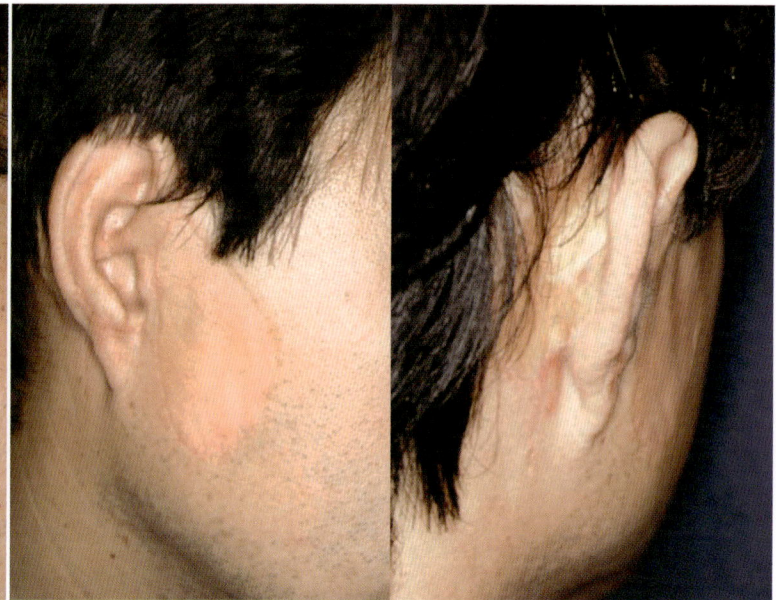

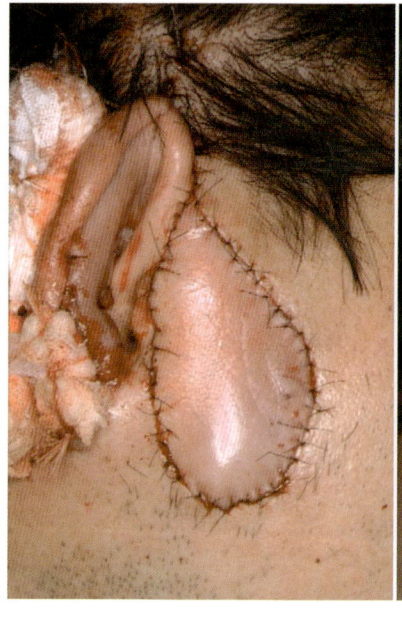

(d)術直後の状態。皮弁の色調は良好である。　　(e)術後1年の状態　　　　　　皮弁採取部の状態

図7　症例2：42歳，男性，耳前部，耳垂部の皮膚壊死

症例2　42歳，男性，耳前部皮膚壊死

　他損により弁状に切られた皮膚が壊死となり来院した。Retroauricular island flap（Guyuron）により再建した。浅側頭動脈を上方へ剥離していくと側頭動静脈頭頂枝から後方へ向かう動静脈の枝を確認できたため，Guyuronらのように表皮切除した三角弁を皮弁茎に含めず浅側頭筋膜のみとし皮弁を挙上し移植した。皮弁採取部は鼠径部よりの全層植皮で閉鎖した。移植皮弁はうっ血することもなく完全に生着した（図7）。

症例3 68歳，男性，右頬部腫瘍

右頬部腫瘍を主訴に来院した。画像所見で骨破壊像を認め，生検で hemangiopericytoma と診断された。頬骨体部・弓部，眼窩外側縁，側頭筋外側部および顔面神経を含めて切除し，浅側頭動脈頭頂枝を血管柄とする頭蓋外板骨弁を含めて挙上した retroauricular arterial island flap により再建した。頭蓋外板は頬骨体部弓部および眼窩外側縁の再建に用い，顔面神経の欠損部へは後耳介神経を移植した。

術後7年の現在，再発を認めず経過良好である[23]（図8）。

考　察

皮弁の特徴と分類

耳介後面の皮膚を利用した皮弁の利点としては，
・顔面皮膚とのカラーマッチ，テクスチャーマッチが良いこと
・皮膚が薄いこと（しかし，皮弁として用いる場合は僧帽腱膜などを含むため意外と厚くなることには注意を要する）
・必要に応じ生え際や耳介軟骨を含めた皮弁を移植することができる[12)13)]こと
・皮弁採取部があまり目立たないこと
などが挙げられ，いくつかの皮弁挙上法が報告されている[6)〜14)]。

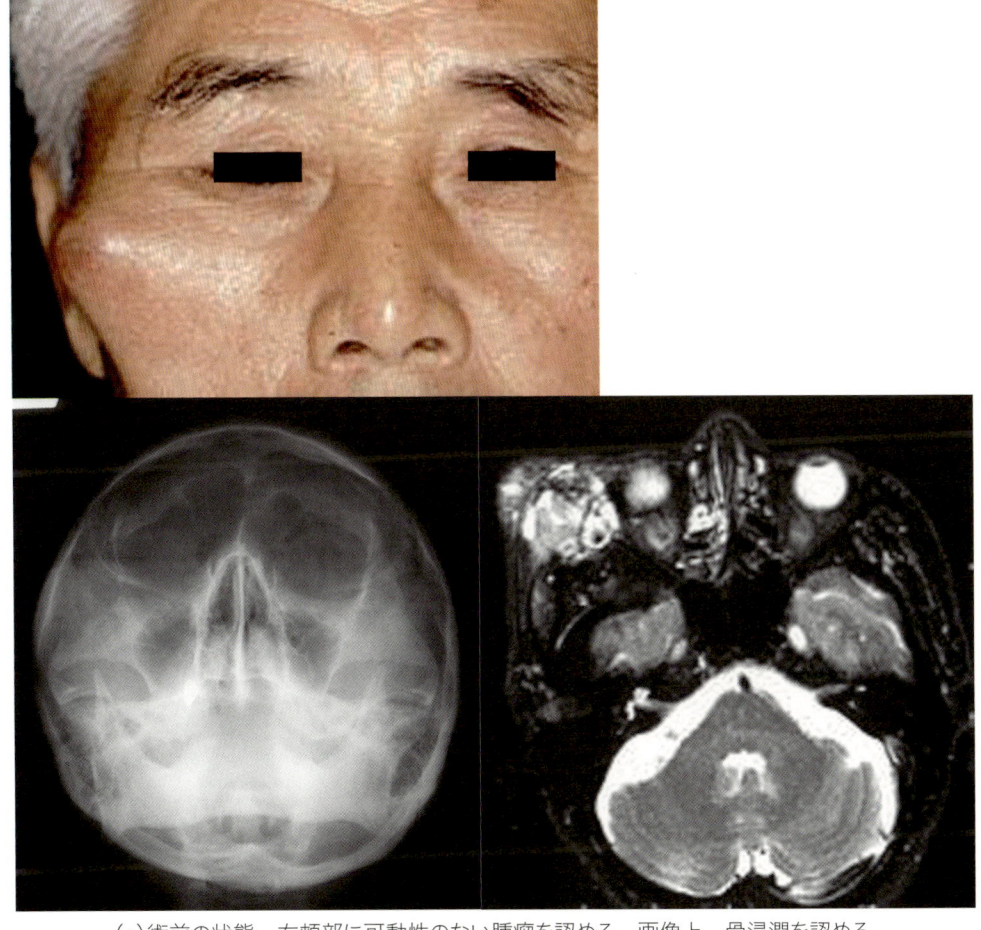

(a) 術前の状態。右頬部に可動性のない腫瘤を認める。画像上，骨浸潤を認める。

図8　症例3：68歳，男性，右頬部腫瘍

b	c	d
e		

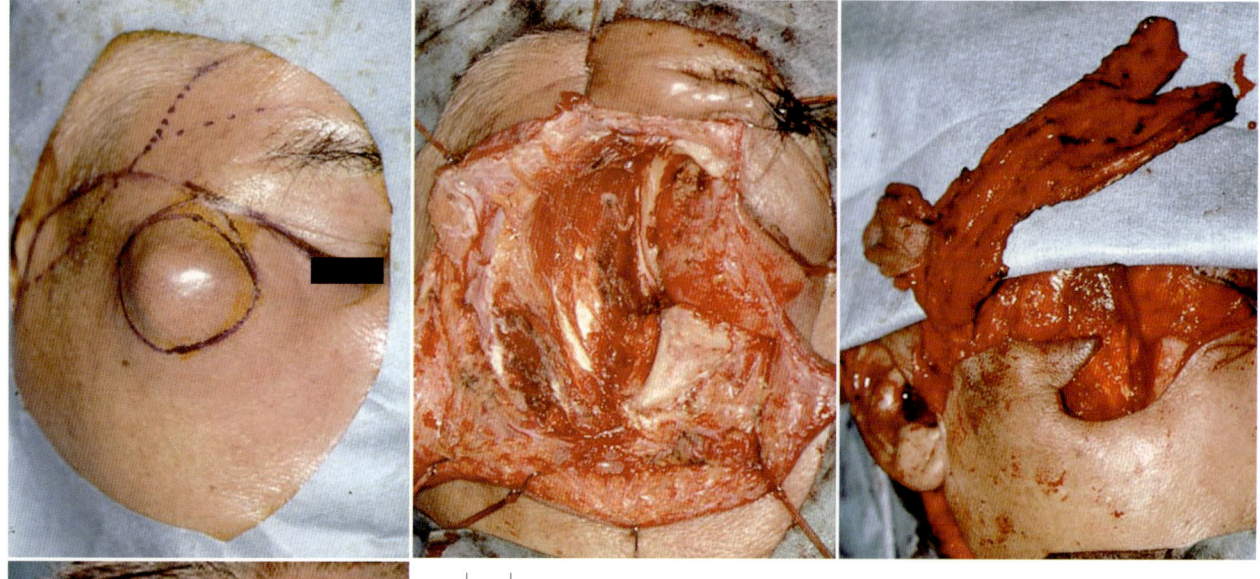

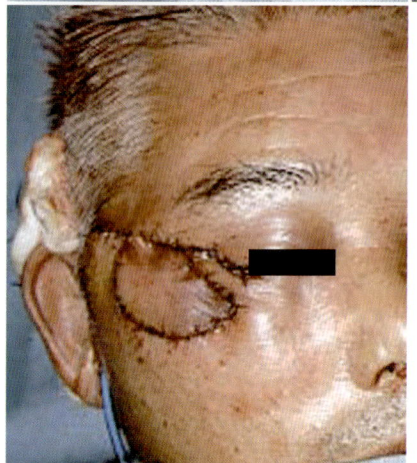

術中所見
(b) 腫瘤切除のデザイン(実線)と浅側頭動脈前頭枝の走行(波線)を示す。
(c) 腫瘍切除後の状態。頬骨体部・弓部,眼窩外側縁,側頭筋外側部,顔面神経側頭枝・頬骨枝を切除した。
(d) 浅側頭動脈頭頂枝を血管柄とする頭蓋外板骨弁を含めて挙上したretroauricular arterial island flap。頭蓋外板は頬骨体部弓部および眼窩外側縁の再建に用いた。顔面神経の欠損部へは後耳介神経を移植した。
(e) 術直後の状態。皮弁の色調は良好である。

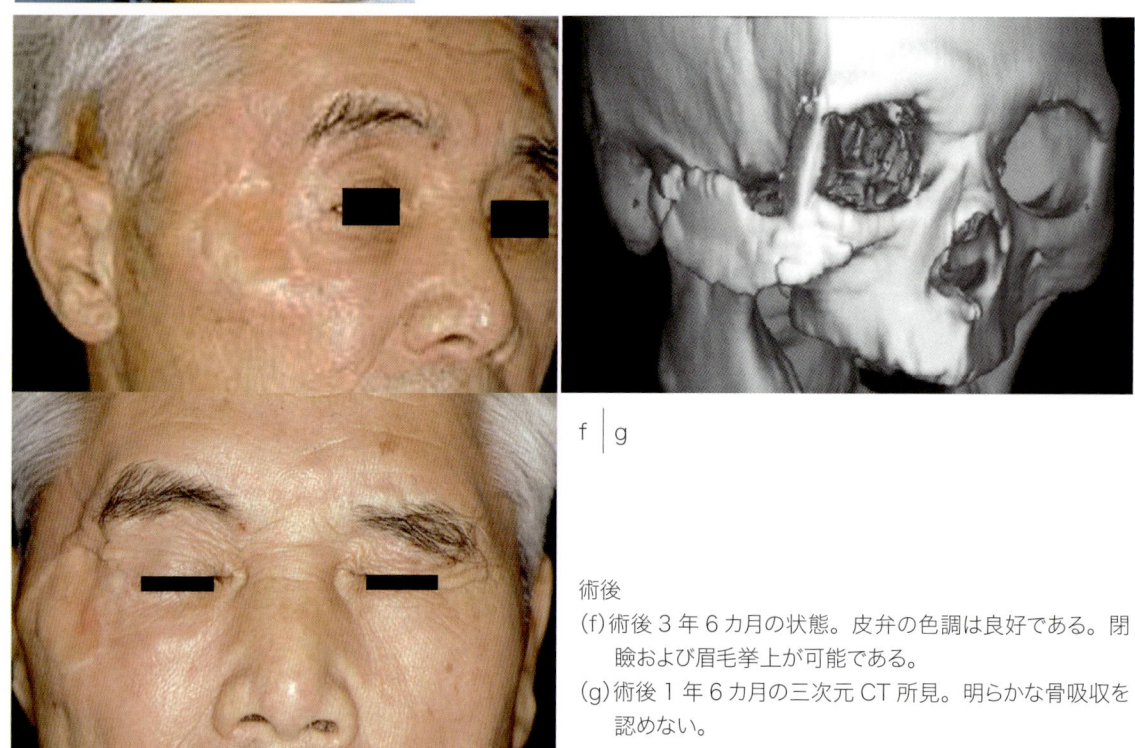

f	g

術後
(f) 術後3年6カ月の状態。皮弁の色調は良好である。閉瞼および眉毛挙上が可能である。
(g) 術後1年6カ月の三次元CT所見。明らかな骨吸収を認めない。

図8 つづき

(図8-d, gは, Kashiwa K, et al : Retroauricular-Calvarial bone island flap transfer to the cheek. Plast Reconstr Surg 121 : 133-135, 2008より引用)

表 浅側頭動静脈血管柄皮弁と後耳介動静脈血管柄皮弁の利点と欠点

血管柄	血管柄の太さ	血管柄の長さ	血管柄の剥離の難易度	皮弁の厚さ	皮弁の血行
浅側頭動静脈	太い	長い	易	基部は厚くならない	時にうっ血
後耳介動静脈	細い	短い	難	基部が厚くなる	良好

(小林誠一郎:耳後部皮弁.マイクロサージャリー 最近の進歩,pp23-30,原科孝雄編著,克誠堂出版,東京,1996より引用)

移植方法としてはWashio flapのように遠隔皮弁として用いるもの[1)3)7)8)]、島状皮弁として用いるもの[10)11)14)]、遊離皮弁として用いるもの[6)12)13)]、prefabricated flapとして用いるもの[9)]が報告されている。これらの方法は、用いる血管柄により浅側頭動脈系を血管柄として用いるもの[1)7)～10)13)]と、後耳介動脈系を血管柄として用いるものとに分けられる[6)11)～13)]。さらに、前者の中には浅側頭動脈系を逆行性の血管柄として用いるものが含まれる[7)8)14)]。

浅側頭動脈系を血管柄とする方法と後耳介動脈系を血管柄とする方法はそれぞれ利点欠点をもっている[20)]（表）。後耳介動脈系は頸部まで血管柄を剥離する場合を除けば、血管柄が細く短いため、外耳道周囲へ有茎で移植する場合を除けば、遊離皮弁として移植する必要がある。これに比べ浅側頭動脈系を血管柄とする方法は比較的長い血管柄を作製することができ、有茎皮弁として鼻部までの再建に用いることができる。

皮弁の血行と問題点

耳介後面の皮膚はおもに後耳介動脈により栄養されている。浅側頭動脈系で耳介後面の皮膚が栄養されるのは、

① superior auricular artery[14)]と後耳介動脈の吻合を介する血行
② 浅側頭動脈側頭枝から後方に伸びる枝と後耳介動脈の吻合を介する血行

のいずれかによる。

Washioらの方法

Washio flapでは②に加え後頭動脈・浅側頭動脈側頭枝からの枝・後耳介動脈間の密な血管網が含まれるものと考えられる。しかし、耳介上方へのback cutが加えられるため①は期待できない。また、②の場合でも後方への枝が低い場合にはこれを切断せざるを得ない。しかし、Washio flapは島状皮弁に比べればうっ血傾向は少ない。i) Washio flapの茎と同じ大きさに近い浅側頭筋膜のみを含めた島状皮弁の経験でうっ血を呈したことがあること、ii) free scalp flap[24)]の血行が安定していることなどを考えると、Washio flapの静脈還流は後頭動脈末梢部をも含めて採取した頭皮の連続性に大いに依存していることが推測できる[25)]。

Guyuronらの方法

Guyuronらの方法は、②を利用したものである。後方への枝と後耳介動脈の吻合の程度やその位置により血行（特に静脈還流）に問題が生じることは容易に推測できる。このため皮弁挙上時うっ血を認めた症例では後耳介静脈の吻合を追加したり、皮弁のdelayを行ったこともある[13)20)]。血行面以外の問題点としては、後方への枝の位置によりback cutの長さが制限され移行距離が短くなることや、皮弁上方の表皮切除が不十分な場合発毛の可能性が残ることなどが挙げられる。

Songらの方法

Orticocheaの方法[7)]を一歩進め、通常存在するsuperior auricular arteryを皮弁に含め、浅側頭動脈前頭枝と眼窩上動脈や滑車上動脈との吻合を介した血行を利用し、逆行性島状皮弁として移植するものである[14)]。血管柄自体は太く変異が少ないため、その剥離自体は確実に行うことができる。しかし、自験例では皮弁のうっ血傾向は否めず、逆行性皮弁であることに起因するものと考えている。

以上述べてきたように、浅側頭動脈系を血管柄とする耳後部皮弁では血行、特に静脈還流に問題点を有することがあり、移植に際しては慎重な判断が必要とされる。しかし、やや赤みがあるものの顔面部

への移植結果は整容的に非常に満足できるものであり，適応ある症例には用いてよい皮弁であると考えている。移植を安定したものとするためには今後のさらなる解剖学的検討が期待される。

文　献

1) Washio H : Retroauricular temporal flap. Plast Reconstr Surg 43 : 162-166, 1969
2) Meyer R, Kesselring UK : Reconstructive surgery of the nose. Clin Plast Surg 8 : 439-442, 1981
3) Washio H : Further experiences with the retroauricular temporal flap. Plast Reconstr Surg 50 : 160-162, 1969
4) Maillard GF, Montando D : The Washio tempororetroauricular flap ; Its use in 20 patients. Plast Reconstr Surg 70 : 550-559, 1982
5) van der Meulen JC : Reconstruction of a socket using a retroauricular temporal flap. Plast Reconstr Surg 75 : 112-114, 1985
6) Fujino T, Harashina T, Nakajima T : Free skin flap from the retroauricular region to the nose. Plast Reconstr Surg 57 : 338-341, 1976
7) Orticochea M : A new method for total reconstruction of the nose ; The ears as donor area. Clin Plast Surg 8 : 481-505, 1981
8) Galvao MSL : A postauricular flap based on the contralateral superficial temporal vessels. Plast Reconstr Surg 68 : 891-897 1981
9) Kobus K : Retroauricular secondary island flap. Ann Plast Surg 14 : 24-32 1985
10) Guyuron B : Retroauricular island flap for eye socket reconstruction. Plast Reconstr Surg 76 : 527-530, 1985
11) Leonard AG, Kolhe PS : The posteriou auricular flap ; Intraoral reconstruction. Br J Plast Surg 40 : 570-581, 1987
12) Park C : The chondrocutaneous postauricular free flap. Plast Reconstr Surg 84 : 761-771, 1989
13) Kobayashi S, Yoza S, Kakibuchi M, et al : Retroauricular hairline flap transfer to the face. Plast Reconstr Surg 96 : 42-47, 1995
14) Song R, Song Y, Qi K, et al : The superior auricular artery and retroauricular arterial island flaps. Plast Reconstr Surg 98 : 657-667, 1996
15) Adachi B : Das Arteriensystem der Japaner, Band I, pp82-85, Kenkyusha, Kyoto, 1928
16) Gray's Anatomy : edited by Williams PL, et al, 37th ed pp794-795, Churchill Livingstone, New York, 1989
17) Cormack GC, Lamberty BG : The Aterial Anatomy of the Skin Flaps. pp120-121, Churchill Livingstone, New York, 1989
18) Kolhe PS, Leonard AG : The posterior auricular flap ; Anatomical studies. Br J Plast Surg 40 : 562-569, 1987
19) Wada M, Fujino T, Terashima T : Anatomic description of the free retroauricular flap. J Microsurg 1 : 108-113, 1979
20) 小林誠一郎：耳後部皮弁．マイクロサージャリー　最近の進歩, 原科孝雄編著, pp23-30, 克誠堂出版, 東京, 1996
21) Kobayashi S, Nagase T, Ohmori K : Color doppler flow imaging of postauricular arteries and veins. Br J Plast Surg 50 : 172-175, 1997
22) Washio H, Giampapa VC : Retroauricular-Temporal flap. Grabb's encyclopedia of flaps(2nd ed), edited by Strauch B, et al, pp220-222, Lippincott-Raven, Philadelphia, 1998
23) Kashiwa K, Kobayashi S, Nasu W, et al : Retroauricular-Calvarial bone island flap transfer to the cheek. Plast Reconstr Surg 121 : 133e-135e, 2008
24) Ohmori K : Free scalp flap. Plast Reconstr Surg 65 : 42-49, 1980
25) Kobayasi S : Discussion ; The superior auricular artery and retroauricular arterial island flaps. Plast Reconstr Surg 98 : 668-670, 1996

17 Cervicofacial flap を用いた頬部の再建

田中 克己, 村上 隆一, 平野 明喜

Summary

著者らは顔面,特に頬部を中心とした比較的広範囲の欠損に対しては,カラーマッチやテクスチャーマッチの点から cervicofacial flap を適用し,欠損部の周囲の皮膚を可能な限り再建に使用している。移植皮弁の性質が顔面に類似しているといった利点とあわせて,採取部の閉鎖が比較的容易で,特に高齢者などのように皮膚の弛緩している場合には,その有用性は高くなる。単独で使用される以外にも,粘膜や軟骨などの組織を同時に移植することやティッシュエキスパンジョン法との併用も行われる。また,頬部や上顎の悪性腫瘍切除後などのように深部組織まで欠損している場合には,血管柄付遊離組織移植による軟部組織の充填と cervicofacial flap による皮膚の被覆を行うことで,さらに効果的な再建が可能になるものと考える。

一方,手術手技に関しては剥離が広範囲に及ぶため若干の経験を必要とすること,皮弁血行の問題点,眼瞼部近くでの下眼瞼外反の可能性,また,剥離後の皮下血腫などの問題点があり,また合併症に対しては十分な注意が必要となる。これらの利点や問題点を理解したうえで,適切な症例においては最良の再建法になるものと考えられる。

はじめに

頬部を中心とした比較的広範囲の欠損に対しては,色調や質感の回復をめざすうえで,欠損部周囲の皮膚の利用が第1選択と考えられる。従来,小欠損の場合には頬部皮膚の移動を中心とした cheek flap が用いられ,欠損の部位によっては頸部からの皮膚の移動を必要とした cervical flap も適用されている。また,症例によってはティッシュエキスパンダーを利用した皮弁も検討される。これらの再建では被覆が難しいと思われる比較的大きな欠損に対しては,頬部から頸部にかけて作製される cervicofacial flap も適応となる。Cervicofacial flap は Juri ら[1]により報告された頬部と頸部の皮膚を用いた再建法で,頬部を中心とした比較的広範な皮膚欠損の再建に適用されている。その使用方法も皮弁単独の移植だけではなく,同時に他の組織移植を併用することで,より優れた治療成績を得ることが可能となる。本稿では cervicofacial flap に関する基本的な事項と臨床における効果的な再建手技や注意すべき点などについても詳述する。

概念

Cervicofacial flap は 1979 年 Juri ら[1]により報告された再建方法である。基本的な概念としては下眼瞼と頬部に及ぶ比較的広範囲の皮膚欠損に対して頬部から頸部にかけての皮膚を剥離し,上方(頭側)に advance し,ついで前方(鼻側)に rotation することで欠損部を被覆する局所皮弁と考えられる。論文中には,その長所として,類似した性質の皮膚で欠損部を被覆できる,術後の瘢痕が顔面ではしわ

の方向に一致し，頸部では耳後部の hair line に一致するなど目立ちにくい，皮膚の移動が容易である，といった点が挙げられており，若い女性においては他の方法に比べて優れた結果が得られると述べている．

Juri らの原法では，下方（尾側）を茎として，顔面から頸部にかけてすべて皮下での剥離を行っている．その後，血行の改善や手技などの工夫に伴い，顔面における SMAS 下での剥離法[2]や頸部での広頸筋下の剥離法[3][4]などが報告され，現在に至っている．

術前の評価

本法を用いるうえで術前にいくつかの評価を行う必要がある．本法の適応とも関係してくる．

まず第1に，本法だけで再建可能であるか，という点である．多くは頬部の色素性母斑などの皮膚の表在性の病変を切除した後などの場合であるが，下眼瞼に一致する線，内眼角から鼻唇溝を経て口角までの線および外眼角と口角を結ぶ線で囲まれる範囲においては十分に再建可能である．

第2に，前述した範囲を越える場合にはティッシュエキスパンダーの併用が必要となる点である．

第3に，下眼瞼の全層欠損などのように眼瞼の裏打ちに対して行う軟骨移植や粘膜移植といった他の組織移植の必要性も考慮しなければならないという点である．

そして第4に上顎癌の手術後のように頬部の表在性の欠損と深部組織の欠損を合併している場合への対応である．この場合には深部組織の欠損を血管柄付遊離組織移植で充填し，表面の被覆には cervicofacial flap を用いることで，効果的な再建が可能となる．このように本法の特徴を最大限に生かすためには，欠損の部位と程度を適切に評価し，それに応じた再建術式を選択する必要がある．

手 技

本法の基本的な概念を述べる．本法は Juri ら[1]の報告にあるように頸部皮膚を皮弁の基部として上方へ進展させ，さらに前方に回転させることで下眼瞼から頬部にかけての皮膚欠損部を被覆する方法である．いわゆる rotation and advancement という移動形態の移植法である．著者らは基本的には Juri ら[1][5]の報告した手術法に基づいているが，皮弁のデザインや剥離の層など，若干異なっており，この項では著者らの方法[6]を中心に述べる．

Cervicofacial flap の挙上

皮弁のデザイン

①皮弁のデザインは皮膚欠損部の外側から始まり，上方凸の弧状を描き，もみあげの鼻側から下端を通り，耳垂下端へ向かう．耳後方では，耳垂の付着部から耳介側頭溝に沿って頭側に上がり，頭髪のはえぎわを項部に向かう．初期には，もみあげと耳介の間の皮膚をすべて三角弁として挙上していたが，この部は頬部の欠損部を被覆するには，それほど有用ではなく，むしろ皮弁の血行が不十分となり，部分壊死を来たすことがあった．そのため，現在では，多くの場合に前述したようなもみあげの下端から耳垂へ向かう切開線を用いている．

ただし，耳前部の皮膚はその広さに個人差があり，比較的広い場合には一部皮弁に含めることもある．Cheek flap と同様に下眼瞼に沿った切開線では外眼角部よりも耳側では，下眼瞼よりもやや頭側に皮膚切開線をおくことが下眼瞼外反を予防するための重要なポイントの一つと考えている（図1）．

皮弁の剥離範囲と剥離レベル

②皮弁は前述したデザインで切開され，頬部から頸部にかけて広範囲に剥離されるが，必要に応じて鎖骨窩付近まで行われることもある．

剥離のレベルに関しては，Juri ら[1][5]は頬部では superficial musculoaponeurotic system（以下 SMAS と略す）上で行い，頸部では広頸筋上で剥離を行っている（図2）．われわれは頬部では，Juri らの方法と同様にSMAS上で行っているが，頸部においては広頸筋下に剥離を行っている．この理由として，広範囲の剥離に対しても安定した血行が得られることやティッシュエキスパンダーを使用する場合にもティッシュエキスパンダーの露出の危険性が減少するものと考えられるからである．

一方，広頸筋を含むことによる皮弁の厚みはほ

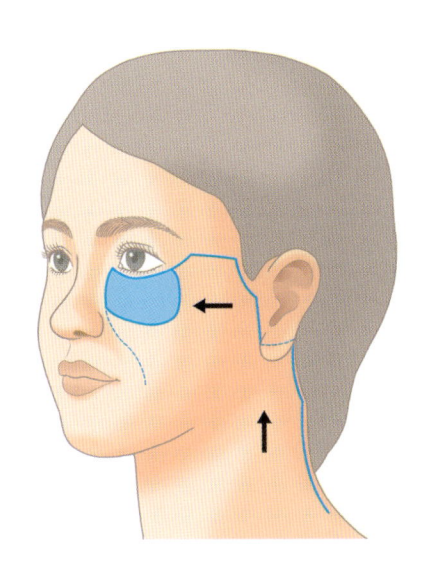

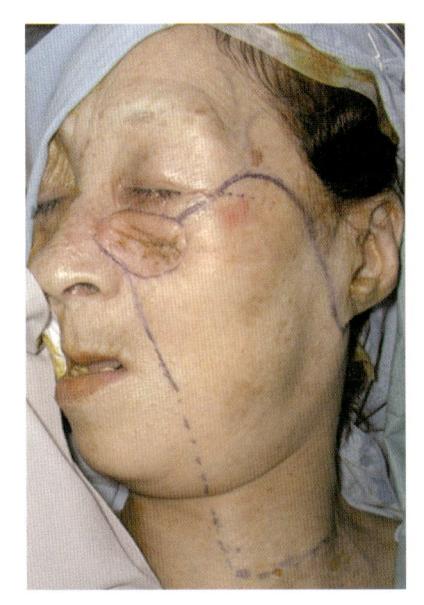

図1 Cervicofacial flap の剥離範囲と移動方向
頬部から頸部まで剥離された後に，上方へ advance され，ついで前方へ rotation される。

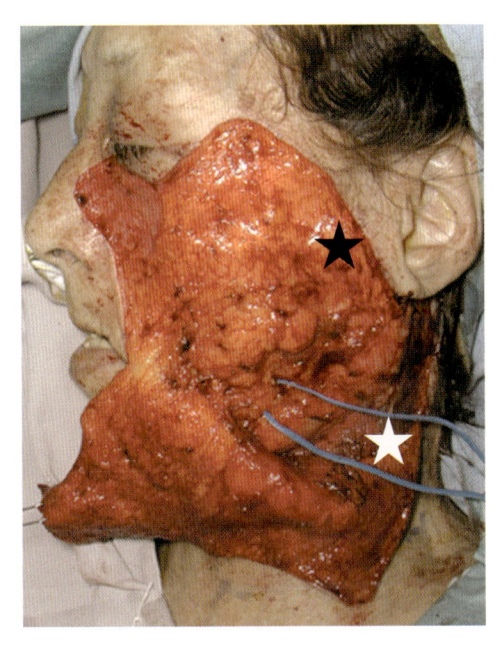

図2 Cervicofacial flap の剥離レベル
頬部は SMAS 上（★）で剥離し，頸部では platysma 下（☆）で剥離される。

とんど問題とならない。また，下顎下縁付近で皮弁を剥離する際に広頸筋下に顔面神経下顎縁枝と顔面動静脈の皮弁への分枝を直視下に確認することができる。このまま頸部を鎖骨方向へ剥離するが，頸部中央，特に舌骨周囲ではやや癒着が強くなるため，皮弁の厚さが不均一になりやすいので注意が必要である。顔面神経の頸枝を直視下に確認することはないが，現在までまったく問題を認めていない。

皮弁の縫着

③挙上された皮弁および皮弁下の組織の止血を丁寧に行い，皮弁を欠損部へ移動し，縫着する。皮弁の下垂予防に対しては皮弁を頬骨の前頭突起付近に固定している（図3）。また，下眼瞼外反に対しては皮弁の骨への固定と併せて一時的な瞼板縫合を行うことで予防している。ドレナージは重要で，頬部と頸部の皮下にそれぞれ1本ずつの持続吸引ドレーンを挿入し，弾力絆創膏あるいは圧迫包帯を用いて後出血を予防する。

ティッシュエキスパンダーの併用

外眼角と口角を結ぶ線よりも鼻側の頬部皮膚欠損に対しては，ティッシュエキスパンダーの併用が効果的となる。ティッシュエキスパンダーを頬部から頸部，あるいは頸部に挿入し，cervicofacial flap の伸展を行っている。皮弁の伸展および delay 効果により安定した血行が得られ，安全に移動可能となる[5]。ティッシュエキスパンダーの挿入レベルは前述した理由により広頸筋下に行う。フルエキスパンジョンの後，病変部の切除と同時にティッシュエキスパンダーの摘出と皮弁の移動を行う。

17．Cervicofacial flap を用いた頬部の再建　169

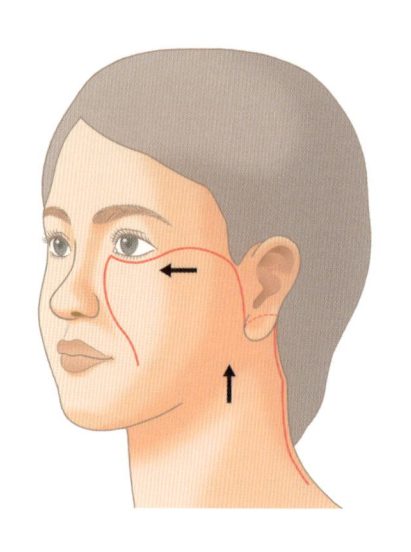

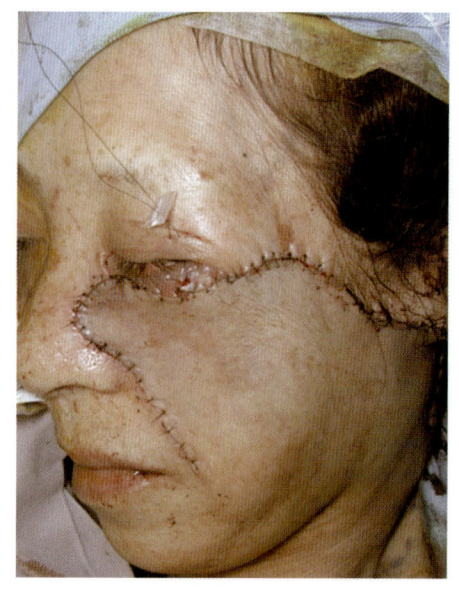

図3 Cervicofacial flap の移動直後の状態
皮弁の下垂や下眼瞼の外反予防に対して皮弁を頬骨へ固定し，一時的な瞼板縫合を行っている。

軟骨移植・粘膜移植の併用

主に下眼瞼の全層欠損を含んだ頬部欠損の再建に用いられる。下眼瞼の後葉の欠損に対して，耳甲介腔や鼻中隔からの軟骨膜付きの軟骨移植や口蓋粘膜移植を行い，あわせて前葉の再建に対してcrevicofacial flap を移植する。本皮弁の血行が安定しているため，前葉に遊離移植を用いた場合でも安定した生着を認める。ただし欠損の幅が下眼瞼全幅に及ぶ場合には軟骨膜付きの軟骨移植では，結膜の再生に長時間を要するため口蓋粘膜の適用が望ましい。

血管柄付遊離組織移植の併用

皮膚欠損とあわせて頬部の深部欠損症例に対しても効果的な再建が可能となる[6〜8]。上顎癌などの悪性腫瘍では，しばしば頬部の皮膚にも病変が進展していることも少なくない。皮膚欠損部の縫縮が困難な場合には，深部を再建した遊離組織の皮島部分が一部頬部に出るため整容的には大きな問題を残すことになる。そこで，このような場合には深部組織の再建を血管柄付遊離組織移植で行うと同時にその上の皮膚欠損部を cervicofacial flap により被覆すると，整容的に良好な再建が可能となる。吻合部血管に関しては顔面動静脈を使用することが多いが，cervicofacial flap への血行にはほとんど問題を残さない。

術後管理

術後管理として注意すべき点をいくつか挙げる。

皮弁の血行不全・壊死

本皮弁の血行に関してはほとんど問題を認めないためプロスタグランディン製剤などの血行改善薬の使用は必要ない。特に著者らは頬部では SMAS 上での剥離を行っているが，頸部では広頸筋下での剥離のため，血行に関しては安定している。むしろ血行不良を来たす原因としては，耳前部の皮膚を必要以上に皮弁に含めた場合や皮弁の縫合が過緊張の状態などによるものと考えられる。

皮下血腫

広範囲に剥離するため皮弁あるいは皮弁下の組織からの出血が原因で，皮下血腫を来たすことがある。むしろ術中の完全な止血と適切なドレナージが重要である。弾力絆創膏や圧迫包帯の使用は術後2〜3日は必要と考える。もし，多量の皮下血腫が認められた場合には，そのままでは感染や皮弁の壊死にもつながるため，すみやかに開創して血腫除去，止血および洗浄を行う。

表　Cervicofacial flap を用いた再建法

Ⅰ. Cervicofacial flap のみ	6例
Ⅱ. Cervicofacial flap ＋遊離皮膚（粘膜）移植	3例
Ⅲ. Cervicofacial flap ＋Tissue expansion	1例
Ⅳ. Cervicofacial flap ＋Tissue expansion ＋ 遊離皮膚移植	1例
Ⅴ. Cervicofacial flap ＋血管柄付組織移植	7例
一次再建　3例：遊離腹直筋皮弁	1例
：遊離外側上腕皮弁	1例
：有茎浅側頭動脈皮弁	1例
二次再建　4例：遊離腹直筋皮弁	2例
：遊離鼠径皮弁	1例
：遊離前外側大腿皮弁	1例

症　例

　本皮弁を 18 例に適用した（表）。男性 8 例，女性 10 例で，年齢は 24～77 歳であった。原疾患は皮膚悪性腫瘍の切除後が 8 例と最も多く，ついで上顎悪性腫瘍の切除後 5 例，皮膚悪性腫瘍切除後の瘢痕 3 例，血管腫 2 例であった。

　移植方法を見ると，cervicofacial flap 単独が 6 例で，12 例は cervicofacial flap に何らかの組織移植が併用されていた。Cervicofacial flap と併用された治療法は遊離粘膜移植 2 例，遊離皮膚移植が 1 例，tissue expansion との併用が 2 例であった。深部組織欠損例においては，血管柄付組織移植が 7 例に行われており，3 例では cervicofacial flap と同時に行われていた。使用した血管柄付組織移植は一次再建例では，遊離腹直筋皮弁，遊離外側上腕皮弁，有茎浅側頭動脈皮弁が 1 例ずつで，二次再建例では，遊離腹直筋皮弁 2 例，遊離鼠径皮弁 1 例，遊離前外側大腿皮弁 1 例であった。

　手術結果は 3 例で皮弁の小範囲の壊死が認められたが，移植組織は全例で完全に生着し，機能的ならびに整容的に良好な結果が得られた。

　合併症は軽度の下眼瞼外反 4 例，小範囲の皮弁先端部壊死 3 例，皮下血腫が 1 例認められた。合併症に対しては下眼瞼外反では 1 例に遊離植皮を行ったが，3 例では経過観察にとどまった。皮弁先端の壊死では，切除縫合，遊離植皮，軟膏による保存的治療がそれぞれ 1 例ずつであった。血腫の症例では穿刺除去により特に問題を認めなかった。全例において顔面神経の麻痺は認められなかった。

　代表的症例を示す。

症例 1　74 歳，女性，右頬部悪性黒色腫

　右頬部の黒色斑に対して他病院で生検され，悪性黒色腫の診断を受けた。根治手術として，切除瘢痕から 2 cm 離し，表情筋を含めて広範囲に切除した。頸部リンパ節郭清後，cervicofacial flap で再建した。腫瘍の残存もなく，手術後の経過は良好であったが，徐々に右頬部に軽度の陥凹が認められたため，手術後 6 カ月時に遊離前外側大腿皮弁による軟部組織の修正を行った。手術後 3 年の状態で，腫瘍の再発もなく，また整容的にも良好である（図 4）。

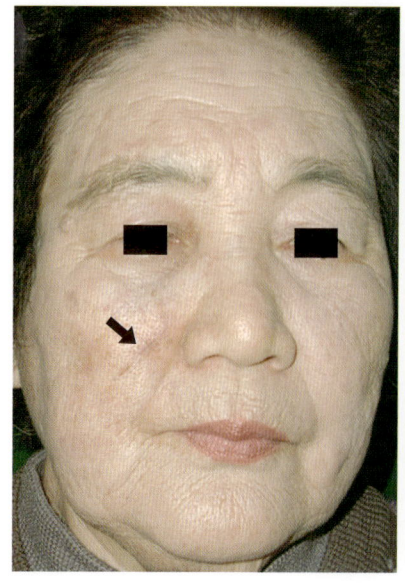

(a) 術前。右頬部の瘢痕(➡)が生検部位

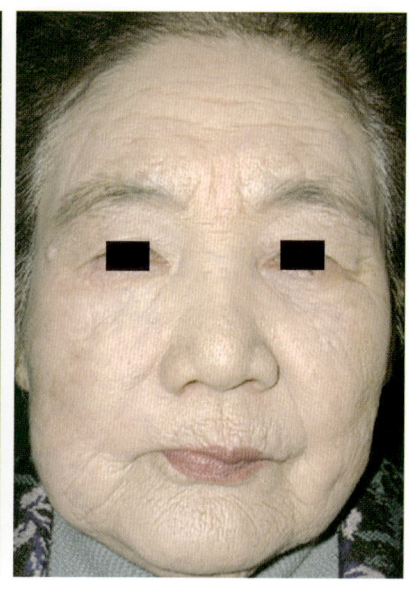

(e) 術後3年の状態

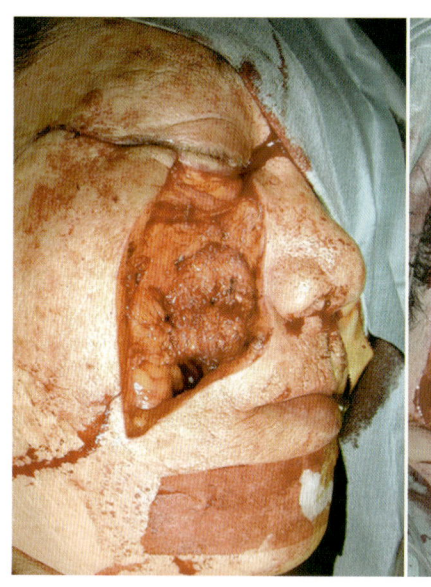

(b) 切除縁から2 cm離し，表情筋を含めて広範囲に切除した。

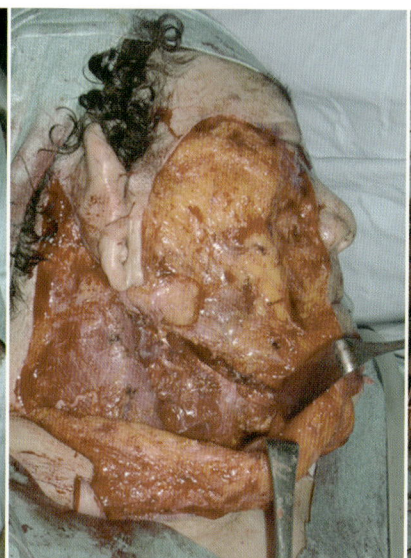

(c) 頸部郭清後，cervicofacial flapを挙上した。

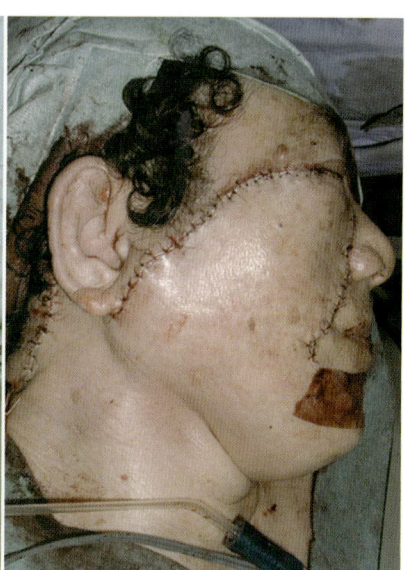

(d) 手術終了直後

図4 症例1：74歳，女性，右頬部悪性黒色腫

症例2 **24歳，男性，右顔面血管腫**

生下時より顔面に血管腫を認めていた。乳幼児期に放射線による治療を受けたため，右顔面の萎縮ともみあげの欠損を認めた。

もみあげの再建と頬部に対しては血管腫切除とcervicofacial flapによる被覆を計画した。頬部の欠損が広範囲となるため，初回手術として浅側頭動静脈を血管柄とした遊離側頭皮弁によるもみあげの再建と頸部皮下に480 mlのrectangular typeのティッシュエキスパンダーを挿入した。450 mlの注入を行い，初回手術後3カ月で血管腫切除とcervicofacial flapによる再建を行った。側頭部，上眼瞼部，鼻部，上口唇部には，遊離植皮術を併用した。軽度の下眼瞼の外反を認めるが，整容的に大きく改善している（図5）。

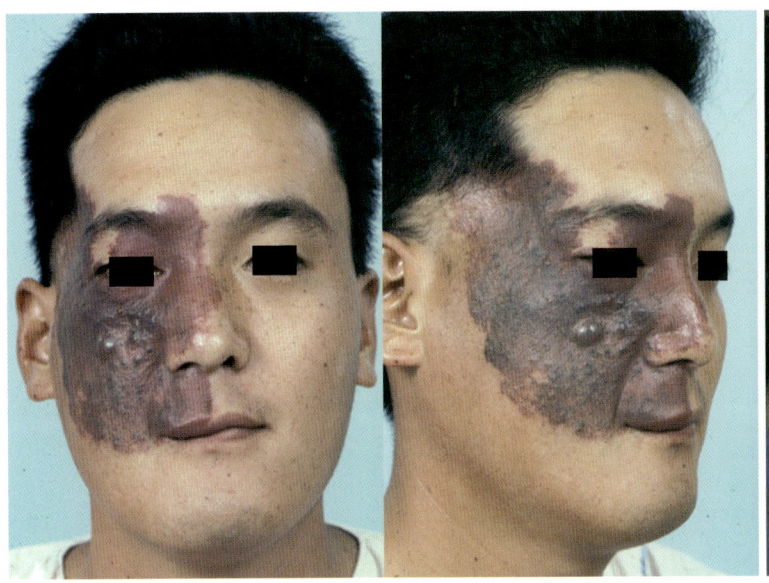

(a) 術前。乳児期の放射線照射のため，右顔面の萎縮ともみあげの欠損を認める。 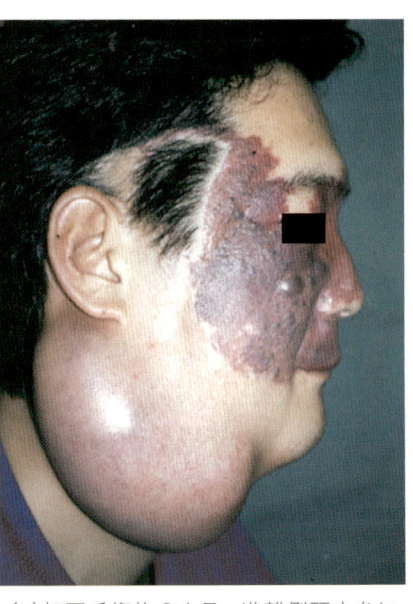　(b) 初回手術後3カ月，遊離側頭皮弁によるもみあげの再建を行いティッシュエキスパンダーを挿入した。

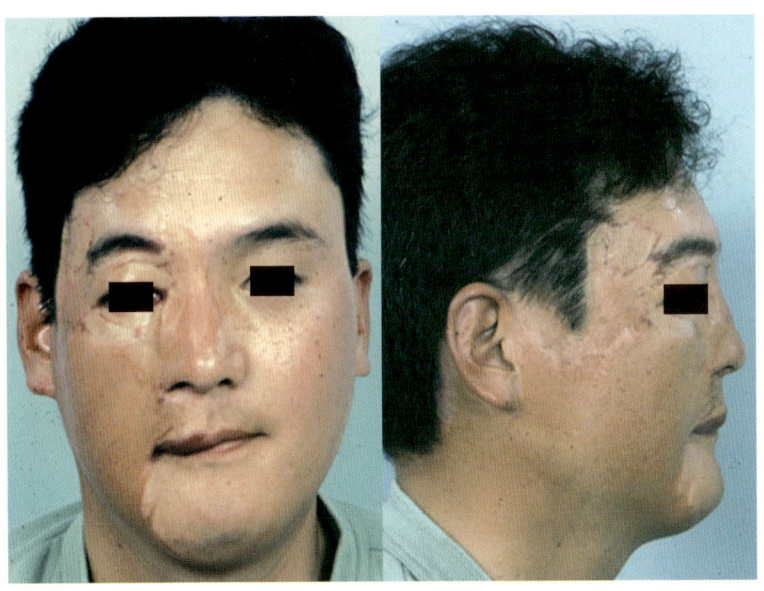

(c) 術後1年6カ月の状態

図5　症例2：24歳，男性，右顔面血管腫
（田中克己ほか：Cervicofacial flap を用いた頬部皮膚欠損の再建．日頭顎顔会誌 16：1-9, 2000 より引用）

症例3　52歳，女性，右顔面変形

　他病院で右上顎癌に対して拡大上顎全摘術を施行されたが，再建が行われなかったために右顔面に高度の変形が残存した．右頬部には鼻腔および口腔と連続する瘻孔が認められた．上眼瞼の皮膚は残存しているため，血管柄付遊離組織移植による深部組織の再建とともに頬部皮膚の欠損に対してはcervicofacial flapによる再建を計画した．

　手術は cervicofacial flap を剥離，挙上し，移植床を展開し，移植床血管として右顔面動静脈を準備した．ついで 21×9 cm の遊離鼠径皮弁を挙上し，皮弁の遠位部であらかじめ義眼床を作製した．皮弁を

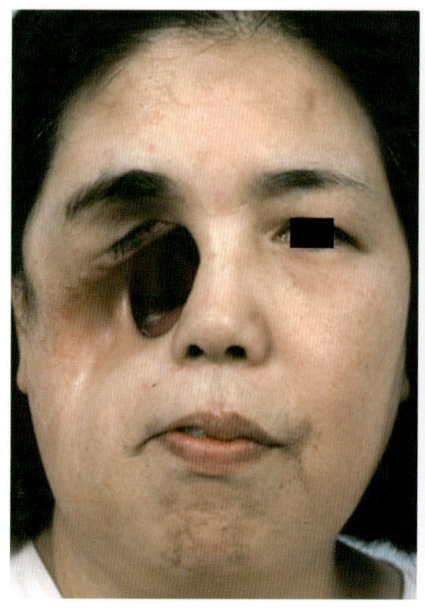

(a) 術前。右頬部には鼻腔および口腔と連続する瘻孔が認められる。上眼瞼皮膚および下眼瞼の睫毛は残存している。

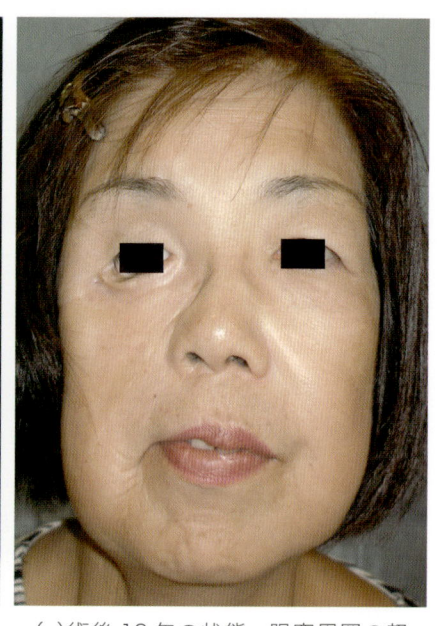

(e) 術後12年の状態。眼窩周囲の軽度の陥凹があるものの，良好な顔貌が維持されている。

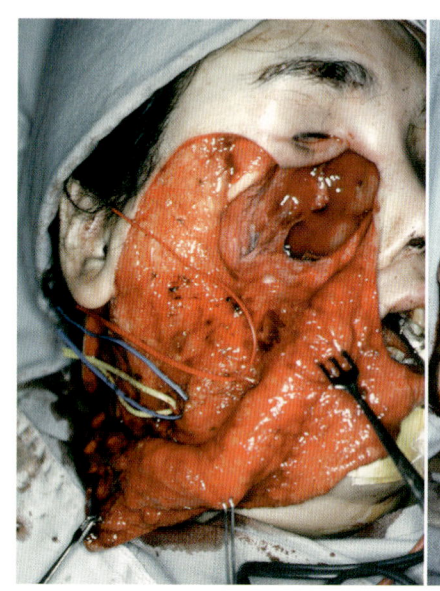

(b) Cervicofacial flap を剥離，挙上し，移植床を展開した。移植床血管として顔面動静脈を露出した。

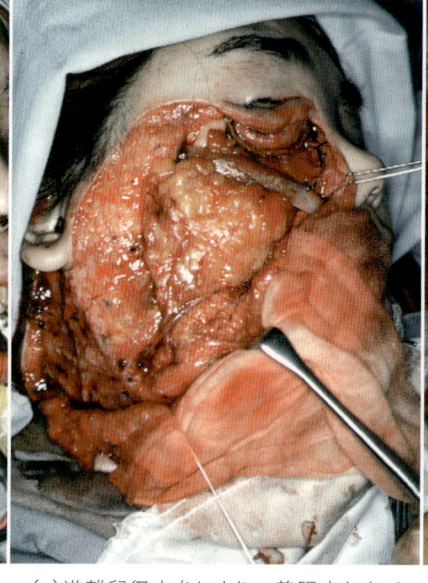

(c) 遊離鼠径皮弁により，義眼床および鼻腔側を再建し，残りは脱上皮して，頬部のふくらみとして移植した。血管吻合後，皮弁を固定した。

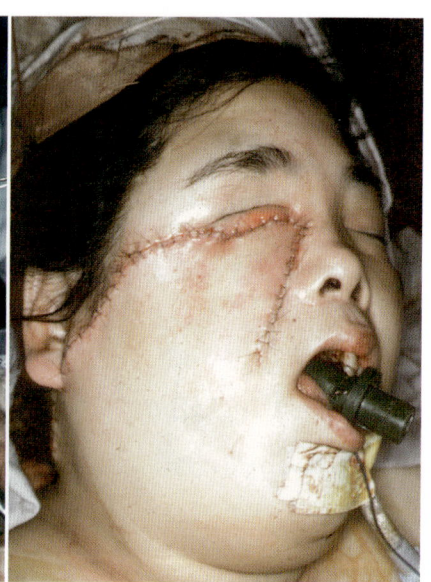

(d) 手術終了直後

図6　症例3：52歳，女性，上顎癌切除後の変形
（田中克己ほか：Cervicofacial flap を用いた頬部皮膚欠損の再建．日頭顎顔会誌 16：1-9, 2000 より一部引用）

移植する際に鼻腔側と口腔側を閉鎖し，脱上皮化した部分で頬部のふくらみを再建した。浅腸骨回旋動静脈と顔面動静脈を吻合した。Zygomatico-maxillary buttress の再建に対しては，遊離肋骨を移植した。遊離鼠径皮弁および cervicofacial flap ともに完全生着したが，頬部のふくらみがやや不足気味であったため，初回手術の8カ月後に再度，反対側からの腸骨付き遊離鼠径皮弁を移植した。現在，術後12年の状態で，眼窩の陥凹が軽度認められるものの，頬部の形態は良好である（図6）。

考 察

適 応

　顔面，特に頬部の皮膚軟部組織欠損に対しては，患者の年齢，原疾患，欠損の部位・大きさ，創の状態を考慮しながら，最も適した再建法が選択される。この部位の再建法の決定に際しては，いかに色調や質感を周囲の健常組織に近づけるか，また，組織の欠損量に応じて頬部の軟部組織量の調整が必要かどうか，などが重要な要素となる。したがって，整容面での回復が再建の主目的であるため，隣接した組織を用いた局所皮弁が最も良い適応となる。比較的広い欠損創に対しては，cheek flap あるいは cervical flap が用いられるが，さらに大きな皮弁が必要な再建の場合には，cheek flap と cervical flap の両方の特徴を持つ cervicofacial flap が良い適応となる。

　Cervicofacial flap は 1979 年 Juri ら[1]により報告された皮弁で，下眼瞼から頬部にかけての比較的広範な皮膚欠損の再建に有用である。顔面および頸部の皮膚を進展かつ回転させることにより，欠損創に隣接した組織を用いて被覆可能となる。皮弁の色調および質感は全く同じであり，また，移動後の皮弁はおおむね aesthetic units に一致するため，瘢痕は比較的目立ちにくい。

　欠損部の部位と広さに関して，われわれは下眼瞼，内眼角から鼻唇溝を経て口角までの線および外眼角と口角を結ぶ線で囲まれる範囲においては cervicofacial flap 単独で被覆可能な範囲と考えており，同様の報告が多い[3,9]。この範囲を越えるものに関しては，遊離植皮術やティッシュエキスパンダーの併用を考慮することになる。Bradley ら[10]は頬部における欠損の部位と大きさに関して次のように述べている。内側では眼窩下縁に沿った長さ 3 cm を越える欠損に対して使用可能である。頬部中央では長さ 2～3 cm の欠損に対して適用可能であるが，3 cm を越えるものでは遊離植皮術の併用が必要となる。外側では，3 cm を越える症例で良い適応と考えられ，特に高齢者での使用は皮弁採取部の閉鎖も容易であるため有用である。

　年齢に関しての制限は少なく，皮弁の伸展性が良好なため，成人だけなく，小児・若年者にも適応がある。高齢者においては皮膚が弛緩しているため，さらにその有用性は高くなる。小児におけるティッシュエキスパンダーの併用については，露出や感染の危険性があるものの，良い適応であるとしている[11]。

禁 忌

　絶対的な禁忌について明らかな報告はないが，皮弁の血行に関して問題となるような病態では適用を避けるべきである。

　皮弁の血行に障害を与えるものとしては，皮弁の茎部あるいは中央部を横切るような瘢痕やその部位における複数回の手術既往などがある。ただし，頸部郭清手術自身が直接的に影響を及ぼすことは少ないと考えられる。また，放射線照射の既往は皮弁の血行に影響を及ぼす場合もあり，照射部位・方法・種類・線量・時期などを慎重に適用を検討する。喫煙歴に関しては他の皮弁と同様で影響があると考えられているが，必ずしも禁忌であるとは考えていない。Kroll ら[4]は喫煙歴のある患者では，皮弁の挙上について SMAS 下での剥離を行うことが安全であるとしている。

合併症

　本皮弁の手術に伴う合併症はそれほど多くない。剥離の際に生じるものとして，顔面神経麻痺や耳下腺あるいは耳下腺管の損傷に伴う唾液瘻，後出血や血腫などがある。また，血行障害に伴う皮弁先端の創治癒遅延や壊死もときに認められる。

手技上の問題点

　Cervicofacial flap という呼称はいくつかの報告で用いられており，著者らは Juri ら[1,5]と同様の作製・挙上を行っている。Kaplan ら[12]や Mercer[9]のように皮弁の茎を外側におき，内上方に皮弁を移動することで内側の欠損部を被覆する方法や Schrudde ら[13]の報告にあるように内側下方に皮弁の茎をもち，耳後部の皮膚を内側に移動させ，被覆する方法などもある。皮弁による被覆可能な範囲は制限があるため，いずれの場合も皮弁単独で閉鎖が困難と思

われる場合にはティッシュエキスパンダーの併用や遊離植皮術を用いる。

皮弁の剥離する層に関しては手術手技の項で述べたように顔面ではSMAS上またはSMAS下，頸部では広頸筋上または広頸筋下の方法がある．血行の面からSMAS下での剥離がよいとの報告がある．Juriらの原法[1]ではSMAS上，広頸筋上で剥離していたが，山田ら[3]，Krollら[4]は頰部をSMAS上で剥離し，頸部ではplatysma下で剥離している．朝戸ら[14]はcervicofacial flapを拡大広頸筋皮弁として捉え，特にティッシュエキスパンダーを挿入する際には血行の安定とともにエキスパンダーの露出を予防するうえでも，より安全な方法であると述べている．また，Delayら[2]は顔面においてSMAS下での剥離を報告し，顔面神経への注意が必要であるものの，皮弁の血行は安定し，壊死の危険性が減少すると述べており，Tanら[15]も頭頸部の悪性腫瘍切除後の再建に有用で，良好な成績を報告している．ただし，SMAS下での操作では，従来の方法に比べて，顔面神経に対しては，より慎重に対処しなければならない．

長所・短所

長所としては，①色調・質感の同じ組織で被覆可能である，②比較的広範囲の欠損を再建できる，③皮弁の血行が安定している，④皮弁の縫合線がrelaxed skin tension lineに一致しやすいため瘢痕が目立ちにくい，⑤本皮弁単独で用いるだけでなく，遊離植皮術やティッシュエキスパンダーとの併用で，より広範囲の欠損の再建が可能である，⑥欠損の程度に合わせて粘膜移植や血管柄付遊離複合組織移植を用いることで眼瞼の全層欠損や上顎全摘術後の欠損に対しても再建可能である，などが挙げられ，整容的にも，機能的にも理想的な回復を獲得できる．

一方，短所としては，①皮弁の先端部の壊死，②血腫，③皮弁の下垂，④下眼瞼の外反などがある．皮弁の耳前部や耳後部の領域で血行障害を認めることがあるが，前述したように，もみあげと耳介の間の皮膚が三角弁となるような切開線の場合に生じやすい．したがって，この部の皮弁先端部があまり鋭角にならないように，もみあげの下端からなだらかに耳垂へ向かう切開線を用いることで回避できる．血腫は多くの場合，広範囲に剥離したことによるもので，丁寧な止血，陰圧吸引ドレーンの留置および数日の圧迫包帯により予防できる．皮弁の下垂や下眼瞼の外反は皮弁の縫合線が下眼瞼に近接する場合に皮弁の緊張や重力により下垂し，下眼瞼が外反する．そのため緊張が少ない状態で皮弁を縫合するとともに，一時的な瞼板縫合を行ったり，外眼角付近における皮弁の骨膜や骨への固定などの工夫が必要となる．再建後の経過中に徐々に生じてくることもあり，その場合には二期的に軟骨移植や局所皮弁術を追加することも必要と考えられる．

文 献

1) Juri J, Juri C : Advancement and rotation of a large cervicofacial flap for cheek repairs. Plast Reconstr Surg 64 : 692-696, 1979
2) Delay E, Lucas R, Jorquera F, et al : Composite cervicofacial flap for reconstruction of complex cheek defects. Ann Plast Surg 43 : 347-353, 1999
3) 山田　敦, 波利井清紀, 吉村浩太郎ほか : Juri cervicofacial flapの変法による頬部の再建. 形成外科 36 : 619-625, 1993
4) Kroll SS, Reece GP, Robb G, et al : Deep-plane cervicofacial rotation advancement flap for reconstruction of large cheek defects. Plast Reconstr Surg 94 : 88-93, 1994
5) Juri J, Juri C : Cheek reconstruction. The Artisty of Reconstructive Surgery, edited by Brent B, pp383-387, The CV Mosby Co., St. Louis, 1987
6) 田中克己, 村上隆一, 平野明喜 : Cervicofacial flapを用いた頬部皮膚欠損の再建. 日頭顎顔会誌 16 : 1-9, 2000
7) 望月靖史, 上田和毅, 梶川明義ほか : 組織伸展法を併用した上顎癌術後変形の治療. 日本マイクロ会誌 14 : 23-31, 2001
8) Blackwell KE, Buchbinder D, Billier HF, et al : Reconstruction of massive defects in the head and neck ; The role of simultaneous distant and regional flaps. Head and Neck 19 : 620-628, 1997
9) Mercer DM : The cervicofacial flap. Br J Plast Surg 41 : 470-474, 1988
10) Bradley DT, Murakami CS : Reconstruction of the cheek. Local flaps in facial reconstruction (2 nd ed), edited by Baker SR, pp525-556, Mosby, Elesevier, Philadelphia, 2007
11) Hurvitz KA, Rosen H, Meara JG : Pediatric cervicofacial tissue expansion. Int J Pediatr Otorhinolaryngol 69 : 1509-1513, 2005
12) Kaplan I, Goldwyn R : The versatility of the laterally based cervicofacial flap for cheek repairs. Plast Reconstr Surg 61 : 390-393, 1978
13) Schrudde J, Beinhoff U : Reconstruction of the face by means of the angle-rotation flap. Aesth Plast Surg 11 : 15-22, 1987
14) 朝戸裕貴, 波利井清紀 : Cervicofacial flapによる頬部の再建. 各種局所皮弁による顔面の再建　最近の進歩, 小川　豊編, pp143-148, 克誠堂出版, 東京, 2000
15) Tan ST, MacKinnon CA : Deep plane cervicofacial flap ; A useful and versatile technique in head and neck surgery. Head and Neck 28 : 46-55, 2006

18 Platysma flap による頬部の再建

楠本 健司

Summary

頬部の中等度から広範な皮膚組織欠損に対して，platysma flap（PLF）は有用な一再建法である。この目的には，上方茎（superior vascular pedicle）のPLFとし，鎖骨領域に欠損部へ補填する皮島を設定する。この採取部はカラーマッチ，テクスチャーマッチともに頬部領域に近い。

栄養血管は，主に顔面動脈の直接枝と顔面動脈のおとがい下枝であるが，上甲状腺動脈の枝も利用されることがある。静脈は，前および外頸静脈をPLFに含ませる。これら血管領域をピボットポイントとし，皮島とplatysma muscleの茎を翻転し，下顎下縁の皮下トンネルを通して頬部欠損部へ移行する。

PLF移植による皮膚や組織欠損の再建のみならずPLFに顔面神経を含んだ動的再建や頸横神経を含んだ知覚再建にも応用される。また，PLFは中下顔面や口腔内，前頸部の広く頭頸部領域の再建にも頬部再建と同様に応用される。

はじめに

頬部や下顔面ときに口腔内の中等度から広範な皮膚粘膜組織欠損に対し，露出部であるその周辺領域に採取部を求めず手術瘢痕を加えないことに重点を置くと，その再建皮弁の選択に苦慮する。Platysma flap（以下，PLFとする）は，これらの領域の再建に非露出部位である鎖骨領域の皮島を用い，カラーマッチ，テクスチャーマッチともに再建周囲の性状に近く，良い適応となる。本稿ではPLFの基盤となる解剖，手術手技，臨床応用の考え方などについて述べ，臨床例を提示する。

概念

PLFは，古くより"apron flap"[1]や"Baron Tessier flap"[2]と呼ばれ，中等度から広範な中下顔面から前頸部の皮膚組織欠損の再建に臨床応用されてきた。1959年にDesPrezら[3]により島状皮弁として口腔底再建に応用され，1978年にFutrellら[4]により筋皮弁として認識された。現在，PLFは，栄養血管茎によりsuperior vascular pedicle, posterior vascular pedicle, inferior vascular pedicleの3種に分類されている。この中で表題の頬部再建には，上方茎で皮島を鎖骨領域に設定するsuperior vascular pedicleが適用されるが，同様の皮弁で頬部のみならず，口唇，下顎，おとがい部，口腔内，前頸部の再建など応用範囲が広い。

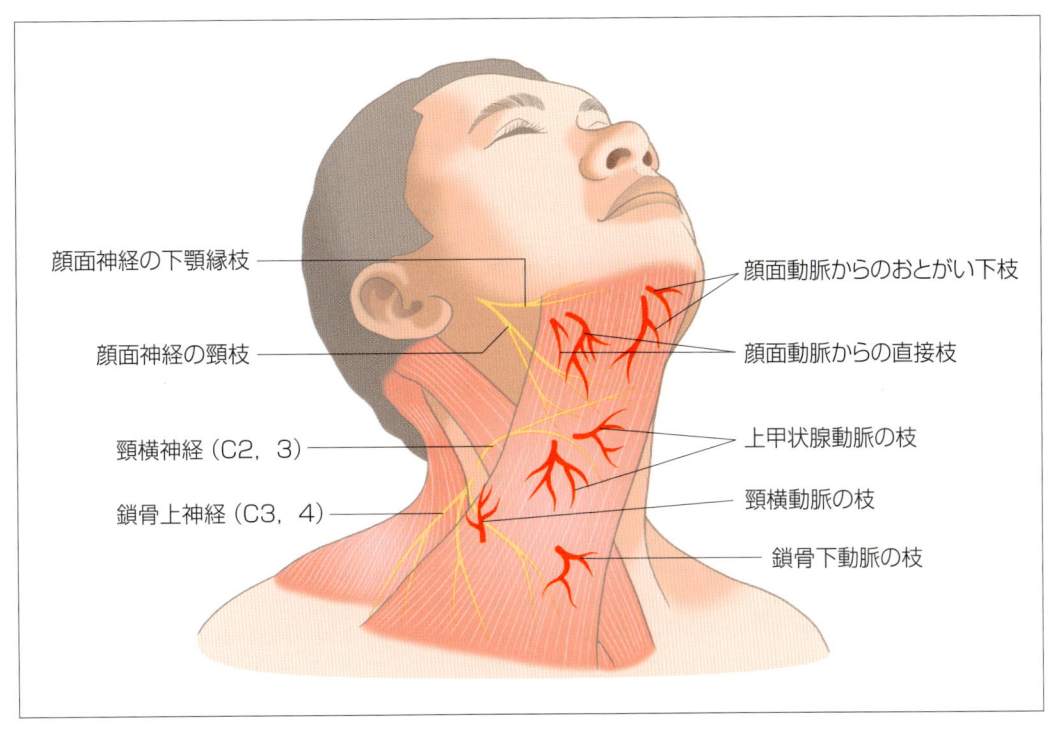

図1 Platysma muscle の解剖

解 剖

platysma muscle（PM）

発生学的に panniculus carnosus の遺残とされ，ヒトで，特に女性で[5] PM が両側あるいは片側が欠損していたり痕跡的である場合がある[6)7)]。

PM（図1）の存在部位は，一般に頭側は下顎下縁，口角，耳下腺筋膜に付着し，平行した薄い筋肉で下口唇，下顔面から前外側頸部を経て鎖骨尾側の第2肋骨に至るが，個体差がある。その走行も種々のタイプが認められ[7)8)]，時に内側筋線維の頭側終末はおとがい部に付着せず superficial fascia に終わっていることがある。また，内側線維は前頸中央で交叉することが多く，レベルは通常喉頭隆起より頭側である。長い PM は，頭側では頰骨弓部や眼輪筋から尾側では第4肋骨に至る場合がある。また，PM の特に下顎部から胸部で外側辺縁部の筋線維が粗であったり，膜様になっていることがある。

動脈支配

頭側から顔面動脈のおとがい下枝，顔面動脈の直接枝，上甲状腺動脈の枝，頸横動脈の枝，鎖骨下動脈の枝である。顔面動脈領域の軟部組織血管造影像を示す[9)]（図2）。

静脈支配

PM の下部からの静脈による。前方へはおとがい下静脈叢から前頸静脈，外側へは下顎後静脈から外頸静脈が主な血液ドレナージとなっている。

神 経

PM は顔面神経の耳下腺下部から起こった枝が PM 下面に入るのが主である。その他，顔面神経の下顎縁枝と頸枝が PM の後上方から下顎下縁に沿ってと，やや下方頸部でほぼ平行して入っている。皮膚知覚は頭側から中央領域で頸横神経（C2, 3），尾側領域では鎖骨上神経（C3, 4）が外側から支配している。

PM を含む前外側頸部の層構造

表層の皮膚は比較的薄く柔軟で，皮下脂肪層が薄い（図3）。このため顔面の皮膚の再建にはカラーマッチ，テクスチャーマッチともに良い。その下に

図2　顔面動脈の血管造影

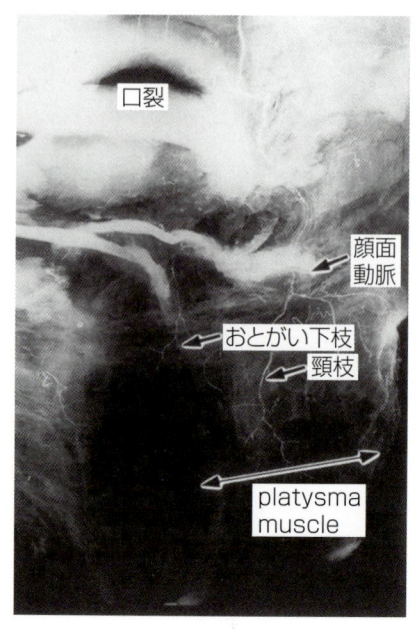

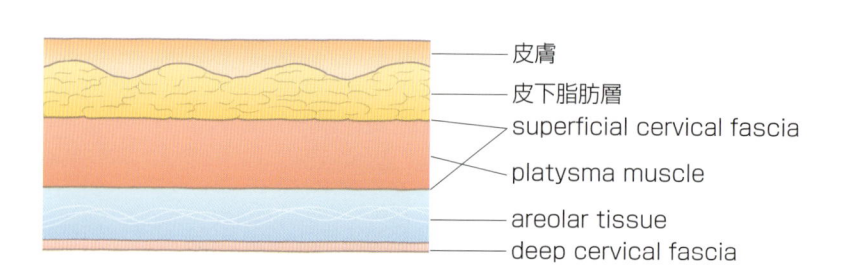

図3　頸部の層構造

は，superficial cervical fascia が PM に接しており，PM の下に areolar tissue の層があり，その下に deep cervical fascia がある[10]。また，頸部皮膚血液供給は，垂直的であるとされている。Mathes ら[11] は PLF を筋皮弁の第2グループに分類し，顔面動脈からのおとがい下枝を major pedicle，頸横動脈の浅枝を minor pedicle とし，これら筋を栄養した血管は，筋体にひろがった後，垂直的に perforator として皮膚に向かっているとした。Imanishi ら[12] は，栄養血管は PM を貫き，PM はそれら血管からの小血管の枝により栄養され，血管叢間相互の連続はほとんどないことから，PLF は筋皮弁というより筋膜皮弁とし，PLF の挙上には adipofascial tissue を一緒に挙げるのがよいとしている。Hurwitz ら[5] が24体の死体を検討し，2体でおとがい下枝が欠損し，舌動脈によりその領域の皮膚が栄養されていたと報告している。

PLF の栄養血管による分類

1) 顔面動脈おとがい下枝，顔面動脈直接枝や上甲状腺動脈の枝から上方茎（superior vascular pedicle）
2) 頸横動脈の枝から後方茎（posterior vascular pedicle）
3) 鎖骨下動脈の枝から下方茎（inferior vascular pedicle）

に分けられている。

Cadenat ら[13] は，PLF には上甲状腺動脈の皮膚枝が最も重要としており，上方茎の場合，おとがい下枝や顔面動脈の直接枝より上甲状腺動脈の枝を栄養血管とするとピボットポイントがより尾側になるなど前述の変異や解剖学的基盤を考慮に入れておく必要がある。今回の頬部再建には，尾側に皮島をとる上方茎（superior vascular pedicle）が応用される。この上方茎 PLF では，静脈ドレナージとして外頸静脈を含ませることが重要で，術中には胸鎖乳突筋筋膜とともに挙上する。外頸静脈は中枢端が切断され逆行性ドレナージとなる。PLF が除神経されても，皮弁の厚みや質感は時間が経ってもあまり変化せず，また採取部の機能障害が少ないことが利点として挙げられる。

動的再建を目指し PLF の茎に顔面神経を含むと，再建された口唇などの部位を動かすことができる。同様に innervated PLF として上下口唇接合や顔面表情[14)15)] のために顔面神経の頸枝が温存され，口角あるいは頬部の動きの再建に使われる。

また，頸横神経をおとがい神経へ吻合することで，口唇の知覚再建が行われた例も報告されている[16]。

術前の評価

術前には，(1) PM の存在・走行，(2) 皮弁移動による欠損部への到達，(3) 皮弁支持血流の確認を行う．

(1) 強く「イー」と発声させ，口角牽引状態で頸部の PM の収縮による存在の有無と走行を確認しておく．
(2) 手術デザインとともにピボットポイントからの到達する茎の長さを考慮に入れ，皮島が再建目的部位に到達することを確認しておく．
(3) ピボットポイント近傍では，レーザードップラ血流計で栄養血管の走行も確認できる．また，病歴から頭頸部の手術歴，特に頸部郭清の既往や手術記録も確認し，残存血管，瘢痕の領域，放射線照射の詳細を調べておく．

手　技

① PLF の皮島の設定は，通常一期的に縫縮できる横径 10×縦径 6 cm 程度までにする．あまり小さすぎる皮島はかえって PM からの perforator を含みにくく血流が乏しくなる．PLF の皮島周囲では，遠位側で皮膚と PM を切断し，近位側では皮膚のみの切開にとどめる．皮島の遠位から皮島と PM を一体としたまま挙上を進める．
② PLF の茎に胸鎖乳突筋上の筋膜を含み[16]，胸鎖乳突筋前縁で上甲状腺動脈から PM への枝を確認するところまで PM 下の剥離を進める．上甲状腺動脈の枝を栄養血管にする場合，上甲状腺動脈からの枝を温存する．あるいは，より頭側の顔面動脈のおとがい下枝を栄養血管として使用する場合は，上甲状腺動脈からの枝は結紮切離し，さらに頭側に剥離を進め顔面動脈のおとがい下枝を温存する．
③ PLF の茎を剥離中，PLF の静脈還流のために茎に必ず前出の胸鎖乳突筋筋膜とともに前および外頸静脈を含ませる．また，頸横神経，鎖骨上神経は切断するが，顔面神経の頸枝，下顎縁枝は温存する．
④ 皮島近位の皮膚切開部からは，皮下剥離し PM 上の組織を極力温存しながらピボットポイントに向かい必要な茎の幅で皮下トンネルを作る．
⑤ PLF がピボットポイントまで剥離挙上されると，下顎下縁の皮下を通り頰部再建部位に達する皮下トンネルを作製する．そのサイズは術後に周囲組織や茎に腫脹が生じても PM の茎を拘扼しない程度に若干余裕をもって作製する．
⑥ 皮島と茎を皮下トンネル内を通し頰部欠損補填部位にもたらし，縫合固定する．術中，採取部および PLF の茎周囲の確実な止血とドレーンの留置を行う．

術後管理

皮島循環状態の観察

PLF は島状に応用することが多く，皮弁循環として動脈系の阻血および静脈系のうっ血を来たすことがある．頭頸部の位置などに PLF の圧迫やドレッシングによる過剰圧迫がないことを確認する．

出血の管理

頸部の採取部領域皮下や下顎下縁の皮下トンネル内の PLF 茎周囲に，術後出血を来たすことがある．注意深い術中の止血が重要であるが，術終了時採取部位から PLF 基部領域にドレーンを留置しておく．

症例

症例1　74歳，女性，悪性黒色腫

　右頬部に以前よりあった色素性母斑中に黒色隆起性腫瘤を認め，悪性黒色腫と診断した。腫瘍切除および上方茎のPLFでの再建を計画した。腫瘍辺縁より3.5～4cm離し切除範囲を決め，後方は咬筋筋膜を含めて切除し，前方は口腔粘膜のみ残し腫瘍切除した。PLFを顔面動脈のおとがい下枝領域をピボットポイントとしデザインし，遠位より剥離を進め，胸鎖乳突筋筋膜と外頸静脈を静脈ドレナージとしてともに挙上し顔面動脈のおとがい下枝を栄養血管として残した。PLFの皮島とPM茎を下顎下縁の皮下トンネルを通し，頬部欠損部に移行し縫合固定し，採取部を縫縮した。術後，腫瘍の再発なく，開口，外観ともに良好である（図4）。

症例2　52歳，女性，開口障害

　右頬部相当の口角から口腔内に幼少時の水癌後の瘢痕拘縮による著しい開口障害があった。右下顎部と右DP領域に数十年前の手術瘢痕を認めたが，PLFには問題ないと判断した。口角から口腔内にかけての瘢痕拘縮の解除ならびに上方茎のPLFでの再建を計画した。

　瘢痕拘縮を解除後，PLFを顔面動脈のおとがい下枝領域をピボットポイントとしデザインし，遠位より剥離を進めおとがい下枝を残し挙上した。PLFの皮島とPM茎を下顎下縁皮下トンネルを通し，皮島を口腔内に向け口腔内組織欠損部へもたらした。余裕をもたせた皮島を口腔内で縫合固定した。術後，開口障害は改善し皮島も温存されている（図5）。

考察

PLFの適応，禁忌，合併症

適応
　中下顔面，口腔内，前頸部領域の中等度から広範な皮膚（あるいは粘膜）組織欠損，そのほか外傷，腫瘍切除後，顔面低形成例で適応される。

禁忌
　PM欠損例。すでに同側頸部の放射線照射が行われている例。同側の全頸部郭清術が行われたか，同時に行う例。同側の外頸動脈結紮が行われたか，同時に行う例。

合併症
　血腫，皮弁の循環障害（阻血・うっ血）による皮弁壊死，顔面神経麻痺など。Colemanら[17]は，PLF適用の14例中5例に合併症を報告した。のちに，24例中，部分皮膚壊死7例，血腫1例，皮島周囲創哆開1例，採取部の創哆開1例，外観の不良1例を報告[18]している。

PMの臨床応用における注意点

　皮島を鎖骨領域に設定すると，非露出部位となり目立ちにくいが，短い茎のPLFを用いる場合には頸部の比較的目立つ場所に採取部瘢痕を残すことになる。

　腫瘍切除後の再建を行う場合は，上頸部郭清あるいは全頸部郭清がすでに行われていたり，同時に行われることがある。上頸部郭清は，頸部PMの下層で剥離し顎下リンパ節郭清，顔面動脈結紮などが行われ，上層のPMは戻される。よってあらかじめPLFをデザインし，温存された上甲状腺動脈，外頸静脈を含むPLFの応用が可能である。しかし，Modified頸部郭清あるいは上頸部郭清例での皮弁生着の検討で，頸横動脈を栄養血管とするposterior vascular pedicleのPLFでは部分壊死2/12例，顔面動脈が温存されたPLFでは部分壊死3/26例，顔面動脈がすでに犠牲になったPLFでは全壊死2/16例と部分壊死4/16例であり[19]，顔面動脈とその分枝が重要な役割を果たしていることが示唆される。また，全頸部郭清では，上甲状腺動脈

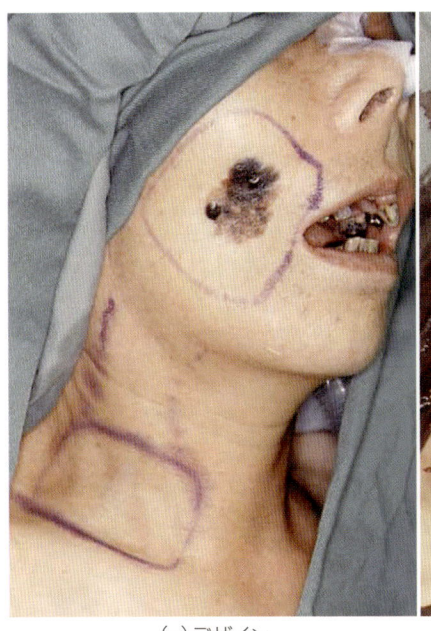

(a) デザイン
色素性母斑の一部に黒色隆起性腫瘤を認め悪性黒色腫と診断した。腫瘍辺縁から周囲 3.5～4 cm 離して切除予定線を決めた。再建は鎖骨領域に皮島を持ち，顔面動脈のおとがい下枝を栄養血管とする PLF を予定した。

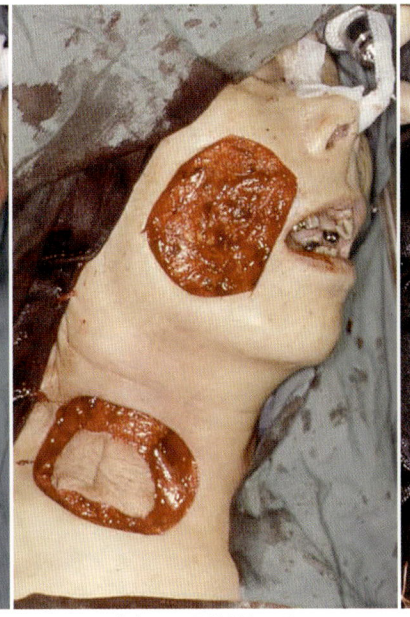

(b) PLF 剥離終了時
腫瘍は切除され，PLF が剥離されている。

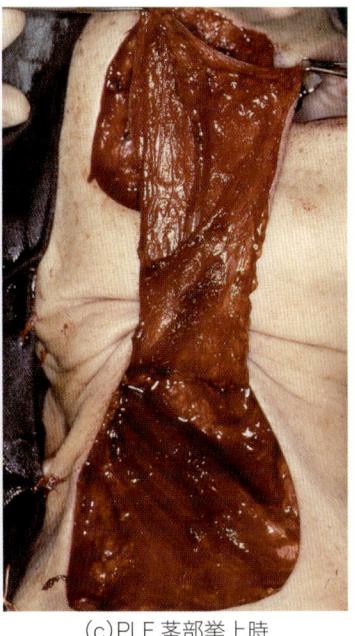

(c) PLF 茎部挙上時
PLF の茎に外頸静脈と胸鎖乳突筋筋膜を含め挙上した。

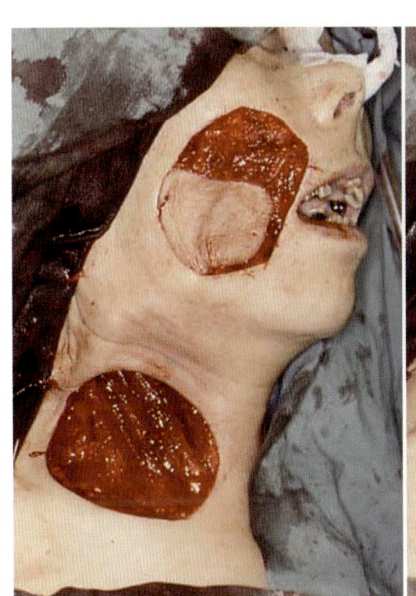

(d) PLF 移行時
PLF を下顎下縁の皮下トンネルを通し頬部欠損部へ移行した。

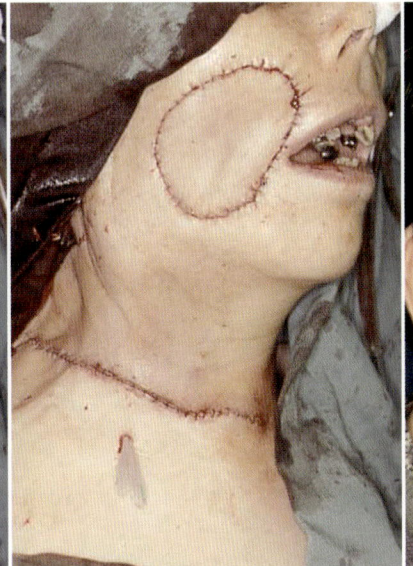

(e) 術直後
皮弁周囲を縫合し，採取部を縫縮した。

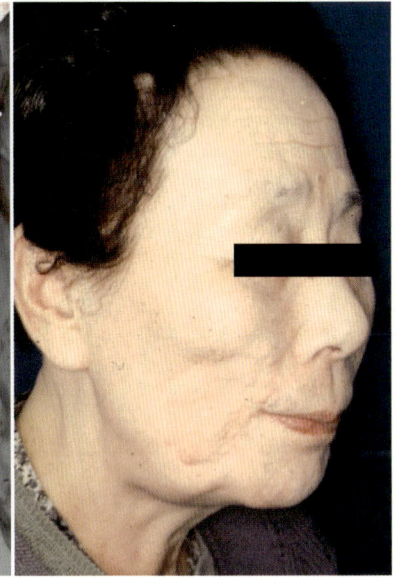

(f) 術後 3 年の状態
頬部で PLF の皮島はカラーマッチ，テクスチャーマッチ ともに良好で，開口も十分可能であった。

図 4 症例 1：74 歳，女性，悪性黒色腫

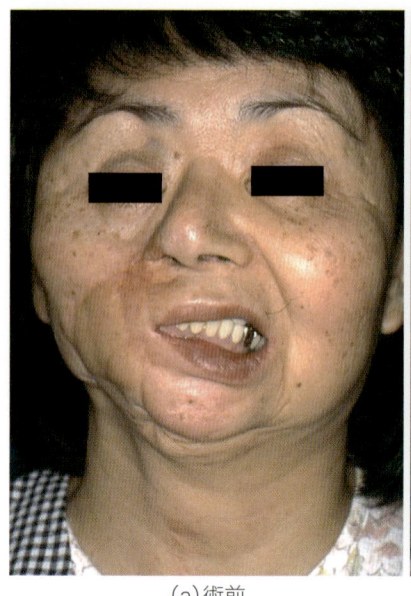

(a)術前
右口角および口腔内の瘢痕拘縮により開口が著しく障害されていた。

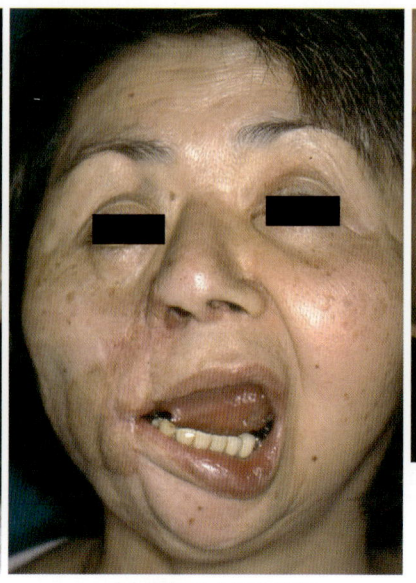

(e)術後8カ月の状態
開口度が改善した。

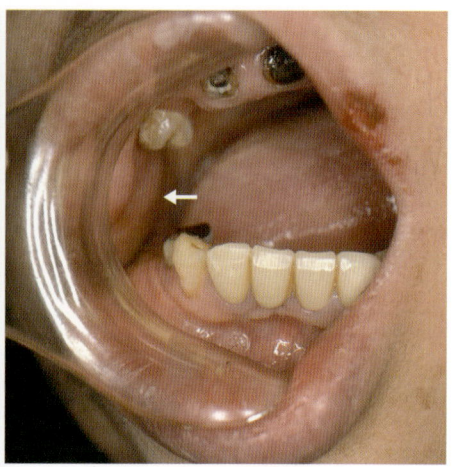

(f)術後3年の状態
口腔内に皮島が生着している(⇒は皮島)。

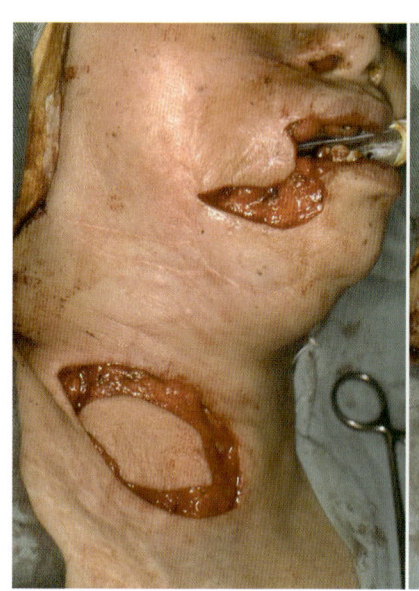

(b)PLF剥離終了時
右口角,口腔内の瘢痕拘縮を解除し,PLFの剥離を行った。

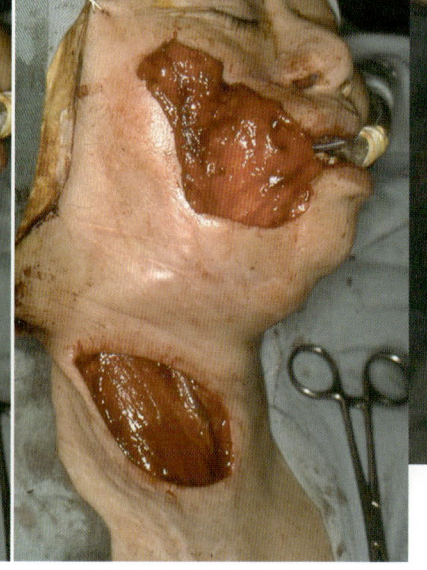

(c)PLFを再建部位へ移行
PLFを下顎下縁の皮下トンネルを通して口腔内欠損部へ移行した。茎には外頸静脈を含む胸鎖乳突筋筋膜を含めた。皮島は口腔内に向けている。

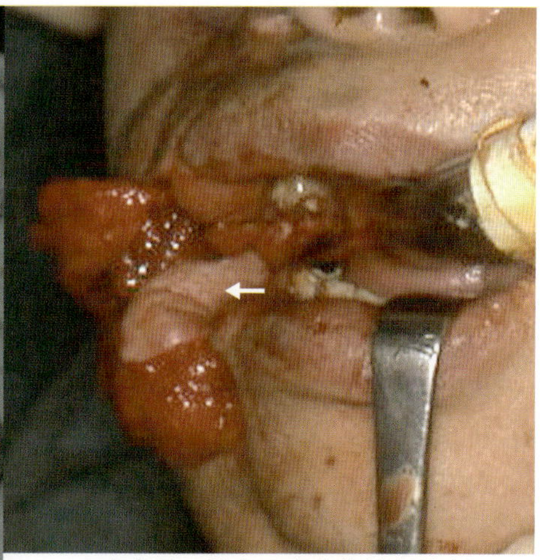

皮島は口腔内の瘢痕拘縮解除部へもたらした(⇒は皮島)。

図5 症例2:52歳,女性,開口障害

184 Ⅱ. 各 論

が顔面動脈と同じく結紮切離され，外頸静脈も結紮切離されているため通常 PLF の適用は難しい。ただ，あらかじめ顔面動脈が結紮されていても，残存する舌動脈，下口唇動脈，上甲状腺動脈からおとがい下枝への側副血行路により PLF が生着したと考えられる 2 例が報告[5]されており，頸部郭清例はその内容と症例に応じた精査と慎重な計画が必要になる。

文 献

1) Ward GE, Hendrick JW : Malignant tumors of the skin of head and neck. Am J Surg 79 : 771-786, 1950
2) Achard EM : Les hemiatrophies facalis. These pour le Doctorat en medicine, p49, Universite Paris VII, Paris, 1975
3) DesPrez JD, Kiehn CL : Method of reconstruction following resection of anterior oral cavity and mandibule for malignancy. Plast Reconstr Surg 24 : 238-249, 1959
4) Futrell JW, Johns ME, Edgarton MT, et al : Platysma myo-cutaneous flap for intraoral reconstruction. Am J Surg 136 : 504-507, 1978
5) Hurwitz DJ, Rabson JA, Futrell JW : The anatomic basis for the platysma skin flap. Plast Reconstr Surg 72 : 302-312, 1983
6) Cardoso de Castro C : The anatomy of the platysma muscle. Plast Reconstr Surg 66 : 680-683, 1980
7) Cormack GC, Lamberty BGH : Facial artery-submental branch. The Arterial Anatomy of Skin Flaps(2nd ed). pp330-332, Churchill Livingstone, Edinburgh, 1994
8) 島　秀雄：日本人頸筋の解剖学的研究(1)広頸筋. 口腔解剖研究 11 : 171-173, 1959
9) 楠本健司, 小川　豊：眼周囲と口周囲, とくに上口唇髭部再建に対する皮下茎皮弁の解剖学的検討 ―lateral orbital flap と submandibular flap の血行について―. 形成外科 36 : 601-608, 1993
10) Vistnes JM : The Platysma muscle ; Anatomic consideration for aesthetic surgery of anterior neck. Clin Plast Surg 10 : 441-448, 1983
11) Mathes SJ, Nahai F : Classification of the vascular anatomy of muscles ; Experimental and clinical correlation. Plast Reconstr Surg 67 : 177-187, 1981
12) Imanishi N, Nakajima H, Kishi K, et al : Is the platysma flap musclocutaneous? Angiographic study of the platysma. Plast Reconstr Surg 115 : 1018-1024, 2005
13) Cadenat J, Combelles R, Clouet M, et al : Lambeaux cervicaux et cervico-dorsaux ; Vascularization. Applications chirurgicales. Rev Stomatol Chir Maxillofac 79 : 227-236, 1978
14) Edgarton MT, Tuek DB, Fisher JC : Surgical treatment of Moebius syndrome by platysma and temporalis muscle transfer. Plast Reconstr Surg 55 : 305-311, 1975
15) Fine NA, Prbaz JJ, Orgill DP : Use of the innerved platysma flap in facial reanimation. Ann Plast Surg 34 : 326-331, 1995
16) Hurwitz DJ, Kerber GW : Hemodynamic consideration in the treatment of arteriovenous malformations of the face and scalp. Plast Reconstr Surg 67 : 421-432, 1981
17) Coleman JJ, Nahai F, Mathes SJ : The platysma musculocutaneous flap ; Clinical and anatomic considerations in head and neck reconstruction. Am J Surg 144 : 477-481, 1982
18) Coleman JJ, Jurkiewicz MJ, Nahai F, et al : The platysma musculocutaneous flap : Experience with 24 cases. Plast Reconstr Surg 72 : 315-321, 1983
19) Su T, Zhao YF, Liu B, et al : Clinical review of three types of platysma myocutaneous flap. Int J Oral Maxillofac Surg 35 : 1011-1015, 2006

19 正中前額皮弁

梅本 泰孝，鳥居 修平

Summary

正中前額皮弁は外鼻再建において主要な地位を占めてきた手技であり，現在でも頻用されている。過去にはさまざまなデザインが工夫されてきたが，本稿では片側の滑車上動脈を血管茎とする方法について記した。血管茎の術前評価として MDCT を使用した 3D 血管造影画像の利用の可能性についても言及した。皮弁の作図は長軸を正中からやや外側へずらして内眼角からまっすぐ頭側に伸びるデザインとした。皮弁の到達距離を得るためには皮弁基部を眉毛部よりさらに中枢側に延長するとよい。

皮弁の挙上は滑車上動脈の走行する深さを考慮すると眼窩上縁から 1 cm までは骨膜を含め，2 cm までは前頭筋を含め，それ以上末梢は皮下組織を含めて挙上すれば安全に作製できる。5 cm 以上末梢ではさらに thinning できる。皮弁採取部は縫縮するのが原則であるが，大きな皮弁を採取する場合はティシュエキスパンジョンを併用することも可能である。

はじめに

正中前額皮弁は外鼻の再建に頻用される術式である。外鼻の再建は紀元前から行われてきた非常に歴史の長い手術であるが，何種類か存在する手術法の中で正中前額皮弁が選ばれるのは，カラーマッチ，テクスチャーマッチが良好であり，全鼻再建も可能であるという優れた特徴を持っているためである。また，外鼻のみならず顔面全般の皮膚との相性がよいことから眼窩周囲の再建に用いられることもある。

概 念

正中前額皮弁の歴史は，外鼻再建の歴史と重なる部分が多い。前額皮弁を用いた外鼻再建はインド法造鼻術と呼ばれ，その起源を紀元前 6 世紀ごろの Sushruta の手術とする記述もみられるが，これは頬骨部皮弁であったらしい[1]。前額皮弁の起源についてはインドで生み出されたらしいという程度のことしかわかっていない。この手術が中世以降ヨーロッパに伝えられ，19〜20 世紀になると，皮弁の裏打ちの工夫，鼻背の支持の工夫などが多数記述されるようになり，皮弁のデザイン自体も Gillies の上行下行額皮弁，Kazanjian の正中前額皮弁，schmidt の水平上眼窩皮弁，Converse の島状正中前額皮弁，Millard の seagull-shape flap など各種のバリエーションが開発された。形成外科学が系統的に発展するにつれて前額皮弁にも理論的考察が加えられ，さらに洗練された手術が考案されて来ている。現代の前額皮弁の進歩については考察の項で述べる。

解　剖

前額部の皮膚の栄養血管は浅側頭動脈，滑車上動脈，眼窩上動脈があり，互いに吻合している（図1）。正中前額皮弁の血管茎としては滑車上動脈が用いられることが多いと考えられるので，ここでは滑車上動脈を中心に血管解剖について述べる。滑車上動脈は眼動脈の枝で，眼窩内の上方，内側を前方に走行し，眼窩上縁の内側で眼窩を出る。眼窩上縁を越えると上方に向きを変えほぼ直線的に前頭部を上行する。つまり，この動脈は正中ではなく正中から1cm程度外側に存在する。また，滑車上動脈は上方に進むにつれて徐々に浅い層を走行するようになり最終的には真皮直下に至る。

滑車上動脈が存在する深さについての情報は皮弁を挙上するとき，また，thinning したいときに必要になる。著者らは6体の保存死体の12側の前頭部の皮膚皮下組織について組織学的観察を行って滑車上動脈の走行する深さを調べた[2]。その結果，眼窩上縁では滑車上動脈は前頭筋内かそれより深い層にあるが，12側の前頭部皮膚のうち6側（50％）では眼窩上縁から1cmの間に前頭筋を貫いて皮下組織に達していた。残りの6側（50％）では眼窩上縁から1～2cmの間に前頭筋を貫いていた。滑車上動脈はさらに末梢に進むと真皮直下に達する。この位置はやや個体差があり，12側の検体のうち1側（8.3％）では眼窩上縁から1～2cmの間，5側（41.7％）で2～3cmの間，5側（41.7％）で3～4cmの間，1側（8.3％）で4～5cmの間であった（図2，図3）。

術前の評価

全身検索

この手術の対象となるのは外鼻の皮膚悪性腫瘍の患者であることが多く，高齢者が比較的多い。このため基礎疾患の有無やそのコントロールの状況に留意する必要がある。喫煙者の場合は禁煙を勧めておく。手術自体の侵襲はそれほど大きいものではなく，術野も限られているので，外鼻の皮膚側のみのような小規模の再建であれば局所麻酔でも施行可能である。

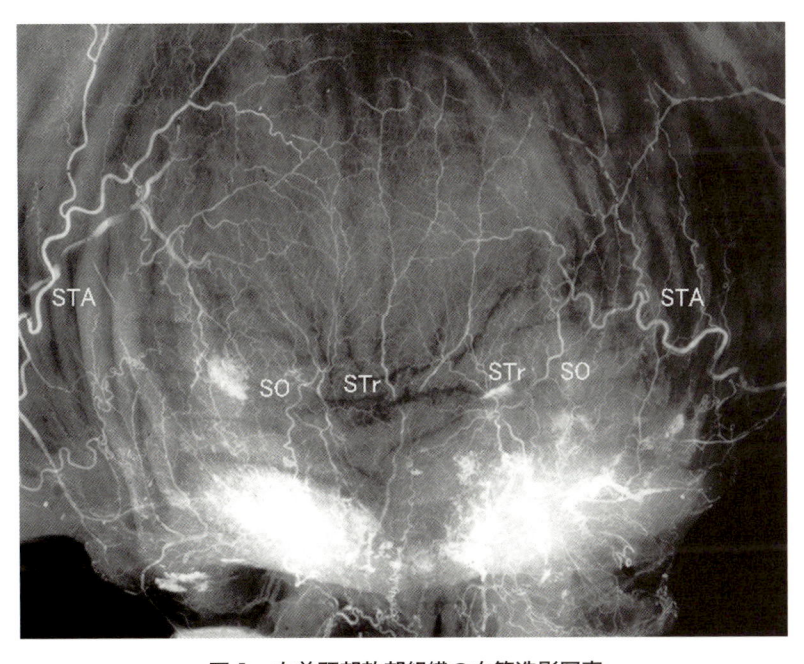

図1　右前頭部軟部組織の血管造影写真
STr：滑車上動脈，SO：眼窩上動脈，STA：浅側頭動脈

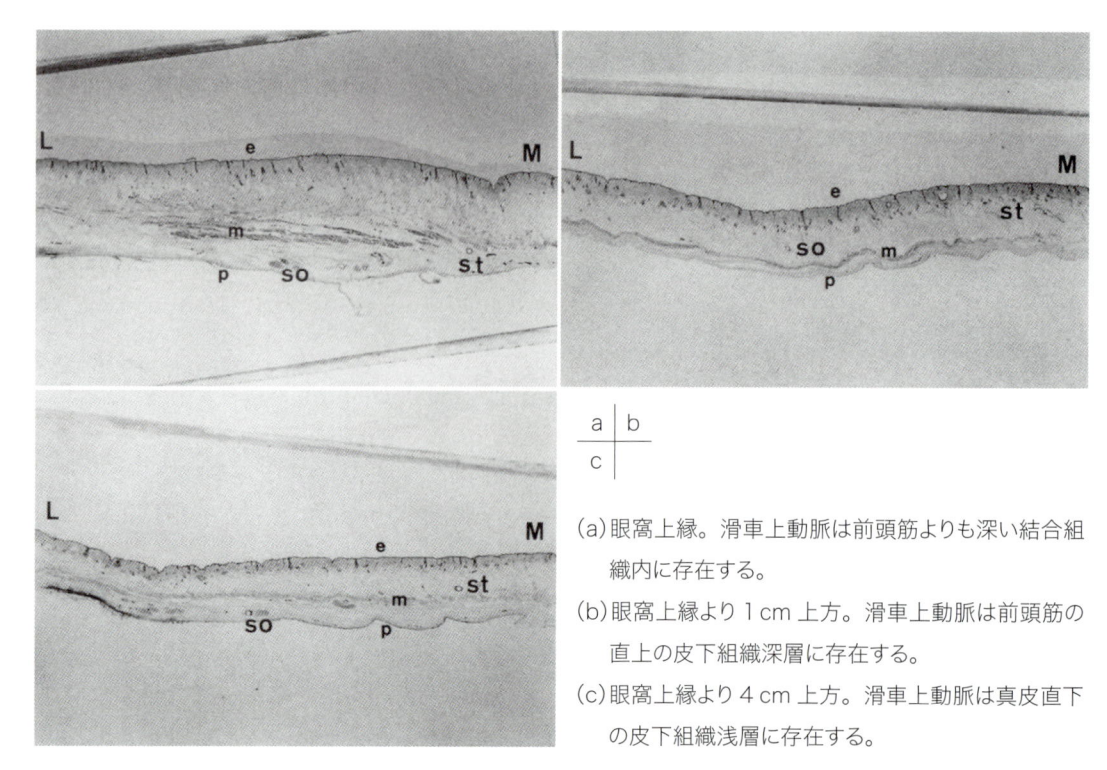

(a) 眼窩上縁。滑車上動脈は前頭筋よりも深い結合組織内に存在する。
(b) 眼窩上縁より1cm上方。滑車上動脈は前頭筋の直上の皮下組織深層に存在する。
(c) 眼窩上縁より4cm上方。滑車上動脈は真皮直下の皮下組織浅層に存在する。

図2　前頭部皮膚水平切片（HE染色）
M：内側，L：外側，e：表皮，p：骨膜，st：滑車上動脈，so：眼窩上動脈，m：皺眉筋あるいは前頭筋
（梅本泰孝ほか：滑車上動脈の3次元的血管解剖に基づく前額皮弁の挙上法．形成外科 41：259-264, 1998 より引用）

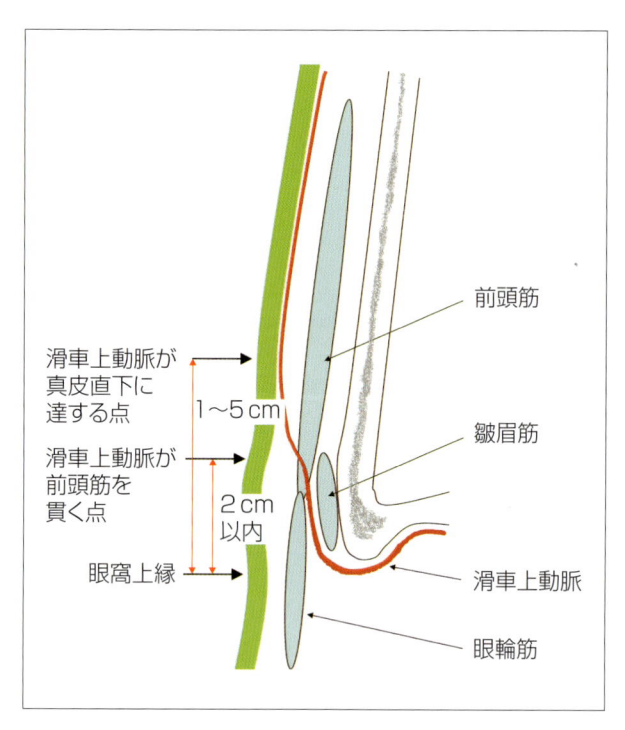

図3　滑車上動脈の走行する深さの模式図

血管茎の確認

滑車上動脈が欠損することは非常にまれであるが，念のためにドップラ血流計で拍動音を確認しつつ，走行の位置をマークしておくとよい。

MDCTによる評価

MDCTの機能と有用性

近年，MDCT（multi-detector CT）で造影CT画像を撮影することで穿通枝皮弁の血管茎の位置情報を術前に収集し，手術に役立てることが普及しつつある。Alonso-Burgosら[3]やRossonら[4]は深下腹壁動脈穿通枝皮弁（DIEP flap）の穿通枝が腹直筋前鞘を貫く位置を術前に知る目的でMDCTによる造影CT画像を用いた結果，有用であったと報告している。

従来の造影CTでは機器の性能の限界から比較的微小な血管の造影写真を得ることは不可能であった。このため四肢の血管の描出などにおいても動脈にカテーテルを留置して行ういわゆる侵襲的血管造影が選択されていた。しかし，MDCTでは短時間に多量の情報を収集することが可能となり，空間分解能が飛躍的に向上している。その結果，滑車上動脈のような微細な血管についてもMDCTによる描出が可能になった。本稿作成時点ではMDCTの空

間分解能は 0.5 mm であるので，血管の内腔の直径が 0.5 mm 前後あれば描出できる可能性がある．今後さらに機材が改良されればもっと細い径の血管でも描出可能になるであろう．

従来は過去の解剖学的検索の積み重ねから得られた情報を基に血管の位置を推定して手術を行っていたが，この検査を行うことで各患者の正確な血管解剖に基づいた手術ができる可能性がある．

撮影方法

実際の撮影は静脈ルートを確保した上で数十 ml の造影剤を静注し，タイミングを合わせて CT の撮影を行うというもので，従来の造影 CT の撮影と大きな違いはない．患者にとっての負担としては X 線被曝と造影剤に対するアレルギーが生じるおそれが考えられる．良い画像を得るためには撮影条件の設定が必要であり，こちらがどんな画像を望んでいるかを放射線科医としっかり打ち合わせておく必要がある．

MDCT のデータは各種の画像処理を行うことで空間内を血管が走行する立体的なイメージを作ることができる．また，距離の計測に適した表示をすれば，皮膚面からの血管が走行する深さを計測することが可能である．さらに撮影時に正中線や眉毛上縁などにマーカーを置いておけば，得られた画像上でマーカーと血管との距離を測ることで正確な血管の位置を測定して皮膚面にマークすることができる．MDCT で得られた前頭部の血管の像を示す（図4）．

課　題

この検査では造影剤が流入した血管しか描出されないので，写った血管は必ず存在する（偽陽性はない）．一方で，血管が存在しても造影剤が流入しなかったり，十分に充満しなければ描出されない可能性がある（偽陰性はあり得る）．今後，症例を重ねて造影剤の投与量や撮影のタイミングなどを最適化

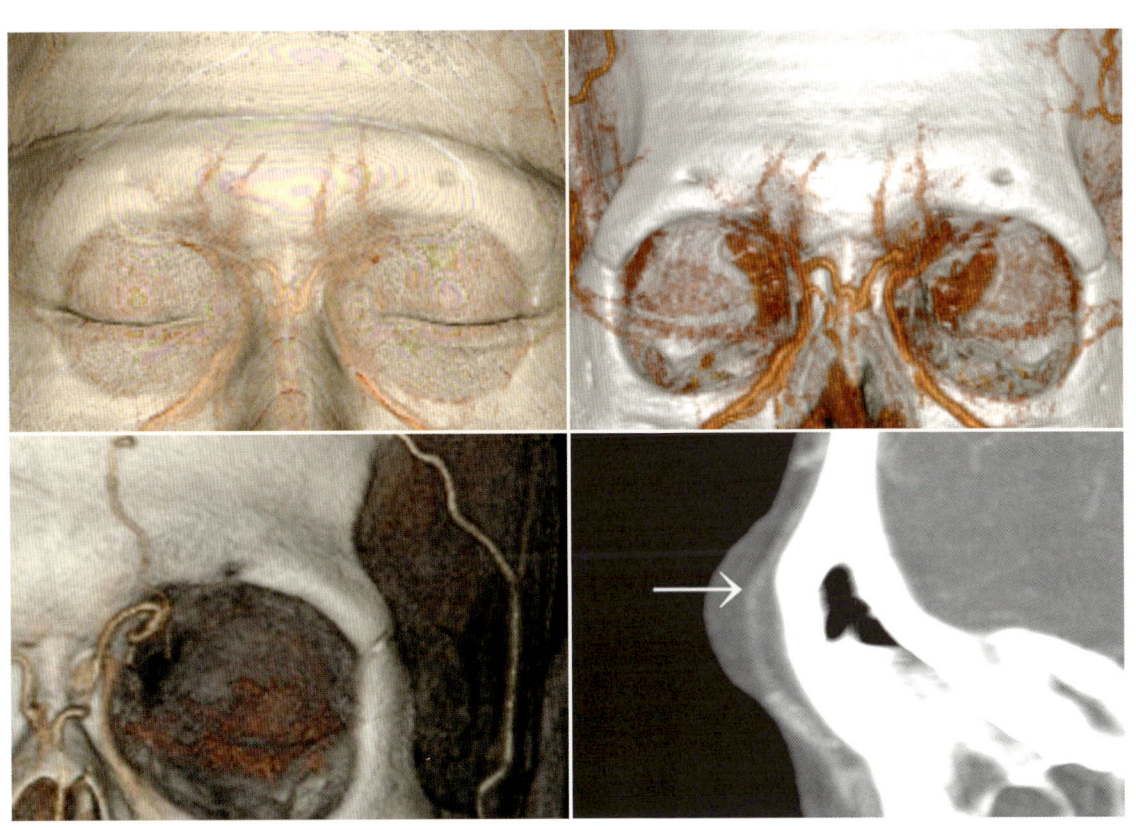

a	b
c	d

(a) 皮膚軟部組織を含めた表示．
(b) 造影された血管と骨のみの表示．この症例では滑車上動脈は末梢までは十分造影されていない．鼻背動脈と眼角動脈が描出されていて滑車上動脈から顔面動脈までのネットワークになっている．
(c) 別な症例の画像．左滑車上動脈は末梢までよく造影されているが，左眼窩上動脈は描出されていない．
(d) 図 2-c と同一症例のデータから MIP（最大値投影法）画像で描画された左滑車上動脈（➡）．皮膚面，血管，骨の位置関係を正確に把握できる．

図4　頭部造影 CT のデータから再構成した 3D 画像

すればより鮮明な画像が得られる可能性がある。また，術者の望むような画像を得るには目的に応じた画像処理が必要である。

手　技

手術計画

皮弁の移植を二期的（皮弁の切り離しを行う）にするか，一期的に行うか（島状皮弁とする）を検討する。次に皮弁採取部の処理にエキスパンダーを使用するか，使うとすればどこに入れるかを決める。それにより手術回数，治療期間が決められる。

正中前額皮弁は顔面皮膚の再建を目的に使用されることがほとんどであるが，三次元的な構造を再建しなければならない場合は，支持組織をどうするのか，皮弁の裏面はどう覆うのかについて考えておかなければならない。

皮弁のデザイン

欠損部位に応じた正中前額皮弁のデザインとして，
1. 皮弁の位置
2. 皮弁の大きさ・形
3. 皮弁のピボットポイントと長さ
4. 皮弁の厚さ

を検討する。

さまざまなデザインが考えられるが，一側の滑車上動脈を血管茎とする場合は眼窩上縁内側をピボットポイントとし正中から5〜10 mm外側で垂直に皮弁の長軸を設定する。左右どちらの滑車上動脈を血管茎とするかは再建の部位によって決めるが，単純に欠損とピボットポイントが近い方がよいとは限らない。たとえば片側の鼻翼を再建する場合，同側の滑車上動脈を茎とすれば距離は近くなるが，皮弁をほぼ180°移動する必要があるため皮弁の捻れは強くなる。反対側を茎とすると距離は遠くなるが捻れは少なくてすむ。再建部位に応じて皮弁を無理なく移動できる側を選択するとよい。

皮弁の先端が鼻尖や鼻柱に十分届く長さを確保するには，皮弁の先端を横方向に延長するのではなく，皮弁の基部を眉毛を越えて尾側に延長し，眼窩上縁まで挙上するデザインとする。皮弁採取部は縫縮が原則であるが，縫縮できる幅は2.5 cm前後が限度である。

それ以上大きな皮弁が必要な場合は，あらかじめティシュエキスパンダーを挿入して皮膚を進展しておくか，局所皮弁で閉鎖する，あるいは縫縮しきれない部分に人工真皮を貼付したのちに瘢痕治癒させる。

皮弁の挙上

皮弁は末梢から前頭筋上で挙上する。眼窩上縁から2 cm以内の部分では前頭筋下に入り，眼窩上縁から1 cm以内では骨膜を皮弁に含めるように挙上すれば確実に滑車上動脈を含めることができる（**図5-①②**）。厚さにこだわらないなら骨膜上で剥離挙上すれば出血も少なく早く容易に作製できる。皮弁の近位の皮膚をあらかじめ真皮直下で挙上しておけば皮下茎皮弁とすることができ，その場合，欠損部へは皮下トンネルを作製して通して一期的に移植できる。

Thinning

鼻翼などの形態を作るのには皮弁の遠位の部分は薄い方が都合がよい。このためには皮下組織を剪刀で切除し皮弁を薄くする（**図5-③**）。滑車上動脈が真皮直下に達する位置を考えると，眼窩上縁から5 cm以上遠位では皮下組織を切除しても安全である。5 cm以内では血管を損傷しないように剪刀で少しずつ皮下組織を切除していくと，滑車上動脈を肉眼で確認できるのでこれを温存すれば安全に薄い皮弁を作ることができる。

皮弁の移動

皮弁の移動に際しては皮弁の茎部に90〜180°の捻れが生じる。茎部が太すぎると茎部に緊張が生じる。

術後管理

　通常の皮弁移植手術と同様に，皮弁の色調から血流の状態を判断する．皮下茎皮弁とした場合，圧迫により，ときにうっ血になることがある．その場合は皮下トンネルを拡大して締め付けをゆるめたり，一時的に皮弁を元の位置に戻したりして回復を待つ．

皮弁の切り離し

　皮膚茎として移植した場合は術後 2～3 週ごろに皮弁の切り離しを行う．このとき皮弁の中枢側に含まれていた眉毛を元の位置に戻すことになる．この時期には皮弁裏面の開放創の部分は肉芽や瘢痕組織で覆われて収縮しているので，これを十分切除して皮膚の伸展性を得てから元の位置に縫合しないと採取部の凹凸が目立つので注意する（図5-④⑤）．

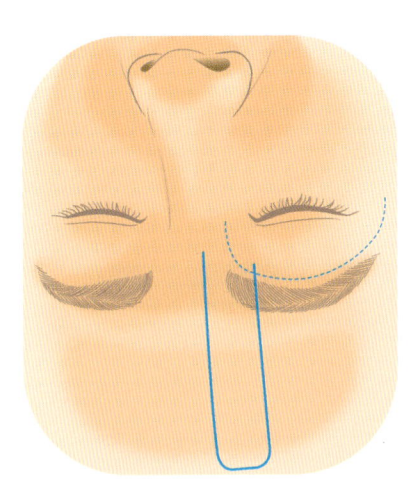

①皮弁のデザイン．破線：眼窩上縁．
②滑車上動脈の走行に合わせて皮弁を挙上する層も段階的に深くする．
③皮弁の末梢では皮下組織を剪除して thinning できる．
④切り離したあとの皮膚茎は肉芽や瘢痕で固く収縮している（→）のでこれを取り除く．
⑤元の位置へ戻し，トリミングして縫合する．

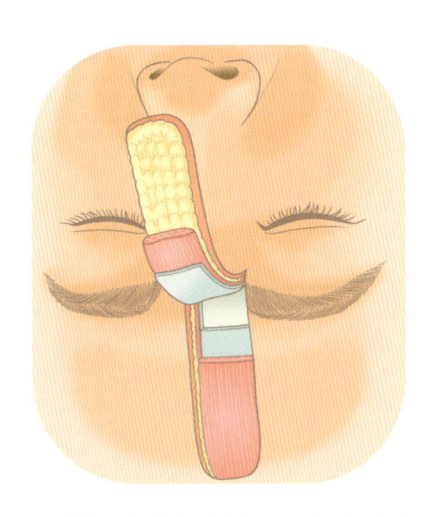

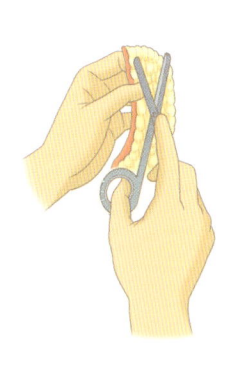

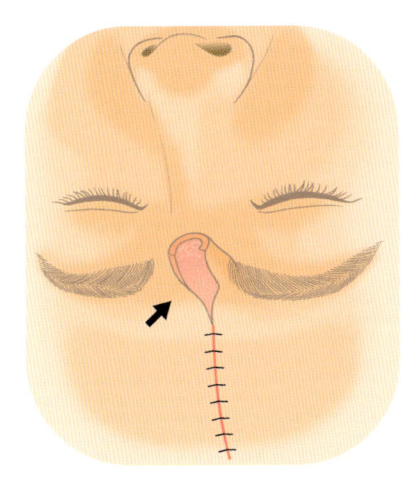

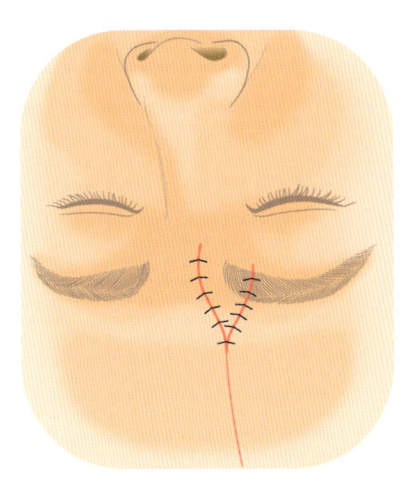

図5　手術方法

19．正中前額皮弁

症 例

症例1 82歳，男性，左鼻翼基底細胞上皮腫切除後の欠損

　17×65 mm の右前額皮弁を眼窩上縁まで挙上して移植し，2週間後に切り離した（図6）。

症例2 55歳，男性，顔面電撃傷後の外鼻変形

　前医で左側の前額皮弁による再建が行われていたが，組織量が不足し，変形の形成手術も不十分だったため，再度手術を計画した。

　右側の滑車上動脈が残存していることをドップラ血流計で確認し，右側の前額皮弁が挙上可能であると判断した。皮弁採取部の縫縮は不可能なため，ティシュエキスパンジョンを併用した。皮弁を伸展するのではなく，皮弁に隣接する皮膚を伸ばす目的で前額部両端の前頭筋下にティシュエキスパンダー（レクタンギュラタイプ，4×5×3 cm，50 ml）を挿入した。3カ月間の伸展の後にエキスパンダーを摘出し，前額皮弁を挙上した。初回手術で移植された皮弁を hinge flap として鼻腔前庭部の裏打ちとした。支持組織として肋軟骨で鼻背から鼻尖部の高さと鼻翼の形態を作り，thinning した前額皮弁で覆った。皮弁は眼窩上縁まで挙上し，鼻翼基部や鼻柱基部まで緊張なく到達できた。皮弁採取部は縫縮した。3週後に皮弁を切り離した（図7）。

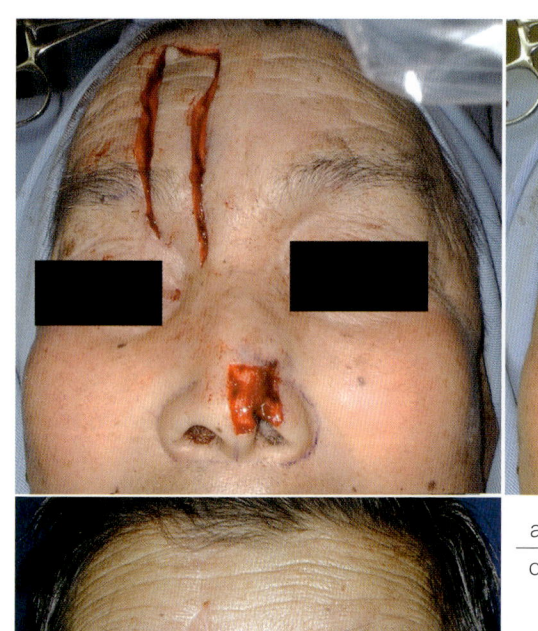

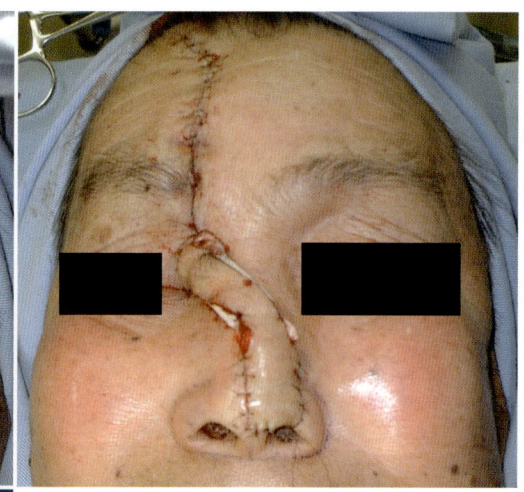

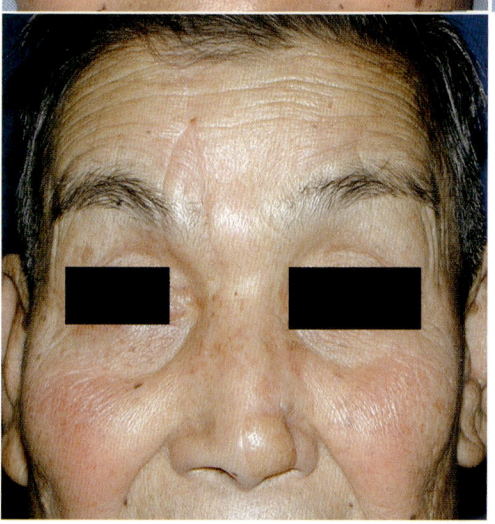

a	b
c	

(a) 腫瘍切除による欠損部と皮弁。皮弁の幅は17 mm，長さは65 mm。
(b) 眼窩上縁をピボットポイントとし，皮弁は緊張なく欠損部に到達している。皮弁採取部は縫縮し，皮弁の裏面は人工真皮で一時的に被覆した。
(c) 術後10カ月の状態

図6　症例1：82歳，男性，左鼻翼基底細胞上皮腫切除後の皮損

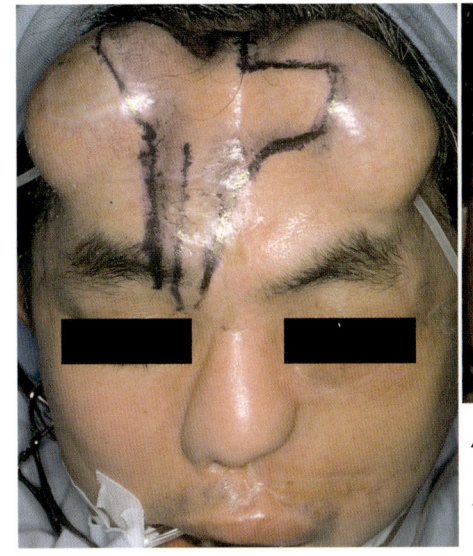

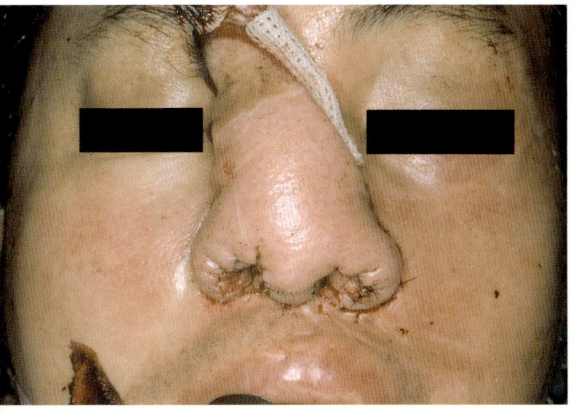

(b) 皮弁を外鼻に縫着したところ．鼻翼や鼻柱基部まで緊張なく届いている．

(a) 皮弁のデザイン．左側の前額皮弁はすでに使用されている．前頭部の両端にティシュエキスパンダー（4×5×3 cm，50 ml）が挿入されている．皮弁の左側は前回手術の瘢痕を越えているが問題なかった．

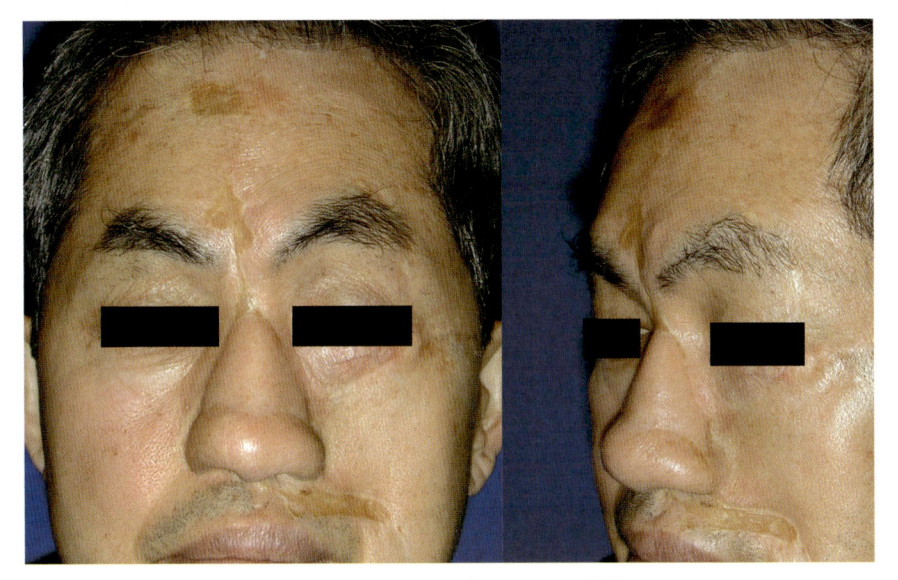

(c) 皮弁切り離し後 1 年 10 カ月の状態．

図 7　症例 2：55 歳，男性，顔面電撃傷後の外鼻変形

症例 3　60 歳，女性，義眼床萎縮，眼瞼陥凹

幼児期に網膜芽腫で右眼球を摘出した．6 カ月前より義眼床萎縮のため義眼滑脱，閉瞼不全が出現した．眼瞼の陥凹も著明であるが，眼輪筋の機能は残存している．義眼床拡大と眼瞼陥凹矯正，眼輪筋の機能温存を目指して，正中前額皮弁による義眼床拡大と陥凹矯正を行った．

正中前額皮弁は前額傍正中に幅 2 cm，長さははえぎわまでとし，ボリュームを得るために骨膜上で剥離した．皮弁の茎部は骨膜下に眼窩上縁まで剥離し島状皮弁とした．義眼床の結膜は横切開し結膜弁として剥離して眼瞼の裏打ちとし，生じた眼窩後方の欠損部に島状皮弁を眼輪筋下を通して移植した．義眼の安定も得られ，陥凹も改善した．皮弁採取部，皮弁の折り返し部も目立たず，閉瞼も良好である（**図 8**）．

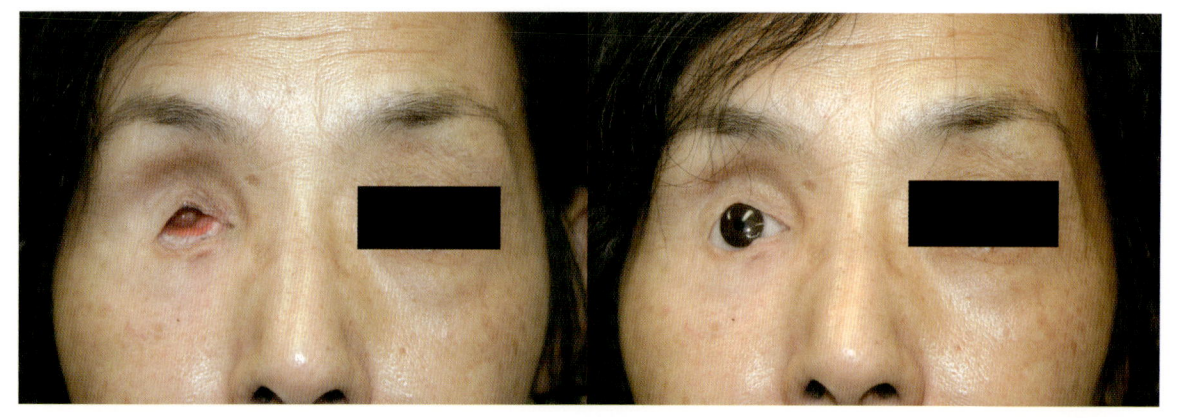

(a) 術前。義眼床，下結膜円蓋は浅く，兎眼となっており，上眼瞼の陥凹が著明である。義眼の下縁は皮膚で止まっている。

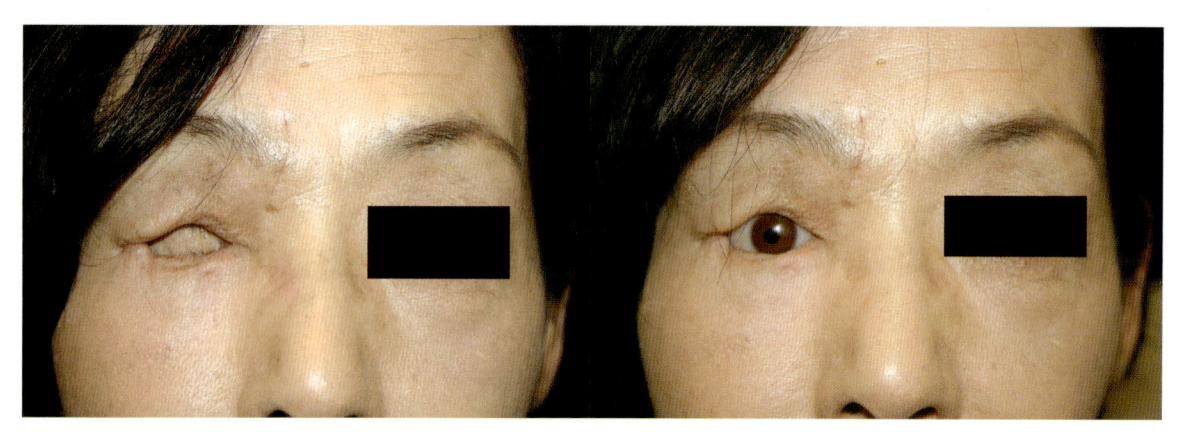

(e) 術後1カ月の状態。眼瞼の陥凹は改善され，皮弁採取部の瘢痕も目立たない。義眼の安定が得られた。

b	c
d	

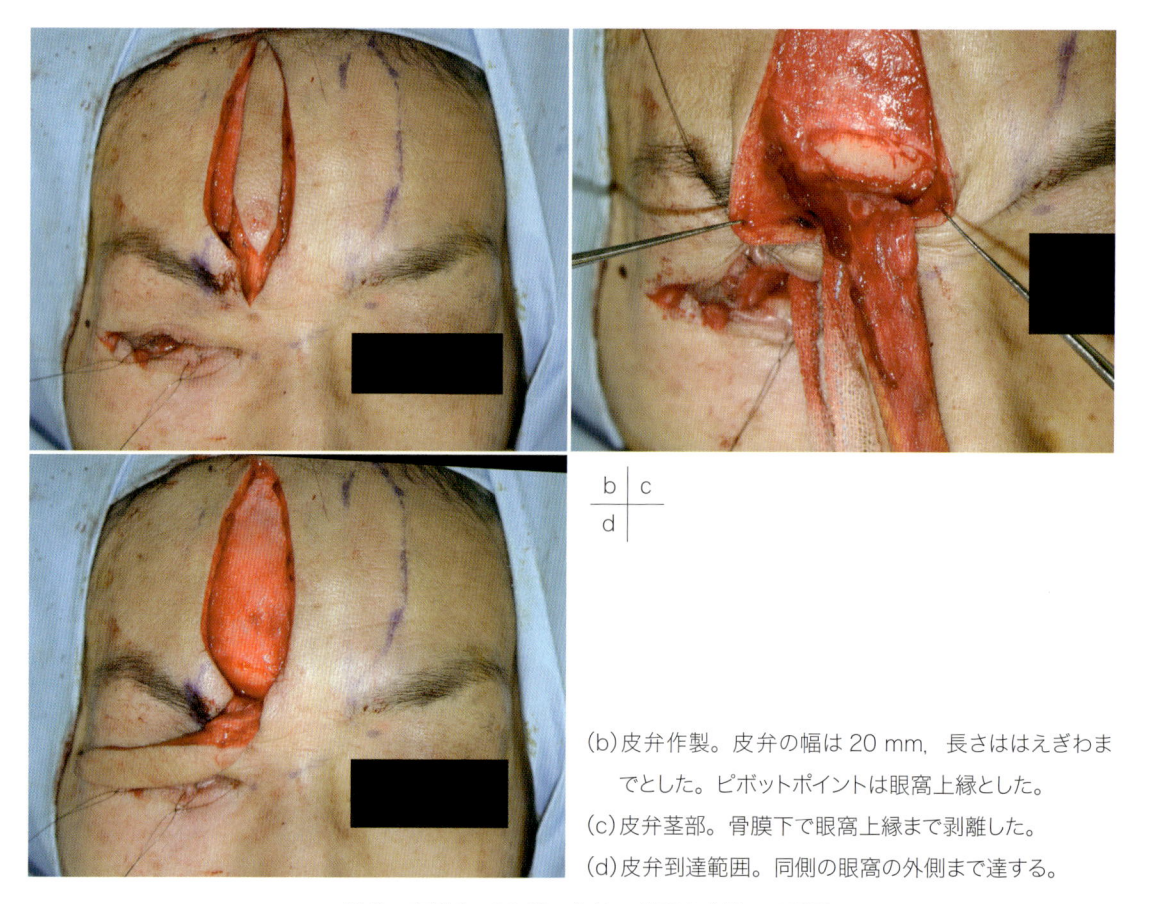

(b) 皮弁作製。皮弁の幅は 20 mm，長さははえぎわまでとした。ピボットポイントは眼窩上縁とした。
(c) 皮弁茎部。骨膜下で眼窩上縁まで剥離した。
(d) 皮弁到達範囲。同側の眼窩の外側まで達する。

図8　症例3：60歳，女性，義眼床萎縮，眼瞼陥凹

考　察

血管茎についての考え方

　正中前額皮弁は長い歴史を持った手術であり，多くの試行錯誤が繰り返され，デザインが工夫されてきた。現代の形成外科では axial pattern flap の概念のもとに前額皮弁に対しても血管解剖を基にした論理的なデザイン，手術手技が検討されてきた。

　前頭部の主たる血管としては滑車上動脈と眼窩上動脈，浅側頭動脈が左右それぞれ1本ずつ，合計6本の動脈が頭側に向かって走行している。さらに眼窩内側，鼻根部には鼻背動脈，眼角動脈も走行しており，これらの動脈は互いに網目状のネットワークを形成している[5]。このため前頭部にある程度の幅を持った縦型の皮弁をデザインすることにより，いずれかの血管が axial vessel として皮弁に含まれ，安全に皮弁を挙上できる。こうしたことから皮弁のデザインにはいくつかのバリエーションがある。

　Converse[6] は両側の滑車上動脈を血管茎として皮弁を前頭部正中にデザインした。Tardy ら[7] は正中に皮弁をデザインしているが，皮弁の栄養血管は鼻背動脈であるとしている。Millard[8] は片側の滑車上動脈を含めるだけでも皮弁の血流に問題がないことを示したが，皮弁そのものはほぼ正中に作り，皮弁の基部を一側の内眼角へ向かって挙上していくデザインとしている。Burget ら[9,10] は内眼角部に皮弁基部を置き，そこからまっすぐ頭側に伸びるデザインとした。これは内眼角部から頭側にまっすぐ上行する滑車上動脈を取り込むのに合理的なデザインである。皮弁の位置は正中から少し側方にずれるため paramedian forehead flap という呼称が使用されている。また，この方法では反対側の滑車上動脈を利用して前額皮弁をもう1つ挙上できる。Kleintjes[5] は前頭部領域の非常に緻密な血管解剖の検索を行っている。特に，鼻背動脈から上方に伸びる分枝を central artery，眼角動脈からの上方への分枝を paracentral artery と呼び，まったくの正中に皮弁をデザインした場合にはこれらの動脈が血管茎として重要であると述べている。

　このほかにもさまざまな報告があるが，結局どのデザインでもネットワーク状の血管の分布に助けられて血流に問題を生じることは少ないようである。

皮弁の到達距離の獲得

　皮弁デザイン上のもう一つの問題として，皮弁の到達距離が不足することがある。特に，頭髪のはえぎわが低くて額の狭い患者で，鼻尖や鼻柱まで再建が必要な場合が問題である。これに対してまず考えられてきたのが皮弁の先端を延長することである。頭側にまっすぐ延長すると血流は安定しているが有毛部となり脱毛が必要となる。はえぎわに沿って側方に延長することも行われるが血流が不安定で delay を必要とすることがある。また，眉毛の挙上や頭頂にかけての知覚障害を生じやすく，延長の効率もよくない。

　一方，皮弁の基部をできるだけ尾側まで挙上することで皮弁の長さを得ると同時にピボットポイントを鼻尖方向に近づけるという工夫も行われてきた。今回述べた手術法でも皮弁の基部は眉毛よりも尾側に置いている。日本人の場合，これで鼻柱まで届かないことはほとんどない。もしも届かなければ，皮弁基部を眼窩上縁から眼窩上壁にかけて骨膜下に剥離することで延長効果を得ることができる。

　McCarthy ら[11] は新鮮死体において顔面動脈からの色素注入で正中前額皮膚の血管が染色されたことにより，滑車上動脈からの血行が遮断されていても皮弁作製が可能であることを示した。そして Kelly ら[12] は詳細な研究により滑車上動脈が眼角動脈を介して顔面動脈と吻合していることを明らかにし，滑車上動脈を切断してさらに尾側まで皮弁を延長できると述べている。Niranjan[13] によれば顔面動脈が眼角動脈まで追えるのは68％で，鼻翼周囲で終わっているものが32％あると報告している。いずれにしろ Kelly ら[12] が述べているように密なネットワークがあり，血流は十分維持されると考えられる。先に提示した MDCT による画像でもこの吻合ははっきりと確認できるので，術前に検査しておけばより確実な手術が可能である。

採取部の閉鎖

　皮弁採取部は縫縮するのが原則であるが縫縮できる幅は 2.5 cm 程度が限界である。Burget ら[9] は縫縮できるだけ縫縮し，残りは瘢痕治癒させている。

これでも十分目立たない瘢痕となり得るが，時間的余裕があるのならばティシュエキスパンジョンを計画するのが効果的である．また，術後に瘢痕切除のためにエキスパンダーを使うのもよい．

前頭部は直下に前頭骨があり，エキスパンダーが沈み込まないため皮膚の伸展の効率がよい．症例2では皮弁採取部の両側の前頭筋下にエキスパンダーを挿入したが，さらに大きなエキスパンダーで前頭部全体を伸展することもできる．Fan[14]は拡張した前額皮弁を頸部瘢痕拘縮などの治療に利用して効果を上げている．Spence[15]は拡張した肩皮弁を顔面に利用し20年経過観察した経験を報告している．しかし，伸展された皮膚はエキスパンダー除去後の一定期間再収縮する傾向がある．大塚[16]はラットで再収縮について調べ，再収縮を防ぐには少なくとも5週間以上エキスパンダーを挿入しておくのが望ましいと述べている．Burget[17]は鼻の再建では伸展しない前額皮弁の使用を勧めており，エキスパンダーは皮弁採取部の閉鎖に用いると述べている．

われわれはフルエキスパンジョンののち十分な時間をおいてから利用する，あるいは皮弁としての利用部位を避けて伸展することがよいと考える．または採取部の瘢痕が目立つ場合の治療法として利用する．

適 応

この皮弁の適応は第一に鼻の再建である．カラーマッチとテクスチャーマッチが非常に優れ，遊離皮弁が利用できる現在でも鼻の再建に使われ続けている．Burgetら[18]は裏打ちのために遊離皮弁を使用してもなお皮膚側は前額皮弁で再建している．他の適応として下眼瞼，あるいは内眼角部の再建が挙げられる．しかし，可動性が求められる上眼瞼には皮膚が厚いため不適である．皮弁の皮膚をdenudeして前頭蓋底の再建や前頭洞の充填にも利用できる．本皮弁はJacksonら[19]のgalea frontal muscle flapと言える．

文 献

1) 倉田喜一郎：植皮の歴史, pp1-15, 克誠堂出版, 東京, 1986
2) 梅本泰孝, 福田慶三, 小泉正樹：滑車上動脈の3次元的血管解剖に基づく前額皮弁の挙上法. 形成外科 41：259-264, 1998
3) Alonso-Burgos A, Garcia-Tutor E, Bastarrika G, et al：Preoperative planning of deep inferior epigastric artery perforator flap reconstruction with multislice-CT angiography；Imaging findings and initial experience. J Plast Reconstr Aesthet Surg 59：585-593, 2006
4) Rosson GD, Williams CG, Fishman EK, et al：3DCT angiography of abdominal wall vascular perforators to plan DIEAP flaps. Microsurgery 27：641-646, 2007
5) Kleintjes WG：Forehead anatomy；Arterial variations and venous link of the midline forehead flap. J Plast Reconstr Aesthet Surg 60：593-606, 2007
6) Converse JM：Full-thickness loss of nasal tissue. Reconstructive Plastic Surgery(2nd ed), edited by Converse JM, Vol.2, pp1209-1287, WB Saunderse Co, Philadelphia, 1977
7) Tardy ME Jr, Sykes J, Kron T：The precise midline forehead flap in reconstruction of the nose. Clin Plast Surg 12：481-494, 1985
8) Millard DR Jr：Hemirhinoplasty. Plast Reconstr Surg 40：440-445, 1967
9) Burget GC, Menick FJ：Nasal reconstruction；Seeking a fourth dimension. Plast Reconstr Surg 78：145-157, 1986
10) Burget GC, Menick FJ：Nasal support and lining；The marriage of beauty and blood supply. Plast Reconstr Surg 84：189-202, 1989
11) McCarthy JG, Lorenc ZP, Cutting C, et al：The median forehead flap revisited；The blood supply. Plast Reconstr Surg 76：866-869, 1985
12) Kelly CP, Yavuzer R, Keskin M, et al：Functional anastomotic relationship between the supratrochlear and facial arteries；An anatomical study. Plast Reconstr Surg 121：458-465, 2008
13) Niranjan NS：An anatomical study of the facial artery. Ann Plast Surg 21：14-22, 1988
14) Fan J：A new technique of scarless expanded forehead flap for reconstructive surgery. Plast Reconstr Surg 106：777-785, 2000
15) Spence RJ：An algorithm for total and subtotal facial reconstruction using an expanded transposition flap；A 20-year experience. Plast Reconstr Surg 121：795-805, 2008
16) 大塚尚治：Tissue expander除去後伸展皮膚の収縮性に関する実験的分析. 日形会誌 13：435-464, 1993
17) Burget GC：Aesthetic Reconstruction of the Nose. Plastic Surgery(2nd ed), edited by Mathes SJ, Vol.2, pp573-648, Saunders Elsevier, Philadelphia, 2006
18) Burget GC, Walton RL：Optimal use of microvascular free flaps, cartilage grafts, and a paramedian forehead flap for aesthetic reconstruction of the nose and adjacent facial units. Plast Reconstr Surg 120：1171-1207；discussion 1208-1116, 2007
19) Jackson IT, Adham MN, Marsh WR：Use of the galeal frontalis myofascial flap in craniofacial surgery. Plast Reconstr Surg 77：905-910, 1986

20 Rintala flap

大慈弥 裕之，大西 清

Summary

鼻の再建，特に鼻根から鼻背，鼻尖にかけての顔面中央部の再建では，鼻梁から鼻尖が正中に位置し，これらの輪郭が対称的であることが重要となる．1969年に発表されたRintala flapは，鼻根から鼻背に作製する上方茎の前進皮弁で，通常，両側の眉毛直上にBurowの三角を置く．一期的な再建が可能で，鼻の対称性を保つことができる利点がある．鼻根から鼻背，鼻尖部の正中に位置する径2cm程度の欠損創の再建に適している．Rintala flapはmedian forehead flapやaxial frontonasal flapの代用になる皮弁である．

はじめに

鼻は顔面の中央に位置するため，再建する際には，再建組織と周囲皮膚とのカラーマッチやテクスチャーマッチが良好であること，鼻梁から鼻尖のラインが正中であること，鼻の輪郭が対称的であること，手術瘢痕が目立たない，など，整容的にも水準の高い手術が求められる．従来から，鼻部の再建には，進展皮弁，移行皮弁，双葉皮弁，菱形皮弁，島状皮弁などの局所皮弁が用いられている．

Rintala flapは鼻背や眉間部を採取部とする前進皮弁であり，鼻尖や鼻背などの鼻部中央の再建に適している[1]．本稿では，Rintala flapの概念，適応，手術手技について述べ，本皮弁の特徴を解説する．

概 念

歴 史

1969年，Rintalaら[1]は鼻根から鼻尖に至る鼻部中央の欠損創に対して，上方茎の長方形の前進皮弁による再建法を報告した．

彼らはこの皮弁を，「Rectangular sliding flap」として報告したが，Jackson[2]が彼の教科書の中で「Rintala flap」と呼称し紹介した．Rintala flapは皮弁デザインと手技が単純でわかりやすく，鼻尖から鼻背の欠損創を一期的に閉鎖することが可能である．皮弁と周囲皮膚とのカラーマッチやテクスチャーマッチも良好であり，鼻尖や鼻背の対称性が損なわれない，などの利点を有す．

一方，Rintala flapは長い茎をもつ前進皮弁であるため，皮弁先端の血流に不安があり鼻尖部再建には適さない，短鼻変型を来たしやすい，などの問題点も指摘されている[2]．これらの批判に対する再評価，または工夫も報告されている[3,4]．

適 応

鼻尖部中央欠損から鼻背に位置する，径2cm前後の皮下から骨膜に及ぶ全層欠損創である．鼻が高くて大きい欧米人では，4cmの欠損までRintala flapで閉鎖できると述べているが[3]，日本人では3cmまでが無難である[5]．

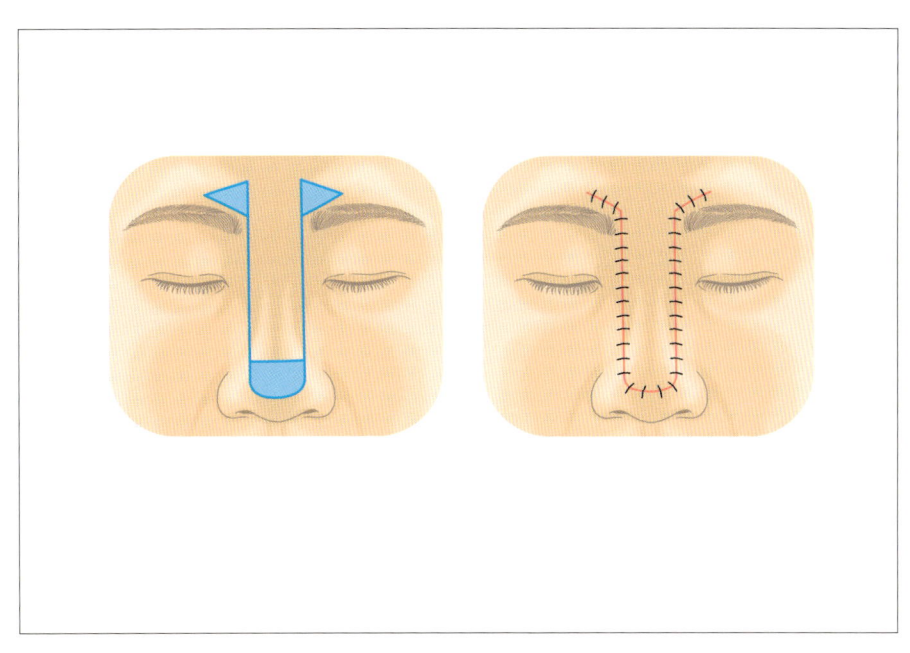

図1　Rintala flap のデザイン

眉間を採取部とする皮弁の二次欠損に対してRintala flap を用いて再建する方法もある[6]。

術前の評価

患者の鼻の大きさ，皮膚の余裕（高齢者では余裕がある），などを考慮してRintala flap の適応を判断する。

手　技

①欠損創の外縁に沿って，鼻背部に頭側を茎とした長方形の皮弁をマークする（図1）。皮弁基部の位置は，皮膚欠損の位置により内眼角靱帯の部位，または眉毛上の部位とする[3]。Burow の三角は瘢痕が目立ちにくい眉毛直上に設置する場合が多いが，鼻尖部の再建では内眼角部や鼻翼溝の頭側に置くこともある[1]。Burow の三角なしに進展が可能な場合もある[4]。幅：長さの比は，おおまかに1：2，または欠損の長さの2倍とする[1]。
②皮弁は，鼻背部皮下で滑りのよい筋層下（fibromuscular layer），骨膜上を剥離する[4]。眉間から前額部の皮下剥離を広範に行うことで，皮弁の前進量が確保され，術後に生じる鼻尖の上方変位を予防することができる。
③前進させた皮弁の裏面と骨膜をアンカー縫合固定し，皮弁の先端は対側の皮膚と骨膜にしっかりと縫合固定する[6]。

術後管理

皮弁によって引っぱられるため，術後に鼻尖の上方偏位や短鼻変型を来たすことがある。
また，眉毛の下垂や前頭鼻角の平坦化を来たす場合もある。これらの変型は，通常，術後数カ月で改善する[3,4]。前額部の知覚障害を訴える症例もあるが，これは術後3～6カ月で消失する[6]。

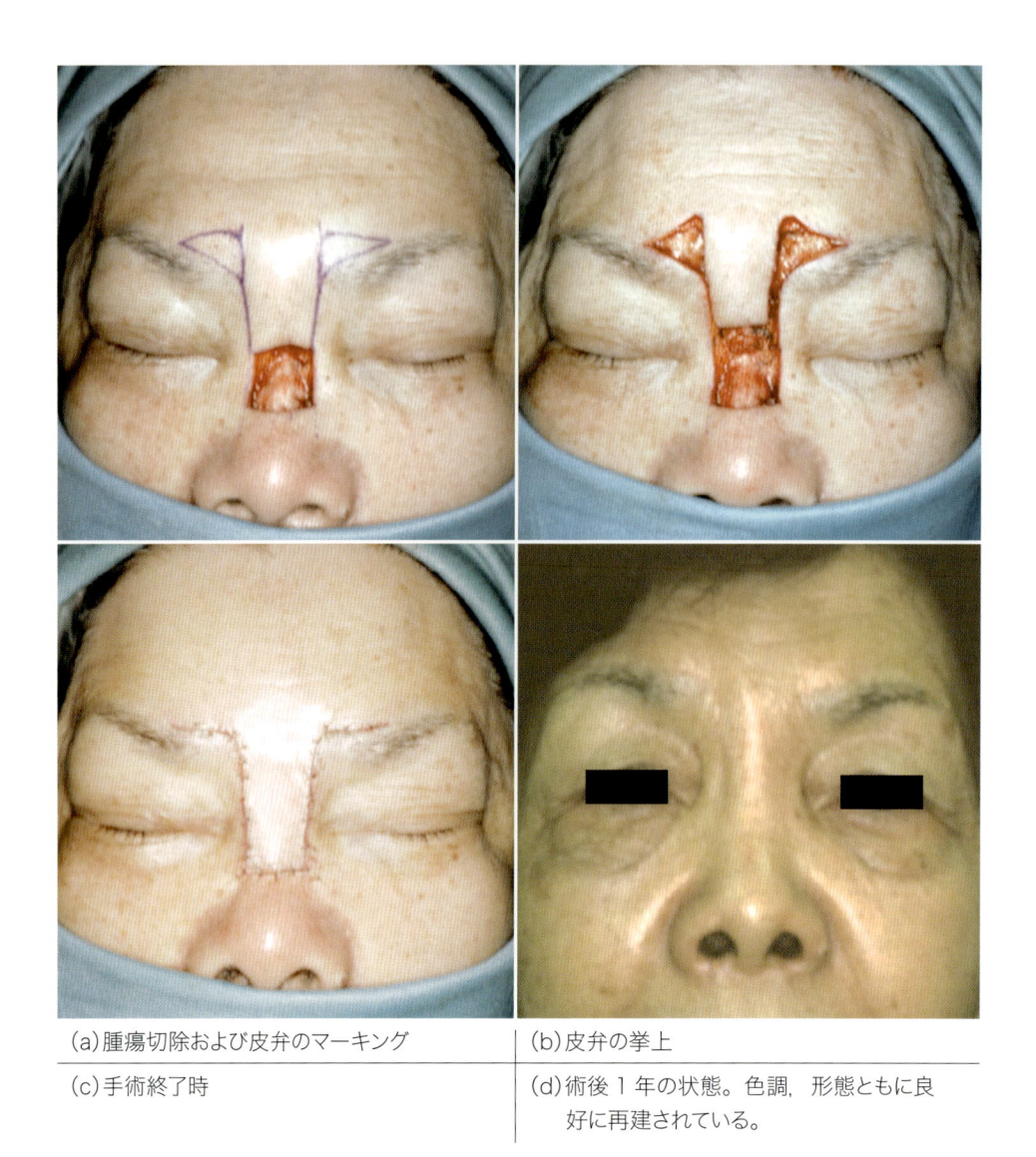

(a) 腫瘍切除および皮弁のマーキング
(b) 皮弁の挙上
(c) 手術終了時
(d) 術後1年の状態。色調，形態ともに良好に再建されている。

図2 症例1：75歳，女性，鼻背部基底細胞癌

症例

症例1 75歳，女性，鼻背部の基底細胞癌

鼻背部の腫瘍を骨膜上で切除した後，欠損創をRintala flapにより再建した（図2）。

症例2 84歳，女性，鼻背部の基底細胞癌

右側頬部にかかる欠損創は頬部の皮膚を前進させRintala flapの側面に縫合した。その際に生じたdog earは切除した（図3）。

考 察

Rintala flapは長い茎をもつ前進皮弁であり，血流の点で不安がある。Rintalaらは，幅：長さの比は，おおまかに1：2，または欠損の長さ2倍と述べている[1]。その後，Chiuら[3]やBlandiniら[4]は，この皮弁を用いた鼻尖部の再建を報告しているが，両者とも皮弁の壊死はなかったと報告している。Chiuら[3]は，皮弁の基部を皮弁の位置により，内眼角靱帯のレベルか眉毛上に置き，それに伴いBurowの三角も鼻根部に作製する場合もあると述べている。

Blandiniら[4]は，Rintala flapのBurowの三角は栄養血管を損傷し，瘢痕も大きくなると述べ，Burowの三角なしに，axial musculucutaneous flap

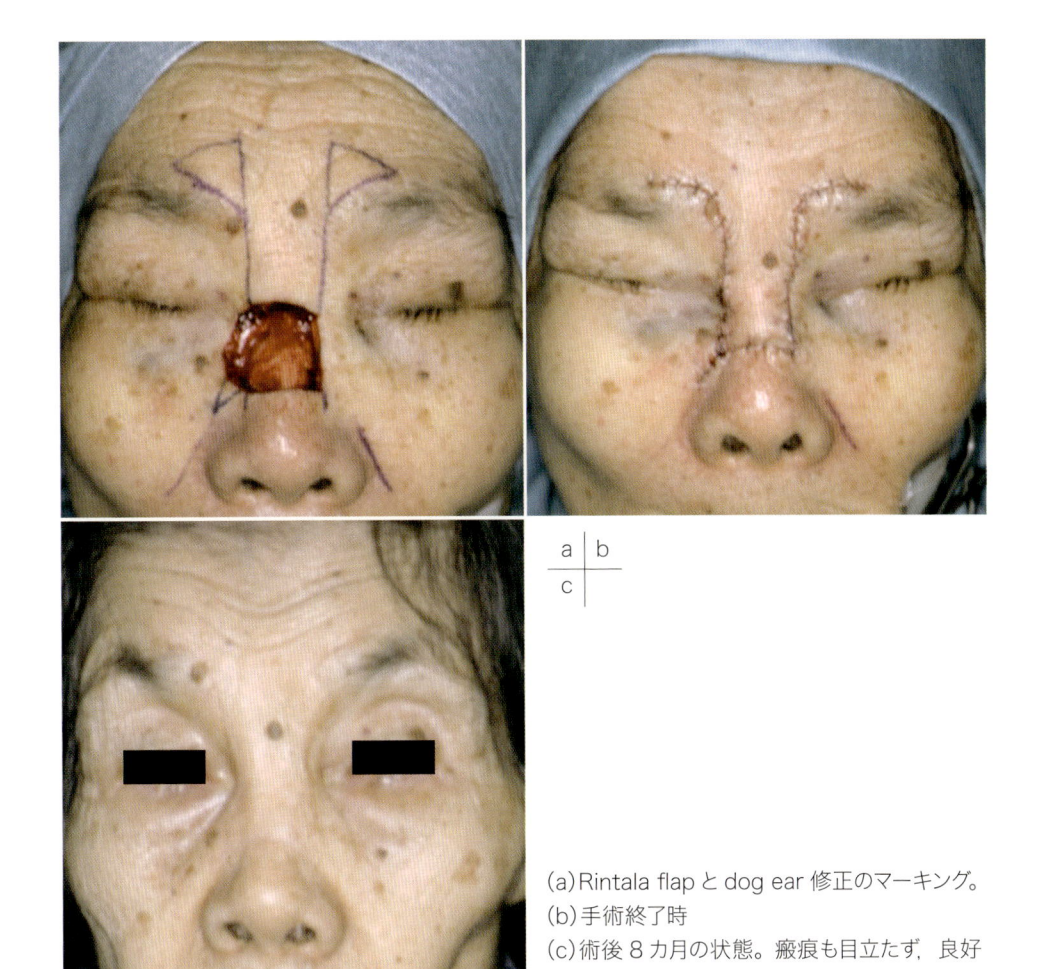

(a) Rintala flap と dog ear 修正のマーキング。
(b) 手術終了時
(c) 術後 8 カ月の状態。瘢痕も目立たず，良好に再建されている。

図 3　症例 2：84 歳，女性，鼻背部基底細胞癌

として皮弁を移行する方法を報告した。

鼻背の皮膚は，眼角動脈，鼻背動脈，顔面動脈外側鼻枝，滑車上動脈，眼窩上動脈により栄養されている。鼻背部ではこれらの血管が血管網を形成するため，鼻背部皮下の滑りのよい筋層下（fibromuscular layer）で剥離すれば，これらの血管網を温存することができ，細くて長い皮弁でも安全に移行することができる[4]。

適 応

鼻背から鼻尖部の中央に位置する 2〜4 cm 程度の比較的大きな欠損創であるが[1)3)4)]，わが国では，主に眉間から鼻背上 1/3 までの欠損に対して用いられている[5)7)]。Onishi ら[6)8)]は内眼角再建に用いる Glabellar flap の採皮部欠損創に対して，Rintala flap を用いている。

Rintala flap の利点

①皮弁のデザインと移動が単純である
②一期的再建が可能である
③鼻尖や鼻翼の対称性が損なわれない
④皮弁の血流が良好で安定した皮弁である
⑤カラーマッチ，テクスチャーマッチ，組織の厚みが周囲の組織とよく適合する

などが挙げられる[3]。

Rintala flap の欠点

一方，欠点としては，
①鼻尖部の変型や短鼻を来たす場合がある
②前頭鼻角の平坦化を来たす場合がある
③長い瘢痕が形成される

が挙げられている。

Chiu ら[3]は皮弁の先端に Bilateral tip flap を付

けた皮弁を作製し，この皮弁で鼻尖部を再建することにより，鼻尖の変型や短鼻を予防することができると述べている。手術瘢痕については，鼻の輪郭線に沿っているため，他の皮弁に比べて特に目立つことはない[3]。

Rintala flap の欠点である短鼻変型や鼻尖の挙上を避けるためには，この皮弁の適量な前進範囲を知っておくことが重要である。欧米人では2〜4 cm までの欠損創に対し Rintala flap を使用されているが，鼻が小さく皮膚の余裕の少ない日本人では 2, 3 cm が適量と考える[6]。それ以上大きな欠損では，Rintala flap に拘泥することなく，眉毛上から外側にわたるチューブ皮弁である Schmidt 法，または前額皮弁を考慮するべきである[9]。

文献

1) Rintala AE, Asko-Seljavaara S : Reconstruction of midline skin defects of the nose. Scand J Plast Reconstr Surg 3 : 105-108, 1969
2) Jackson IT : Rintala flap. Local flaps in head and neck reconstruction (2nd ed). pp165-169, Quality Med Pub, St Louis, 2007
3) Chiu LD, Hybarger CP, Taylor NT : The Rintala flap revisited. Plast Reconstr Surg 94 : 801-807, 1994
4) Blandini D, Tremolada C, Berreta M, et al : Use of a versatile axial dorsonasal musculocutaneous flap in repair of the nasal lobule. Plast Reconstr Surg 98 : 260-268, 1996
5) 岡田恵美, 丸山 優 : Rintala flap による眉間〜鼻背部の修復；区分, 分節原理の併用. 日形会誌 17 : 248-255, 1997
6) Onishi K, Maruyama Y, Okada E : Medical canthal reconstruction with glabellar combined rintala flaps. Plast Reconstr Surg 119 : 537-541, 2007
7) 岩平佳子, 丸山 優 : Rintala flap, axial nasodorsum flap による外鼻再建. 各種局所皮弁による顔面の再建 最近の進歩, 小川 豊編, pp102-108, 克誠堂出版, 東京, 2000
8) 大西 清, 室 孝明, 丸山 優 : 眉間皮弁・Rintala 皮弁を用いた内眼角部の再建. 形成外科 49 : 743-748, 2006
9) Jackson IT : Local flaps for facial coverage. Plastic Surgery (2nd ed), edited by Mathes SJ, Vol 5, pp345-390, Saunders, Philadelphia, 2006

21 Axial frontonasal flap

倉田 荘太郎, 橋本 裕之

Summary

　顔面の中心に位置する外鼻の部分欠損を修復する方法はいくつか報告されているが，色調，質感，形態を本来の組織と同様に再現することは容易ではない。鼻背動脈を栄養血管とする axial frontonasal flap は欠損と近接する鼻背の皮膚を無理なく移動でき，一期的に良好な形態が得られる点で鼻背下方から鼻尖部にかけての欠損を被覆するには極めて利用度の高い方法と言える。さらに本皮弁を応用すれば片側鼻翼の再建が可能であり，鼻唇溝皮弁を連続させることで比較的広範囲の鼻翼周囲の欠損にも利用できる。手技的には栄養血管が内眼角靱帯の近傍で皮弁下に現れることに注意すれば，剝離する層はほとんどが軟骨膜，骨膜上であり，出血も少なく容易に挙上できる。術後の瘢痕は比較的長いが，眉間部の皺，外鼻のユニット，サブユニットの境界部分を通るため整容的にも十分満足のいく結果が得られる。
　ただし，欠損が皮膚のみにとどまらず軟骨や粘膜に及んでいる場合には，ほかの術式を併用して再建された鼻が鼻呼吸を妨げていないか注意を払う必要がある。

はじめに

　外鼻はその脂腺に富んだ皮膚，軟骨や骨により支持される鼻腔を伴った立体的な形態を持ち，また顔の中心に位置するという際立った特徴がある。したがって欠損がたとえ皮膚のみと浅い場合でも，再建法は慎重に選ばれなければならない。少なくとも鼻部領域の皮膚の質感，色調や形態を損なわない方法をとるべきである。顔面皮膚においては脂腺毛包が発達し，毛穴が開大しやすい部位がある。分析ソフトで開大した毛穴をプロットした画像を観察すると，鼻部に並んで，前額，眉間，鼻唇溝外側に多くの点が集まっている（図1）。これらは脂腺の発達を示唆する部位であるが，同時に外鼻の再建に用いられる部位としてこれまでにもさまざまな術式が報告されてきたことを想起させる。
　鼻尖部を再建するという観点でその採取部として最も適した部位を求めれば，鼻尖部に隣接した鼻背皮膚が最適であり，この部位を用いる axial frontonasal flap は現在選択し得る最も優れた術式の1つである。1967年に Rieger[1] は glabellar flap をさらに下方へ拡大し鼻尖の欠損にも対応できる rotation flap を発表した。これに続き Marchac ら[2] は鼻背全体が眼角動脈の枝により栄養されることに着目し，皮弁の茎を内眼角部のみとし，さらに大きな可動域を確保し axial frontonasal flap と命名した。その後この皮弁はさらに改良が加えられ，現在では鼻背下方から鼻尖部の欠損を被覆する再建法としてなくてはならない方法となっている[3〜6]。
　本稿ではオリジナルの方法よりいくつかの改良点を詳細に検討し，再建法を紹介する。また著者らの行っている鼻翼再建への応用や鼻唇溝皮弁を連続させた例を示す。

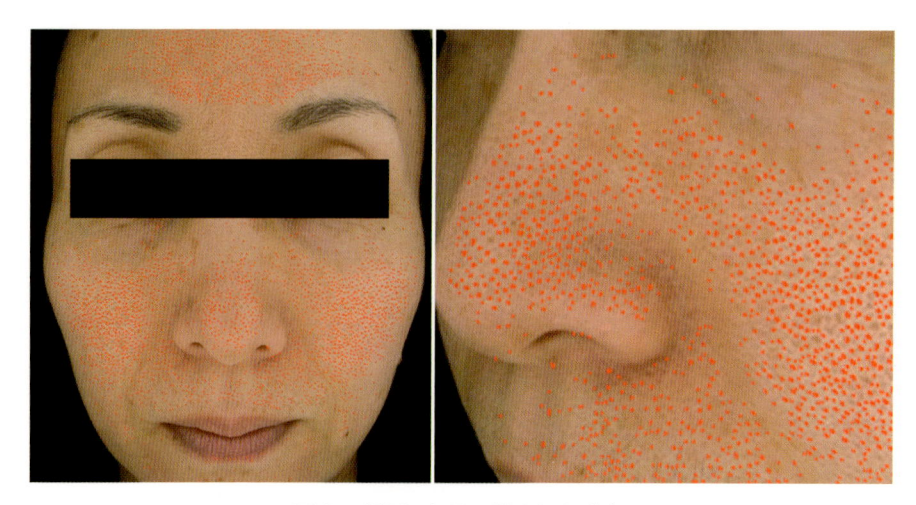

図1 顔面における開大した毛穴
赤い点が開大した毛穴を示す。

概　念

1. 名称について

Axial frontonasal flap は遠位部は皮膚のみを挙上するが，茎基部付近は骨膜上であり一部鼻筋やSMASも含んでいる。しかしながら，一般的には鼻背皮弁という名称で呼ばれることが多い。本稿では「AFN flap」または単に「皮弁」と表現することとする。

また著者らは通常の AFN flap（standard AFN flap）以外にも鼻翼再建へ応用したものを modified AFN flap[7]，鼻翼および周囲の広範囲欠損の再建に応用した鼻唇溝皮弁を連続するものを extended AFN flap[8] と呼称しているので，ここでもその名称を用いることとする。

2. デザインの変遷

当初 Rieger[1] は欠損近傍で鼻翼皮膚を皮弁に含めて挙上し回転することで欠損を被覆した。この際皮弁は random pattern と考えられていたため茎となる部分は内眼角部より欠損部までの鼻背側方の皮膚をすべて含んでいた（図2-a）。Marchac ら[2] は皮弁を axial pattern と認識したため皮弁茎の幅が著しく縮小され大きな可動性を得た（図2-b）。しかしながら，皮弁茎は欠損と反対側においている。

de Fontaine ら[3] は皮弁茎を欠損と同側においたため正中より外側に偏位する欠損に対しても皮弁の移動に無理がかからなくなった（図2-c）。また皮弁に鼻翼皮膚を含まないことを明確にしたため，縫合線が鼻部のサブユニットの境界に置かれ術後瘢痕も目立ちにくい。眉間部におけるデザインでは Rieger は Z 形成を行うことを記しているが，臨床的には必要性を感じることは少ない。

また，この部位では症例によってしわの形態はさまざまであると考えられるので，最も目立ちにくいラインを選ぶべきである。したがって切開線はかなり低くなることもあり得るが，逆 V 字切開の起点が内眼角部より下方，すなわち瞼裂のレベルより下にこないようにしなければならない。著者らが推奨するデザインを示す（図2-d）。またこれをもとにした modified AFN flap と extended AFN flap のデザインについては後述する。

3. デザインのポイント

1) 欠損が正中から偏位している場合は，同側に茎を置く。
2) 鼻翼溝に沿うようにし，鼻翼皮膚に切開を入れない。
3) 外鼻の輪郭に沿って鼻部と頬部の境に切開線を置く。
4) 皮弁茎は，瞼裂を中心に約 12 mm 程度を目安とする。

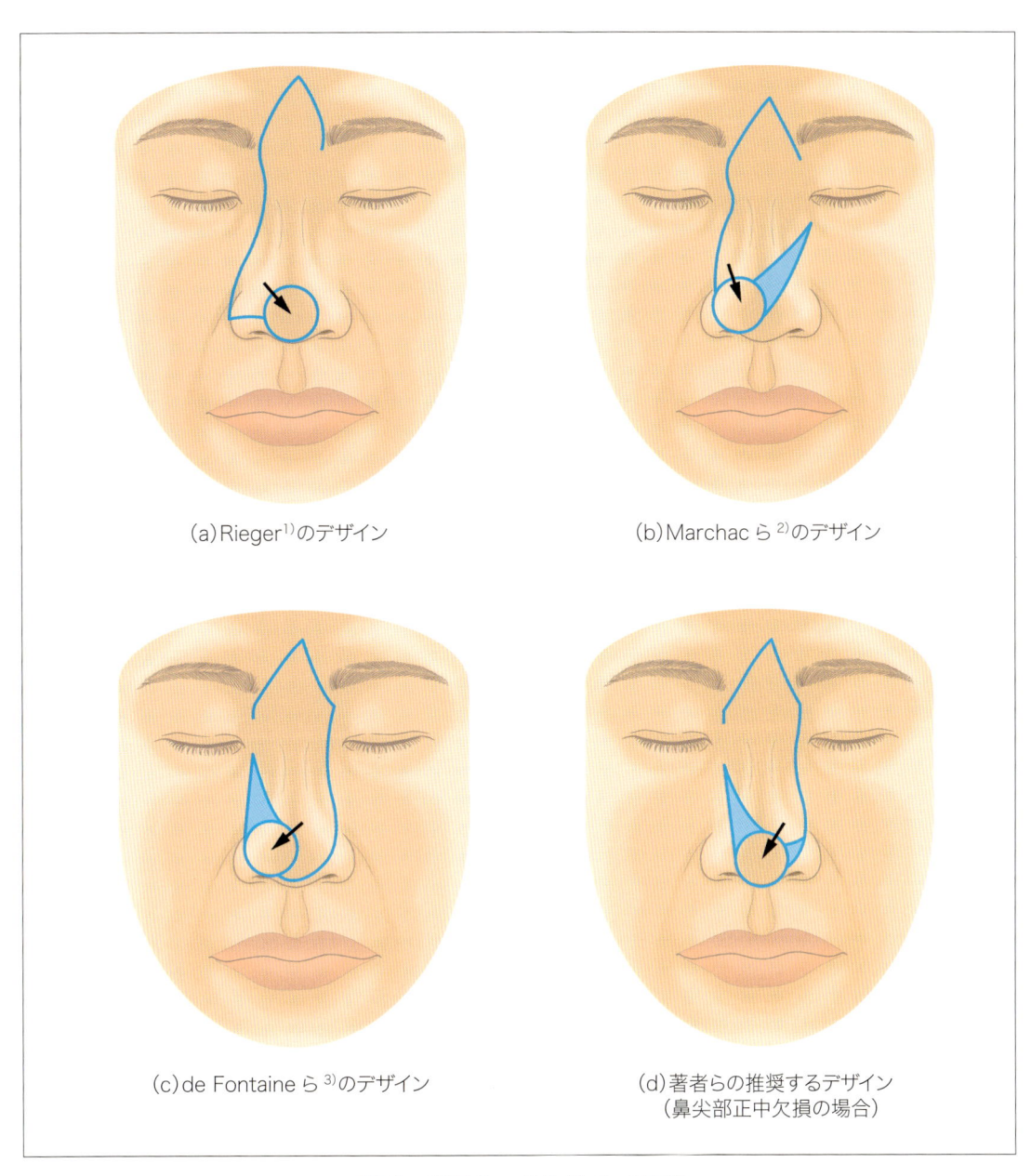

(a) Rieger[1)]のデザイン　　　　　　　　(b) Marchacら[2)]のデザイン

(c) de Fontaineら[3)]のデザイン　　　　　(d) 著者らの推奨するデザイン
　　　　　　　　　　　　　　　　　　　　　（鼻尖部正中欠損の場合）

図2　ANF flapのデザインの変遷

解　剖

　鼻背皮膚は眼窩上動脈，顔面動脈の終末枝である眼角動脈より分岐する鼻背動脈，外側鼻枝，さらに上口唇動脈を経ての鼻柱動脈などの血管網で血流が維持されている．本皮弁では片側の鼻背動脈のみを残しほかの血行の流入は遮断されるが，皮弁の血流は尖端まで極めて良好である．また，鼻背動脈が現れるのは内眼角靱帯のレベルの約7.4 mm上方であるとの報告がある[9)]．

　外鼻の筋層はSMAS層から連続している．おもに本皮弁に関連するのは鼻筋横部と鼻根筋である．上唇鼻翼挙筋は皮弁辺縁に現れるが，この領域では皮下で剥離するので傷つけることはない．

　さらに皮弁挙上時には骨膜，軟骨膜上での剥離を行うので鼻骨，上顎骨が形成する梨状窩の中央部が露出され，その下方に外側鼻軟骨，大鼻翼軟骨が現れることとなる（図3）．

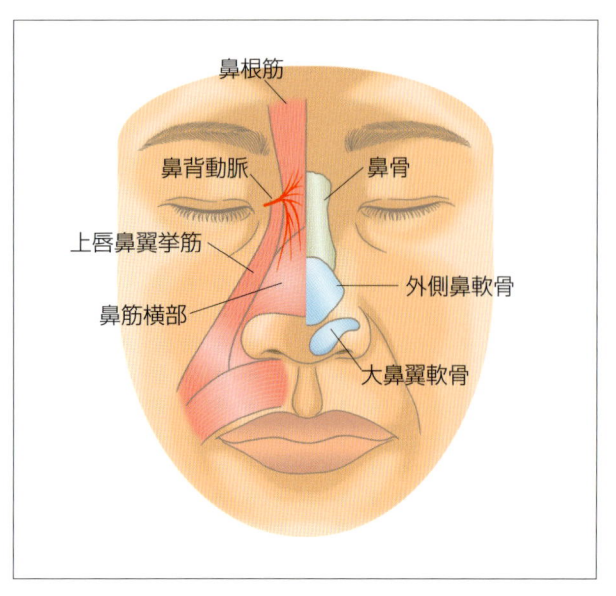

図3　AFN flap に関連する局所解剖

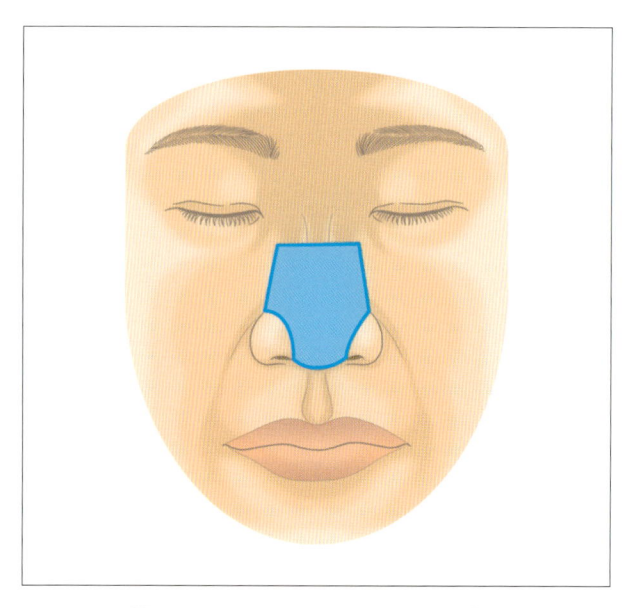

図4　Standard AFN flap の可動域

表　Standard AFN, modified AFN, extended AFN flaps のカバー領域の指標

	カバー領域	適応面積（直径）	
Standard	鼻背，鼻尖	30 mm 以下	一期
Modified	鼻翼，鼻背	横径25 mm 以下	時に二次修正
Extended	鼻背，鼻尖，鼻翼	外鼻半分	二次修正推奨

術前の評価

皮弁栄養血管について

　眼角動脈より分岐する鼻背動脈が先天的に欠損することは報告されていないが，外傷や腫瘍により血管が損傷を受けている可能性がある時にはドップラ血流計で確認しておく必要がある。もしも良好な血流が確認できない時には，皮弁の移動に多少無理があっても反対側の鼻背動脈を茎とする皮弁を計画するか，ほかの方法に変更した方がよい。

皮弁可動域と被覆できる大きさについて

　基本的な可動域は瞼裂より下方の鼻背から鼻尖，鼻柱上部までである（図4）。整容的には術後縫合線が鼻背を横切らない点で鼻尖部の欠損に対して特に良い結果が得られる。また，鼻翼およびその周囲の再建にも応用できる。欠損の大きさは単純縫合や rhomboid-to-W 法で閉鎖の難しい直径 10〜30 mm が適応となる。ただし外鼻の大きさには個人差があり，standard AFN flap では鼻尖全体，modified AFN flap では鼻翼全体の欠損までが適応と考えるとよい。直径 20 mm 以下の欠損に対しては良い結果が期待できる。この大きさを超える欠損に対して本法のみを用いる場合，創閉鎖が可能であっても鼻尖・鼻翼の上方偏位が起こり前方から鼻腔が見えやすくなる。ただし鼻背側面のさらに広い欠損については，後述するように鼻唇溝皮弁を連続させることにより鼻背半側をすべて覆うことも可能である。欠損の深さについては皮膚のみ，軟骨を含むもの，さらには鼻腔粘膜までの全層に及ぶ欠損に対してもほかの術式と併用することで対応できる。Standard AFN flap，modified AFN flap，extended AFN flap の適応を示す（表）。

手技

鼻尖部または鼻背下方の被覆
standard AFN flap

栄養血管である鼻背動脈は内眼角靱帯のレベルの上方約7mmで眼角動脈より分岐するので，通常はドップラ血流計による確認は必要ない。

① 眉間および皮弁茎対側の皮膚切開を加え欠損部まで到達させる。皮弁遠位端の欠損部より皮弁を挙上するが，皮弁茎対側ではSMAS上で，SMASがはっきりしない場合は軟骨膜上で挙上する。軟骨膜上では出血も少なく剥離も容易である。皮弁茎となる内眼角部では栄養血管が皮弁裏面に存在することを配慮し鼻骨骨膜上で剥離，またそれより下方でも軟骨膜上で剥離挙上する。特に，内眼角部では眼角動脈より起こる栄養血管が肉眼的に確認できるので，注意深く内眼角靱帯付近まで剥離する。やや手前で剥離を中止しても欠損を十分に被覆できることもあるが，内眼角部での剥離が足りない場合，皮弁茎付近の皮膚の移動が十分でなく術後変形を来たしやすいことを明記する。

② 皮弁裏面の剥離が終了したならば，皮弁移動後に余剰となる部分の外側縁を皮弁茎下端まで切離し，皮弁で欠損部が十分に覆われることを確認したのちに余剰部分を切除する。両側の鼻翼軟骨が圧排変形するのを防ぐため軽く縫い寄せておく。さらに支持組織が必要な場合は耳介軟骨や鼻中隔軟骨を挿入固定し，hump noseなど鼻軟骨変形の修正を行う場合はこの時に行う。

③ 最後に鼻尖部から鼻背下方に数カ所と眉間部に埋没縫合を行ったあと創を閉鎖する。この皮弁の血流は極めて良好と思われるが，皮弁下の血腫やうっ血防止の目的で幅2mm程度に細切したペンローズドレーンを数カ所挿入することを勧める。

鼻翼再建への応用
modified AFN flap[7]

元来axial frontonasal flapは鼻背皮膚を下方へ回転することによって鼻尖部の皮膚欠損を被覆する方法である。ここで鼻尖部の皮膚が温存されていると仮定すれば，皮弁の移動により皮弁茎と同側の鼻翼欠損を被覆することが可能となる（図5）。

手技的には通常のaxial frontonasal flapと同様であるが，鼻翼の丸みを再現するのに十分な鼻尖部皮膚が採取できるように，鼻柱上端までが皮弁に含まれるようにする。欠損が全層性であれば鼻腔粘膜側の再建には（1）周囲残存粘膜の伸展，（2）鼻唇溝皮弁の翻転，また陳旧性の欠損の場合は（3）周囲瘢痕の翻転皮弁などが使用できる。鼻翼軟骨の欠損が小さい時は再建の必要がないこともあるが，耳介軟骨や鼻中隔軟骨が支持組織の再建材料に適している。術後瘢痕による鼻翼の上方への偏位を防止し，

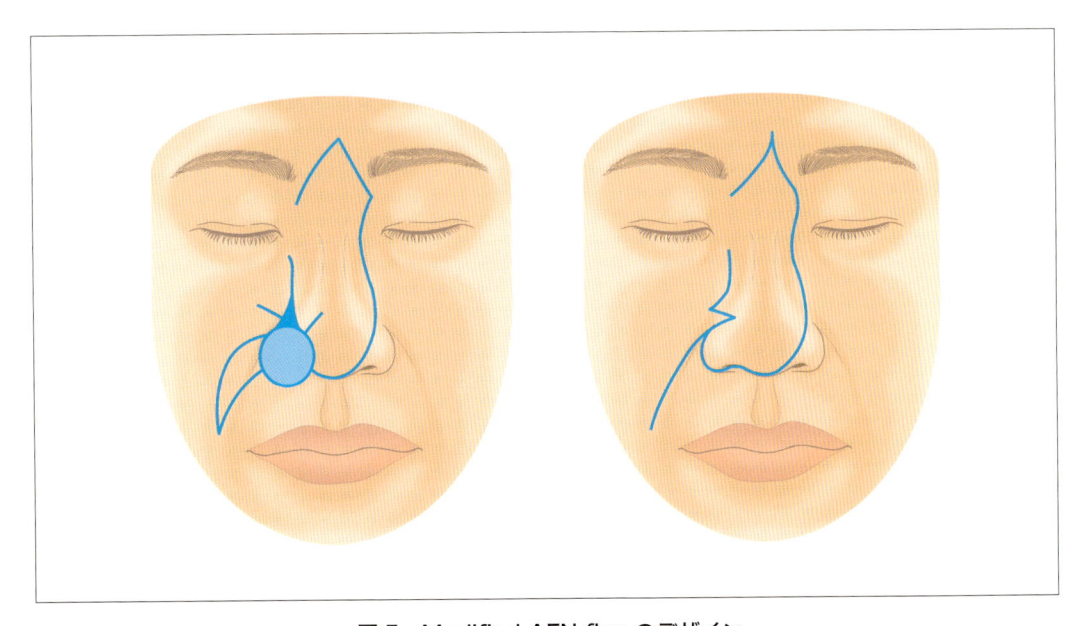

図5　Modified AFN flapのデザイン

鼻翼の丸い形態を描出するために鼻翼溝基部にZ形成を行うとよい。

最後に鼻翼形態を良好に保つために鼻腔内に経蝶形骨洞下垂体手術用のタンポンまたはシリコンチューブなどを挿入する。固定は1週間後の抜糸時に抜去するが，鼻翼軟骨の切除が大きい場合にはさらに約1カ月間の固定期間が必要なため，唇裂鼻用のリテイナに変更するとよい。

片側鼻翼および鼻背側面の欠損への応用 extended AFN flap[8)〜10)]

欠損の範囲がさらに大きくなり，鼻翼に加え鼻背をも被覆しなければならない場合，その再建法は前額皮弁が最も知名度が高い。一方，AFN flap はその良好な可動性から鼻翼，鼻背側面の双方を十分に被覆できる。手術操作も前額皮弁に比べ容易で信頼性も高い。しかしながら，皮弁移動後の欠損の一時的縫縮は難しい。そのため欠損と対側の鼻唇溝皮弁をAFN flap に連続させて挙上することによりAFN flap 移動後の欠損が被覆される。これはいわゆる bilobed flap の理論を応用したものである。

手技的には AFN flap と同様であるが，連続して挙上する鼻唇溝皮弁が外鼻外縁より random pattern になると理解すればよい。したがって，顔面のほかの random pattern flap と同様にかなり薄くしても血流は十分に維持される。手術時のデザインを示す（図6）。欠損部側の鼻唇溝皮弁は全層欠損時の裏打ちまたは advancement flap として利用する。

症　例

症例1　58歳，女性

鼻尖部の基底細胞上皮腫の診断のもとに拡大切除を行ったところ，直径17 mm で大鼻翼軟骨を露出する欠損となった。欠損はやや左側寄りであったため，皮弁茎を欠損と同側にとり standard AFN flap をデザインした。皮弁茎対側より SMAS 上で挙上し，外側鼻軟骨より軟骨膜上で挙上した。右内眼角部付近の皮弁上に母斑細胞性母斑が存在し皮弁移動後10数 mm 母斑も下方へ移動している。術後の瘢痕は至近距離でも気にならない程度である（図7）。

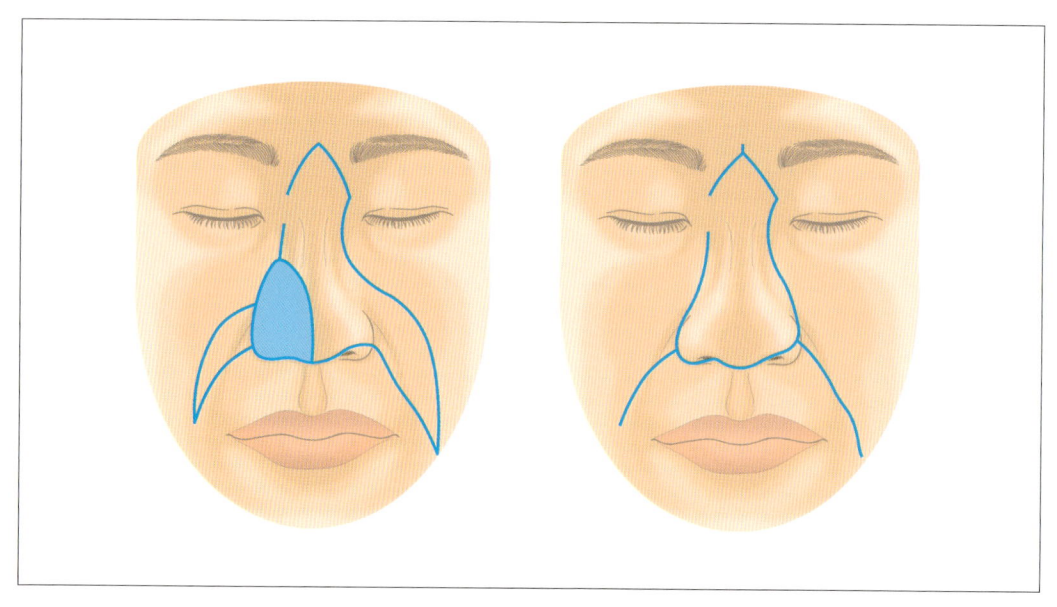

図6　Extended AFN flap のデザイン

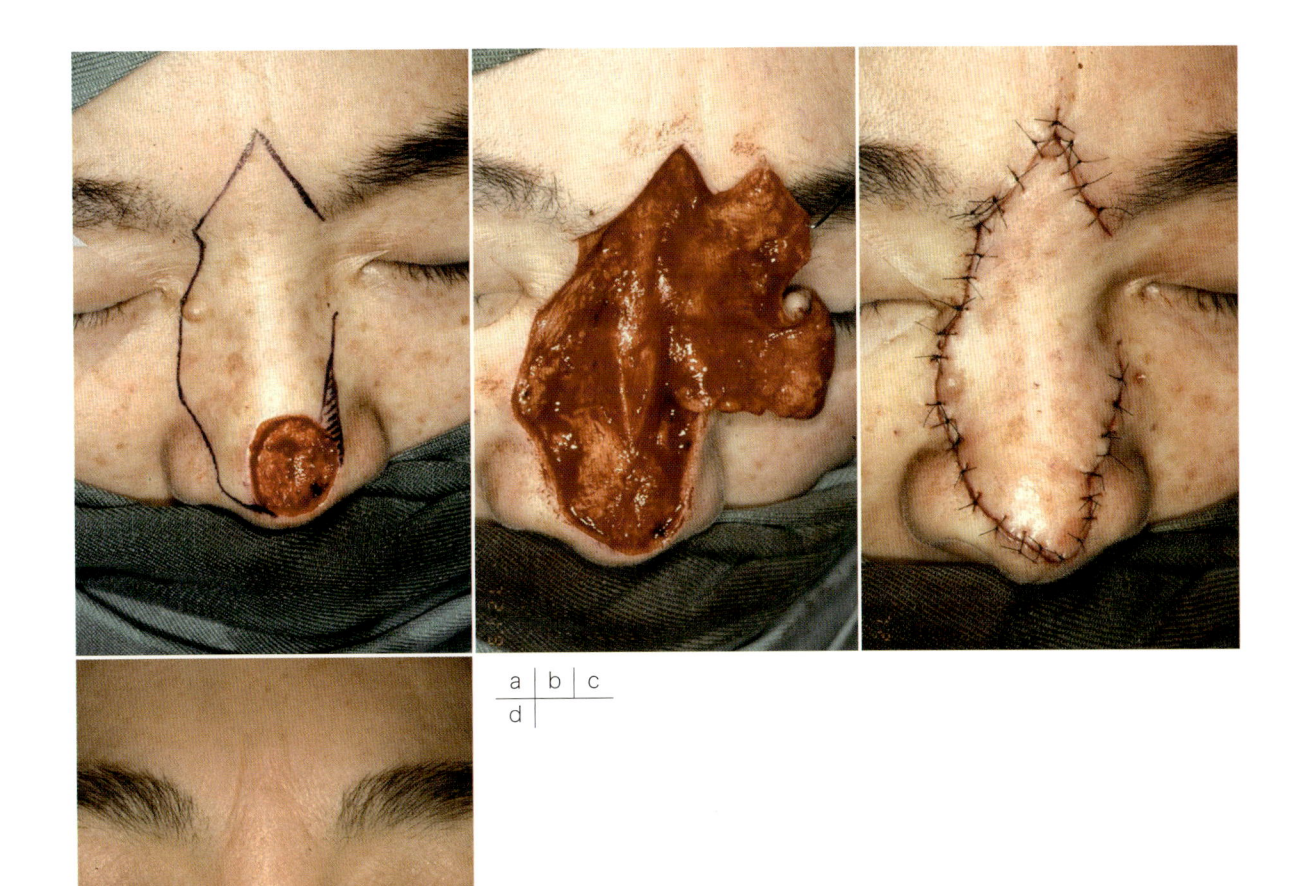

(a) 腫瘍摘出後の欠損と standard AFN flap のデザイン。
(b) 皮弁を挙上し終わったところ。鼻骨，外側鼻軟骨，大鼻翼軟骨が露出している。
(c) 縫合直後の状態。右内眼角部の皮弁上の母斑が 1cm 以上，下方へ移動しているのがわかる。
(d) 術後 1 年 6 カ月の状態。皮弁の知覚鈍麻も改善し瘢痕はほとんど気にならない。

図 7　症例 1：58 歳，女性，standard AFN flap での再建例

症例 2　71 歳，女性

　右鼻翼より鼻翼基部に基底細胞上皮腫が 2 個存在し，正常部を含めこれらを切除したところ右鼻翼の大部分を含む 32×36 mm の欠損を生じた。大鼻翼軟骨は外脚の 2/3 は切除されたが，鼻尖形成点と内脚は温存された。腫瘍直下の鼻腔粘膜が一部切除されたが，小範囲であったため周囲粘膜の伸展で閉鎖可能であった。Modified AFN flap をデザインし鼻翼部へ移動，外方より鼻唇溝皮弁を V-Y advancement flap として前進させ両皮弁が接合する鼻翼基部で Z 形成を加えた。術後 6 カ月で鼻翼基部を引き下げ厚い鼻腔縁を薄く修正した。術後形態は鼻翼溝の形態もよく良好と言える。皮弁挙上により鼻筋群が損傷されることで nasal valve の機能障害が予想されたが，術後 8 年を経過し患者より呼吸に関する訴えはない。この症例では大鼻翼軟骨の切除が外脚の 2/3 であったため支持組織の再建は必要なかった。これよりも大きな切除を行った場合は支持組織の再建の必要があろう（図 8）。

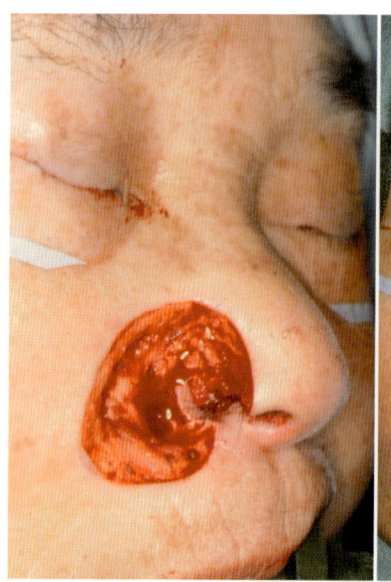

(a) 腫瘍摘出後の欠損。右鼻翼を全摘した。

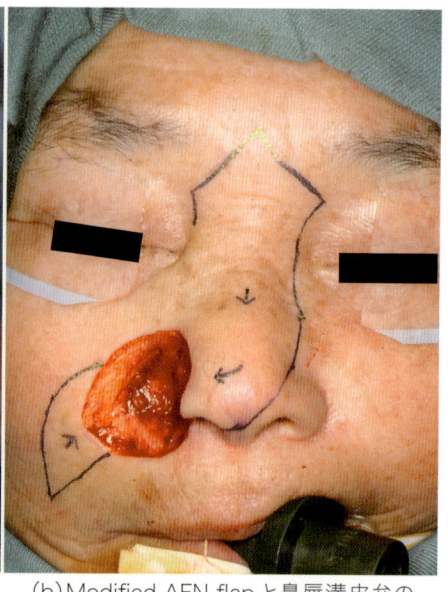

(b) Modified AFN flap と鼻唇溝皮弁のデザイン。

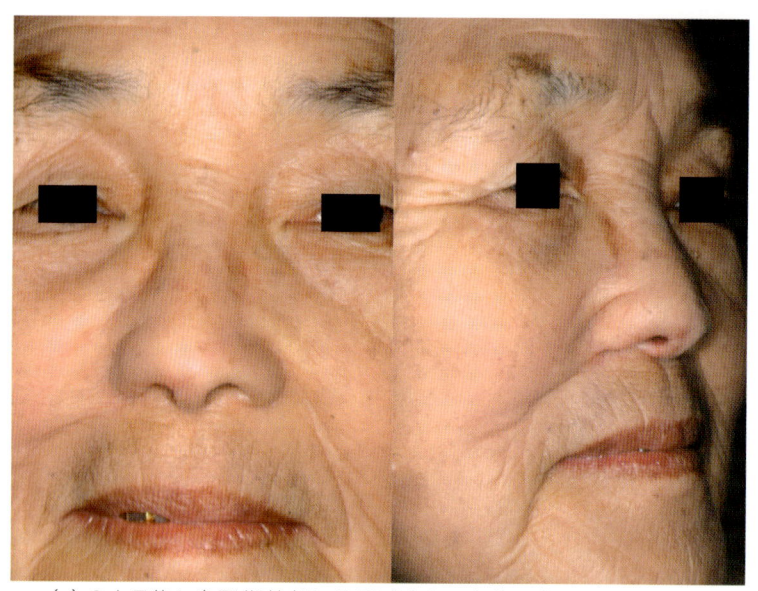

(c) 6カ月後に鼻翼術基部にZ形成を行った後1年6カ月の状態。鼻翼全体の左右のバランスは良好である。鼻翼溝もよく再現されている。

図8 症例2：71歳，女性，modified AFN flap での再建例
(Kurata S, et al : Frontonasal flap for reconstruction of complete alar defects. Dermatol Surg 22 : 850-852, 1996 より一部引用)

症例3　61歳，女性

　左鼻翼から鼻翼基部にかけて24×30 mmのドーム状の腫瘍が存在し，生検の結果，毛包系腫瘍に基底細胞上皮腫が併発したものであった。切除後34×40 mm 大，大鼻翼軟骨外側脚の大部分と直径約10 mmの鼻腔粘膜の欠損を生じた。欠損に対しextended AFN flap をデザイン，挙上し，支持組織と粘膜欠損に対し左耳甲介より一部皮膚付きの耳甲介軟骨を欠損に適合するように採取し，複合組織として移植した。皮弁移動時左鼻翼基部と右内眼角部にZ形成を置いた。皮弁と複合移植の生着は良好であるが，再建鼻翼と鼻尖は bulky であり，残存鼻尖鼻翼とのつながりも悪く二次修正が必要である（図9）。

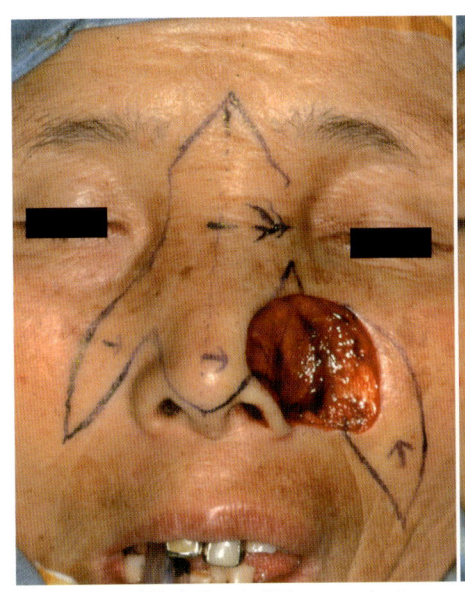

(a) 腫瘍摘出後の欠損とextended AFN flap，鼻唇溝皮弁のデザイン。

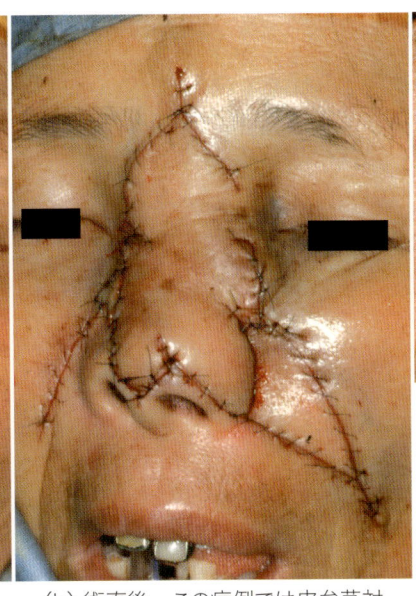

(b) 術直後。この症例では皮弁茎対側の内眼角部と再建された左鼻翼基部にZ形成を行った。

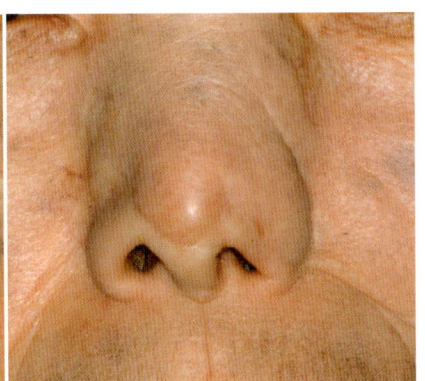

(c) 術後6カ月の状態。再建された鼻翼，鼻尖ともにtrapdoor変形を来たしている。鼻唇溝皮弁で再建された鼻尖に色調の違いが見られる。

図9　症例3：61歳，女性，extended AFN flapでの再建例

考　察

著者らは過去20年間に22例のAFN flapを経験した。術式の内訳はstandard AFN flap 15例，modified AFN flap 4例，extended AFN flap 3例である。原疾患は基底細胞上皮腫18例，外傷2例，有棘細胞癌1例，悪性黒色腫1例であった。

適応と有用性

高齢化社会において形成外科医が顔面の皮膚悪性腫瘍を治療する機会は多い。特に鼻部は基底細胞上皮腫の好発部位であり[11)〜13)]，safety marginを考慮すると直径15 mmを超える皮膚および皮下組織の欠損に遭遇することはたびたびである。一方，鼻尖，鼻翼周囲の再建においては整容的にも満足のいく治療法が要求される。すなわち色調，質感が周囲皮膚と遜色なく，鼻尖・鼻翼の丸みのある形状を維持し，形態が左右対称で，鼻腔が十分に確保され呼吸に支障を来たさないなど，外鼻は顔面の中心に位置するだけに要求される条件も多い。

この点，AFN flapはこれらの条件をよく満たし，特に鼻尖部の比較的大きな欠損に対しては近年最も標準的な再建法となった。また本皮弁は比較的長い切開線をもつがmodified AFN flap，extended AFN flapにおいて鼻柱・鼻尖を分ける以外には鼻内のサブユニットを分断することもなく，上端では眉間のしわに一致するため術後瘢痕は意外に目立たない。特に，中高齢者ではほとんど瘢痕が判別できないほどに良好な結果が得られることも少なくない。若年者においては良好な形状が再現できたとしても長目の瘢痕がやや目立つことは否めない。皮弁茎となる内眼角部では皮膚皮下組織が薄く柔軟で，皮弁移動に際しその歪みをよく吸収してくれるため術後の変形が起こりにくい。

また，場合によっては眼窩下神経ブロックと浸潤麻酔でも施行できるので，合併症のため全身麻酔を避けたい患者や高齢者においても計画しやすい術式である。

このようにstandard AFN flap，modified AFN flapでは整容的に満足のいく結果を一期的に得ることができる。しかしながら，大きな欠損を被覆するextended AFN flapにおいては再建鼻の変形を二次的に修正する必要を感じる（**表**）。

皮弁血流

皮弁血流に関してはすべての症例において皮弁は完全に生着し，血流障害を起こした例はなかった。

これは栄養血管である鼻背動静脈が片側からの血流にもかかわらず，皮弁全体の生着を十分に維持し得ることを示している。さらには皮弁の移動に際しても回転，前進が加わるが皮弁茎の強い捻れは通常起こらないことも血流の安定に寄与していると考えられる。また，extended AFN flap においてもその連続した薄い鼻唇溝皮弁の尖端まで血流は維持されていた。

術後鼻機能と知覚障害

術後の外鼻の機能障害については皮弁の挙上に際し鼻筋横部と鼻根筋の一部が切断されることによる影響を考慮しなければならない。上唇鼻翼挙筋は通常温存できる。

これらのことから術後鼻筋の収縮不全が起きているはずであるが，これまでに一度も患者の訴えがないことから，呼吸への補助機能は大きく損なわれることはないと思われる。しかしながら皮膚側だけでなく軟骨，鼻腔粘膜までも欠損した症例では皮弁による裏打ちが行われることも多い。このような場合には nasal valve の機能が損なわれ，また再建された鼻腔も狭くなりやすく，鼻呼吸を妨げる可能性があることも念頭に置かねばならない[14)〜16)]。また，知覚障害については前篩骨神経の外鼻枝と眼窩下神経の外鼻枝が離断されるため外鼻全体の知覚鈍麻を生じるが，通常6カ月〜1年でかなり回復している。

文献

1) Rieger RA : A local flap for repair of the nasal tip. Br J Plast Surg 40 : 147-149, 1967
2) Marchac D, Toth B : The axial frontonasal flap revisited. Plast Reconstr Surg 78 : 686-694, 1985
3) de Fontaine S, Klaassen M, Soutar DS : Refinements in the axial frontonasal flap. Br J Plast Surg 46 : 371-374, 1993
4) Wee SS, Hruza GJ, Mustoe TA : The frontonasal flap ; Utility for lateral nasal defects and technical refinements. Br J Plast Surg 44 : 201-205, 1991
5) 大慈弥裕之, 中村元信, 安富義哲ほか：Axial frontonasal flap の経験. 形成外科 32 : 853-857, 1989
6) Rohrich RJ, Muzaffar AR, Adams Jr WP, et al : The aesthetic unit dorsal nasal flap ; Rationale for avoiding a glabellar incision. Plast Reconstr Surg 104 : 1289-1294, 1999
7) Kurata S, Hashimoto H, Terashi H, et al : Frontonasal flap for reconstruction of complete alar defects. Dermatol Surg 22 : 850-852, 1996
8) 橋本裕之, 倉田荘太郎, 高安 進ほか：鼻尖・鼻翼周囲再建における鼻背皮弁の有用性；鼻背皮弁の応用と拡大. 皮膚病診療 17 : 585-593, 1995
9) Wild TW, Hybarger CP : Triple-flap technique for reconstruction of large nasal defects. Arch Facial Plast Surg 3 : 17-21, 2001
10) Bitgood MJ, Hybarger CP : Expanded applications of the dorsal nasal flap. Arch Facial Plast Surg 9 : 344-351, 2007
11) 寺師浩人, 倉田荘太郎, 橋本裕之ほか：鼻部基底細胞上皮腫の手術方法；特に部位別, 組織別切除方法について. 日形会誌 12 : 596-601, 1992
12) Terashi H, Kurata S, Hashimoto H, et al : Adequate depth of excision for basal cell carcinoma of the nose. Ann Plast Surg 48 : 214-216, 2002
13) 寺師浩人, 田原真也, 倉田荘太郎ほか：鼻部基底細胞癌の治療戦略. Skin Cancer 18 : 278-289, 2004
14) 橋本裕之, 寺師浩人, 渋谷博美ほか：鼻翼周囲の再建術式の検討；アンケートによる再建鼻の外観・鼻閉感調査. 形成外科 36 : 1345-1353, 1993
15) 寺師浩人, 橋本裕之, 佐藤治明ほか：健側鼻翼からの遊離複合移植による鼻翼再建の2例. 形成外科 37 : 1095-1099, 1994
16) 戸川 清：鼻呼吸障害；その病態生理と臨床. 日耳鼻会誌 85 : 1425-1436, 1982

22 頭皮額皮弁（scalping forehead flap）

垣淵 正男

Summary

頭皮額皮弁（scalping forehead flap）は反対側の滑車上動脈，眼窩上動脈，浅側頭動脈で栄養され，頭皮および前額を血管茎として二期的に移植される有茎皮弁である。半世紀以上の歴史を有する古典的な手技ではあるが，広範囲の外鼻欠損には現在においても極めて有用である。

皮弁の移動距離には十分な余裕があり，皮弁の茎部での捻れが少なく，血行が豊富な皮弁の先端を折り曲げて鼻尖，鼻翼，鼻柱の形成を行うことができるため外鼻の形態を再現しやすい。前額部に植皮が必要となることが欠点であるが，整容的に大きな問題とはならない。

皮弁の挙上に際しては前頭筋，顔面神経側頭枝，滑車上神経，眼窩上神経などの温存が重要である。

外鼻再建に用いる場合は，まず，皮膚および皮下組織，鼻骨および鼻軟骨などの支持組織，鼻粘膜などの鼻腔側の裏打ちの欠損の有無と程度を評価する。皮弁移動距離の確認も重要である。支持構造の再建は肋軟骨，耳介軟骨，鼻中隔軟骨などの軟骨や，腸骨，頭蓋骨外板，肋骨などの骨を用いる。裏打ちの再建は外鼻およびその周辺の皮膚，鼻唇溝皮弁，鼻中隔粘軟骨膜弁，前額皮弁や側頭筋膜弁などの裏面への植皮術，遊離皮弁などが用いられる。皮弁の切り離しは2〜3週間後に行うが，さらに形態を整えるための修正術が追加されることが多い。

全外鼻再建においては第1選択とも言われる頭皮額皮弁であるが，皮弁採取部の目立つ瘢痕の軽減など解決すべき課題もある。

はじめに

顔面の中央に位置する鼻の再建に用いられる皮膚のカラーマッチやテクスチャーマッチはたいへん重要であり，その点において前額の皮膚は最適とされる。

一方，広汎な外鼻欠損の場合，鼻根から鼻翼，鼻柱を含んだ外鼻全体の再建には上底3〜4cm，下底7〜8cm，高さ7〜8cm程度の台形の皮弁が必要とされ，これを安全かつ単純な手術操作で行うために最も有用な皮弁が頭皮額皮弁（scalping forehead flap）である。

概　念

頭皮額皮弁（scalping forehead flap）は頭皮茎前額皮弁や scalping flap とも呼称される。

反対側の滑車上動脈，眼窩上動脈，浅側頭動脈を血管柄として前額皮弁を挙上する方法には，Kilner's flap や Gillies の up and down flap などの原型があるが[1]（図1），現在の形の scalping forehead flap を用いたのは Converse（1942）[2]が最初とされる。

この皮弁は外鼻以外の顔面の再建にも用いられるが，前述の通り最も良い適応は外鼻再建である。し

kilner's flap　　　　　　Gillies の 'up and down flap'

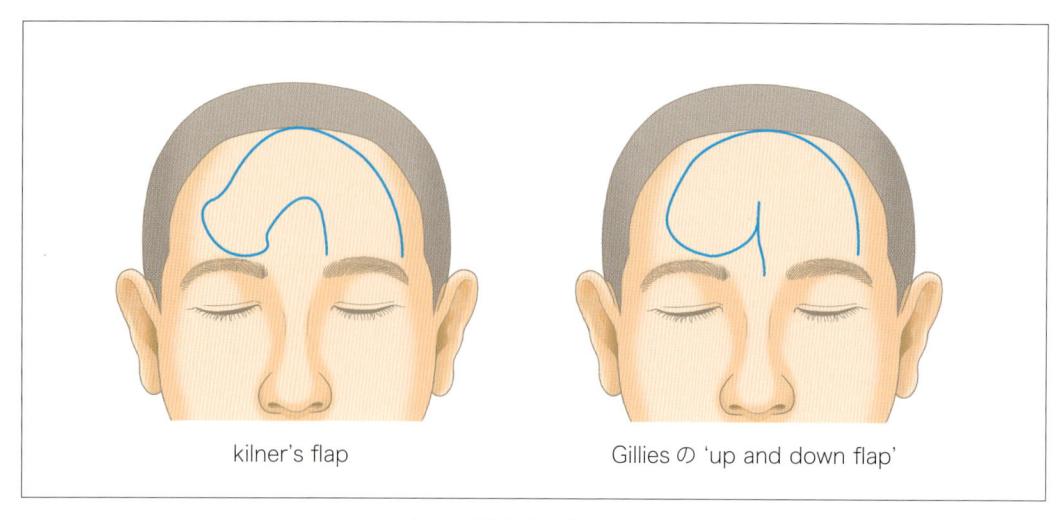

図1　頭皮額皮弁の原型

たがって，それ以外の部位に用いられる場合は他の再建方法を選択できない症例に限られる。

　皮弁の血行は良好で，前額の狭い症例ではデザインに多少工夫を要するが，広汎な外鼻欠損も確実に再建できる。特に，鼻尖，鼻翼，鼻柱の形成のために皮弁の先端を折り曲げる際にも血行障害を来たす不安が少ない。

　正中前額皮弁などの他の有茎前額皮弁と比較しても，皮弁の移動距離に十分な余裕があり，皮弁の茎部などの捻れも少ないため，外鼻の形態を再現しやすい。

　また，残存した外鼻およびその周囲の皮膚や粘膜を局所皮弁として鼻腔側の裏打ちに使用できるため，骨移植や軟骨移植による支持組織の再建も同時に行いやすい。

　手術は全身麻酔を要し，二期的手術であること，頭皮内に長い瘢痕を残すこと，皮弁採取部である前額部に植皮が必要となることなどが欠点とされるが，前額への植皮術は整容的に大きな問題とならないことが多い。

解　剖

血管（図2）

　皮弁を採取する前額部の反対側の浅側頭動静脈が主な血管柄とされるが，反対側の眼窩上動脈および滑車上動脈も血管茎に含まれる。

　皮弁は同側の滑車上動脈および眼窩上動脈の支配領域に作製されるため，それらと同側の浅側頭動脈前頭枝との吻合枝を介して，反対側の浅側頭動脈と交通していることとなる。

　これらの血管の吻合は主に皮膚皮下組織の層にあり，前頭筋や帽状腱膜の層では左右の吻合は乏しい[3]。

神経（図2）

　皮弁は前頭筋膜上で挙上されるため，眼窩上神経のうち眉毛上縁付近で前頭筋を貫いて皮膚に入る分枝は切断される。滑車上神経も正中付近まで皮弁が採取されれば切断される。

　血管茎となる反対側は，帽状腱膜下および前頭筋下で剥離されるため，これらの神経は頭皮の冠状切開までは温存される。

　顔面神経側頭枝は，皮弁採取側では皮弁が挙上された下床に前頭筋とともに残り，反対側では前頭筋，帽状腱膜とともに血管茎に含まれるためいずれも温存される。側頭部を支配する耳介側頭神経および頬骨側頭神経も皮弁挙上の影響は受けない。

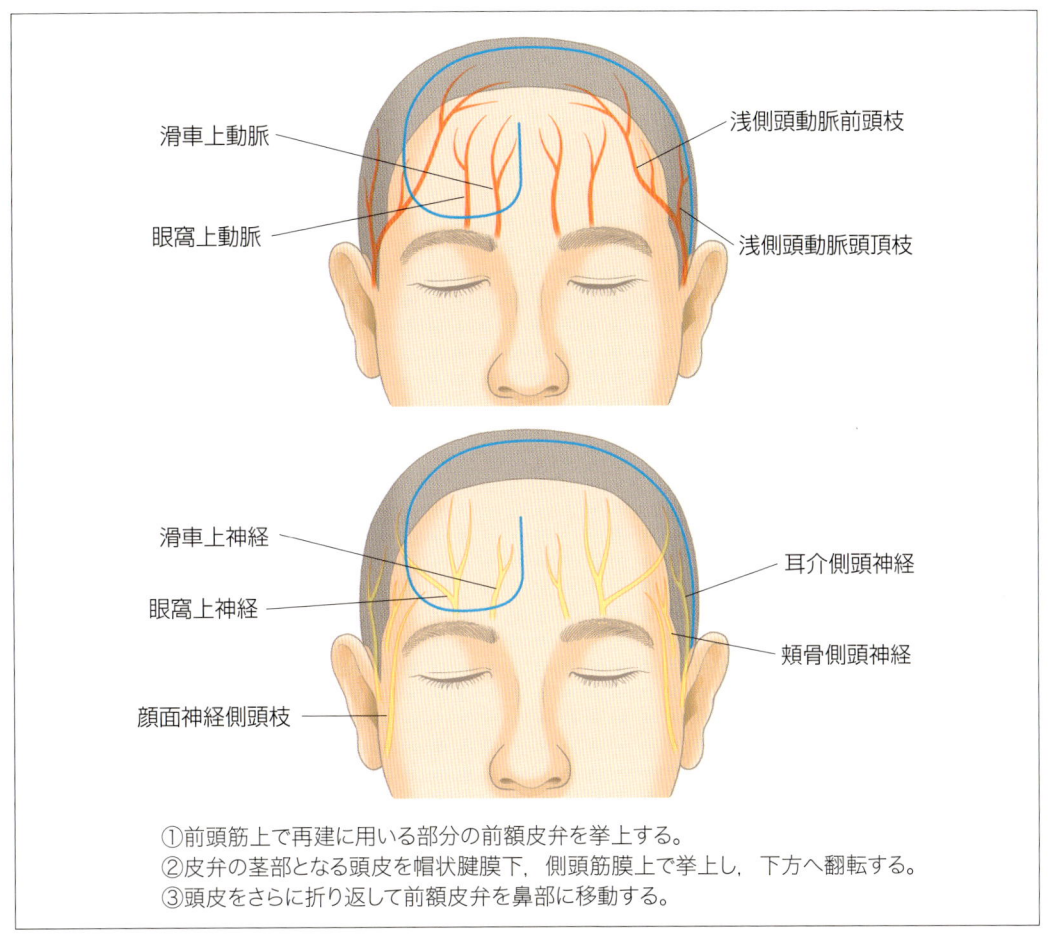

①前頭筋上で再建に用いる部分の前額皮弁を挙上する。
②皮弁の茎部となる頭皮を帽状腱膜下，側頭筋膜上で挙上し，下方へ翻転する。
③頭皮をさらに折り返して前額皮弁を鼻部に移動する。

図2　前額・前頭部の血管と神経

術前の評価

組織欠損の評価

外鼻の場合

(1) 皮膚・皮下組織
  ・欠損は外鼻全体のどの程度の範囲か
  ・外鼻周辺の頬部や上口唇が含まれるか
  ・尾翼基部や鼻柱基部は残存しているか
(2) 支持組織
  ・鼻骨および鼻軟骨の欠損はあるか
  ・あるとすればどの程度か
(3) 鼻腔側の裏打ち
  ・鼻粘膜の欠損はあるか

その他の部位の場合

(1) 欠損の大きさと形状
  ・前額のどの部分をどの程度用いるか
(2) 欠損の位置
  ・皮弁が余裕を持って届くか
  ・皮弁の捻れはどの程度か

皮弁採取部の評価

・前額の広さ（はえぎわの位置）と予定される皮弁の大きさと形状の比較
・耳前部，側頭部，頭頂部，前額の瘢痕，手術痕の有無

手術計画

(1) 皮弁の切り離し時期
　　皮弁の大きさ，欠損部位との接着面積，欠損部位の瘢痕，他の組織移植の有無などを勘案して2週間から3週間の間で検討する。
(2) 皮弁採取部の処理
　　植皮の時期と用いる皮膚の採取部を検討する。
(3) 頭皮欠損部の処理
　　皮弁の切り離しまでの被覆方法を検討する。

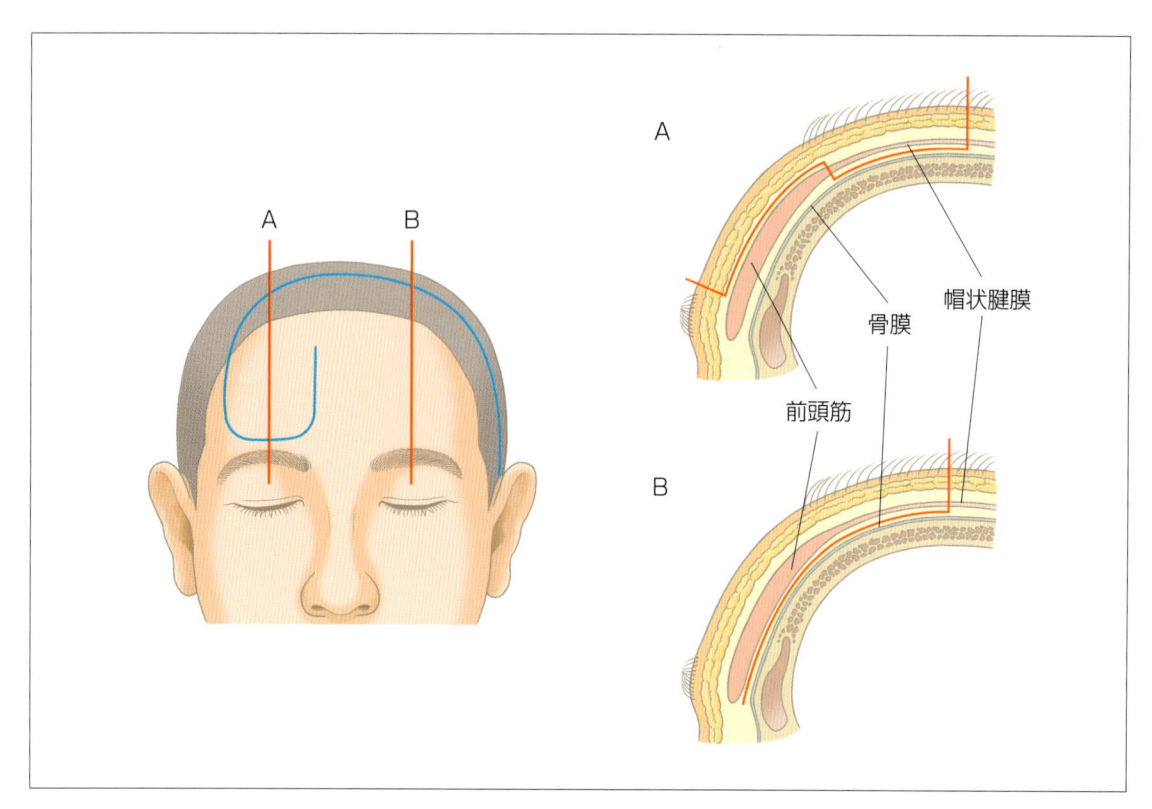

図3 皮弁の断面図

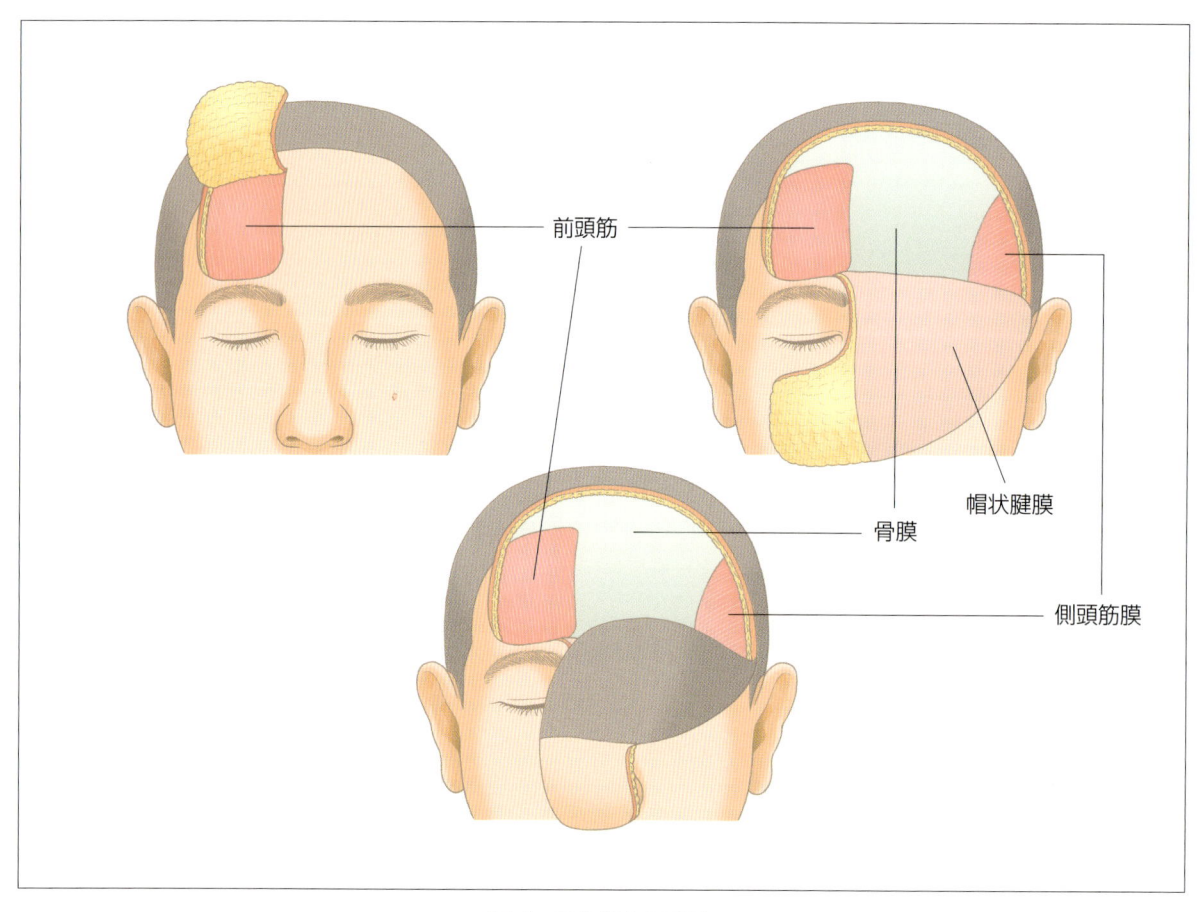

図4 皮弁挙上の手順

216 Ⅱ. 各 論

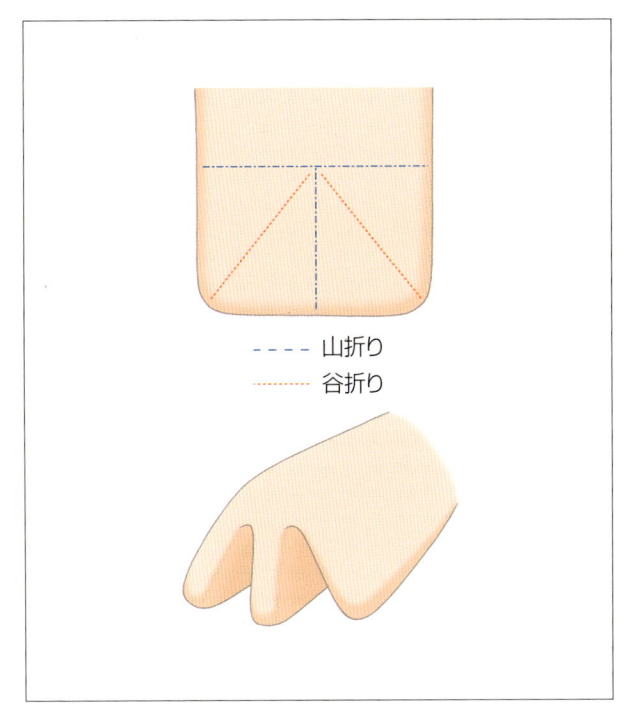

図5　鼻尖部の作製
前額皮弁の矩形の先端部分を折りたたむことによって，鼻尖，鼻柱，鼻翼の形態を再現できる。

---- 山折り
······ 谷折り

(4) 血管茎の処理
　　創面を縮小させ，創傷被覆材などの使用を検討する。

手　技

皮弁のデザイン
① 型紙などを用いて皮弁の大きさと形状を決めるが，欠損に対して余裕を持った大きめの皮弁をデザインする。可能であれば眉毛にあまり近づかない位置に皮弁をデザインする。
　　反対側の耳輪上極から欠損部位までの距離，皮弁の内側下端の移動距離などを測って，皮弁の移動をシミュレーションし，皮弁の位置を検討する。

前額部の皮弁の挙上
② 前額の皮弁周囲に切開を加えて前頭筋上を下方から上方に向かって剥離挙上していく皮弁の上方の基部で前頭筋が帽状腱膜に移行する部分を横切開して帽状腱膜下に入る。

頭皮の切開
③ 前額皮弁の外側縁の切開を延長し，両側の耳介（耳輪上極）と頭頂部を結ぶ線を基準として冠状切開を行う。

血管茎の剥離
④ 冠状切開から帽状腱膜下で眼窩上縁に向かって剥離を進めるが，皮弁採取側の前頭筋を温存するため，その部位では前頭筋上で剥離する。

皮弁の移動
⑤ 皮弁が欠損部に届かない場合は，皮弁基部側の冠状切開を耳前部まで延長したり，前額皮弁の下方の切開線を眉毛上縁に沿って延長したりするが，その際，皮弁基部側の浅側頭動脈，顔面神経側頭枝，眼窩上神経，前頭筋の損傷に注意する。

皮弁の移植
⑥ 外鼻再建の場合，鼻翼溝，鼻柱基部の位置は修正が困難であるので，皮弁の縫合時に慎重に決定する。
　　皮弁の厚みによる鼻背，鼻翼，鼻柱の変形を後日修正する場合も多い。

皮弁採取部の処理
⑦ 切り離し術後も欠損となる前額には，鎖骨部などから植皮を行う。それ以外の前額および頭蓋の皮膚欠損は一時的なものであるので，創傷被覆材で覆う。
　　血管茎である頭皮および前額の皮弁同士を縫合して残った開放創は創傷被覆材で覆う。

皮弁の切り離し
⑧ 2週間で切り離し可能であるが，欠損部と皮弁の間の血行再開に不安がある場合は切り離し時期を3週間まで延期することもある。
　　前額部への植皮は切り離し時に欠損範囲が確定してからでもよい（図3〜5）。

外鼻再建について

皮膚および皮下組織
　本来の外鼻の皮膚は鼻尖部を除くとたいへん薄いため，それと比較すると皮下脂肪の薄い前額皮弁であっても移植術後に皮弁を薄くするなどの修正術は必須である。
　また，前額の狭い症例で十分な皮弁の面積が確保できない場合は，鼻柱は他の皮弁を用いるなどの対応が必要となる。

裏打ちの再建
　局所皮弁としては残存した外鼻およびその周辺の皮膚，鼻唇溝皮弁，鼻中隔粘軟骨膜弁などが用いられる[4]。

遠隔皮弁としては前額皮弁や側頭筋膜弁などの裏面にあらかじめ植皮を行うなどの方法がある。前腕皮弁などの遊離皮弁が適応される場合もある[5]。

支持組織

鼻骨や鼻軟骨など外鼻の支持構造も失った症例では，骨や軟骨を用いたそれらの再建が行われるが，鼻粘膜側の裏打ちの再建も同時に必要となることが多い。

移植骨には，腸骨，頭蓋骨外板，肋骨など，軟骨には肋軟骨，耳介軟骨，鼻中隔軟骨が用いられる。

術後管理

皮弁の血行の確認が最も重要である。頭皮の血流は極めて豊富であるが，他の部位の皮膚と比較して柔軟性に欠けるため，捻れや屈曲による血行不良に陥る可能性がある。血行不良が疑われ，血管拡張剤や循環改善剤の投与にも反応しない場合は，皮弁を元の位置に戻すなどの対処が必要となる。

皮弁の切り離しの前には，移植部位と皮弁との癒合が十分であることを確認する必要がある。創治癒が遷延している場合は再縫合などを検討し，切り離しを延期する。

皮弁および皮弁採取部に創面が残存し，術後出血の可能性が他の手技に比べて高くなることに留意するが，感染に関しては開放創でもありあまり問題とならない[6]。

症例

症例1　25歳，男性

眉間，外鼻，両頬部に及ぶ色素性母斑に対してレーザー治療等を施行されたが，無効であった。左頬部の母斑を頬部皮弁により切除した後，残りの母斑の切除術および頭皮額皮弁による再建術を施行した（図6）。

症例2　63歳，女性

鼻尖部の有棘細胞癌に対する切除術を施行され，約1ヵ月後に頭皮額皮弁による再建術を行った（図7）。

考察

手術適応について

前額を採取部とする皮弁は整容的な配慮から外鼻再建以外には用いにくい。前額の術後瘢痕や植皮が許容されるためには，他の方法では得られない良好な結果が求められるからである。ただし，前額部への植皮を受け入れられない患者には他の方法を検討することは当然である。

他の術式との比較

広範囲の外鼻欠損に対しては，頬部や鼻唇溝の局所皮弁では組織量が不足する。

正中前額皮弁は頭皮額皮弁とほぼ同様の大きさの皮弁を利用できるが，鼻翼のライニングや鼻柱の再建を要する場合には皮弁基部の切開線を眉間や眉毛内に延長する必要があり，皮弁基部の捻れの影響も大きくなる。

顔面以外の部位からの皮弁が色調の点で劣ることは明らかである。

皮弁の切り離しまでの期間の状態などから多少侵襲が大きい印象はあるが，全外鼻再建の第1選択はやはり頭皮額皮弁であろう。

今後の課題

前額の皮弁採取部は比較的目立たないとされるが[6,7]，植皮によって被覆される限りは多少の陥凹や色調の不一致は避けられない。前額正中皮弁のようにティッシュエキスパンダーを併用して縫縮するなどの試みが期待される。

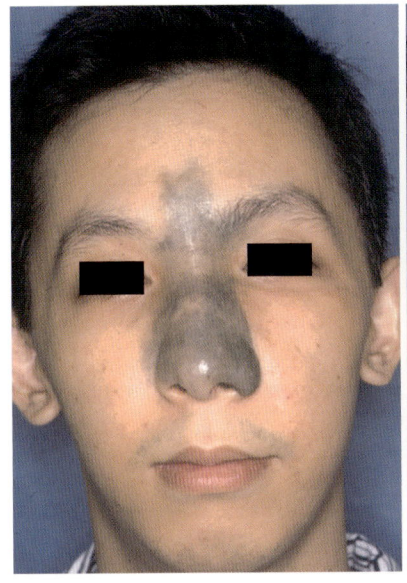

(a) 術前(左頬部皮弁術後)。外鼻全体および眉間部に色素斑を認める。

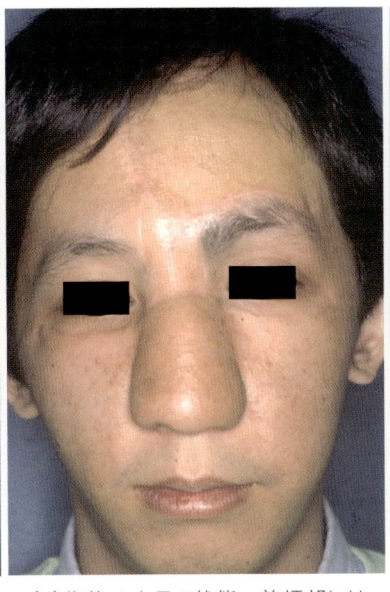

(d) 術後 4 カ月の状態。前額部には鎖骨部より分層植皮を行った。

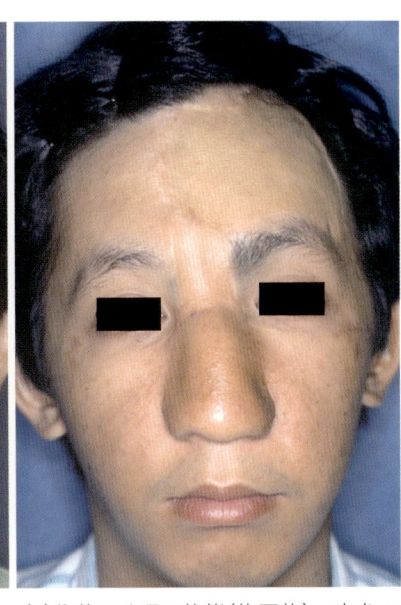

(e) 術後 9 カ月の状態(修正後)。皮弁の defatting により形態が改善した。

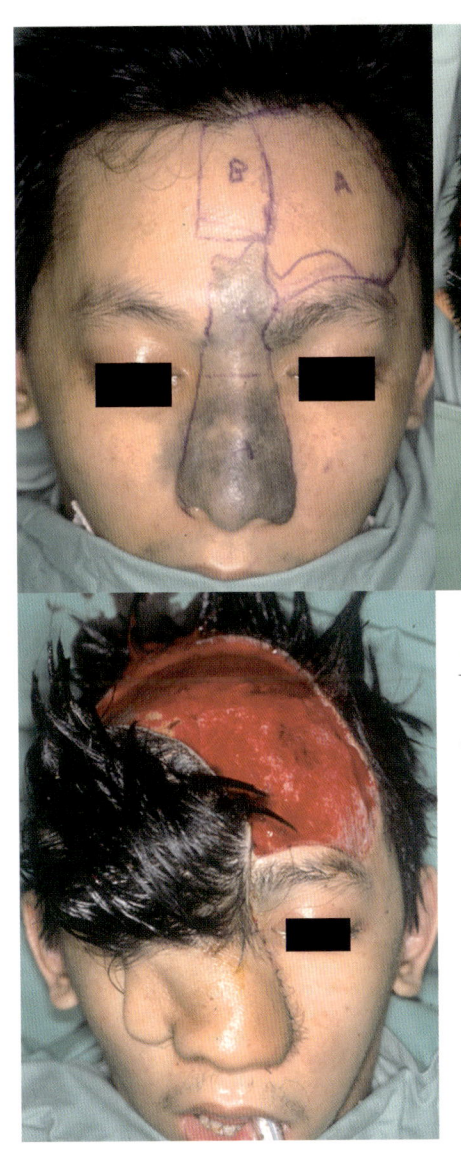

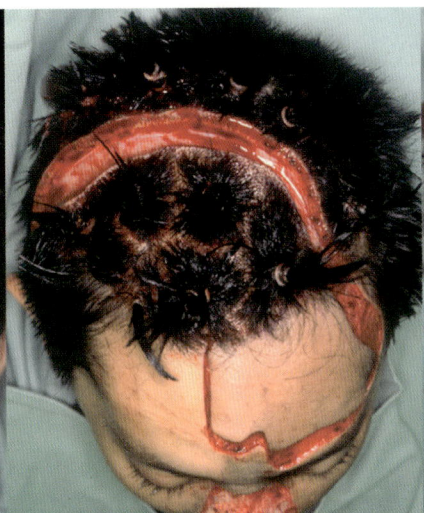

頭皮の切開線。

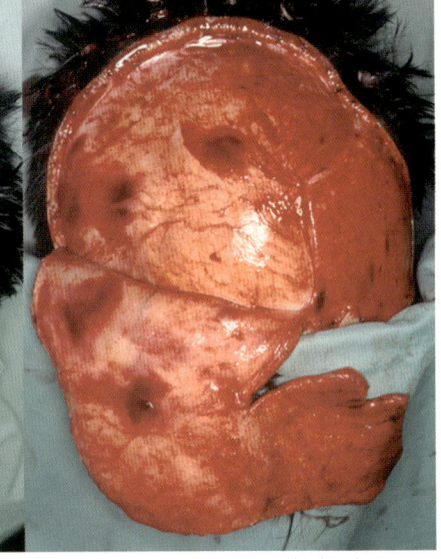

皮弁挙上後。皮弁採取側の前頭筋が前額部に残っている。

b-1	b-2	b-3
b-4	c	

(b) 1 回目の術中所見。
外鼻と眉間に分けて再建した。

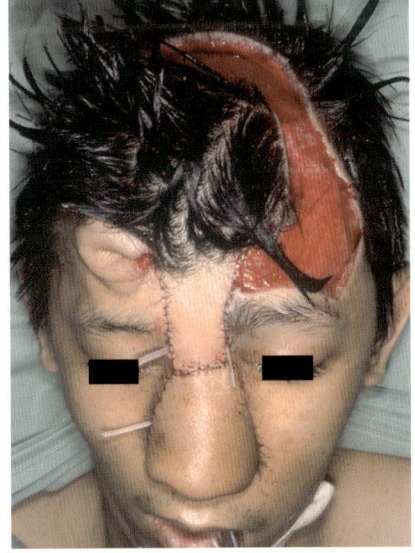

皮弁移植後。

▶(c) 2 回目の術中所見。
鼻部の皮弁を切り離し，眉間部へ残りの皮弁を移植した。

図 6　症例 1：24 歳，男性，鼻部色素性母斑

22．頭皮額皮弁（Scalping forehead flap）　219

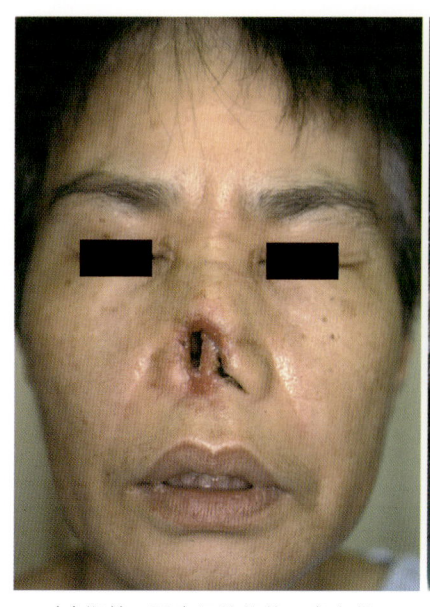

(a) 術前。腫瘍切除術後，鼻尖部，右鼻翼の欠損を認める。

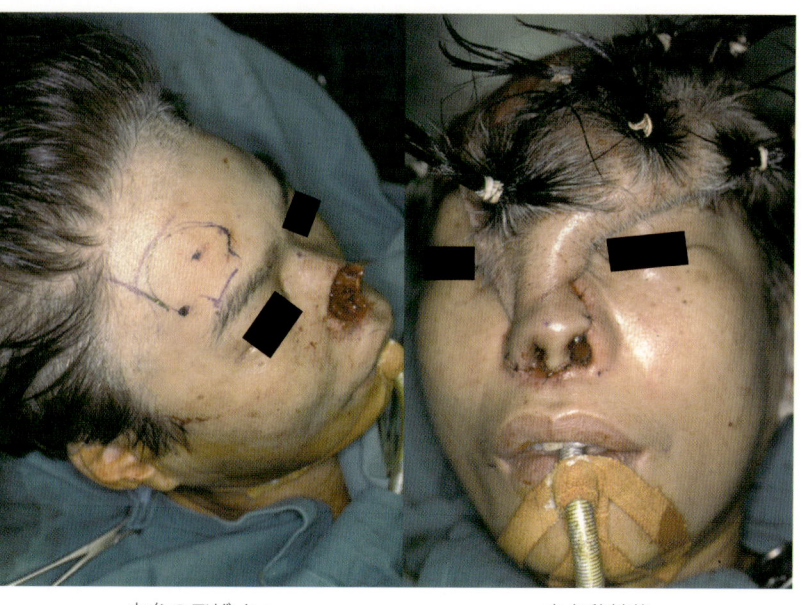

(b) 1回目の術中　皮弁のデザイン／皮弁移植後

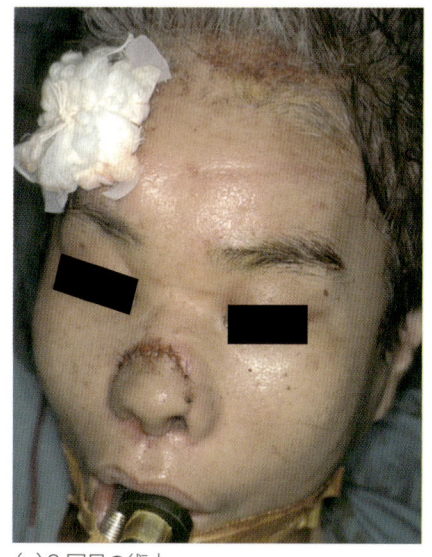

(c) 2回目の術中　皮弁を切り離し，前額部に植皮を行った。

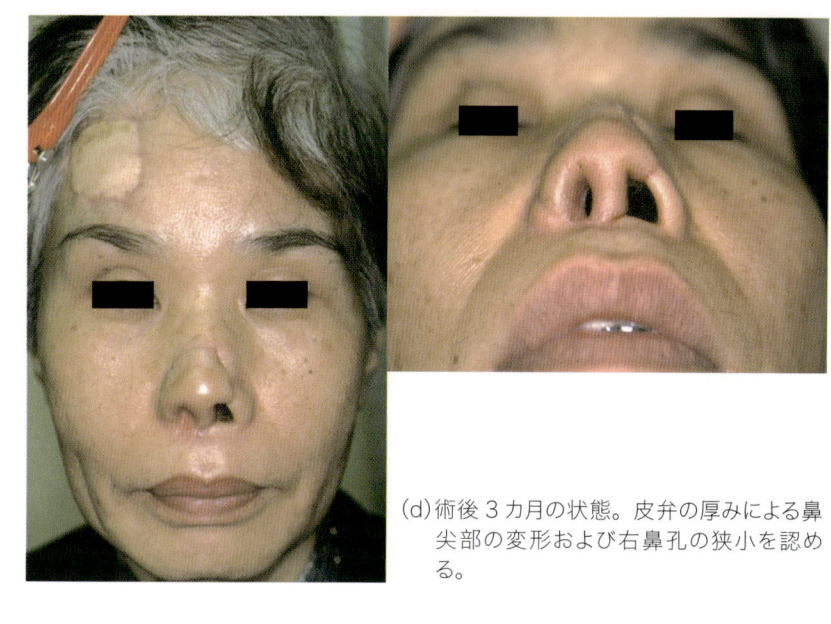

(d) 術後3カ月の状態。皮弁の厚みによる鼻尖部の変形および右鼻孔の狭小を認める。

図7　症例2：63歳，女性，鼻尖部有棘細胞癌

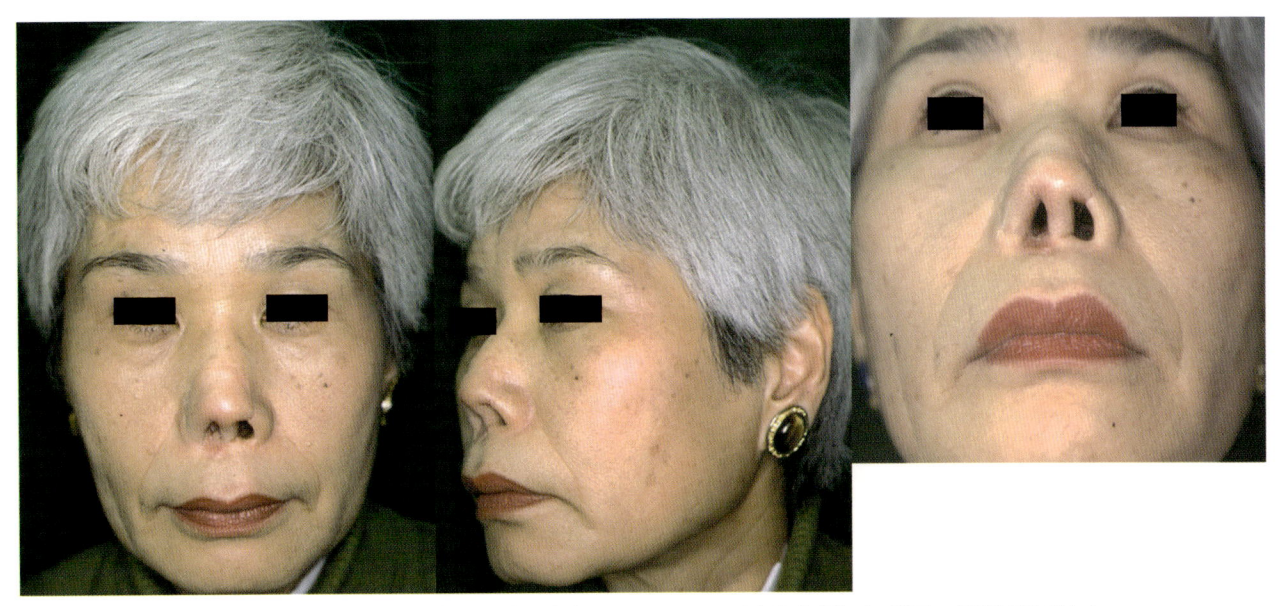

(e) 術後3年7カ月の状態（修正後）。皮弁の defatting により鼻尖部および鼻孔の形態が改善した。

図7　つづき

文　献

1) Coiffman F : Total nose reconstruction : Reconstructive surgery of the nose. Plastic Surgery of the Head and Neck, edited by Stark RB, Vol.1, pp693-712, Churchill Livingstone, New York, 1987
2) Converse JM : New forehead flap for nasal reconstruction. Proc R Soc Med 35 : 811-812, 1942
3) 石川好美：前額皮弁の解剖学的研究．日口外誌 36：1230-1242, 1990
4) 小林誠一郎, 本多孝之, 柏　克彦：外鼻の支持構造と裏打ちの再建．形成外科 46：909-915, 2003
5) 多久嶋亮彦, 朝戸裕貴, 波利井清紀：遊離皮弁による広範囲外鼻欠損に対する再建．形成外科 46：881-890, 2003
6) 澤田正樹, 富士森良輔：頭皮額皮弁（scalping forehead flap）による鼻形成術．各種局所皮弁による顔面の再建 最近の進歩, 小川　豊編, pp134-142, 克誠堂出版, 東京, 2000
7) 秋元正宇, 百束比古, 平井　隆ほか：全外鼻再建6例の経験．日頭頸顔会誌 18：142-148, 2002

23 鼻唇溝皮弁

鈴木 康俊，朝戸 裕貴

Summary

鼻唇溝皮弁は，鼻唇溝近傍に作製される局所皮弁である．血行動態的には，皮下脂肪層で挙上するrandom patternの皮弁として用いることが一般的であるが，豊富な真皮下血管網を有しているため非常に血行が安定している．またこの真皮下血管網には鼻唇溝皮弁の長軸に沿う軸性があるとされ，細長い皮弁とすることができる．一方，顔面動脈を皮弁内に含めてaxial patternの皮弁として挙上することも可能である．

鼻唇溝皮弁はその基部を，鼻唇溝部皮下を通る顔面動脈および眼角動脈上に設定することにより，上方茎および下方茎のいずれの方向にも挙上することができ，同側の頬部および顔面正中部の再建に用いることができる．

皮弁採取部位は，縫合閉鎖することにより創縁が鼻唇溝と一致するため，瘢痕が目立たないことも利点である．

はじめに

鼻唇溝皮弁は，その名前の由来となっている鼻唇溝近傍に作製される局所皮弁である．この皮弁は，手術手技が容易であり，血流の安定した，合併症の少ない皮弁である．またこの皮弁は，同側の頬部を中心とし，広い範囲の再建に用いることができる．

この皮弁により再建できる部位は，下眼瞼，鼻（鼻背，鼻柱，鼻腔，鼻翼，鼻中隔），上口唇白唇部，下口唇白唇部，頬部，口腔（硬口蓋，口腔前庭，頬粘膜）など，同側の頬部を中心とし，広い範囲に及んでいる．再建部位が皮弁挙上部位に隣接していない場合は，間に介在する皮膚を切除したり，皮弁の一部を皮下茎皮弁として移植したり，あるいはいったん皮弁を移植し生着した後に切り離して二期的に再建を行う．

顔面の小範囲の組織欠損の再建における鼻唇溝皮弁の手術手技，および臨床応用例について述べる．

概念

歴史

鼻唇溝皮弁は，非常に古い時代から用いられてきていると考えられている．本皮弁に関する最初の記載と思われるものを，紀元前6世紀ごろに，古代インド医学の外科医であったSushrutaにより書かれた"Sushruta Samhita"に見つけることができる[1)2)]．近代医学においては，Dieffenbach[3)]による鼻翼部再建の報告[2)]や，Karl Tiershが皮弁を口蓋瘻孔の閉鎖に使用した報告[4)]が見られる．その後，本皮弁は，下眼瞼，鼻（鼻背，鼻柱，鼻腔，鼻翼，鼻中隔），上口唇白唇部，下口唇白唇部，頬部，口腔（硬口蓋，口腔前庭，頬粘膜）などを再建するための皮弁として広く用いられ，種々の術式が報告されている．

鼻唇溝皮弁

皮弁作製の方法

　鼻唇溝皮弁の血行は，皮弁を挙上する手技により2つに大別される。すなわち，鼻唇溝部皮下を走行する顔面動脈を皮弁内に含め axial pattern として皮弁を挙上する場合と，顔面動脈を皮弁内に含めず，random pattern として皮下脂肪の層で挙上する方法である。一般的に鼻唇溝皮弁は，後者の random pattern の皮弁として用いられることが多い。Axial pattern で挙上する際には，皮弁そのものが bulky となり，また頬骨筋や笑筋など動脈より表層に存在する表情筋の一部を含めることになるため，術後に口角部の下垂を生じやすくなるなどの問題がある。このため axial pattern で皮弁を挙上することは，茎が細くて非常に長い皮弁が必要となる場合や，口腔内へ移植する際などの限られた症例で適応となる。一方，皮弁に顔面動脈を含めない場合は，血行動態上はいわゆる axial pattern の皮弁とはならない。しかし，鼻唇溝部の真皮下血管網は豊富であり，顔面動脈を mirror image として，鼻唇溝のほぼ長軸に沿う軸性があることが示されている[5]。この真皮下血管網の軸性により，鼻唇溝皮弁は名前がつくような血管系を含んではいないものの，axial pattern に近い血行となり，皮弁の幅に対して長さを1：4程度まで安全に挙上できる[6][7]。

　皮弁は，転位・進展・回転皮弁のいずれでも使用できる。転移皮弁として作製する鼻唇溝皮弁は，顔面動脈および眼角動脈上に皮弁のピボットポイントを設定すれば，比較的安全に挙上することができる。このピボットポイントの位置により，皮弁の上方（上方茎）あるいは下方（下方茎）のいずれにも作製できる（図1-a）。鼻翼基部より高位の欠損では上方茎，口角部より下位の欠損では下方茎に皮弁を作製するのが容易である。口角から鼻翼基部の間では，いずれの方向にも茎を作製できる[8]（図1-b～f）。

適応

　この皮弁により，下眼瞼，鼻（鼻背，鼻柱，鼻腔，鼻翼，鼻中隔），上口唇白唇部，下口唇白唇部，頬部，口腔（硬口蓋，口腔前庭，頬粘膜）など，同側の頬部を中心とした広い範囲の再建を行うことができる。小範囲であれば，正中を少し超える部位まで移行可能である[9]。

解 剖

鼻唇溝

　口唇周囲では，口輪筋とその直上の皮膚は比較的密に結合しているが，隣接する頬部では，顔面表情筋と皮膚との間の結合は緩い。このため筋肉の走行する方向とあいまって，表情筋と Superficial musculoaponeurotic system（SMAS）が口輪筋に付着する部位に，頬部と口部の境界線，いわゆる鼻唇溝が形成される[10]。

血管

　鼻唇溝部皮下には，下顎から内眼角に向けて，顔面動脈およびその終枝である眼角動脈が走行する。顔面動脈は外頸動脈の分枝であり，下顎下縁で広頸筋下の咬筋前縁で，頬部皮下に現れる。その後，咬筋前縁付近に沿って，口角外側，鼻翼外側，内眼角部に向かって蛇行しながら上行する。この間，顔面表情筋との関係では，笑筋と大頬骨筋の下を通った後，小頬筋，上唇挙筋の下で，頬筋および口角挙筋の上を走行する。その後鼻翼部近くで，上唇鼻翼挙筋の内側あるいは筋肉を貫いて，鼻側壁の皮下に現れる[11]（図2）。

　顔面動脈は，周囲の血管系と豊富なネットワークを形成しており，下唇動脈，上唇動脈を介して対側の顔面動脈と，浅側頭動脈の分枝である顔面横動脈を介して同側の外頸動脈と，同様に顎動脈の終末枝である眼窩下動脈を介して同側の外頸動脈と，また眼動脈の分枝である鼻背動脈を介して同側の内頸動脈と交通する（図2）。

　これらの皮下血管系のネットワークにより，鼻唇溝部を含め頬部皮下は，血流が非常に豊富である。またこのネットワークにより，頸部郭清や同側の顔面動脈を切断された症例においても，鼻唇溝皮弁の血流は比較的安定して確保される。

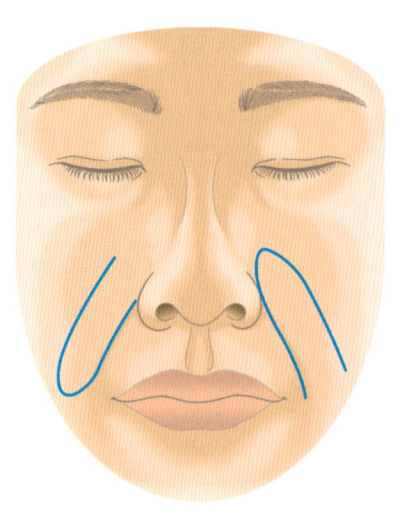

(a) 右：上方茎による皮弁
　　左：下方茎による皮弁

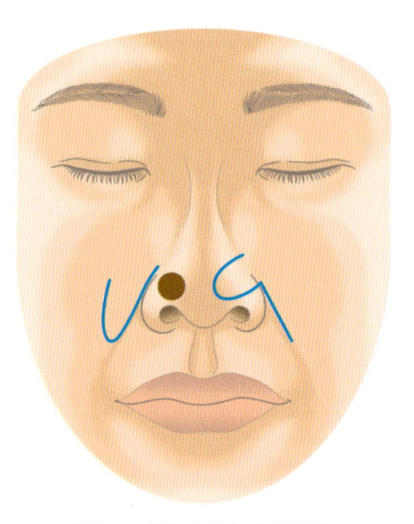

(b) 上方茎による鼻背部再建

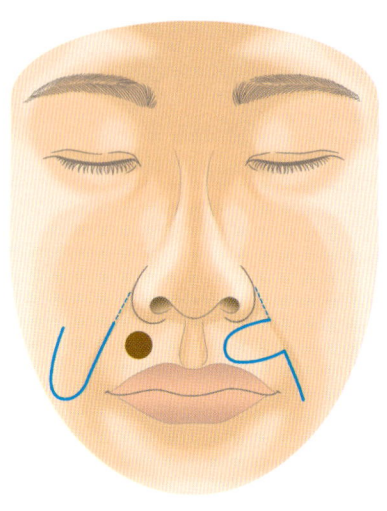

(c) 上方茎による上口唇再建

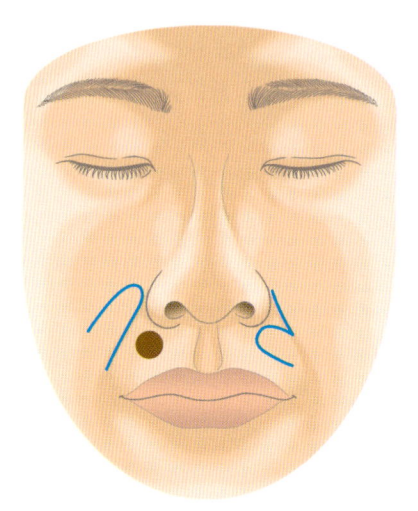

(d) 下方茎による上口唇再建

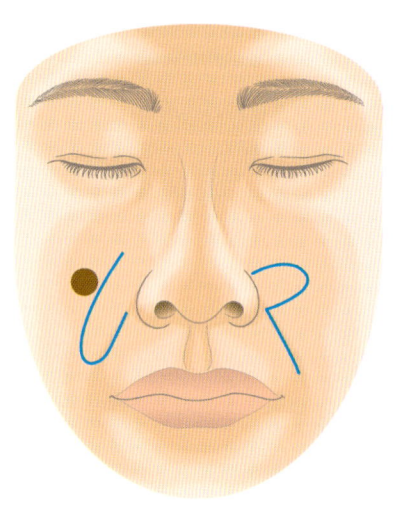

(e) 上方茎による頬部再建

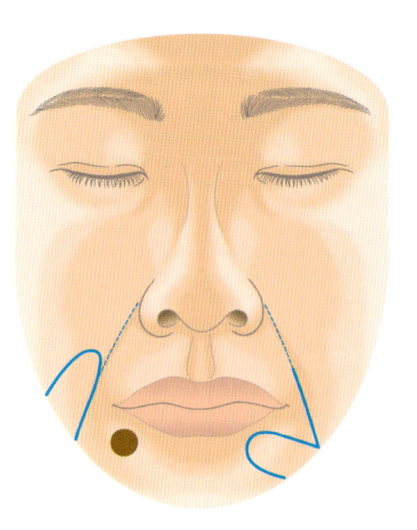

(f) 下方茎による下口唇再建

図1　鼻唇溝皮弁のデザインとバリエーション

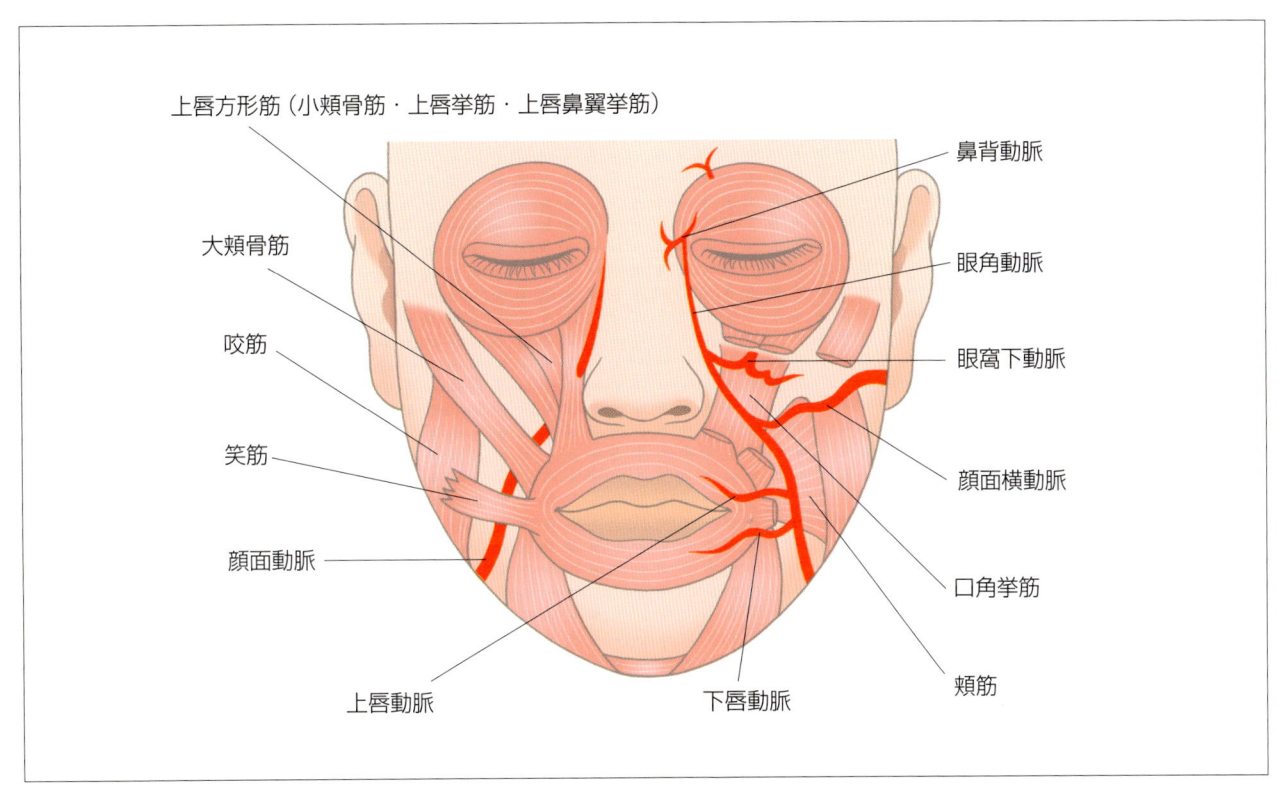

図2 顔面動脈の走行

手　技

鼻唇溝皮弁は，皮弁採取部位を閉じる際に，口唇，鼻翼，鼻背，下眼瞼などに変形を来たすことがないように注意して作製する．

皮弁の幅

一期的に縫縮できる幅までを基本とし，成人では最大約2.0 cmまでは容易に採取できる．年長者などで頬部皮膚に余裕がある場合には，これ以上の幅の皮弁を採取することが可能である．

Random patternで挙上する場合は，皮弁の内側縁を鼻唇溝に合わせてデザインする．これは，鼻唇溝外側の頬部は，皮膚と皮下組織との結合が内側より粗であるため，皮弁採取部の閉創をする際，縫縮がより容易であること，および術後の瘢痕を鼻唇溝に一致させて，目立たないようにするためである．また鼻唇溝を皮弁に含めると，その形態が移植後も残ってしまうことがあるので注意する．

皮弁の長さ

皮弁に緊張がかからないように，ある程度の余裕をもって欠損部位に届く長さとする．また皮弁は，挙上後に若干縮むことがあることを考慮し，欠損部より10～15％程度大きく採取する．皮弁のデザインは術前のみでなく，被覆する欠損部が決まったのち，挙上前にもう一度，大きさ・移動方向・移動距離を含めて再確認する．

鼻唇溝皮弁の血流は安定しているため皮弁の幅に対して長さを1：4程度まで挙上することができる[6)7)]．鼻背，鼻翼部などの再建のように，皮弁を転移する方向が皮弁と同じ平面であるときは，皮弁基部の幅がより広くなるように，内側となる皮弁の長さを外側より1～1.5 cm程度短くして設定することにより，より安定した血流を得ることができる．鼻唇溝皮弁は，最大では鼻翼基部上方約1 cmの部位をピボットポイントとし，口角外側まで約5 cmのものが採取できる．

23．鼻唇溝皮弁 225

皮弁の挙上

　末梢から基部に向かって行う。皮弁の厚さは，皮下脂肪を2〜3mm程度付けた程度とするが，皮弁基部では若干厚めに挙上する。

　Axial patternとして挙上する場合は，顔面動脈の走行に気をつける。顔面動脈は，下顎の動きに柔軟に対応するため，頰部では蛇行している。口角部では口輪筋下を走行することもあるため，術前にドップラ血流計などを用いて，その走行を確認しておくことが望ましく，また動脈の走行に合わせて，鼻唇溝より内側まで皮弁採取の範囲が及ぶことがある。皮弁挙上時は，皮下脂肪深部まで皮切を加え，口角挙筋や頰筋上で，顔面動脈と皮下の表情筋（上唇挙筋，頰骨筋，笑筋など）を皮弁に含めて挙上する。

　皮弁挙上部位と再建部位が隣接する場合は，そのまま転移皮弁として移行する。皮弁と再建部位との間に正常組織が介在するときは，①介在する正常組織を切除する，②皮下茎皮弁とする，③二期的皮弁移植のいずれかを行う。鼻翼の再建では，小さな皮弁移植後，皮弁が"pincushion"あるいは"trapdoor"と称される変形を生じることが少なくないため介在する正常皮膚を切除したり，aesthetic unitを考慮した再建を行うことで，より良いcountourが再現できる[10]。

　皮弁を皮下茎皮弁として遠隔部位に移植する場合は，皮下茎となる部位の皮膚あるいは表皮層を除去する[12]。そのほか鼻柱，鼻腔前庭，鼻腔の再建では，皮弁を鼻翼溝から鼻腔内へ通したり[13]，硬口蓋，口腔底，頰粘膜の再建では，咬筋を貫いて皮弁を口腔側に移行したりするなどの手技が報告されている[7)14)]（**図3**）。

　皮弁を移動した後は，皮弁の基部に捻れを生じたり，皮下や鼻翼溝間あるいは咬筋間に皮弁を通す際に皮弁の茎部を圧迫したりするなど，血行動態が皮弁挙上時と異なるようになるため，皮弁末梢の血行に注意する。皮弁を移植部位に縫合した際に，皮弁に強い緊張がかかる場合には，皮弁採取部位を先に縫縮することで，皮弁の緊張に余裕がでることもあ

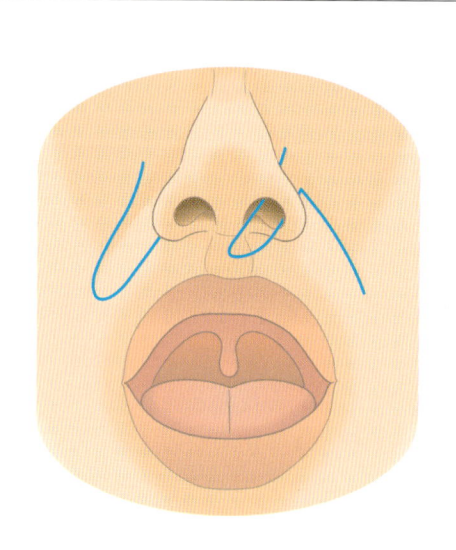

(a) 鼻翼溝を通した遠隔部再建
　鼻腔，鼻柱，鼻前庭の再建が可能である。

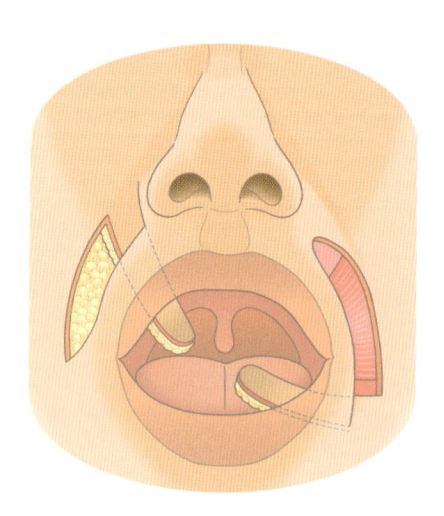

(b) 頰筋間を通した遠隔部再建
　上方茎により硬口蓋，頰粘膜，下方茎により頰粘膜，口腔底，口腔前庭の再建が可能である。

図3　鼻唇溝皮弁による遠隔部の再建

る。また皮弁採取部の縫合では，頬部皮下を剥離すると閉創がより容易となる。皮弁基部に近い部位を縫縮する際は，皮弁基部の血行障害に注意する。

術後管理

鼻唇溝皮弁は，血行が比較的安定している皮弁であり，一般的な有茎皮弁と同様の管理以外，特別な術後管理は必要としない。皮弁末梢にうっ血の所見が認められた時は，うっ血部の近傍ならびに皮弁基部の緊張を軽減するように，皮弁周囲の縫合糸をすみやかに抜糸し，血行の回復を待つ。

症　例

症例1　上方茎鼻唇溝皮弁による鼻翼部の再建
74歳，女性，鼻翼部基底細胞癌

左鼻翼部に小皮疹が出現し，5カ月間ほどの経過で徐々に増大したため，他病院皮膚科を受診した。生検の結果，基底細胞癌と診断され，当科を受診した。

受診時，左鼻翼部に生検後の瘢痕を中心とし，7×9 mmの皮疹を認めた。腫瘍は辺縁から4 mm離して切除し，生じた皮膚欠損部は，鼻唇溝皮弁移植により再建する方針とした。また腫瘍と鼻唇溝皮弁基部との間の皮膚は，日光角化症を疑う皮疹を認めたため，合わせて切除する方針とした。腫瘍を鼻翼軟骨上で切除した結果，幅15 mmの皮膚欠損を生じた。鼻唇溝皮弁は上方茎とし，15×45 mmの大きさで，皮下脂肪層で挙上し，鼻翼部に移植した。鼻唇溝皮弁採取部位は，一期的に縫縮した。移植した鼻唇溝皮弁はbulkyであったため，術後4カ月に除脂肪術，1年5カ月に小修正手術を施行した。

術後2年の経過は良好で，腫瘍の再発は認めない。左鼻翼，鼻孔の形態は良好であり，また皮弁採取部位の瘢痕も目立たなかった（図4）。

症例2　上方茎鼻唇溝皮弁による上口唇の再建
30歳，男性，上口唇瘢痕拘縮

歩行時の交通外傷により，右上口唇および頬部挫創などを受傷し，当科で初期治療を行った。創部治癒後，上口唇に瘢痕拘縮を生じ，右キューピット弓の上外方偏位などを認めた。これに対して，瘢痕切除および鼻唇溝皮弁移植による瘢痕拘縮形成手術を予定した。手術ではまず瘢痕を切除し，拘縮を解除した。瘢痕切除により，上口唇白唇部から鼻翼脇にかけて14×25 cmの皮膚欠損を生じ，鼻唇溝皮弁上に欠損部の形に合わせて，移植部位をデザインした。皮弁は皮下脂肪層で挙上し，上口唇に移植した。術後3年，上口唇白唇部の拘縮は解除され，良好な形態となった（図5）。

症例3　下方茎鼻唇溝皮弁による鼻柱部の再建
78歳，男性，鼻柱部基底細胞癌

鼻柱部に皮疹が出現し10カ月後，他病院皮膚科を受診した。生検の結果，基底細胞癌と診断され，当科を受診した。

受診時，鼻柱部中央部に，生検術後に残存した直径2 mmの皮膚腫瘍を認めた。腫瘍は辺縁から5 mm離して切除し，生じた皮膚欠損部は鼻唇溝部からの皮下茎皮弁で再建する方針とした。腫瘍は軟骨上で切除し，鼻柱部は12×12 mmの皮膚欠損となった。鼻唇溝皮弁は，皮弁の血行を保つため，顔面動脈のangular branchを含めて12×50 mmで挙上した。挙上した皮弁を皮下茎皮弁として移植するため，上口唇部に皮下トンネルを作製し，また皮下茎となる部位の表皮層をdenudeし，皮弁遠位を鼻柱部に移植した。皮弁採取部位は，ペンローズドレーンを挿入し一期的に縫縮した。術後7カ月，皮下茎皮弁部の減量手術を施行した。

術後2年の経過は問題なく，腫瘍の再発は認めなかった。鼻柱部の正面および側面像の形態ならびに色調は良好であった。皮弁採取部位の瘢痕も目立たない（図6）。

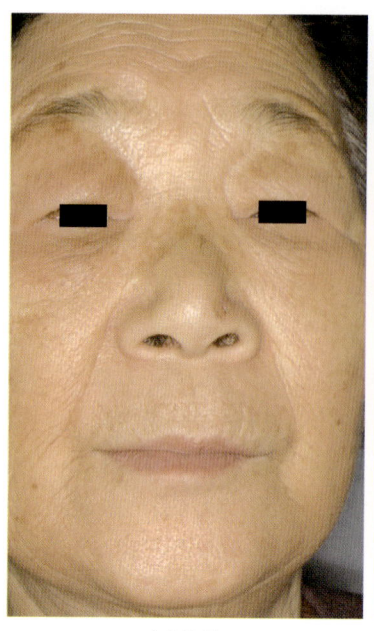

(a) 術前
左鼻翼部に 7×9 mm の基底細胞癌を認める。

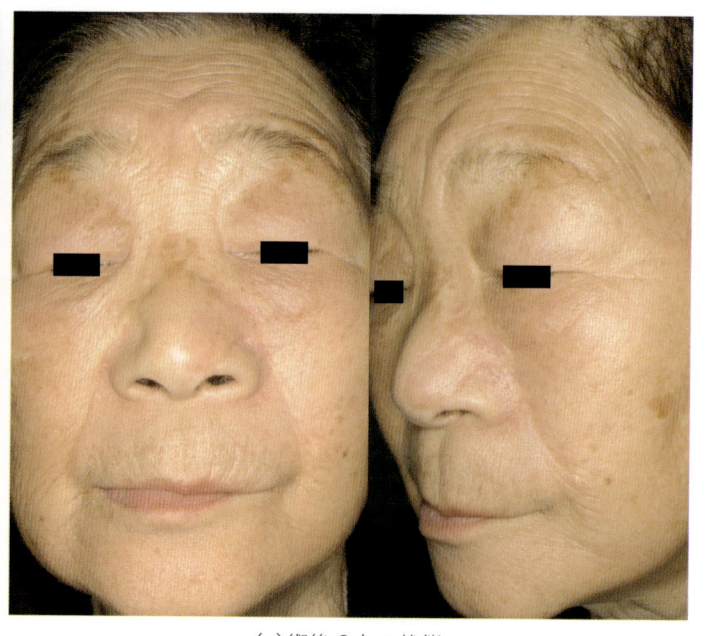

(e) 術後 2 年の状態
初回手術後，皮弁の除脂肪などの小修正手術を 2 回施行した。鼻の形態は，左右対称的で良好である。鼻側面の立ち上がり状態も良好である。皮弁採取部の瘢痕も鼻唇溝に一致しており，目立たない。

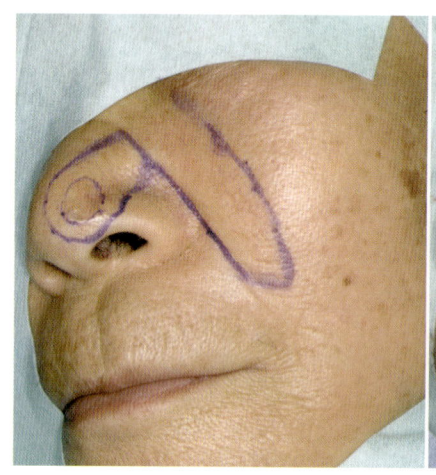

(b) 腫瘍切除と皮弁のデザイン
腫瘍は辺縁より 4 mm 離して切除し，腫瘍切除後の皮膚欠損部を上方茎の鼻唇溝皮弁で被覆する方針とした。腫瘍切除幅は 15 mm で，鼻唇溝皮弁は 15×45 mm で挙上した。

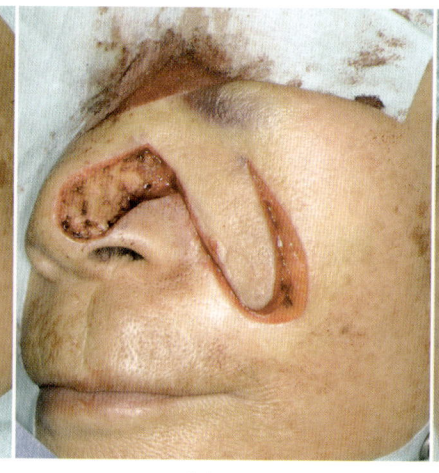

(c) 術中
腫瘍を鼻翼軟骨上で切除し，皮弁を挙上時した状態。

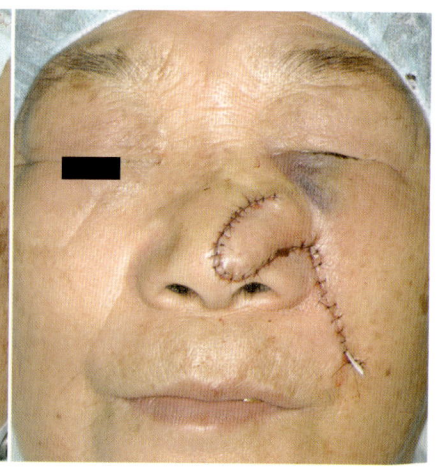

(d) 手術終了時
鼻唇溝皮弁を鼻翼部に移植した。皮弁採取部は，一期的に縫縮した。

図 4　症例 1：上方茎鼻唇溝皮弁による鼻翼部の再建
74 歳，女性，鼻翼部基底細胞癌

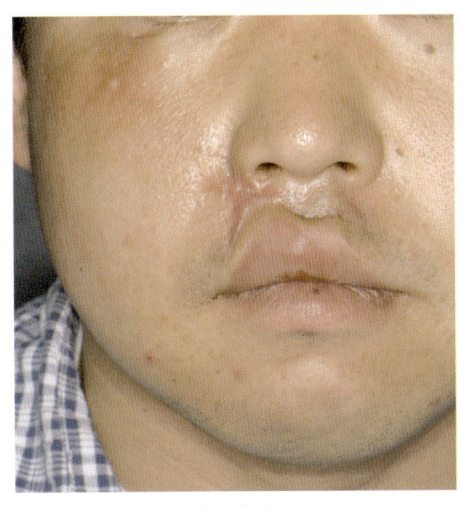

(a) 術前
右鼻翼基部，右上口唇白唇部に，交通外傷挫創後の瘢痕拘縮を認める。

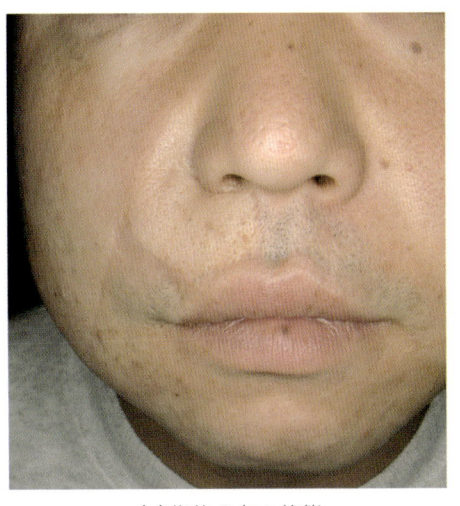

(e) 術後 3 年の状態
上口唇の拘縮は解除され，色調，形態は良好である。

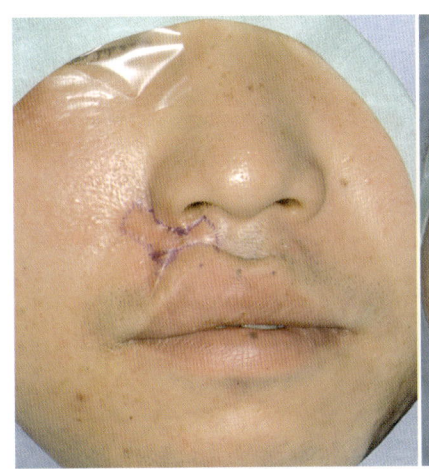

(b) 瘢痕切除のデザイン
瘢痕を切除し，上方茎の鼻唇溝皮弁による再建を計画した。

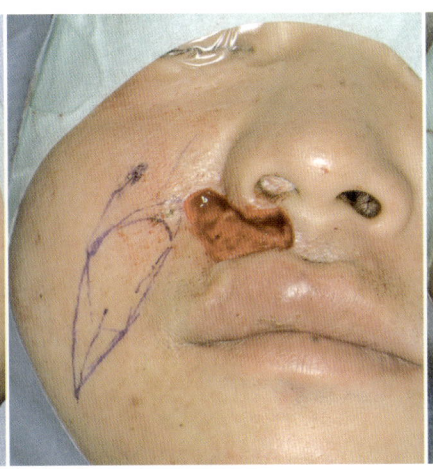

(c) 皮弁のデザイン
瘢痕切除後，14×25 mm の皮膚欠損を生じた。皮膚欠損部の形に合わせて，鼻唇溝皮弁に移植部位をデザインした。移植部位を含め 15×50 mm の鼻唇溝皮弁を挙上した。

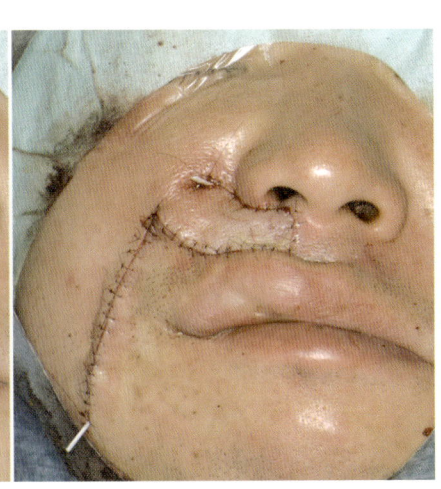

(d) 手術終了時
皮弁採取部は，一期的に縫縮した。

図 5　症例 2：上方茎鼻唇溝皮弁による上口唇の再建
30 歳，男性，上口唇瘢痕拘縮

23．鼻唇溝皮弁

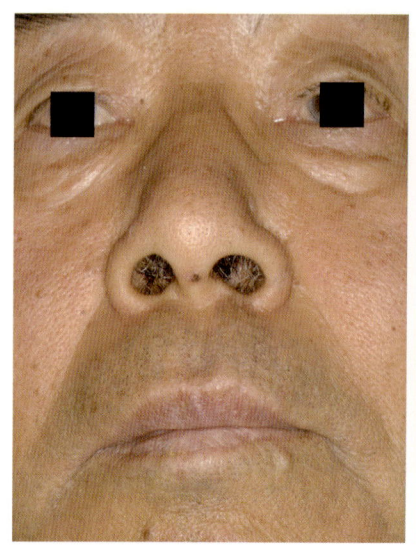

(a) 術前
鼻柱部に基底細胞癌が出現した。

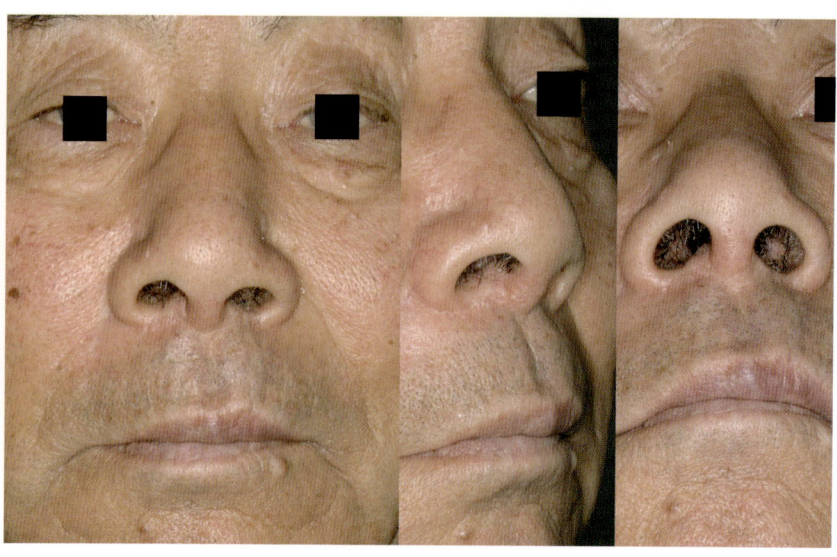

(f) 術後2年の状態
鼻柱は，形態よく再建された。皮弁採取部の瘢痕は目立たない。

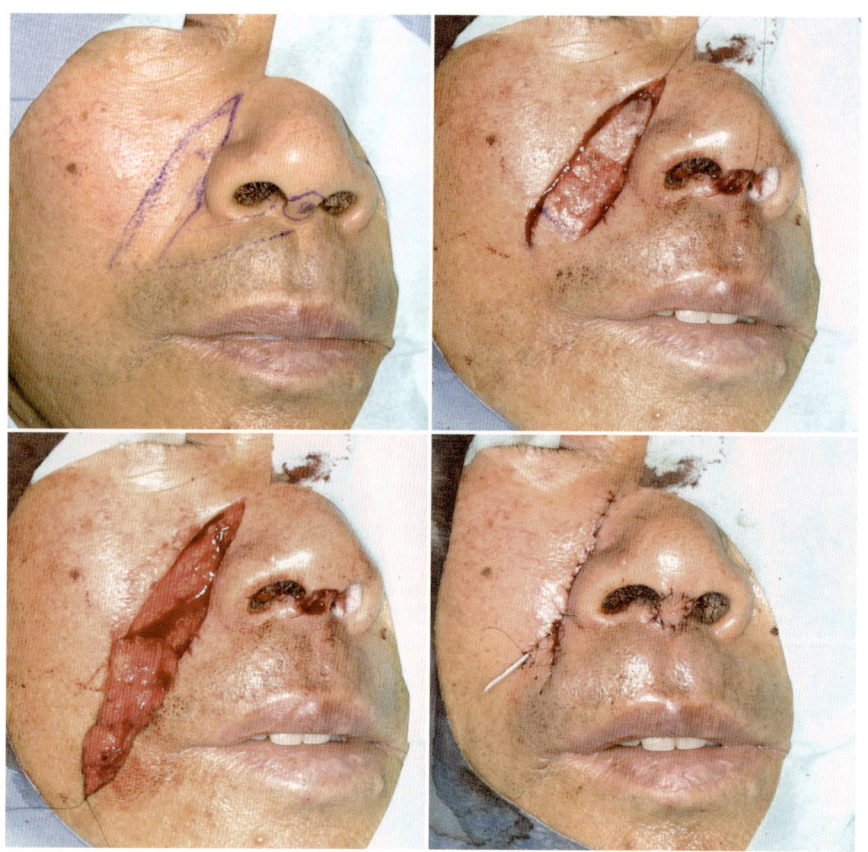

(b) 腫瘍切除と皮弁のデザイン
腫瘍は辺縁から5 mm離して切除する方針とした。腫瘍切除後の皮膚欠損部は，下方茎の鼻唇溝皮弁を皮下茎皮弁として移行することとした。腫瘍切除範囲は，12×12 mm，皮弁は12×50 mmで挙上した。

(c) 腫瘍を切除し，皮弁を挙上した状態
鼻柱部では，腫瘍切除により，鼻翼軟骨が露出した。鼻唇溝皮弁は，皮下茎となる部分の表皮層をdenudeした。

(d) 皮弁の挙上
皮弁の血行を保つため，皮弁にangular arteryを含めて挙上した。

(e) 手術終了時
鼻唇溝皮弁を皮下茎皮弁として移植し，その遠位を鼻柱部に縫合した。皮弁採取部は，一期的に縫縮した。

図6 症例3：下方茎鼻唇溝皮弁による鼻柱部の再建
78歳，男性，鼻柱部基底細胞癌

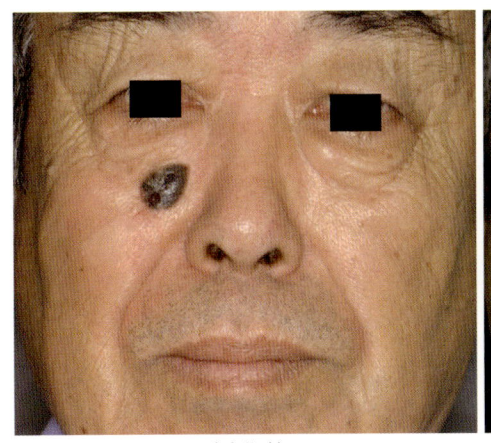

(a)術前
右頬部に11×18 mmの基底細胞癌を認める。

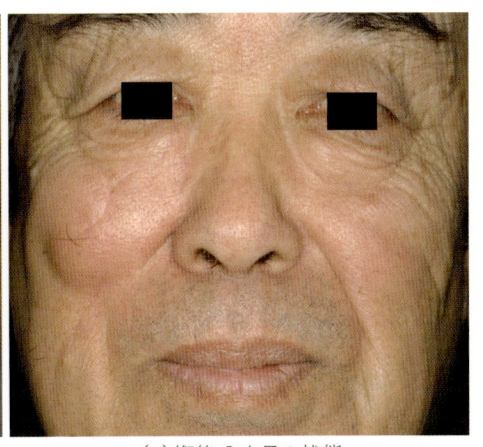

(e)術後6カ月の状態
右頬部は，色調と質感が良好な皮膚で再建されている。下眼瞼外反は認めない。

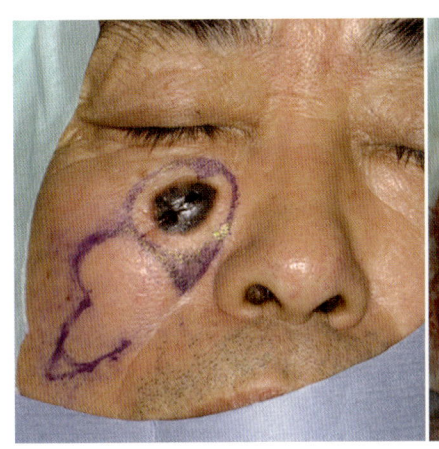

(b)腫瘍切除と皮弁のデザイン
腫瘍は，辺縁より5 mm離して切除することとした。腫瘍切除により生じる皮膚欠損部は，上方茎の鼻唇溝皮弁の基部をL字型に幅を広く設定し，双葉皮弁として被覆する方針とした。

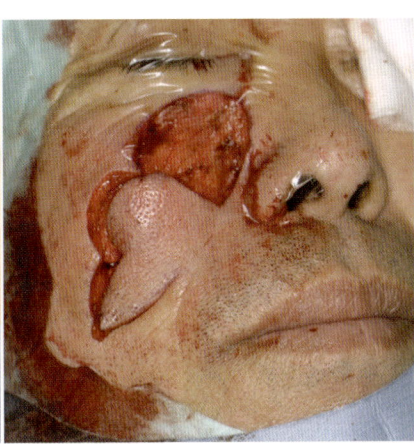

(c)術中
腫瘍を切除し，L字型の鼻唇溝皮弁を挙上した状態。腫瘍は，21×28 mmで切除し，第1皮弁を約70％，第2皮弁を約50％の大きさ(10×15 mm)で挙上した。

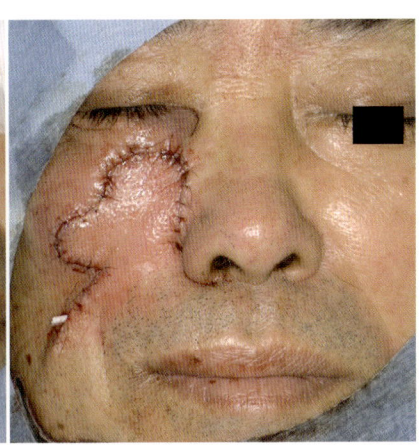

(d)手術終了時
第1皮弁，第2皮弁を移行し，第2皮弁採取部を一期的に縫縮した。

図7 症例4：鼻唇溝皮弁を第2皮弁とした双葉皮弁による頬部再建
（72歳，男性，右頬部基底細胞癌）

症例4 鼻唇溝皮弁を第2皮弁とした双葉皮弁による頬部再建，72歳，男性，右頬部基底細胞癌

右頬部に皮疹が出現し，約10年間の経過で徐々に増大した。腫瘍表面から出血を伴うようになり，他病院皮膚科を受診した。右頬部に11×18 mm大の，黒色隆起性で境界明瞭な皮膚腫瘍を認めた。生検により，基底細胞癌と診断され，当科を受診した。腫瘍は5 mm離して切除し，鼻唇溝皮弁を第2皮弁とするbilobed flapで再建する方針とした。腫瘍切除の大きさは21×28 mm，鼻唇溝上で鼻翼基部の高さをピボットポイントとし，第1皮弁を腫瘍切除欠損部の約70％の大きさ，第2皮弁を約50％の大きさ（15×10 mm）に設定した。腫瘍は一部眼輪筋を付けて切除した。皮弁は，第1皮弁，第2皮弁とも皮下脂肪層で挙上し，それぞれ腫瘍切除部，第1皮弁挙上部に移動し，第2皮弁挙上部は一期的に縫縮した。

術後6カ月，右頬部は色調と質感は良好に再建された。皮弁採取部の瘢痕は目立たず，右下眼瞼の外反も認めない（図7）。

考　察

　鼻唇溝皮弁は，血流が安定してる，採取部位が目立たない，手術手技が容易であるなどの利点がある皮弁である。局所皮弁として隣接部位の再建ができるほか，細長い皮弁を作製することができるため，皮下茎皮弁とするあるいは二期的再建を行うことにより，局所皮弁でありながら，皮弁作製部位から離れた部位の再建を行うことが可能である。また顔の表面のみならず，鼻腔および口腔の内腔側の再建に用いることができるのが特徴である。

　一方，移植床の皮膚と比較して皮弁が厚い，皮弁基部が dog ear となる，移植後に変形するなどが問題となることがある。しかしいずれも修正手術により良い結果が得られるので，手術が複数回となっても，労を惜しまないことが大切である。

　鼻唇溝皮弁は，色調と質感にも優れており，顔面に作製される局所皮弁として，応用範囲の広い有用な皮弁である。

文　献

1) 倉田喜一郎：植皮の歴史, pp4-11, 克誠堂出版, 東京, 1985
2) Pers M : Cheek flaps in partial rhinoplasty, a new variation ; The in-and-out flap. Scand J Plast Reconstr Surg 1 : 37-44, 1967
3) Dieffenbach JF : Chirurgische Erfarungen besonderes uber die Wiederherstellung zerstorter Teil des menschichen Korpers nach neuen Methoden (2 Abt). pp27, Berlin, 1830
4) Wallace AF : Esser's skin flap for closing large palatal fistulae. Br J Plast Surg 19 : 322-326, 1966
5) Hynes B, Boyd JB : The nasolabial flap ; Axial or random? Arch Otolaryngol Head Neck Surg 114 : 1389-1391, 1988
6) Spear SL, Kroll SS, Romm S : A new twist to the nasolabial flap for reconstruction of lateral alar defects. Plast Reconstr Surg 79 : 915-920, 1987
7) Georgiade NG, Mladick RA, Thorne FL : The nasolabial tunnel flap. Plast Reconstr Surg 43 : 463-466, 1969
8) Lawrence WT : The nasolabial rhomboid flap. Ann Plast Surg 29 : 269-273, 1992
9) Ohtsuka H, Shioya N, Asano T : Clinical experience with nasolabial flaps. Ann Plast Surg 6 : 207-212, 1981
10) Michael HM : Nasolabial Flap. Operative Plastic Surgery, pp269-272, MaGraw-Hill, California, 2000
11) Rose EH : One-stage arterialized nasolabial island flap for floor of mouth re-construction. Ann Plast Surg 6 : 71-75, 1981
12) Harii K : Reconstruction of traumatic short nose with iliac bone graft and nasolabial flaps. Plast Reconstr Surg 69 : 863-870, 1982
13) Da Silva G : A new method of reconstructing the columella with a noso-labial flap. Plast Reconstr Surg 34 : 63-65, 1964
14) Esser JFS : Deckung von Gramendefekten mittels gestielter naso-labial-hautlappen. Dtsch Ztschr Chir 147 : 128, 1918

II 各論

24 交叉唇弁 (Abbe's flap)

高田 温行, 岡 博昭, 森口 隆彦

Summary

口唇の欠損に対する再建には皮膚, 粘膜, 筋層の3要素に対する配慮が必要であり, 可能な限り口唇そのもので再建するのが望ましい。その再建法で, 反対側の口唇から上唇動脈, または下唇動脈を茎とし, 回転移動する複合組織弁を交叉唇弁という。Abbe's flap はその代表的なもので, 上口唇正中部の欠損に対する下口唇正中からの唇弁である。本来, 口唇裂の術後変形である上口唇の tight lip に対する修正術として報告された術式であるが, その応用範囲は広く, 腫瘍, 外傷などによる組織欠損の再建術としても多用されている。上下口唇いずれの部位にも交叉唇弁の作製は可能であり, やや広い欠損に対しては2つの交叉唇弁を用いる double cross lip flap が有用である。また, 口角を含む欠損の場合は Estlander flap (逆 Estlander flap) が用いられる。唇弁の茎部は1週間前後で切離を行う。Double cross lip flap で, 唇弁同士を合わせた場合は2週目以降に切離を行う。Estlander flap は口角に唇弁の茎部がくるため, 切離の必要はない。

はじめに

口唇はその機能, 形態において極めて特殊な部位である。発語, 摂食, 表情などの機能面, また, 顔の形態の中心をなすことから, 整容面からも大切な部位であり, 口唇の欠損に対してはその両者を同時に満足させることが理想である。

口唇には外観における赤唇, 機能における口輪筋が存在するため, 再建にその両者を求めるには口唇以外には存在しない。したがって, 口唇の再建には, 大きさが許す限り口唇そのもので再建することを第1選択とする。

ここでは, Abbe's flap, その他の交叉唇弁について述べる。

概 念

交叉唇弁 (cross lip flap) とは, 口唇動脈を茎とし, 対側の赤唇へ組織を移動する皮弁で, lip switch flap とも呼ばれる。1898年に Abbe[1] により, 両側性口唇裂の術後変形で上口唇の組織不足による平坦化と短縮, それに伴う下口唇の相対的な肥大に対し, 下口唇から上口唇への複合組織弁を回転移動する術式が報告された (図1)。以後, この術式は Abbe's flap と呼ばれ, 特に両側唇裂の二次修正術において広く用いられている。また, 本来の Abbe's flap は上口唇正中の欠損に対する下口唇からの交叉唇弁を指すが, 上下口唇どちらの欠損でも互いに唇弁の作製は可能であり, 腫瘍切除後や外傷における口唇の部分欠損に対しても有用な術式である。Abbe の報告以前に Estlander[2] は下口唇の欠損に対し上口唇角部より V 字型の唇弁を作製し rotation する術式を報告している (図2)。現在この術式は

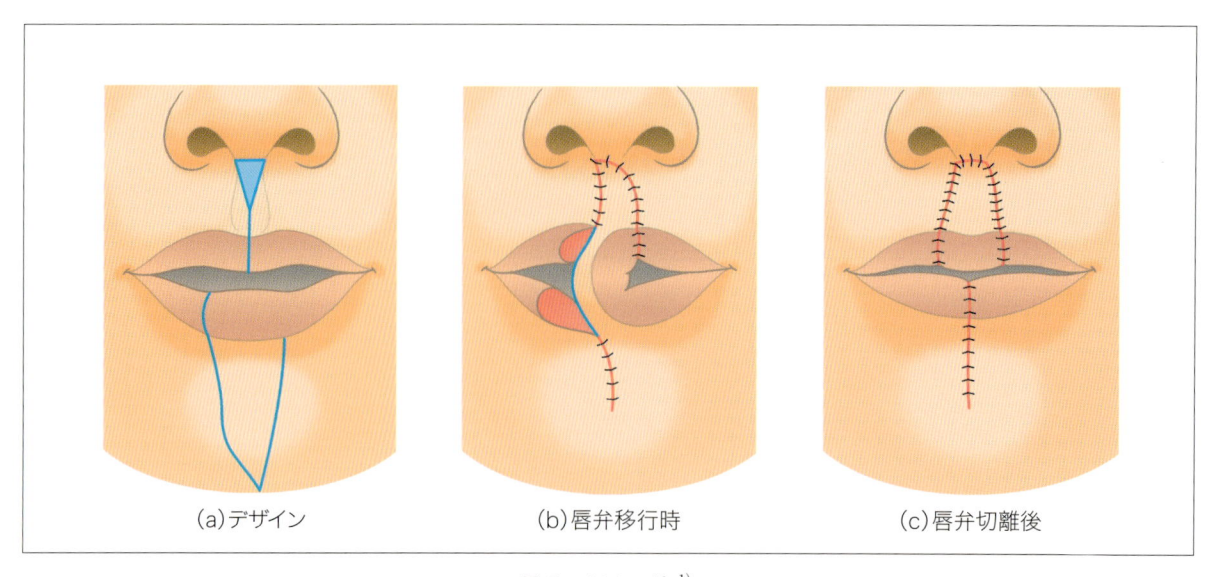

(a)デザイン　　　(b)唇弁移行時　　　(c)唇弁切離後

図1　Abbe法[1]

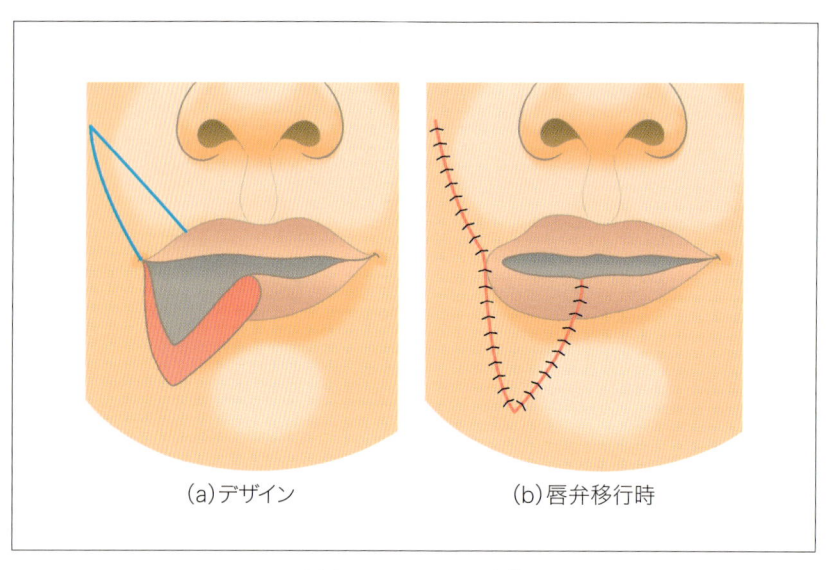

(a)デザイン　　　(b)唇弁移行時

図2　Estlander法[2]

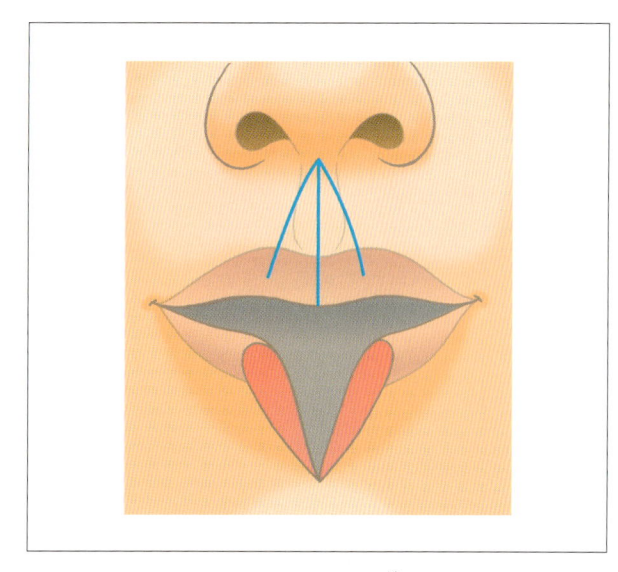

図3　Stein法[3]

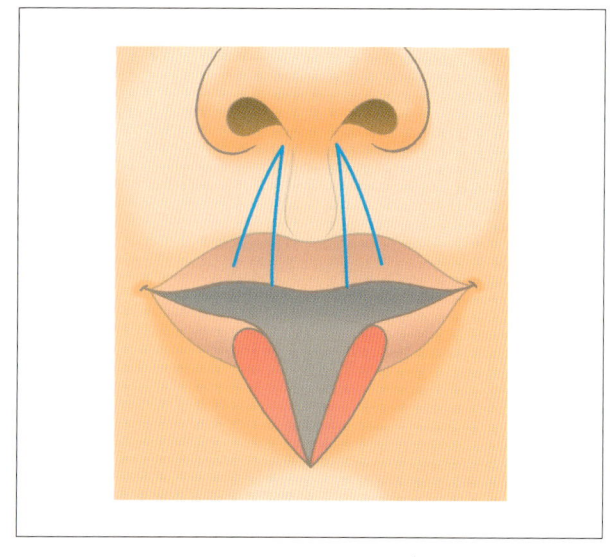

図4　Kazanjian法[4]

234　Ⅱ. 各論

(a) デザイン　　　(b) 唇弁移行時

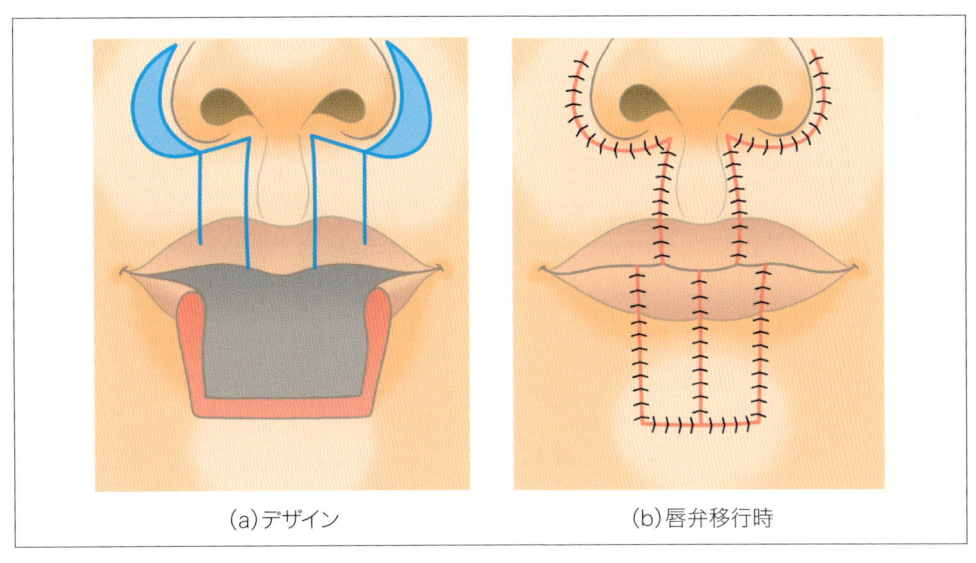

図5　Bowers法[5]

Estlander flap と呼ばれ，Abbe's flap とともに口唇の再建において広く用いられており，Abbe–Estlander flap と称される。また Stein[3] は上口唇から2つの唇弁によって下口唇を修復する方法を報告しており（図3），その後，Kazanjian[4]（図4），Bowers[5]（図5），Wexler ら[6] により，その変法が報告されている。

解　剖

顔面動脈は舌骨大角尖の高さよりもやや高位で外頸動脈前面から一分枝として生じる。顎下腺の表面から下顎骨下縁（咬筋前縁と交差する部位）にかけて前方に曲線を描くように走行し広頸筋，笑筋に覆われ口角の外側部へ向かう。口角部付近で下唇動脈，上唇動脈を分枝し，鼻翼外側部を経て内眼角に達し，眼動脈の分枝と交通する。上唇動脈の外径は1～2 mm[7] で，上唇内を走行しながら鼻翼基部，鼻中隔へ向かう枝を数本分枝する。下唇動脈の外径は0.5～1.7 mm で[8]，口角部より口唇縁近傍を口輪筋と粘膜の間を走行する（図6）[9) 10)]。それぞれ左右お互いに交通し動脈弓を形成しており，順行性，逆行性それぞれの皮弁作製が可能である。しかし，顔面動脈には変異が多く，上下唇動脈とも約10％に欠損が認められる[11]。

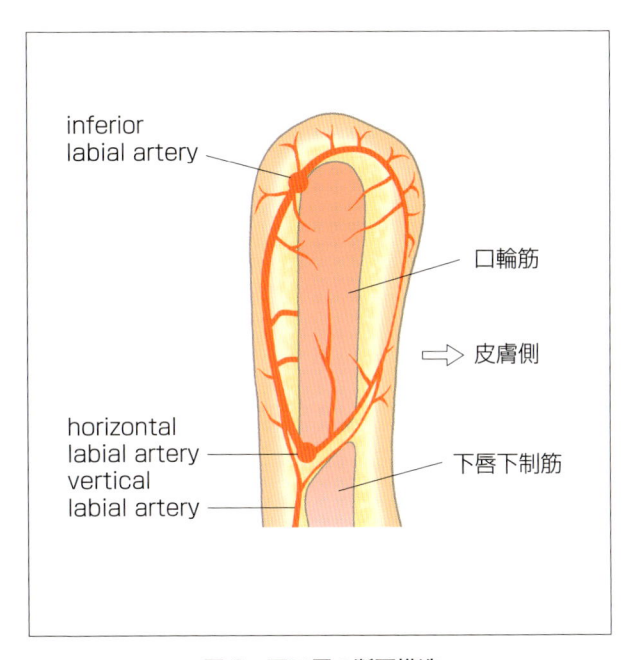

図6　下口唇の断面構造

術前の評価と適応

本来の Abbe's flap は口唇裂により生じた tight lip の二次修正術であるが，腫瘍，外傷などにおける上下口唇の部分欠損の再建においても，Abbe's flap[1]，その他の交叉唇弁[2)～6)] は，機能的，整容的に有効な術式である。

上下口唇の小さな欠損

下口唇であれば1/3までの欠損は単純縫縮可能であり，上口唇から交叉弁唇を移動するより整容的に優れている。上口唇においても1 cm 程度の欠損は

単純縫縮可能である。特に、口角に近い部位であれば2cm程度の欠損であっても単純縫縮による人中の偏位も少なくさほど不自然さは来たさない。それ以上の欠損の場合や、欠損が口角から離れ人中に近づくに従い、再建が必要となる。

上口唇の組織欠損

下口唇正中部からの交叉唇弁（Abbe's flap[1]）の適応である。整容的な人中の再建のためには下口唇における唇弁の幅は1cm未満にする必要がある。上口唇の欠損が人中を超える場合はlateral lip advancement flapとの併用[12]を行うとよい。口角部を含む欠損の場合は下口唇からの逆Estlander flapで再建を行う。口角が残存している場合は同側下口唇より交叉唇弁を作製するが、唇弁の反転のため赤唇の厚さが逆転するため、二次修正を要する。

下口唇の組織欠損

下口唇の場合、1/3～1/2の欠損であれば交叉唇弁1個を用いて、欠損幅1/2を超える場合には交叉唇弁2個を用いての再建を考慮する。

口角部を含む欠損の場合、Estlander flapによる再建を行い、口角部が残存している場合はmodified Estlander operation[13]として、口角部を避けて上口唇に作製するが上口唇の瘢痕や、人中の偏位が目立つといった欠点があり適応は限られる。口角が残存していて口唇1/2～2/3の欠損は2つの交叉唇弁（double cross lip flap）による再建の良い適応である[14]。上口唇の左右のバランスが損なわれず、人中も偏位を来さず、上下口唇のバランスをとりやすいといった利点がある。

さらに広範な欠損の場合は、fan flap[15]やgate flap[16]などのrotation flapや、遊離組織移植を考慮するが、赤唇の再建も要する。

手 技

唇裂二次修正術におけるAbbe's flap

麻 酔

①交叉唇弁の手術は通常、局所浸潤麻酔下で可能である。しかし、患者の年齢が若く手術に対する不安が強い場合や、腫瘍切除を伴う場合など、全身麻酔下に行う場合もある。局所麻酔薬としては20万倍エピネフリン添加リドカインを用いるが、血管茎となる部位の周辺への注入は控えるように注意を要する。

全身麻酔下で行う場合の気道確保であるが、腫瘍切除を伴う場合などは経鼻挿管で手術を行う。われわれは、Abbe's flapによる唇裂二次修正術の際は経口挿管で行っている。挿管チューブは左右どちらかの口角固定とする。口唇の正中が偏位するため、あらかじめ挿管前に正中線と手術デザインを行っておくとよい。術後は開口が制限されているために、抜管後の再挿管は困難であり、抜管時は十分な覚醒と確実な気道確保を確認する必要がある[17]。

Abbe's flapの切り離しは通常、局所浸潤麻酔下で行う。局所麻酔下で施行できない患者には、全身麻酔下で行う。はじめにマスクによるガス麻酔で患者を眠らせ、flapの茎部に20万倍エピネフリン添加リドカインを注入する。切開と止血を行ったのち挿管し、切り離した断端の処理を行う。

デザイン

②唇裂二次修正術におけるAbbe's flapは、まず、上口唇中央で、人中となる部位に作図を行う。上端はY字にし、人中の形態に近づける。

切 開

③上口唇を皮膚側から粘膜側にかけて全層に切開を行い、移植床を作製する。症例によっては正中切開ではなく、両側唇裂のprolabiumの切除や、赤唇のみの切除を行う場合もある。上口唇の赤唇のみ切除した症例では、唇弁の白唇部はトリミングする。唇弁の幅は通常7～8mmでデザインする。はじめに、茎となる部位の反対側より全層切開を行い、下唇動脈の走行部位を確認する。その際、下唇動脈が欠損、もしくは著しく細い場合があり、その際は茎部を十分にとる必要がある。茎側は下唇動脈の予想部位より離れたところは全層で切開を行い、下唇動脈周囲は浅く切開する。下唇動脈周囲の剥離を慎重に行うが、完全に血管だけにする必要はなく、周囲にある程度の軟部組織を温存した方が安全である。

縫 合

④唇弁を反転し、上口唇に移植する。唇弁の捻れや過緊張がないことを確認しながら粘膜側から皮膚側へと縫合していく。この時、下唇動脈に糸をか

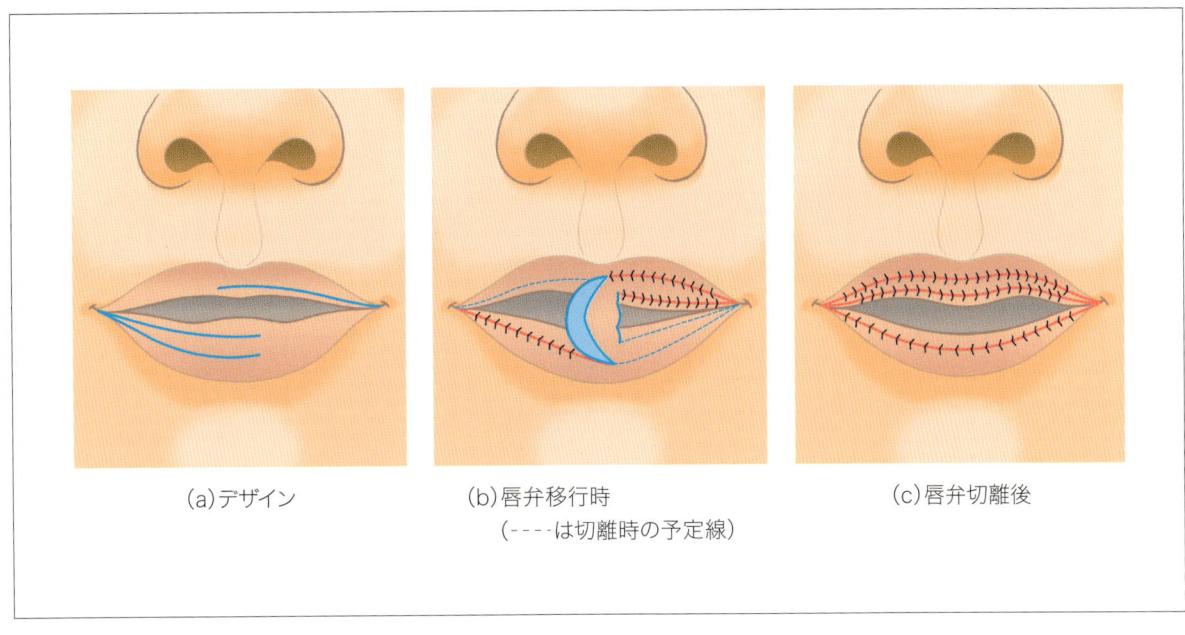

図7 Cross lip vermilion flap（われわれの方法）

(a) デザイン　　(b) 唇弁移行時　　(c) 唇弁切離後
　　　　　　（----は切離時の予定線）

けないように注意を要する。また，真皮縫合は必要最低限に行う。唇弁の茎部の裏面，上下口唇の遊離端は互いに縫縮しておくと茎にかかる緊張を軽減できる。

皮弁の切り離し
⑤約1週間後，唇弁の切り離しを行い，切断端の縫合を行う。

唇裂二次修正術における Cross lip vermilion flap（われわれの方法）（図7）

上口唇の著明な組織不足および相対的な下口唇肥大を生じた症例に行っている。

麻酔
① Abbe's flap と同様に，局所麻酔，全身麻酔いずれでも行うことができる。また，挿管も同様に経鼻挿管，経口挿管いずれでも可能である。

切開
②組織不足を認める上口唇を，唇裂側の口角部から正中をやや越える部位にかけて wet lip と dry lip との境界を切開する。
③下口唇に wet lip と dry lip との境界を中心に幅10 mm 前後で紡錘上の唇弁をデザインする。上口唇切開の反対側より唇弁を下唇動脈，一部口輪筋を含めて挙上する。唇弁の茎部は下口唇正中をやや越えた部位とする。

縫合
④唇弁を反転し，上口唇の切開部に縫合する。唇弁採取部は縫縮する。

皮弁の切り離し
⑤約10日後，唇弁を切離するが，その際，下口唇に紡錘上にデザインした残りの唇弁を下唇動脈，一部口輪筋を含めて挙上する。上口唇も同様に残りの部位の切開を行い，反転した唇弁を縫合する。唇弁採取部は縫合する。

術後管理

麻酔から覚醒する際は無意識での開口に注意しなければならない。覚醒するまでは頭頂部から下顎にかけて弾性包帯で固定するのもよい。また，術後の腫脹，捻れ，過緊張による血行障害に注意する。食事はストローを使用して経口流動食を与える。抜糸は白唇部は術後5日，赤唇部は術後7日で行う。抜糸後はスポンジ，テープによる減張圧迫固定を開始し，3カ月間続ける。唇弁切離後の赤唇部の新たな縫合部の抜糸は術後7日に行う。

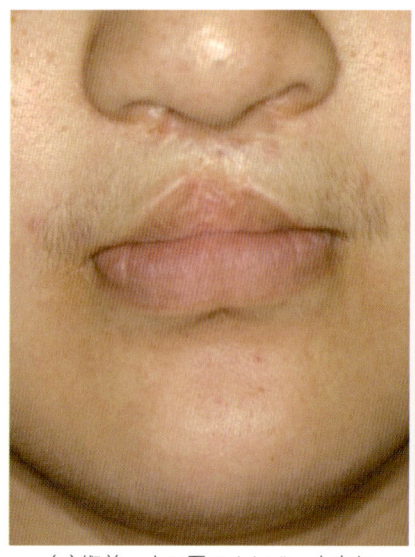

(a)術前。上口唇のtight lip, 人中およびキューピット弓の消失が認められる。

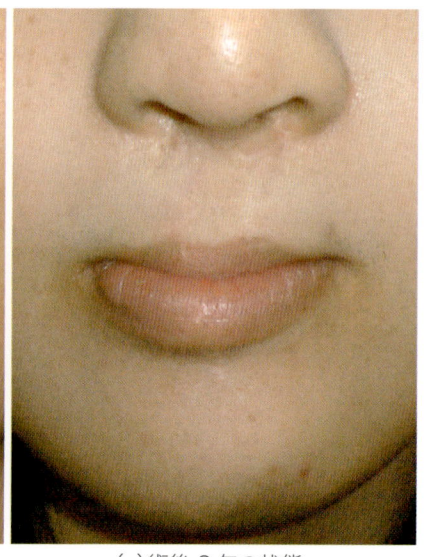

(e)術後2年の状態。

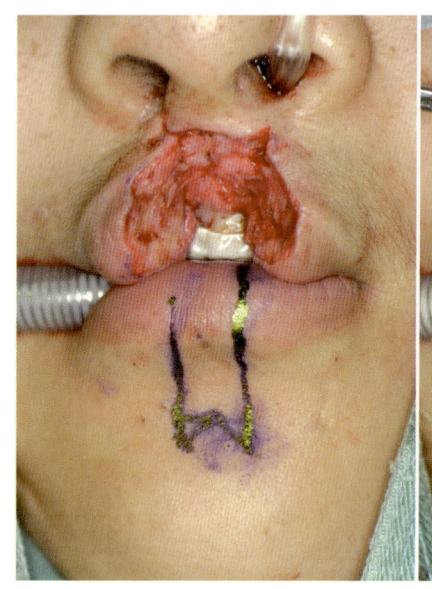

(b)中央唇の瘢痕を切除し下口唇にM字型のAbbe's flapをデザインした。

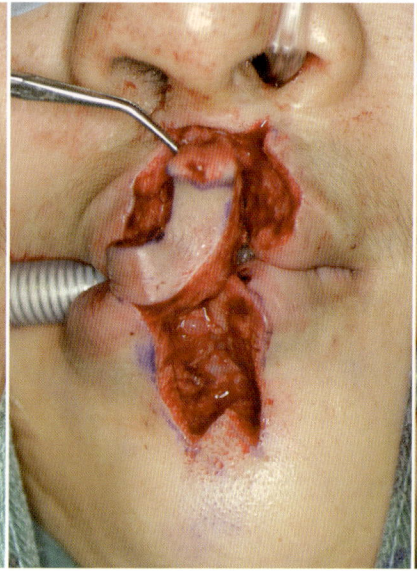

(c)Abbe's flapを反転したところ。

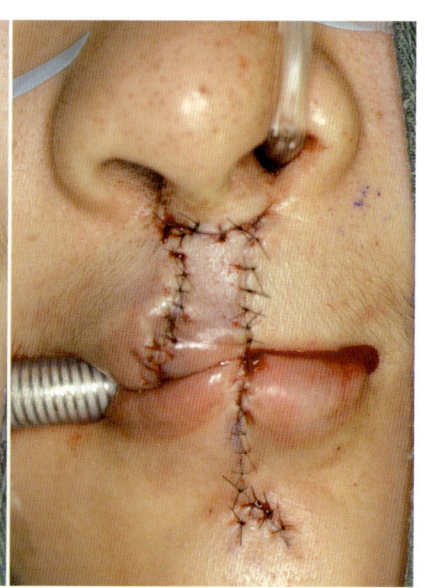

(d)第1回目手術終了時。

図8 症例1：13歳，女児，両側唇裂

症 例

症例1　13歳，女児，両側唇裂

両側唇裂による上口唇のtight lip，人中およびキューピット弓の消失などの2次変形が認められた。中央唇の瘢痕を切除し，Abbe's flapによるtight lipの修復，人中，キューピット弓の再建を行った。11日後，皮弁の切離を行った。皮弁の生着は良好で，整容的に良好な結果が得られた（**図8**）。

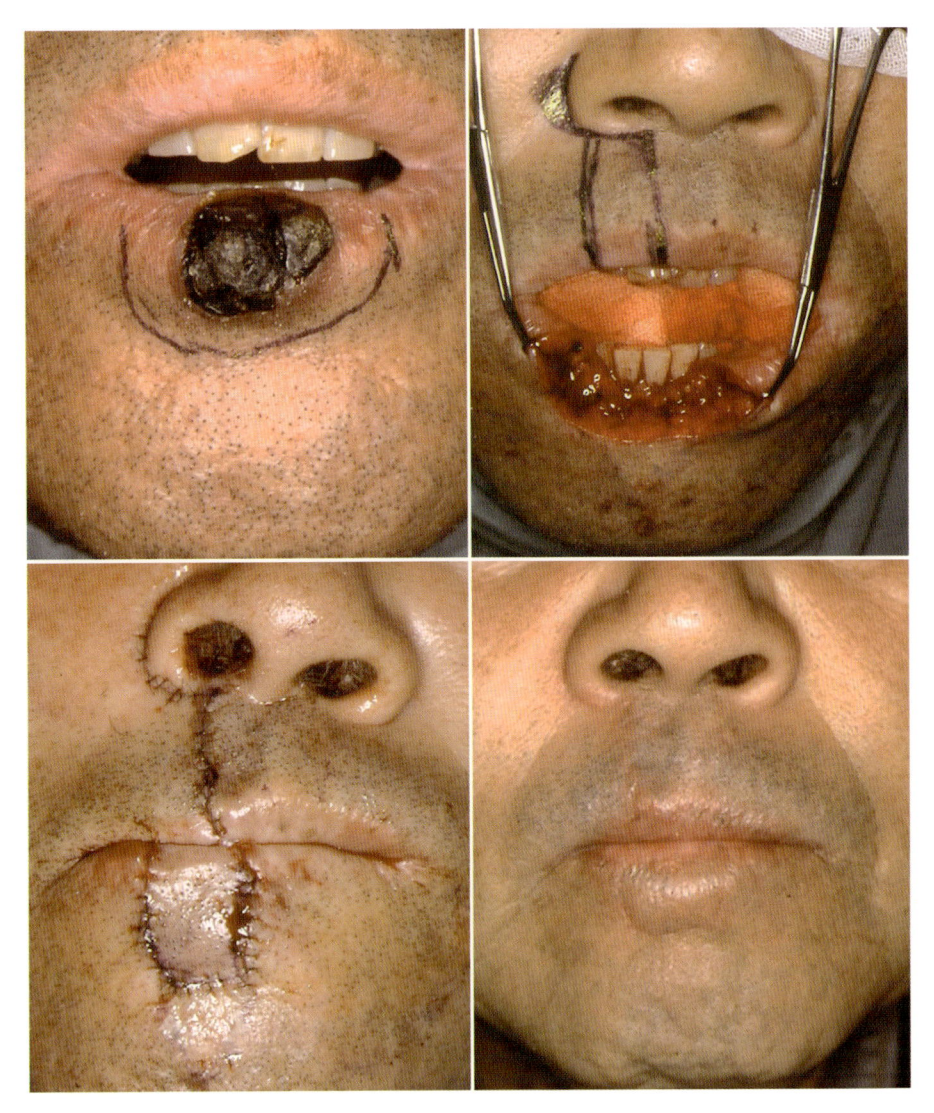

(a) 術前。腫瘍から 10 mm 離してデザインした。
(b) 腫瘍切除後。下口唇の組織欠損と上口唇反転唇弁のデザイン。
(c) 唇弁を移動し，lateral lip advancement flap を併用して皮弁採取部を縫縮した。
(d) 術後 2 年 6 カ月の状態。

図 9　症例 2：65 歳，男性，下口唇の有棘細胞癌

症例 2　65 歳，男性，下口唇の有棘細胞癌

　20 年前より下口唇に小腫瘤を認めていた。約 10 カ月前から急激に増大してきた。前医で組織生検されたところ，squamous cell carcinoma との診断で紹介された。下口唇中央に 18×18 mm の腫瘍を認め，腫瘍から 10 mm 離し，下口唇全層で切除を行った。下口唇に 38 mm 幅の欠損を生じ，上口唇の右人中稜から外側より幅 15 mm の cross lip flap を作製し，再建した。皮弁採取部は右鼻翼付着外側部に約 6 mm の皮膚切除を行い，lateral lip advancement flap を併用し縫縮した。術後 10 日に唇弁の切離を行った。皮弁の生着は良好で，良好な結果が得られた（図 9）。

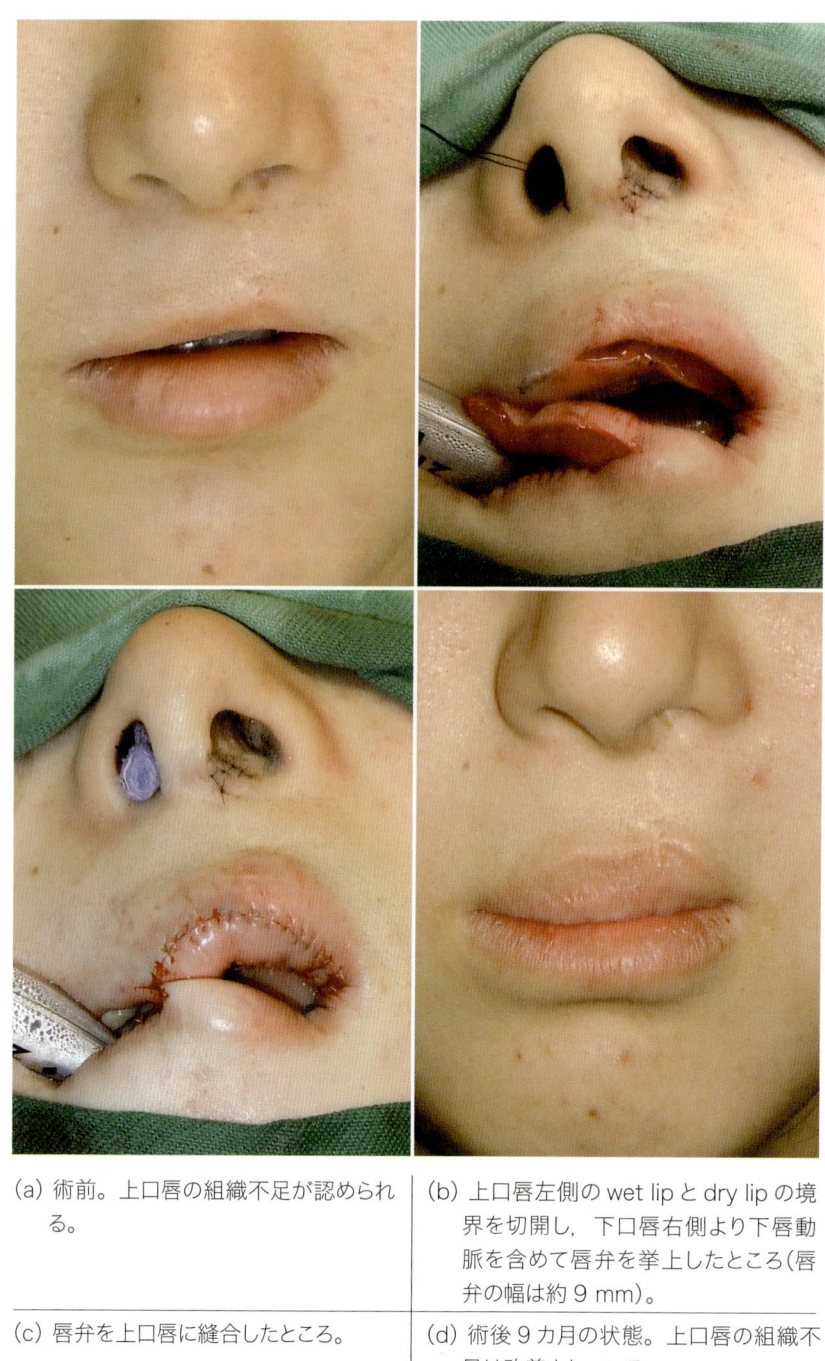

(a) 術前．上口唇の組織不足が認められる．
(b) 上口唇左側の wet lip と dry lip の境界を切開し，下口唇右側より下唇動脈を含めて唇弁を挙上したところ（唇弁の幅は約 9 mm）．
(c) 唇弁を上口唇に縫合したところ．
(d) 術後 9 カ月の状態．上口唇の組織不足は改善されている．

図 10　症例 3：19 歳，女性，左口唇の顎口蓋裂

症例 3　19 歳，女性，左口唇の顎口蓋裂

　左口唇裂による左赤唇の組織不足が認められた．上口唇左側の wet lip と dry lip の境界を切開し，下口唇右側から正中を基部とする唇弁を下唇動脈を含めて挙上（図 7-a, b），上口唇に移動した．術後 11 日に切離を行い，残りの唇弁を反転挙上した（図 7-c）．唇弁の生着は良好で，上口唇の組織不足も良好な改善を得られた（図 10）．

考察

唇裂二次修正における Abbe's flap の効果について

唇裂二次修正術における Abbe's flap の効果は①人中の形成, ②キューピット弓の形成, ③赤唇中央部における tubercle の形成, ④上口唇の tight lip を解除し, 下口唇との均衡を再建する, ⑤薄い口唇を厚くする, ⑥上口唇（赤唇部）の左右不均衡を対称的とする, ⑦鼻柱を延長する, ⑧深い buccal sulcus の形成, である[18]。

しかし, 個々の症例により, 得られる効果は異なるため, それぞれの症例での問題点に合わせた工夫が必要である。たとえば, 唇弁を反転し上口唇に縫合する際, 移植唇弁の赤唇縁を両側の上口唇よりやや下げてずらして縫合しておき, 唇弁切離後にずれている赤唇縁を合わせて縫合すれば philtrum dimple を形成できるとする報告もある[18]。また, 赤唇部の組織不足のみを改善するためには, 赤唇のみを用いた交叉唇弁を作製する必要がある。Abbe's flap を作製し, 白唇部をトリミングすることもできるが, 上口唇全体のボリュームの改善は難しく, また, 下口唇白唇部に瘢痕を残す。下口唇粘膜を両口角部を基部とし, 翻転挙上する報告があるが[19], 切離した後, 断端の修正を必要とする場合がある。また, 下口唇中央を基部とした赤唇弁は過去にも報告されており, 片側のみを用いた方法[20]や, 赤唇弁を3葉とし, whistling deformity を修正する方法[21]などがある。われわれは下口唇の赤唇内に紡錘上の赤唇弁を作製し反転挙上した。これにより上口唇全体のボリュームの改善が行われ良好な結果を得ている（図7, 図10）。

交叉唇弁の幅について

口唇部分欠損の再建時の交叉唇弁の幅は, 計算上, 欠損幅の1/2の大きさを反対側の口唇に求めれば上下口唇のバランスは保たれる。Double cross lip flap であれば, 1つの唇弁の幅はさらにその1/2となる。Bowers 法（図5）[5]では, 上下口唇の長さが9 cm で, 下口唇の欠損が5 cm であれば, 2.5 cm の唇弁を上口唇から反転する。つまり, 1つの唇弁は1.25 cm であり, 最終的に上下口唇の長さはそれぞれ6.5 cm となり, バランスを取ることができる。上口唇の唇弁採取部を縫縮する際, 鼻翼付着外側部に三日月状の切除を行い, lateral lip advancement flap を併用する。

しかし, 移植した唇弁は術後伸展される傾向にあり, 必ずしも欠損幅にこだわる必要はない。

切離の時期について

交叉唇弁の切離時期に関して, Abbe[1] は12日目に行っているが, 本邦では1週間前後で切離する報告が多い[18,22]。

Bowers 法による Double cross lip flap は唇弁同士の縫合部があり, 血管新生が得られる面が2面であるため3～4週間で切離を行っている。その後の本邦での報告でも2つの唇弁同士を合わせた場合, 術後2週間前後と, やや遅めに切離を行っている[14,23]。

口唇の free composit graft について

1956年, Flanagin[24] は下口唇から上口唇への free composit graft を報告した。また, 寺師らも口唇腫瘍切除後の free composit graft の有用性を報告している[25,26]。しかし, 皮弁の生着を考慮すると10 mm が限界であり, それでも部分壊死が認められるケースがある。一期的再建であり, 手術手技が簡単であるなどの利点はあるものの, ごく小範囲の場合を除き, 整容的により確実な方法として, 交叉唇弁を用いるべきと考えている。

文 献

1) Abbe R : A new plastic operation for the relief of deformity due to double harelip. Med Rec 53 : 477, 1898(Reprinted in Plast Reconstr Surg 42 : 481-483, 1968)
2) Estlander JA : Eine methode aus der einen lippe substanzverluste der anderen zu ersetzen. Arch Klin Chir 14 : 622, 1872(Reprinted in Plast Reconstr Surg 42 : 360-366, 1968)
3) Stein SA : Lip repair(Cheiloplasty) performed by a new method.(in Danish) Hospitals Meddelelser 1 : 212-216, 1848(Reprinted in Plast Reconstr Surg 53 : 332-337, 1974)
4) Kazanjian VH, Roopenian A : The treatment of lip deformities resulting from electric burn. Am J Surg 88 : 884-890, 1954
5) Bowers DG Jr : Double cross-lip flap for lower lip reconstruction. Plast Reconstr Surg 47 : 209-214, 1971
6) Wexler MR, Dingman RO : Reconstruction of the lower lip. Chirurgica Plastica(Berlin) 3 : 23-26, 1975
7) Park C, Lineaweaver WC, Buncke HJ : New Perioral arterial flaps ; Anatomic study and clinical application. Plast Reconstr Surg 94 : 268-276, 1994
8) Edizer M, Magden O, Tayfur V, et al : Arterial anatomy of the lower lip ; A cadaveric study. Plast Reconstr Surg 111 : 2176-2181, 2002
9) Standring S, Ellis H, Healy JC, et al : Vascular supply and lymphatic drainage. Gray's anatomy (39th ed), edited by Standring S, p509, Churchil Livingstone, London, 2005
10) Kawai S, Imanishi N, Nakajima H, et al : Arterial anatomy of the lower lip. Scand J Plast Reconstr Surg Hand Surg 38 : 135-139, 2004
11) 花井 汎, 藤井博子, 中島敏明ほか：ヒトの顔面動脈とその上・下唇動脈について　第2報. 城歯大紀要 15 : 541-550, 1986
12) Webster JP : Crescentic peri-alar cheek excision for upper lip flap advancement with a short history of upper lip repair. Plast Reconstr Surg 16 : 434-464, 1955
13) Converse JM, Wood-Smith D : Techniques for the repair of defect of the lips and cheeks. Reconstructive Plastic Surgery(2nd ed), edited by Converse JM, pp1544-1594, WB Saunders Co, Philadelphia, 1977
14) 藤井 徹：口唇の有棘細胞癌の手術. 形成外科 40 : 25-34, 1997
15) McGregor IA : Reconstruction of the lower lip. Br J Plast Surg 36 : 40-47, 1983
16) Fujimori R : "Gate flap" for the total reconstruction of the lower lip. Br J Plast Surg 33 : 340-345, 1980
17) 小徳留美子, 木内恵子, 北村征治ほか：Abbe法の麻酔管理. 大阪母子保健総合医療セ誌 14 : 193-196, 1998
18) 難波雄哉：唇裂二次変形にたいする人中再建術. 形成外科 21 : 79-88, 1978
19) 江口友美, 古郷幹彦, 榎本明史ほか：唇裂患者の口唇二次修正術に応用した赤唇内下唇翻転粘膜弁の20例. 日口腔外会誌 49 : 401-404, 2003
20) Kawamoto HK : Correction of major defects of the vermilion with a cross lip vermilion flap. Plast Reconstr Surg 64 : 315-318, 1979
21) Margulis A, Wexler MR, Weinberg A, et al : Cross-lip vermilion "tri-tailed"flap to correct the "whistling lip" deformity. Plast Reconstr Surg 103 : 1086-1087, 1999
22) 原科孝雄：両側唇裂二次形成術；とくにAbbe flapとopen rhinoplastyによる. 形成外科 38 : 475-485, 1995
23) 難波雄哉, 堀内英俊, 田辺 稔：2つの上口唇弁による下口唇大欠損の再建法. 形成外科 19 : 549-553, 1976
24) Flanagin WS : Free composit grafts from lower to upper lip. Plast Reconstr Surg 17 : 376-380, 1956
25) 寺師浩人, 倉田荘太郎, 本多朋仁ほか：下口唇悪性腫瘍切除後におけるわれわれの再建法；遊離複合移植の有用性について. 形成外科 34 : 269-273, 1991
26) Terashi H, Kurata S, Hashimoto H, et al : Free composit graft for lip reconstruction after tumor excision. Ann plast Surg 36 : 582-585, 1996

II 各論

25 Fan-shaped flap による下口唇の再建

吉村 陽子，中島 龍夫

Summary

下口唇の全層欠損の再建には，皮膚，粘膜，筋層の3要素に対する考慮が要求される。下口唇は上口唇と異なり平坦な構造のため，相当な大きさの欠損も単純縫合により閉鎖可能である。下口唇のほぼ半分までの欠損では大きな機能障害を来たさず単純に閉鎖できるとされている。しかし，有棘細胞癌の根治的切除後などに見られる下口唇全体・全層の欠損で，整容的にも機能的にも満足のいく再建を行うには，使用可能な組織は限られる。

McGregor の fan flap は，頬部全層を口角を中心として 90°回転し，頬粘膜により赤唇を再建しつつ一期的に下口唇全層を再建する方法である。本皮弁は筋層の連続性を回復することができ，機能的に優れた再建法であるが，本来のデザインでは皮弁の茎は上口唇動脈であり，血行を保つためには口角の皮下組織を幅広く温存して連続性を保つ必要がある。その結果，口角が鈍的になり形態的に問題を残す。著者らは同様の皮弁の栄養血管を上口唇動脈でなく顔面動脈とすることにより，皮弁の血行を安定させるとともに良好な口角形態の形成を可能とした。本法は両側の皮弁を用いることにより，下口唇全体の再建が可能である。

はじめに

下口唇は有棘細胞癌の好発部位であるため，下口唇全層の切除および再建が必要となる例はまれではない。下口唇の半分までの欠損は，単純縫縮でもほとんど整容的および機能的な問題を生じないとされている。しかし，それ以下の欠損でも口角を含む場合や，下口唇の半分を越える欠損では，口唇の機能の温存，すなわち開口・閉口が制限されないことと同時に，顔面下 1/3 の中心を占める口唇の形態の整容的な再建が要求される。このような場合の再建材料としては遊離皮弁よりも，頬の粘膜を含む全層からなる局所皮弁の方が量的に十分な材料を提供するばかりでなく，色調，質感に優れ，また筋層を有することから，機能的にも良い結果が得られる。

頬部全層を用いる再建法にも数種類の皮弁のデザインがあるが，著者らは McGregor の fan flap に血行の面で改良を加え，下口唇全体の一期的再建に用いている。

著者らの改良した fan-shaped flap による手術法を中心に，下口唇の再建法について述べる。

概 念

Fan flap の起源は Gillies ら[1]により記載された。彼らの方法では，鼻唇溝の脇から挙上した皮弁を V-Y advancement の要領で欠損へ進展させるため，口角が下口唇に移動し，口峡が狭くなる（図 1）。McGregor[2)3)] はその欠点を補うため，同様のデザインで皮弁の回転中心を口角とし，欠損の外側縁を口唇縁として用い口峡の狭窄を防いだ（図 2）。赤唇の再建には粘膜側をやや多めに残して皮膚側へ伸

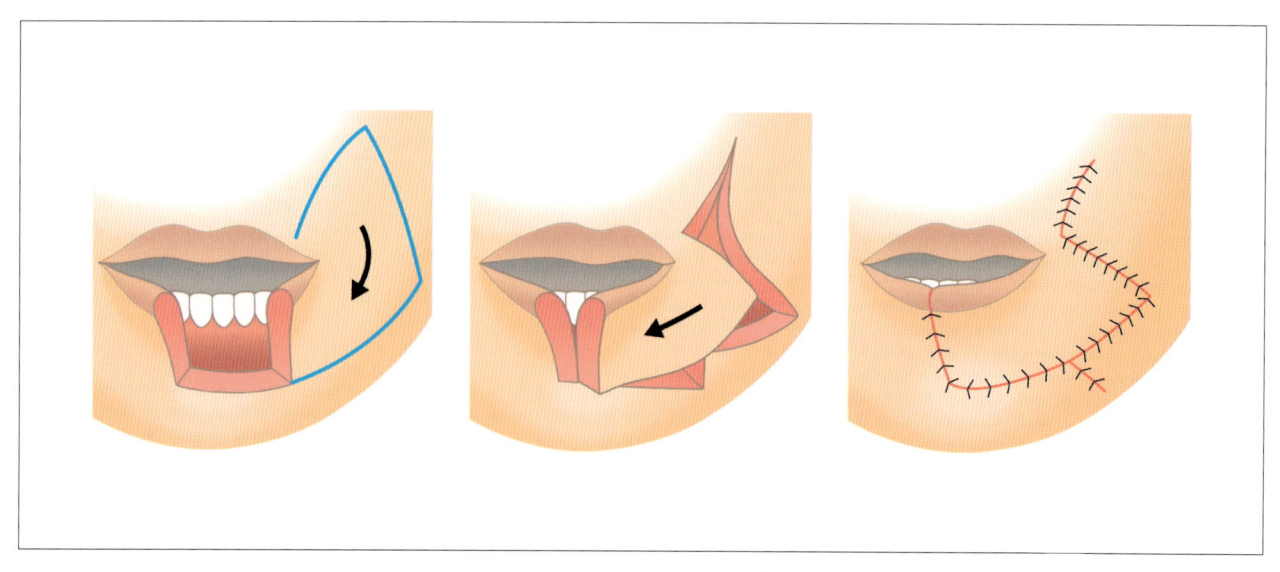

図1　Gillies の fan flap[1]

展させるか，舌弁を用いる。この皮弁の血行は上口唇動脈により供給されているため，口角部の連続性を十分に残す必要があり，口角が丸みを帯びる傾向がある。また McGregor は「意外に早く機能が回復する」と述べているが，顔面神経の供給を遮断するため，口唇の動きを回復するのにやや時間がかかることも欠点と言えよう。

一方，Fujimori[4] は下顎角付近の皮下組織を茎とし，皮弁を内回りに 90°回転する"gate flap"を報告した（図3）。この方法では顔面動脈からの血行および顔面神経の供給が温存されるが，口角の形態を完全には温存することができない。

著者ら[5] の報告した fan-shaped flap も血行を顔面動脈に依存するが，口角は粘膜ぎりぎりを残すのみで回転可能であるため，口角の形態が良好に保たれ，また頸部郭清を行っても皮弁の血行は安定し，皮弁内の筋肉と連絡する。顔面神経も温存したまま移動するため，機能的にも良好な結果が得られる（図4）。

術前の評価

悪性腫瘍以外の原因で下口唇全体の欠損を来たすことはまずないと思われる。下口唇粘膜は有棘細胞癌の好発部位の一つである。組織生検を行って診断が確定されれば，根治的切除範囲として下口唇全体の切除が要求されることがある。しかし腫瘍の存在部位や分化の程度により，切除範囲を決定するべきであることは論を待たない。

下口唇の部分的欠損に対しては，楔状切除や nasolabial flap[6] などの適応も考慮される。Fan-shaped flap は片側のみの使用も可能であるが，この場合頬粘膜で作製された赤唇と，残存する赤唇との質感の違いが問題となる。

下口唇癌の好発する高齢者では顔面の皮膚にたるみがあり，皮弁採取部の閉鎖に苦労することはほとんどなく，術後の縫合線も鼻唇溝に一致するため，整容的にも良好な結果が得られる。また，赤唇の再建に必要な口腔粘膜を皮弁側に残すことができるかどうか，腫瘍の伸展状況により判断する必要がある。口腔粘膜を残せなければ，舌弁による赤唇の再建を考慮しなければならないが，術後約1年間は浮腫が強く出現するため，できる限り口腔粘膜の使用が望ましい。顔面動脈は下顎角部付近で拍動を触知できるが，ドップラ血流計で走行を確認しておくとより安全である。

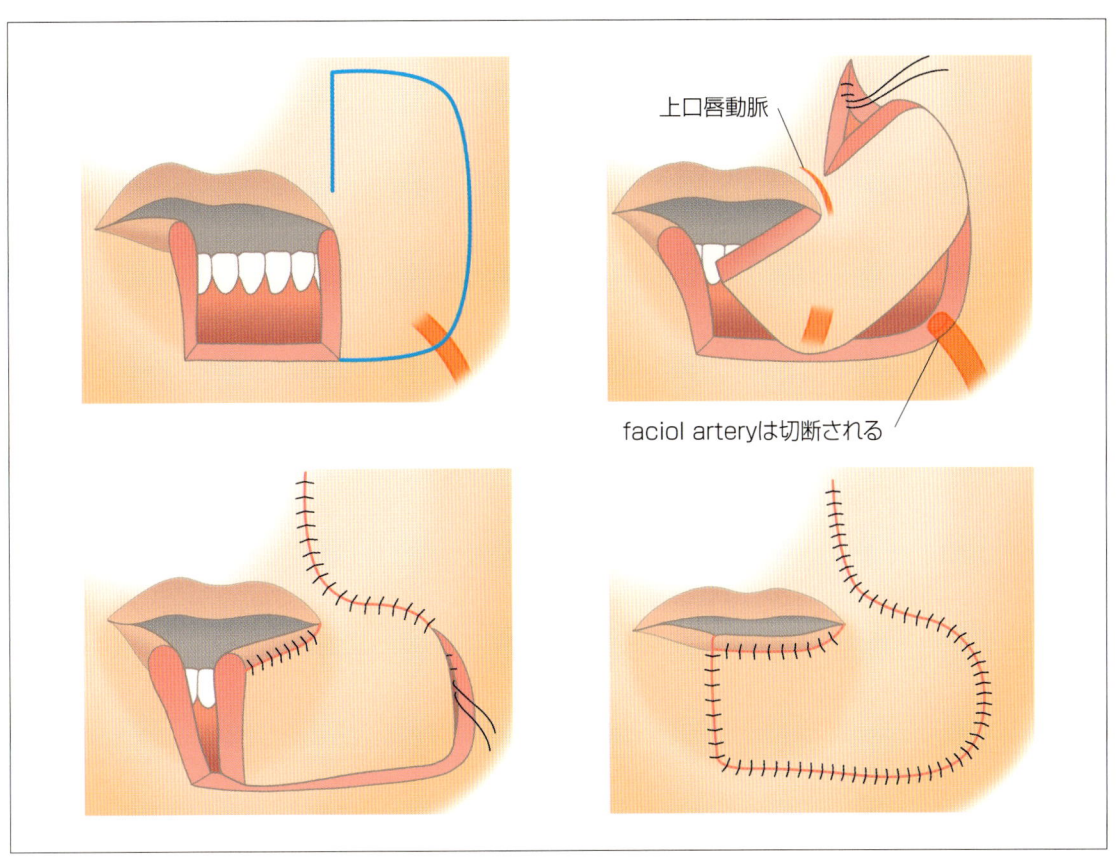

(a) 片側を用いる場合

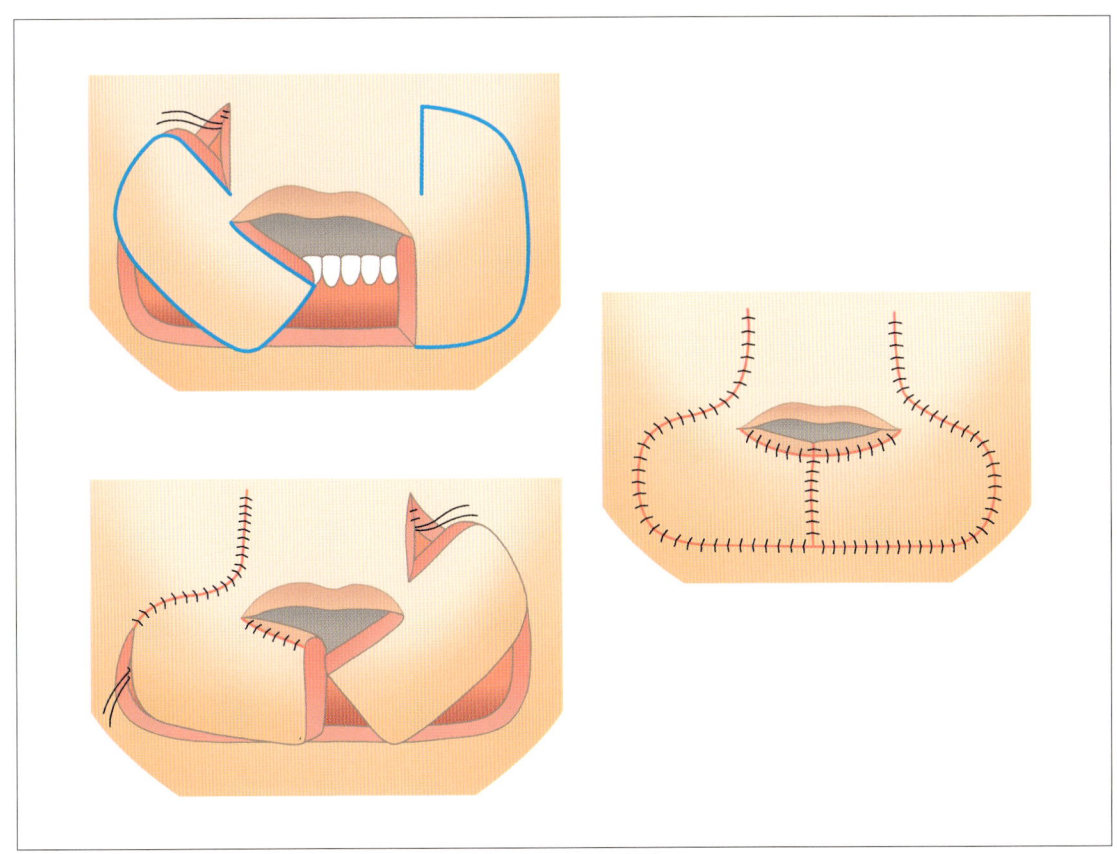

上口唇動脈

faciol arteryは切断される

(b) 両側を用いる場合

図2　McGregor の fan flap[3]

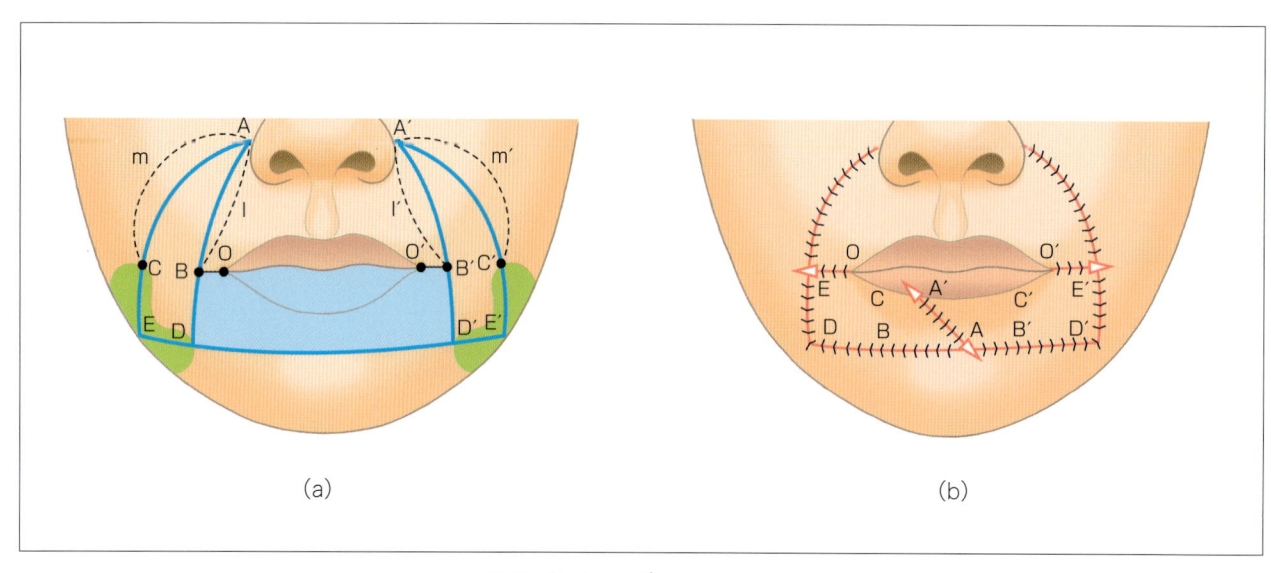

図3 Fujimori[4]の gate flap
(a)の点線（m, m'）は粘膜側の切開を示す。(a)の点で示される領域は皮下茎を形成し，顔面動脈・神経を含む。この方法では口角は皮弁で新たに形成することになる。

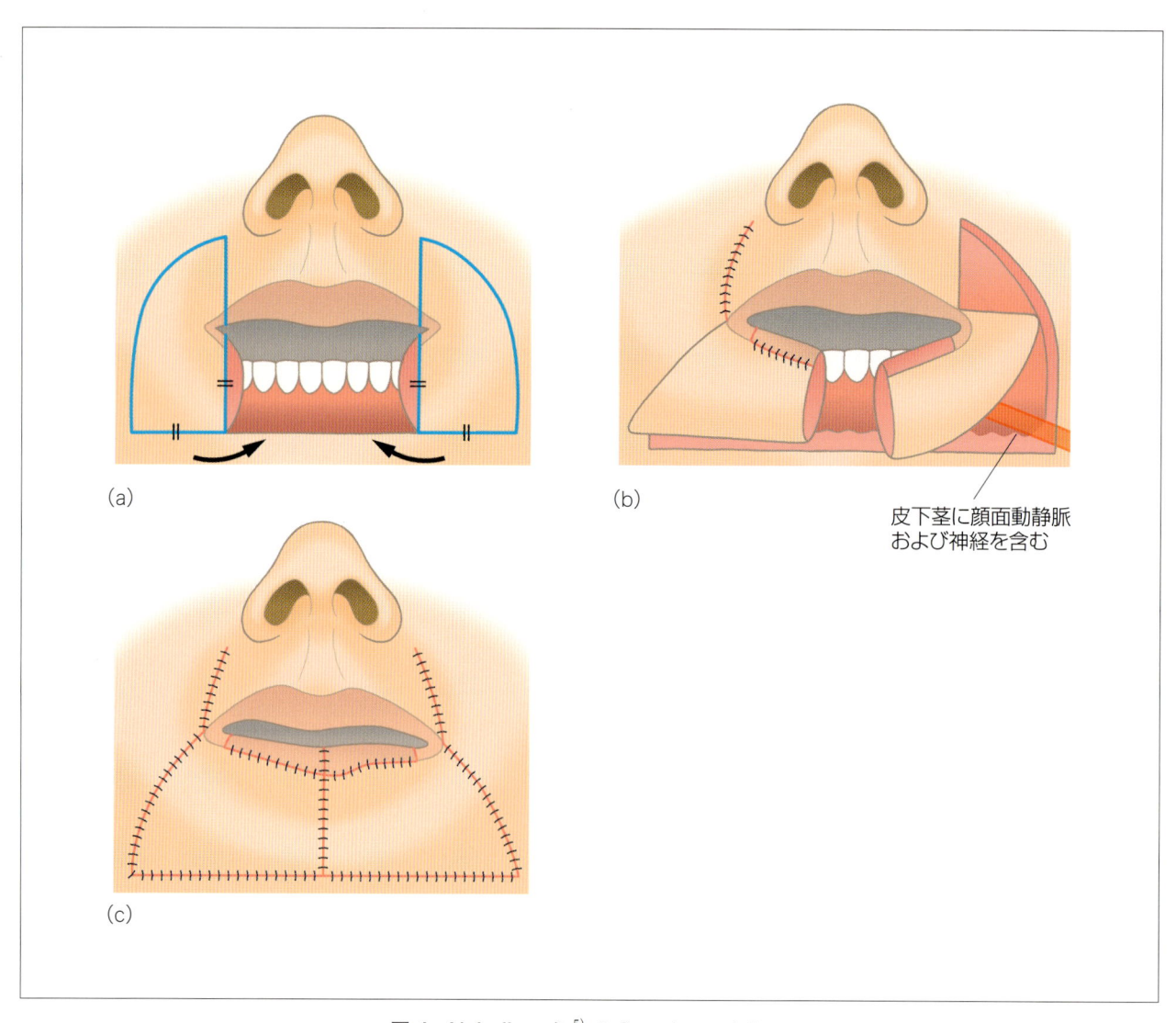

皮下茎に顔面動静脈および神経を含む

図4 Nakajimaら[5]の fan-shaped flap

246 Ⅱ．各 論

手　技

①手術は経鼻挿管による全身麻酔で行う。下口唇全体を切除する場合は，皮膚側の切除は口角から口角までとし，粘膜側は歯肉口唇移行部に2mm程度の縫いしろを残す。粘膜で赤唇を形成する場合には切開を斜めに加え，粘膜側の切開線は皮膚の切除縁より1cm程度内側とする。下口唇の1/3程度を残して切除する場合には，fan-shaped flapは片側のみを用いる。

②切除範囲をピオクタニンでマークし，予定線上に20万倍のエピネフリン添加リドカインを注射する。皮弁の挙上は鼻翼側から行う。皮弁の下外側縁では，顔面動脈周囲の軟部組織を皮弁の茎として温存する。顔面神経の下顎縁枝は顔面動脈の近くを上行するので，顔面動脈周囲の剥離は慎重に行う必要がある。あえて動脈を露出する必要はないが，ルーペを用いてできる限り皮弁と連絡する神経を温存する。

③皮弁を欠損部に向かって移動しながら，緊張のかかる部分を剥離していく。両側の皮弁同士，あるいは片側の皮弁と残存口唇断端とが緊張なく寄ることを確認し，口唇縁に牽引糸を掛けたのち，歯肉口唇移行部から縫合を始める。粘膜側の縫合は合成吸収糸により行う。

④下口唇では唾液による瘻孔形成が起こりやすいため粘膜側の縫合は密に行うが，縫合糸の結び方がきつすぎると創縁の壊死を来たすので注意が必要である。筋層の縫合は4-0ないし5-0のナイロン糸または合成吸収糸を用いる。2枚の皮弁の間の縫合線は瘢痕拘縮によるくびれを生じやすいので，創縁をやや外反気味に真皮縫合をかける。皮膚面の縫合は5-0または6-0ナイロン糸を用いるが，細かく行う必要はない。

術後管理

術後5日間は経管栄養を行うが，水，白湯は手術の翌日から経口摂取させて差し支えない。ただし，しばらくは口唇の知覚鈍麻が見られるため，飲食物の温度には注意が必要である。栄養チューブを抜去した後は，3分粥から徐々に全粥へと移行する。食後にはうがいを励行する。術後の浮腫が消退するに従い，口唇の動きも回復してくる。抜糸は通常の顔面の手術と同様術後5日に行い創部のテープ固定を指導する。口腔粘膜側は口唇縁に近い部分のみ，術後1週から10日頃に抜糸する。

症　例

症例1　57歳，男性，有棘細胞癌

2年前から下口唇赤唇の中央部に痂皮を形成するようになった。約6カ月前から痂皮の下に硬結を触れるようになり，他病院で切除を受けたところ有棘細胞癌の診断であった。切除標本にsafety marginがなかったため，2週間後に拡大切除目的で紹介された。下口唇赤唇中央にびらんを伴う手術瘢痕があり腫瘍の残存が危惧されたため，下口唇全切除と機能的頸部郭清を計画した。

術前諸検査に異常所見なく，生検より30日後に手術を行った。粘膜側を多めに残して下口唇全層を切除し，両側にfan-shaped flapをデザインした。皮弁の茎部には顔面動脈を含み，皮下組織を十分付けた。

皮弁の回転は容易で，緊張なく縫合可能であった。口腔粘膜で赤唇を再建した。切除標本中には生検部の瘢痕に一致して腫瘍細胞の残存が見られたが，そのほかに腫瘍細胞はなく，頸部リンパ節にも転移は見られなかった。

術後経過は良好で，術後2週で退院した。術後2年に赤唇正中部のくびれを認めたため，Z形成を行って拘縮を解除した。その後は形態的にも機能的にも満足のいく状態である。術後10年経過するが，腫瘍の再発はない（図5）。

症例2　72歳，女性，有棘細胞癌

数年前から下口唇に潰瘍を生じ，痂皮を形成しては脱落するため近医で生検を受け有棘細胞癌と診断され，拡大切除目的で紹介された。生検後40日に根治的頸部郭清と下口唇全切除を行った。切除標本

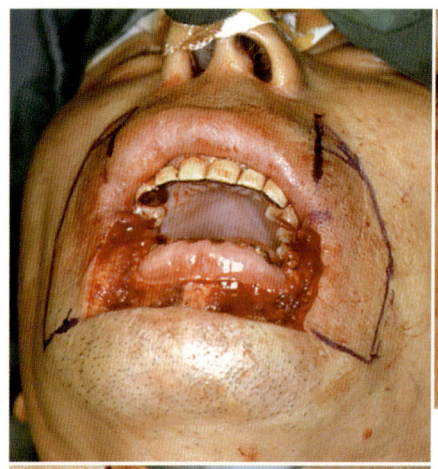

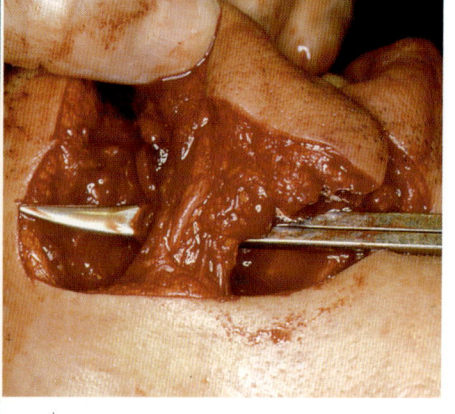

a	b
c	

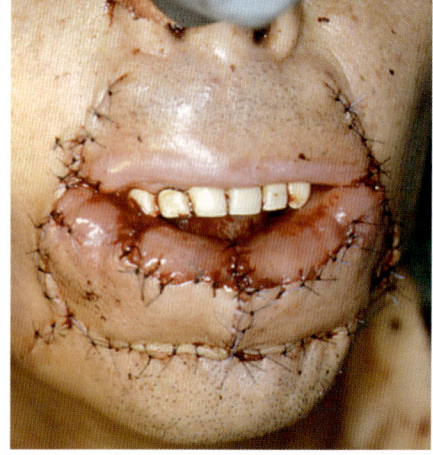

(a) 下口唇全切除後の欠損と皮弁のデザイン。
(b) 皮弁の茎は顔面動脈を中心とする。
(c) 手術終了時

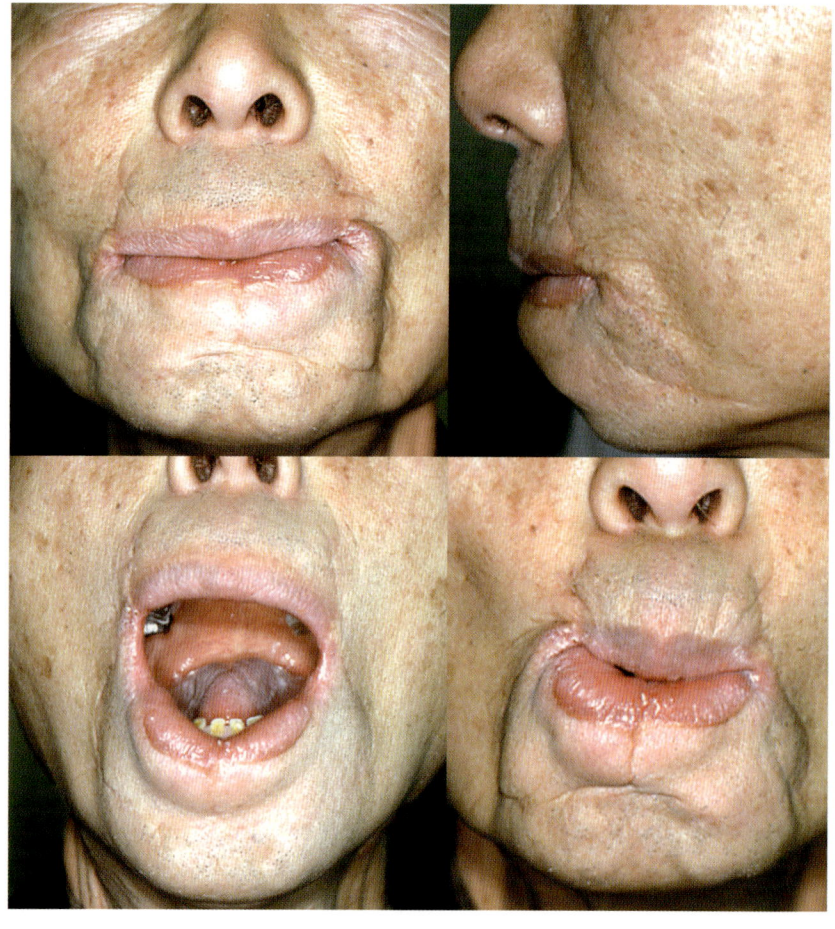

(d) 術後10年の状態。開口・閉口は完全に行うことができる。口をすぼめることも可能である。

図5 症例1：57歳，男性，有棘細胞癌

248　Ⅱ．各 論

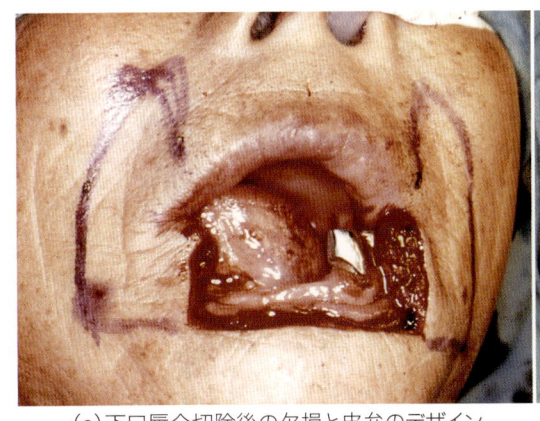

(a) 下口唇全切除後の欠損と皮弁のデザイン 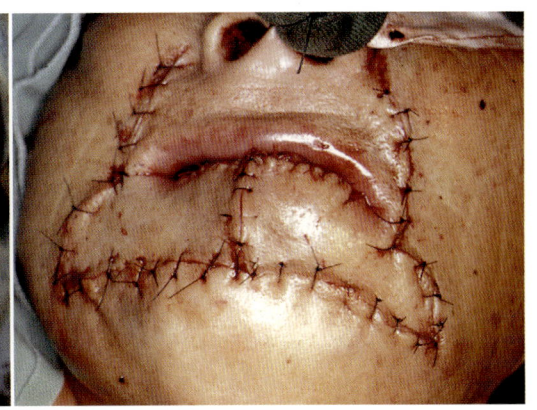　　(b) 手術終了時

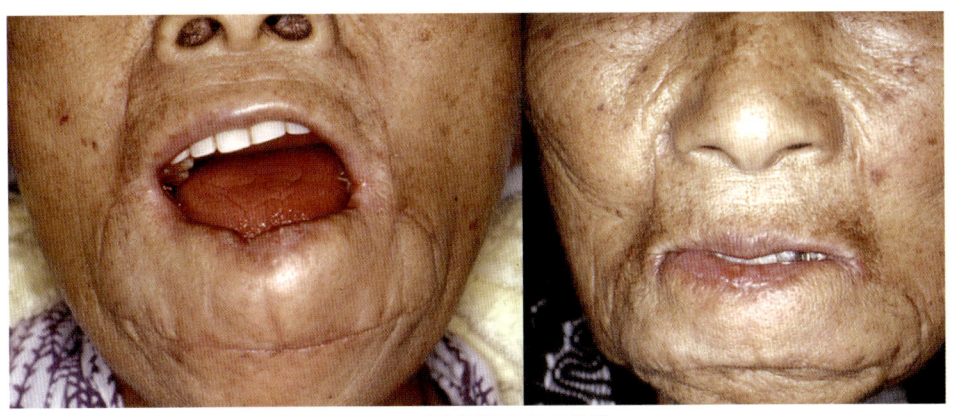

(c) 術後 1 年の状態

図6　症例2：72歳，女性，有棘細胞癌

には十分な safety margin が保たれ，頸部リンパ節にも転移を認めなかった。術後 3 年を経過し，再発を認めない。再建された口唇は機能的にも整容的にも良好で，流涎も認めていない（図6）。

考　察

下口唇の構造と再建材料について

　下口唇は上口唇より単純な構造であるため，Abbe flap のように上口唇の再建のための材料を供給することは多いが，下口唇の再建に上口唇を用いるのはごく限られた場合のみに許される[7]。逆に本皮弁は上口唇の再建に用いることも可能である[8]。上口唇と同様に下口唇も皮膚，筋層，赤唇，口腔粘膜からなり，全層の再建は近傍の組織を用いる以上に適切な材料はない。幸い喫煙機会の減少や健康意識の高まりにより，下口唇全体の欠損を来たすような有棘細胞癌の発生は極めてまれになりつつあり，近年下口唇欠損の再建についての論文は数少ない[9]。

再建口唇および口角の形態について

　皮弁による再建で問題となるのは，術後口唇の幅が狭くなりがちであることと，下口唇特有の凹面を作ることが困難な点である。その点 fan-shaped flap は下口唇外側の組織を回転移動するため口唇が狭くなることはなく，皮弁の幅はちょうど口腔前庭の高さに相当するため，縫合線は口唇おとがい溝に近く，整容的にも良い結果を得ることができる。

　しかし，本来上向きの弧状を呈する口唇おとがい溝が直線になるため，改善の余地がある。McGregor[2] は，皮弁下縁の縫合線がおとがい隆起の上縁（口唇おとがい溝）に沿うようにデザインすることで，整容的な効果を上げることができると述べている（図7）。これは切除量に問題がなければ良い方法であ

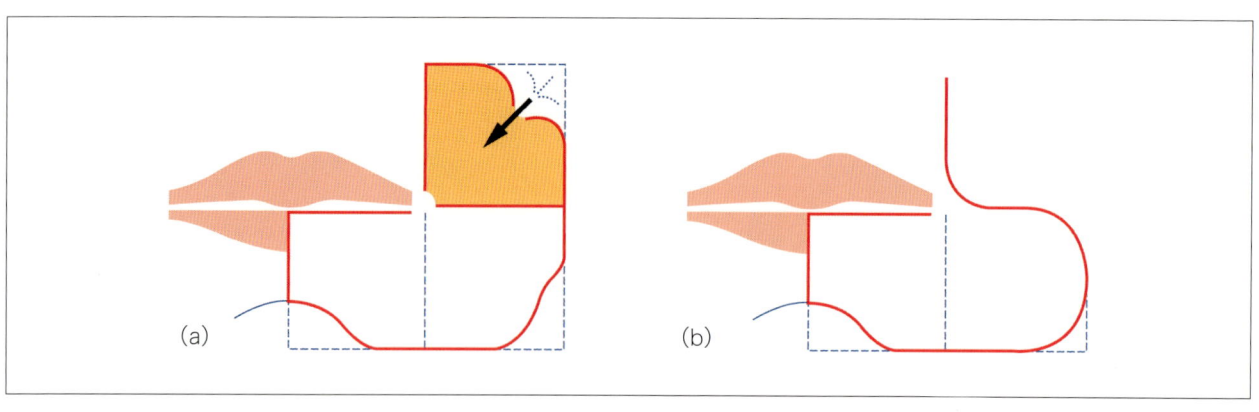

図7 おとがい溝形成に McGregor[2] の提唱する作図

ると思われる．

下口唇は上縁が遊離縁であるため，皮弁の縫合線の拘縮によりどのような皮弁を用いても trapdoor 状の変形を来たしやすい．術後にスポンジなどによる圧迫を行うことができれば，こうした変形はある程度予防可能である．

また著者らの方法は，本来の口角そのものを回転中心とする点では McGregor の方法と同様であるが，血行を心配せずに口角粘膜ぎりぎりまでの切開が可能なため口角の形態が良好に保たれる．さらに神経を温存することにより，術後の機能的な面でもより優れた結果が得られる．

欠損の大きさにより種々の再建法が検討されるべきであるが，fan-shaped flap は口唇の広範囲欠損に対する再建における重要な選択肢の一つと言えよう．

文 献

1) Gillies H, Millard DR Jr : The Principle and Art of Plastic Surgery, pp507-515, Little Brown & Co, Boston, 1957
2) McGregor IA : Reconstruction of the lower lip. Br J Plast Surg 36 : 40-47, 1983
3) McGregor IA : Fan flap. Fundamental Techniques of Plastic Surgery(7th ed), pp204-206, Chirchill Livingstone, Edinburgh, 1980
4) Fujimori R : "Gate flap" for the total reconstruction of the lower lip. Br J Plast Surg 33 : 340-345, 1980
5) Nakajima T, Yoshimura Y, Kami T : Reconstruction of the lower lip with a fan-shaped flap based on the facial artery. Br J Plast Surg 37 : 52-54, 1984
6) 瀬野久和, 梁井 皎, 坂東行洋ほか：下口唇の再建；下口唇欠損に対するわれわれの再建2例. 形成外科 39 : 807-813, 1996
7) 寺師浩人, 倉田荘太郎, 本多朋仁ほか：下口唇悪性腫瘍切除後におけるわれわれの再建法；遊離複合移植の有用性について. 形成外科 34 : 269-273, 1991.
8) Camacho F, Moreno JC, Conejo-Mir JS : Total upper lip reconstruction with bilateral fan flaps. J Dermatol Surg Oncol 18 : 627-628, 1992
9) 森田礼時, 平野貴士, 越後岳史ほか：片側fan-shaped flapにて再建した下口唇有棘細胞癌の3例. 日形会誌 27 : 534, 2007

和文索引

【あ】
悪性黒色腫 ････････････････････ 171
アコーディオン効果 ･･････････ 89, 93
アトピー性皮膚炎 ･････････････ 119

【い】
移植床血管 ･･･････････････････ 113
インド法造鼻術 ･･･････････････ 186
インフォームドコンセント ･･･････ 63

【う】
裏打ち ･･････････････････ 61, 111

【え】
栄養血管 ････････････････ 37, 129
エキスパンダー ･･･････････111, 118
エステティックユニット ････ 8, 76, 108
N-Sチューブ ････････････････ 138
遠隔皮弁 ････････････････････ 157

【お】
横転皮弁 ････････････････････ 95
大塚 ･･････････････････････ 196
尾郷らの皮弁 ･････････････････ 97
おとがい下枝 ･････････････････ 181
おとがい下動脈 ････････････････ 23
おとがい下皮弁 ･･･････････････ 110
おとがい神経 ･･････････････････ 77
おとがい唇溝 ･････････････････ 77

【か】
外眼角靱帯離断術 ･････････････ 135
外眼角切開術 ････････････････ 135
外頸静脈 ････････････････････ 122
外側眼瞼靱帯 ･････････････････ 46
外側眼瞼動脈 ････････････････ 137
外側鼻動脈 ･･･････････････････ 22
外側鼻軟骨 ･････････････････ 55, 208
外鼻 ････････････････････ 27, 52
外鼻 unit ････････････････････ 28
下顎縁枝 ････････････････････ 179
下顎リンパ節 ････････････････ 137
下眼瞼 ･･････････････････････ 46
下眼瞼外反 ･･････････････ 169, 176
下眼瞼動脈弓 ････････････････ 136
顎下腺 ･････････････････････ 235
顎下リンパ節 ････････････････ 137
拡大上顎全摘術 ･･･････････････ 173
顎動脈 ･････････････････････ 223
角膜 ･･････････････････････ 136
角膜刺激症状 ････････････････ 110
角膜障害 ････････････････････ 136

下口唇 ･･････････････････････ 23
下歯槽神経 ･･･････････････････ 77
下唇動脈 ････････････････････ 23
滑車上動脈 ･･･････････････････ 20
括約筋機能 ･･･････････････････ 83
下鼻甲介 ････････････････････ 55
下鼻翼枝 ････････････････････ 22
カラーマッチ ･･･････････････ 46, 156
眼窩外側皮弁 ････････････････ 110
眼窩隔膜 ･･･････････････ 20, 136
眼窩下神経 ･･････････････ 77, 211
眼窩上動脈 ･･･････････････････ 20
眼角動脈 ･････････････ 22, 78, 111
眼瞼 ･･･････････････････････ 28
眼瞼解剖 ････････････････････ 44
眼瞼挙筋 ････････････････････ 44
眼瞼前葉 ････････････････････ 45
眼動脈 ･････････････････････ 137
顔面横動脈 ･･････････ 137, 148, 223
顔面神経下顎縁枝 ････････････ 122
顔面神経側頭枝 ････････････････ 37
顔面神経の頸枝 ･･･････････････ 169
顔面皺線 ･･･････････････････ 101
顔面電撃傷 ･･････････････････ 192
顔面動脈 ････････････････････ 23
眼輪筋 ･･････････････････････ 20
眼輪筋 MC 皮弁 ････････････････ 14
眼輪筋付き皮下茎皮弁 ････････ 150
瞼裂 ･･･････････････････････ 92

【き】
義眼 ･･････････････････････ 110
義眼床 ･････････････････117, 193
義歯装着 ････････････････････ 84
喫煙歴 ･････････････････････ 175
基底細胞癌 ････････････････････ 8
キューピット弓 ････････････ 77, 227
胸鎖乳突筋 ･････････････････ 122
頬筋 ･･････････････････ 23, 77, 223
頬骨眼窩動脈 ････････････････ 148
頬骨顔面動脈 ････････････････ 148
頬骨弓 ･･････････････････････ 36
頬骨側頭動脈 ････････････････ 148
頬部 ････････････････････････ 28
頬部回転皮弁 ････････････････ 110
挙筋腱膜 ･･･････････････････ 136
挙筋把持鉗子 ････････････････ 138
局所皮弁 ････････････････ 3, 47
巨口症 ･･････････････････････ 77
巨大色素性母斑 ･････････････････ 9
筋膜皮弁 ････････････････････ 26

【け】
頸横神経 ･･･････････････････ 179
頸横動脈 ････････････････････ 26
頸枝 ･･････････････････････ 179
頸部 ･･･････････････････････ 26
頸部郭清（術）･････････ 111, 147, 223
血管腫 ･････････････････････ 172
血管柄 ･････････････････････ 157
血管柄付組織移植 ････････････ 171
血腫 ･･････････････････････ 102
ケロイド ････････････････････ 71
瞼縁 ･･･････････････････････ 46
肩甲骨皮弁 ･････････････････ 110
瞼板 ････････････････ 21, 44, 136
瞼板筋 ･････････････････････ 136
減量手術 ･･･････････････････ 227

【こ】
口蓋粘・骨膜 ････････････････ 110
口角下制筋 ･･････････････ 29, 77
口角挙筋 ････････････････ 77, 223
抗凝固薬 ･･･････････････････ 119
口腔粘膜 ････････････････････ 77
広頸筋 ･･････････････････ 26, 77
広頸筋皮弁 ･････････････････ 110
硬口蓋粘骨膜弁 ･･･････････････ 138
交叉唇弁 ･･･････････････････ 233
交叉皮弁 ･･･････････････････ 135
口唇交叉皮弁 ･････････････････ 77
口唇交連 ････････････････････ 77
口唇交連部 ･･･････････････････ 80
口唇 unit ････････････････････ 29
後耳介動脈 ･･･････････････････ 24
後耳介皮下茎皮弁 ･････････････ 68
合成吸収糸 ･････････････････ 247
後葉 ･････････････････････ 46, 170
口輪筋 ･･････････････････････ 22
混合腫瘍 ････････････････････ 71

【さ】
鎖骨上神経 ･････････････････ 179
三角弁 ･･････････････････････ 91
三叉神経第Ⅰ枝 ････････････････ 37
三叉神経第Ⅱ枝 ････････････････ 77
三叉神経第Ⅲ枝 ････････････････ 77
3葉皮弁 ････････････････････ 71

【し】
耳介 ･･･････････････････････ 24
耳介側頭溝 ･･･････････････････ 68
耳介軟骨 ･･･････････････････ 110
耳介軟骨移植 ･････････････････ 63

自家骨移植	43	
耳下腺筋膜	179	
耳下腺浅葉切除	147	
耳下腺リンパ節	137	
耳下リンパ節	137	
色素性母斑	6, 168	
耳甲介	25, 68	
耳珠	24	
耳垂	24, 69	
脂腺癌	115	
自然皺襞	37	
耳前切痕	24	
耳前リンパ節	137	
脂肪吸引術	111	
脂肪除去術	78	
脂肪注入術	111	
重瞼ライン	47	
出血傾向	119	
上眼瞼	21	
小頬筋	223	
小頬骨筋	77	
笑筋	77, 223	
小口症	83	
上甲状腺動脈	26, 181	
上口唇部	22	
上唇挙筋	77, 223	
上唇結節	30, 77	
上唇小帯	30	
上唇動脈	22	
上唇鼻翼挙筋	211, 223	
上鼻翼枝	22	
睫毛	44, 47, 131	
睫毛再建	154	
植皮	3	
除脂肪術	227	
耳輪脚	24	
耳輪	24	
深下腹壁血管束	129	
深下腹壁動脈穿通枝皮弁	188	
深眼窩動脈弓	21	
深筋膜上	160	
人工骨	43	
伸展皮弁	111	
真皮下血管網	3, 101	
真皮脂肪移植	43	
真皮縫合	90

【す】

スイッチ皮弁	46
皺眉筋	20, 54
頭蓋骨外板	110
ステロイド含有眼軟膏	142

【せ】

正中前額皮弁	20, 110, 186
赤唇縁	76
赤唇粘膜弁	77
舌動脈	185
Ｚ形成術	91

前額皮弁	186
前額部（正中）	20, 36
前額部陥凹・凹凸変形	43
浅眼動脈弓	21
浅筋膜	16
前篩骨神経	211
舟状窩	25, 68
線状瘢痕	40
線状瘢痕拘縮	92
浅側頭動脈	20, 157
浅側頭動脈前頭枝	37
センチネルリンパ節	138
穿通枝皮弁	3
先天性耳垂欠損	72
前頭筋	20
前鼻欠損	45
前腕皮弁	110

【そ】

造影剤	189
僧帽腱膜	158
双葉皮弁	68, 95
側頭筋膜弁	47
側副血行路	185
組織有茎皮弁	101

【た】

大頬骨筋	77, 223
対珠	25
大腿筋膜	110
大鼻翼軟骨	208
対輪	68
対輪対珠耳輪裂	25
ダウンタイム	31
唾液瘻	175
脱上皮	111, 174
脂腺毛包	203
Ｗ形成術	90

【ち】

知覚再建	180
中鼻道	55
チューブ皮弁	73, 202
腸骨	110

【て】

ティッシュエキスパンダー	168
テクスチャーマッチ	53, 156

【と】

島状皮弁	126, 157
糖尿病	119
頭皮額皮弁	114, 213
頭皮欠損	215
禿髪	131
ドップラ血流計	84, 128, 188
ドップラ聴診器	121

【な】

内眼角靱帯	46, 150, 199
内側鼻隆起	30
軟骨皮膚弁	74

【に】

人中	29, 77
人中窩	76
人中稜	76

【ね】

粘膜移植	150

【は】

ハイドロキシアパタイト	43
白唇	76
瘢痕拘縮	47

【ひ】

皮下茎皮弁	4, 226
皮下トンネル	102, 182
眉間	28
鼻鏡	138
鼻筋	55
鼻孔狭小	6
鼻呼吸	55
鼻骨	52
腓骨皮弁	110
鼻根	54
鼻根筋	54
鼻唇角	54
鼻唇溝	29
鼻唇溝皮弁	46, 203, 222
鼻尖	22
鼻尖部再建	198
鼻柱	53, 63, 210
鼻中隔軟骨	110
鼻中隔粘膜軟骨弁	138
鼻柱基部	215
鼻背	22
鼻背動脈	195
被髪縁	101
皮膚小支帯	136
鼻部	22
ピボットポイント	61, 83, 102, 190
被膜	120
眉毛	10, 37
眉毛再建	133
眉毛上皮	110
表皮切除	102
鼻翼	22, 53
鼻翼基部	29, 209, 215
鼻翼溝	55
鼻翼軟骨	55

【ふ】

複合移植	61
腹直筋皮弁	110

【へ】

辺縁動脈弓 · 21
弁状瘢痕 · 40
ペンローズドレーン · · · · · · · · · · · · · · 207

【ほ】

放射線照射 · 117
放射線治療 · 111
帽状腱膜 · 37
母斑細胞性母斑 · · · · · · · · · · · · · · · 52, 208
翻転皮弁 · 207

【ま】

マイクロサージャリー · · · · · · · · · · · · 129
マイボーム腺癌 · · · · · · · · · · · · · · · · · 49
末梢動脈弓 · 21
マリオネットライン · · · · · · · · · · · · · · 30

【み】

ミュラー筋 · 21

【む】

無軸皮弁 · 101
ムスケルクレンメ · · · · · · · · · · · · · · · 138

【め】

面状瘢痕 · 40

【も】

網膜芽腫 · 193
毛流 · 128
モニター皮弁 · · · · · · · · · · · · · · · · · · 129

【ゆ】

有軸性 · 127
有棘細胞癌 · · · · · · · · · · · · · · · · · · · 111
有毛性母斑 · · · · · · · · · · · · · · · · · · · 129
遊離外側上腕皮弁 · · · · · · · · · · · · · · · 171
遊離血管束移植 · · · · · · · · · · · · · · · · 127
遊離穿通枝皮弁 · · · · · · · · · · · · · · · · 110
遊離前外側大腿皮弁 · · · · · · · · · · · · · 171
遊離鼠径皮弁 · · · · · · · · · · · · · 171, 174
遊離皮弁 · 3, 47
遊離複合組織移植 · · · · · · · · · · · · · · · 176
遊離腹直筋皮弁 · · · · · · · · · · · · · · · · 171

【り】

リザバードーム · · · · · · · · · · · · · · · · 120
流涎 · 76
流涙 · 47

【る】

涙管ブジー · · · · · · · · · · · · · · · · · · · 138
涙小管閉塞 · · · · · · · · · · · · · · · · · · · 135
涙腺動脈 · 137

【れ】

レーザー治療 · · · · · · · · · · · · · · · · · 124
連続Z形成術 · · · · · · · · · · · · · · · · · · 92

英文索引

【A】

Abbe's flap ········· 4, 233
adipofascial tissue ········· 180
advancement flap ········· 4
aesthetic unit ········· 27
Alonso-Burgos ········· 188
anchor suture ········· 121
anchoring ········· 142
anterior auricular artery ········· 157
anterior auricular branch ········· 160
anterior hairline ········· 28
Antia ········· 73
apron flap ········· 178
auricular ascending helical flap ····· 61
axial frontonasal flap ········· 203
axial pattern ········· 204
axial pattern flap ········· 3

【B】

back cut ········· 100, 165
Baker ········· 96
Baron Tessier flap ········· 178
Barton ········· 58
Bernald-Webster ········· 83
Bilateral tip flap ········· 201
biological dressing ········· 159
Blandini ········· 200
Bowers ········· 235
Bowers 法 ········· 241
bridge flap ········· 152
buccal sulcus ········· 241
Burget ········· 58, 195
Burow の三角 ········· 99, 199
buttress ········· 111

【C】

Cadenat ········· 180
canthotomy ········· 135
cervical flap ········· 167
cervicofacial flap ········· 153, 167
Chiu ········· 200
composite graft ········· 154
Converse ········· 186
cross lip flap ········· 77, 233
cross lip mucosal flap ········· 79
Cuono ········· 97
cutaneous flap ········· 101
Cutler-Beard ········· 46
Cutler-Beard 法 ········· 49, 135

【D】

DAO musculocutaneous falp ······· 84
defatting ········· 61
delay ········· 156
Delay ········· 176
delayed flap ········· 127
Dénonvilliers ········· 91
denude ········· 196
DesPrez ········· 178
Dieffenbach ········· 222
DIEP flap ········· 188
Disa ········· 116
dog ear ········· 5, 200
double cross lip flap ········· 236
double-Z rhomboid flap ········· 99
dry lip ········· 237
Dufourmentel flap ········· 97

【E】

eccrine poro carcinoma ········· 145
Esser ········· 96
esthetic mind ········· 27
Estlander flap ········· 78, 80
expanded cheek (cervicofacial) flap ·· ········· 118
expanded flap ········· 118
expanded forehead flap ········· 118
expanded platysma flap ········· 118
expanded scalp flap ········· 118
extended AFN flap ········· 204

【F】

Fan ········· 196
Fan flap ········· 81, 243
fan-shaped flap ········· 243
fasciocutaneous plexus ········· 16, 18
Flanagin ········· 241
free scalp flap ········· 165
free vascular bundle transfer ········· 127
frontonasal flap ········· 13
Fujimori ········· 244
Futrell ········· 178

galea frontal muscle flap ········· 196
Gate flap ········· 84
Gillies 法 ········· 80
glabellar flap ········· 13, 201, 203
Gonzales-Ulloa ········· 27
Guyuron ········· 157

【H】

Hecht 法 ········· 46
hemangiopericytoma ········· 163
hinge flap ········· 61
Hughes ········· 49, 152
Hughes 変法 ········· 46

hump nose ········· 207
Hurwitz ········· 180

【I】

Imanishi ········· 180
inferior vascular pedicle ········· 178

【J】

Jackson ········· 196
Johanson ········· 80
Juri ········· 167

【K】

Kaplan ········· 175
Karapandzic ········· 83
Karapandzic flap ········· 80
Karl Tiersh ········· 222
Kazanjian ········· 49
Kelly ········· 195
Khouri ········· 127
Kilner's flap ········· 213
Kleintjes ········· 195
Kroll ········· 175, 176

【L】

lateral cantholysis ········· 46, 135
lateral canthotomy ········· 46
lateral lip advancement flap ····· 78, 236
lateral orbital flap ········· 45
Levator anguri oris myocutaneous flap
········· 80
Limberg flap ········· 6, 16, 95
lining ········· 58
lip switch flap ········· 233
lubricant adipofascial system ······ 16
lymphoscintigraphy ········· 138

【M】

malar flap ········· 4, 99, 138
Marchac ········· 203
Mathes ········· 180
McGregor ········· 83, 243
median forehead flap ········· 4, 20
Menick ········· 116
mental subunit ········· 30
Mercer ········· 175
Millard ········· 58
modified AFN flap ········· 204
multi-detector CT ········· 188
multiple Z-plasty ········· 92
Mustardé ········· 50, 135

【N】

Nakajima ················· 83, 246
nasolabial flap··········· 4, 78, 244
neo-vascularized flap ········ 127
Niranjan ····················· 195

【O】

Onishi ······················· 201
onlay graft···················· 43
orbicularis oris myocutaneous mucosal
　flap ························· 80
Orticochea················ 127, 157

【P】

panniculus carnosus··········· 179
para-alar flap ················· 78
paramedian forehead flap ······· 195
parietal branch··············· 157
philtrum dimple ·············· 241
pincushion··················· 226
platysma flap ················ 178
posterior vascular pedicle ······· 178
prefabricated flap ············ 127
pre-grafted flap ·············· 127
protective adipofascial system ····· 16

【R】

ramus frontalis··············· 157
ramus parietalis·············· 157
random pattern ·············· 204
random pattern flap ············· 3
rectangular sliding flap········· 198
rectangular type ·············· 172
relaxed skin tension line (RSTL) · 5, 176
retinacula cutis··············· 136
retroauricular arterial island flap ··· 160
retroauricular island flap ······· 159
rhomboid-to-W flap ············ 99
Rieger······················· 203
Rintala flap ·················· 198
Rose························ 116

Rosson ····················· 188
rotation arc ·················· 107
rotation cheek flap ············· 9
rotation flap ················· 203

【S】

scalping forehead flap ······· 131, 213
Schmidt ···················· 186
Schmidt 法··················· 202
Schrudde···················· 175
Schuchardt 法················· 84
seagull-shape flap ············ 186
secondary vascularized flap ····· 127
Sheen······················· 28
Shen························ 127
Shintomi···················· 127
skin island flap ··············· 127
SLN························ 138
SMAS ··················· 54, 168
Smith の変法·················· 49
soft triangle ·················· 29
Song························ 157
Spence······················ 196
Spinelli ····················· 50
Stein······················· 235
stepladder 法·················· 80
step-surgery concept ··········· 109
subcutaneous pedicle flap········ 101
subdermal plexus············ 16, 17
subgaleal fascia ················ 20
subunit····················· 28
superficial cervical fascia ········ 180
superficial fascia ··············· 16
superficial musculoaponeurotic system
　························· 168
superior auricular artery ········ 160
superior vascular pedicle ········ 178
Sushruta ···················· 186
Sushruta Samhita ············· 222
Switch flap··················· 148

【T】

Tan ························ 176
Tardy······················· 195
temporoparietal fascia flap········ 69
TerKonda···················· 28
thinning ···················· 187
tissue expanding vermillion
　myocutaneous flap ··········· 79
tissue expansion 法············ 118
tissue pedicle skin flap··········· 101
topographic curve··············· 28
touch-up step················ 109
transconjunctival flap ·········· 152
transposition flap··············· 4
transposition 法··············· 101
trapdoor 変形··············· 5, 147
tubercle···················· 241
turn-in flap·················· 61

【U】

unit 原理····················· 110
up and down flap·············· 213

【V】

V-Y glabellar flap ·············· 46
visor 型····················· 118
VY 進展皮弁··················· 10
VY 皮弁····················· 94

【W】

Washio····················· 156
Washio's flap ················· 46
wet lip······················ 237
Wexler····················· 235
whistling deformity ············ 241
white roll ···················· 77
wrinkle line··················· 5

【Z】

zygomatico-maxillary buttress ····· 174

形成外科 ADVANCE シリーズ Ⅱ-6
各種局所皮弁による顔面の再建：最近の進歩　　　＜検印省略＞

2000 年 4 月 10 日	第 1 版第 1 刷発行
2002 年 7 月 15 日	〃　　第 2 刷発行
2004 年 10 月 25 日	〃　　第 3 刷発行
2009 年 11 月 16 日	第 2 版第 1 刷発行
2013 年 7 月 10 日	〃　　第 2 刷発行

定価（本体 20,000 円＋税）

監修者　波利井清紀
編集者　田原　真也
発行者　今井　良
発行所　克誠堂出版株式会社
〒113-0033　東京都文京区本郷 3-23-5-202
電話（03）3811-0995　振替 00180-0-196804
URL　http://www.kokuseido.co.jp

ISBN978-4-7719-0362-3　C3047　￥20000E　印刷　株式会社双文社印刷
Printed in Japan ©Shinya Tahara, 2009

・本書の複製権・翻訳権・上映権・譲渡権・公衆送信権（送信可能化権を含む）は克誠堂出版株式会社が保有します。
・JCOPY ＜(社)出版者著作権管理機構　委託出版物＞
本書の無断複写は著作権法上での例外を除き禁じられています。複写される場合は，そのつど事前に(社)出版者著作権管理機構（電話 03-3513-6969，Fax 03-3513-6979, e-mail：info@jcopy.or.jp）の許諾を得てください。
・本書を無断で複製する行為（複写，スキャン，デジタルデータ化など）は，「私的使用のための複製」など著作権法上の限られた例外を除き禁じられています。大学，病院，診療所，企業などにおいて，業務上使用する目的（診療，研究活動を含む）で上記の行為を行うことは，その使用範囲が内部的であっても，私的使用には該当せず，違法です。また私的使用に該当する場合であっても，代行業者等の第三者に依頼して上記の行為を行うことは違法となります。